中医药传承与创新"百千万"人才工程
第四批全国中医临床优秀人才研修项目资助

谈古论今话脾胃

李学军　主　编

子　菲　朱晓凤　主　审

科学出版社
北　京

内 容 简 介

本书内容分为上下两篇。上篇分 4 章，以时间为脉络，通过朝代更迭及中医经典阐述，着重介绍了脾胃学说的发展历程。下篇分 32 章，重点对近现代脾胃界具有代表性的部分医家学者的学术研究成果、临证经验进行介绍，着重展现现代脾胃学说的理论应用与继承创新。

本书适用于中医临床与科研工作者，也可供中医爱好者阅读参考。

图书在版编目（CIP）数据

谈古论今话脾胃 / 李学军主编. —北京：科学出版社，2021.9

ISBN 978-7-03-069237-5

Ⅰ. ①谈… Ⅱ. ①李… Ⅲ. ①脾胃学说 Ⅳ. ①R256.3

中国版本图书馆 CIP 数据核字（2021）第 116082 号

责任编辑：郭海燕 王立红 / 责任校对：申晓焕
责任印制：李 彤 / 封面设计：蓝正设计

科学出版社 出版
北京东黄城根北街 16 号
邮政编码：100717
http://www.sciencep.com
固安县铭成印刷有限公司 印刷
科学出版社发行 各地新华书店经销
*
2021 年 9 月第 一 版 开本：787×1092 1/16
2023 年 4 月第二次印刷 印张：22 插页：1
字数：577 000
定价：138.00 元
（如有印装质量问题，我社负责调换）

李学军简介

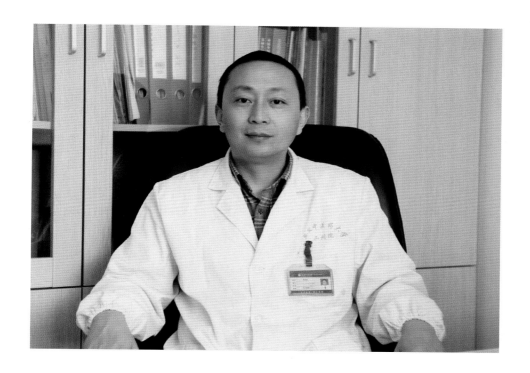

　　李学军，安徽中医药大学第二附属医院脾胃科主任，主任医师，教授，博士研究生导师，第四批全国中医临床优秀人才，江淮名医，安徽省名中医，安徽省名中医学术经验继承人指导老师，国家中医药管理局、安徽省中医药管理局"十二五"重点专科脾胃病科学科带头人，安徽省卫健委重点专科脾胃病科学科带头人，安徽省中医重点专科协作组组长单位脾胃病项目负责人。

　　兼任中国中西医结合消化系统疾病专业委员会第一届慢性便秘专家委员会副主任委员，中国中西医结合消化内镜学专业委员会第一届炎症性肠病专家委员会副主任委员，世界中医学会联合会消化病专业委员会常务理事，中华中医药学会脾胃病分会常务委员，首届中国研究型医院学会中西医整合脾胃消化病专业委员会常务委员，中国医疗保健国际交流促进会中西医结合消化病学分会常务委员，中国中西医结合学会消化内镜学专业委员会委员，中国中西医结合学会消化系统疾病专业委员会委员，安徽省中医药学会消化内镜专业委员会主任委员，安徽省中医药学会脾胃病专业委员会副主任委员。

主持省部级科研课题 8 项，参加国家级及省级科研课题 14 项；在国家级、省级及 SCI 等刊物发表论文 60 余篇；主编专著 2 部，副主编及参编专著 7 部；申获专利 3 项；获安徽省科学技术三等奖 1 项，安徽省第七届自然科学优秀学术论文三等奖 3 项，安徽省中医药科学技术二等奖 1 项。

《谈古论今话脾胃》
编 委 会

前　言

　　中医药学是中国古代科学的瑰宝，也是打开中华文明宝库的钥匙。中华文明源远流长，大凡喜欢研究中华古典文化的人，大体对中医亦情有独钟。中国当代著名文化学者余秋雨先生曾在上海中医药大学的一次演讲中盛赞中医是中国在国际上的一张名片，也是文化代言，中医其实是无数君子之形象。我听后颇为感慨：一来为这认同中的深情。中医药学从原始社会神农尝百草伊始，在春秋战国时百家争鸣中成型，承载了几千年来中国劳动人民实践经验的汇聚和聪明智慧的结晶，蕴藏了贯穿儒释道诸家文化的内涵和精髓，与中华民族的繁衍和生活息息相关，与中华民族的血脉与情怀水乳交融，以一种古代朴素的唯物论和自然的辩证法思想，造福一方水土，影响一脉文化，不仅在古时引领了汉字文化圈诸多国家的医学发展，于今时，亦越来越受到世界各国的高度重视。其来源于生活又服务于生活，植根于实践又反馈于实践，庇佑着华夏五千年福祚绵长、龙的香火生生不息，故此，中医药学着实应是国之瑰宝。二来为这现实中的繁杂。每次看到社会新闻曝光那些别有用心的贪婪者，假借中医的名号招摇撞骗并造成极其恶劣的社会影响时，我都痛心疾首，深感中医理论体系系统化和真正的中医理论传播弘扬的迫切性，以及自己作为一名中医传承人肩上沉甸甸的责任。19 世纪俄国批判现实主义作家屠格涅夫曾经说过："我们的生命虽然短暂而且渺小，但是伟大的一切却正由人的手所造成。人生在世，意识到自己的这种崇高的任务，那就是他的无上的快乐。"编写本书的初衷正缘于本人内秉的家国情怀及传递无上快乐的美好心愿，力显自己在中医脾胃学科不忘初心砥砺前行三十年之单见浅闻，以期在本学科与时俱进不断发展的道路上做一点微不足道的铺垫。

　　本书分为上下两篇。上篇由四章组成：第一章从先秦至西汉时期《黄帝内经》《难经》的问世谈起，探讨脾胃学说的起源；第二章立足脾胃学说的发展时期，讲述东汉至隋唐时期脾胃学说的演变过程；第三章则探寻我国医学史上最繁荣的金元时期，解析脾胃学说的正式形成；第四章进入明清两代，回顾脾胃学说进一步充实的发展阶段。本书的编纂还得到了全国脾胃领域部分大师名家的大力支持，故本书下篇分三十二章，重点对近现代脾胃界具有代表性的部分医家学者的学术研究成果、临证经验进行简明扼要的介绍论述，着重展现现代脾胃学说的理论应用与继承创新。

　　谈古论今话脾胃，一丝不苟做学问。本人才疏学浅，成书过程中或有疏漏不妥之处，诚愿通过此书，和诸位同行及广大喜爱中医文化的读者朋友们真诚交流。

　　"待入尘寰，与众悲欢，始信丛中另有天"。我相信，经过几代人的奋斗，中华中医药的传承定有更灿烂的明天！

李学军

乙亥年秋于庐州

目　录

上篇　脾胃学说的发展历程

下篇　近现代医家介绍及其对脾胃学说的继承与创新

上篇　脾胃学说的发展历程

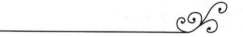

第一章　先秦至西汉——脾胃学说的奠基时期

中医药学是中国古代科学的瑰宝，也是打开中华文明宝库的钥匙——这是习近平总书记对中医药学的高度肯定、评价和赞赏。中国是拥有五千年历史的文明古国，中华书画、中医等传统文化博大精深。中医是一门被古人称为"生生之学"的关于生命智慧和生命艺术的学问，中医的发展有利于丰富和传扬中华文化。古代哲学与文化的渗透对藏象学说的影响可追溯至先秦到两汉时期，是中医学的大发展和奠基时期，是远古朴素唯物主义和辩证法与医药学家的医疗实践相互渗透、影响和结合的过程。脾胃学说从中医藏象学说发展而来，是中医理论体系的重要组成部分，是临床各科辨证论治的理论基础，是在漫长的医疗实践中形成和发展起来的。先秦至西汉时期《黄帝内经》、《难经》的出现为脾胃学说奠定了基础。

一、成书背景

（一）成书时间

1. 《黄帝内经》的成书时间　《黄帝内经》共十八卷，《素问》、《灵枢》各有九卷、八十一篇，内容包括摄生、阴阳、藏象、经络和论治之道。其成书时代大约是战国至秦汉时期，但一直有争议，现行一般有五种流传说法，具体如下所述。

（1）第一种观点认为《黄帝内经》既然是"三坟"之一，那就必定是黄帝或者是那个时代的群工所写。但因黄帝所处时代各方面均不够成熟，所以这种观点的可信度最低。

（2）第二种观点认为《黄帝内经》成书于春秋战国时代。北宋程颢、司马光、邵雍，明代的桑悦、方以智，清代的魏荔彤等都持这种立场。程颢的《二程全书》云："《素问》书，出于战国之末，气象可见。若是三皇五帝典文，文章自别，其气运处，绝浅进。"宋代司马光等认为："黄帝亦治天下，岂可终日坐明堂，但与岐伯论医药针灸邪？此周、汉之间，医者依托以取重耳。"还有，宋代邵雍在《皇极经世》卷八"心学第一、二"中以为《素问》是"七国时书也"。明代方以智在《通雅》中言："谓守其业而浸广之，《灵枢》、《素问》也，皆周末笔。"清代魏荔彤在《伤寒论本义·自序》中亦言："岐黄之书，类春秋战国人所为，而托于上古。"以上诸家均是从黄帝手笔立论的，认为《黄帝内经》非三皇五帝典文，因为当时绝没有如此的文字。清代《四库全书简明目录》则进一步肯定了这一说法，认为《素问》"出上古，固未必然，然亦必周秦间人，传达旧闻，著之竹帛"。因为《四库全书》在中国古代学术界有相当高的地位，这种说法也就被很多人接受。《中国医学史讲义》则从历史背景立论，认为战国时期，社会急剧变化，政治、经济、文化等各领域都有显著发展，学术思想也日趋活跃，特别突出的是哲学领域内更是百家争鸣、百花齐放，这就为多种医学著作的面世提供了极佳的社会环境。《内经研究论丛·内经十讲》则是从两个方面进行论证的：首先是把《黄帝内经》与《周礼》的内容进行比较，如《周礼·食医》有言："凡和，春多酸，夏多苦，秋多辛，冬多咸，调以滑甘。"《周礼·疾医》又曰："四时皆有疠疾，春时有痟首疾，夏时有痒疥疾，秋时有疟寒疾，冬时有嗽上气疾。"而《素问·金匮真言论》亦曰"春气者，病在头"；《灵枢·寒热病》亦云

"夏取分腠……分腠治肌肉"等，其中分腠肌肉都是痒疥等疾的所发之部。所以就得出结论：既然肯定《周礼》为战国时书，那么《黄帝内经》也就必为其时典籍无疑了。其次是从《素问》的文体上探讨分析，认为："先秦之文，多作韵语，除五经而外，他如《子文》、《荀子》、《韩非子》、《吕氏春秋》、《鬼谷子》等都是如此。而《素问》中的《上古天真论》、《四气调神论》、《生气通天论》、《阴阳应象大论》、《脉要精微论》等等诸论，其中韵语的文字特多，都非后世之文可以比拟的。"《黄帝内经》共十八卷：《素问》、《灵枢》各有九卷、八十一篇，共一百六十二篇，从文字、语言、用词及所涉及的社会背景等角度考察，都不乏春秋战国的背景。只是因春秋战国长达数百年之久，确实可能包含不同习惯、多种观点的内容。

（3）第三种观点认为《黄帝内经》成书于西汉时期。代表人物有聂吉甫、顾从德、郎瑛、吕复及日本医家丹波元简等。持这种看法的人，大多是从《黄帝内经》的语言风格上来推断的。宋代聂吉甫云："《素问》既非三代以前之文，又非东都以后语，以为淮南王之作。"明代郎瑛的《七修类稿》认为，《素问》"首篇曰上古、中古，而曰今世，则黄帝时末世邪？又曰以酒为浆，以妄为常，由仪狄是生其前而彼时人已皆伪邪？《脉要精微论》中罗裹雄黄，《禁服篇》中欲血而受，则罗与欲血皆汉时事邪？予故以为岐黄问答，而淮南文成之者耳"。在这里，郎瑛从夏禹时期仪狄造酒的传说和"罗"出现于汉代等证据推断《素问》产生于西汉时期。明代吕复则认为《黄帝内经》的学术思想虽出自战国，但其文字成书则为西汉学者所为，并举《礼记》为喻。他在《九灵山房集·沧州翁传》中指出："《内经素问》，世称黄帝岐伯问答之书，乃观其旨意，殆非一时之言，其所撰述，亦非一人之手……而大略如《礼记》之萃有汉儒，而与孔子、子思之言并传也"（其中，"萃"指《礼记》中所记录的孔子、子思的言论与行动。"汉儒"，即西汉时的儒家）中载文是从字意来推断的。如从"豆"字的考证，认为在先秦时代，是用"菽"来表示"豆子"这个概念的；而先秦时"豆"字的含义不作"豆子"讲，而是指一种盛肉、盛酱、盛粮食的工具，相当于现在的器皿。有人将先秦时期著名的经书作了统计，其中出现 19 次的"豆"字，"毫无例外地都作盛物的器皿讲"。所以，"从《内经》中所有的'豆'字均作'豆子'讲这一事实来推断，《素问》、《灵枢》的成书时代主要是在汉代，当然并不排除其中也有先秦时期写的部分文章以及成书魏晋的个别部分"。当然《黄帝内经》成书于西汉一说最有力的论据是史籍对《黄帝内经》的著录。《黄帝内经》之名史籍上首见于《汉书·艺文志》，其"方技略"中载有："《黄帝内经》十八卷、《外经》三十七卷；《扁鹊内经》九卷、《外经》十二卷；《白氏内经》三十八卷、《外经》三十六卷、《旁篇》二十五卷，右医经七家，二百一十六卷。"《汉书·艺文志》是班固根据《七略》"删其要，以备篇籍"而成。而《七略》则是西汉末刘向、刘歆父子奉诏校书时撰写的我国第一部图书分类目录，其中分工校正方技类书籍的是朝廷侍医李柱国。史载李柱国主持分工、校正医书的时间是在西汉成帝河平三年（公元前 26 年），所以，一般认为此时应为《黄帝内经》成书时间的下限，也就是说，西汉末成帝年间，《黄帝内经》18 卷本已经成编问世了。而至于《黄帝内经》成书的上限，从史料上推，《史记》可作为一个重要标志。《史记》之前的《左传》、《国语》、《战国策》等先秦史书记载医事甚少，且未将医学与黄帝联系起来。《史记》记载了上起黄帝下迄汉武帝长达近三千年的历史，并专为战国的秦越人（扁鹊）、汉初的淳于意（仓公）两位医家作传，但未见有关《黄帝内经》之类的书名。由此可以推想，如果当时《黄帝内经》已经成书流传，那么遍览朝廷藏书、考察过全国资料的太史公司马迁是不可能见不到的。而《史记》的写成是在司马迁入狱（公元前 99 年）之后。由此推算可知：《黄帝内经》汇编成书的时间当在《史记》之后、《七略》之前的这个时间段（公元前 99 年至公元前 26 年），也就是西汉的中后期，这一观点已被现代的多数学者所接受。成书西汉一说还有其他的旁证：1973 年，在马王堆 3 号墓所出土的简帛医书，有《足臂十一脉灸经》、《阴阳十一脉灸经》、《五十二病方》、《脉法》、《导引图》等 14 件，而墓主是西汉初年封于长沙的轪侯利苍之子，下葬时间为汉文帝初元十二年，即公元前 168 年。只是这些文献较为简略粗糙，如只有十一经脉。而《黄帝内经》是十二经脉，从理论的简繁、完善程度上认为，十一经脉要早于十二经脉。这也就是说完备的《黄帝内经》成书年代要晚于公元前 168 年。

（4）第四种观点则认为《黄帝内经》成书于东汉。1974 年，湖南长沙马王堆汉墓发掘出西汉文帝初元十二年（公元前 168 年）墓藏中随葬的两部帛书——《阴阳十一脉灸经》和《足臂十一脉灸经》。有人据此怀疑《黄帝内经》的成书年代可能在东汉。理由是上述两部脉灸经均有脉无穴，无五行配属；虽然涉及脏腑及其功能，但无十二经脉内系和十二脏腑的络属概念；也没有四肢及内脏由经脉相联系的记载。据此肯定了两部帛书是《黄帝内经》以前的作品；再因两帛书出土于西汉墓，由此便推测《黄帝内经》的成书当在其后的东汉。但《中国医学史略》否认了这种看法。另外还有学者引证皇甫谧的观点指出：晋代皇甫谧提出《素问》和《针经》即《汉书·艺文志》所载《黄帝内经》的说法是不可靠的。《素问》、《灵枢》（包括《针经》、《九卷》等名）两书名在历代正史书目的记载中一直都是分别使用的，且卷帙浩大，有 162 篇。而《汉书·艺文志》之《黄帝内经》仅 18 卷，虽名曰"卷"，实则"卷"、"篇"相等，无"积篇为卷"之例，因而其《黄帝内经》18 卷当为 18 篇之量，与今本《黄帝内经》相去甚远；再结合文字注引、学术发展等情况，认为今本《黄帝内经》极有可能是东汉人在博采《汉书·艺文志》所著录的各种医经著作的基础上成书的《岐黄医道》。有学者撰文提出：基于"五德终始"论，西汉国运为土德，流行"心属土"说；而东汉乃以火德为国运，故有"心属火"说。因此，《素问》、《灵枢》等主张的"心配火"医籍也只能出现在东汉。

（5）第五种观点是"断代说"。当代许多医家及学者支持并认同此说。当代学者对《黄帝内经》成书时间的研究成果也不少，他们通过对《素问》文学结构的分析，并通过分析前人的成说和大论的内容，认定这一部分内容出自战国至东汉，而且经过多数医家汇集而成。至于《灵枢》，作者先通过对其书真伪的分析，判定《灵枢》与《针经》实即一书，而后又得出结论："《灵枢》和《素问》一样，基本上是成书于战国时代，只是个别的篇卷，掺入了汉代的东西，因而它亦并不是成于某一人之手。"至于《素问遗篇》，则属伪书，其时代不出于唐宋之间。还有人认为《黄帝内经》所包含的篇章，并不是由一个作者完成于一个短时间内，而是由许多医家和学者写成于不同时期。《黄帝内经》中的篇章既有写成于战国时期，又有成于秦、汉甚至更后的时期。

2.《难经》的成书时间 《难经》原名《黄帝八十一难经》，又称《八十一难》，是中医现存较早的经典著作。关于《难经》的作者与成书年代历来有不同的看法，一般认为其成书时间不晚于东汉。

（二）版本沿革

1.《黄帝内经》版本沿革 西汉成帝时，刘向等曾大规模校理古籍，李柱国则负责校理方伎，原书目先载于刘向的《别录》，后载于其子刘歆的《七略》，今二书已佚，但其目录内容被东汉班固引录于《汉书·艺文志》中，后世仍可以推见其原貌。《汉书·艺文志·方技略》载有医经、经方、神仙和房中四种中医典籍。其中医经有《黄帝内经》十八卷、《黄帝外经》三十七卷；《扁鹊内经》九卷、《扁鹊外经》十二卷；《白氏内经》三十八卷、《白氏外经》三十六卷、《白氏旁篇》二十五卷。这是历史上对《黄帝内经》最早的记录，有学者认为《黄帝内经》的编著及命名很可能是成自刘向之手。

南北朝时，《黄帝内经》已经因传抄及战乱而散失，分成《素问》及《针经》两种版本，分别流传。最早对《黄帝内经》进行整理的学者，是晋代的皇甫谧，他根据《素问》、《针经》及《明堂孔穴》，编著成《黄帝三部针灸甲乙经》一书。在《黄帝三部针灸甲乙经》序中曰："按《七略》、《艺文志》，《黄帝内经》十八卷，今有《针经》九卷，《素问》九卷，二九十八卷，即内经也，亦有所亡失。"

南北朝时出现了第一本为《素问》作校注的书，作者为全元起。全元起校注的《素问》本，北宋时尚存，以后便散失不见了。今从林亿等所校订的《重广补注黄帝内经素问》中，尚可看到全元起编排的卷目次第和少量注文。

唐初杨上善将《灵枢》、《素问》的条文，根据内容重新分类，编次成《黄帝内经太素》三十卷。此书虽然早于王冰，但流传不广，对于后世的影响较小，在宋代时已经失传。

《隋书·经籍志》中记载有"《黄帝素问》九卷（梁八卷）……《黄帝针经》九卷"。这个版本应该就是全元起及杨上善所采用的底本，其中有许多重复及错误难解的地方，因此并没有吸引很多医家对它进行深入研究，在王冰本出现之后，就被取代了。

对后世影响最大的《黄帝内经》版本，首推唐代王冰注释的《黄帝内经素问》。王冰深入研究《素问》，对当时通行的版本提出批评并决心进行整理，耗时12年，在唐朝宝应年间完成出版。王冰以其师的"张公秘本"作为蓝本，补入原本失传的七卷，并参校其他流传版本的《素问》加以整理、注释、编排次序，完成了二十四卷的巨著。王冰将原来的内容用黑笔来写，他加上的注释用红笔来写，以区分原文与注释之别。但在后来百年的传抄之下，红字又被写成黑色，何处为王冰注释，又难以区分了。王冰补入第七卷的七篇大论——"天元纪大论"、"五运行大论"、"五常政大论"、"六微旨大论"、"六元正纪大论"、"气交变大论"、"至真要大论"，是运气学说的主要依据。

王冰版的《素问》，后经北宋林亿等重新校注后，称为《重广补注黄帝内经素问》（又称《新校正》本），成为最完整的《素问》善本，也是官方考试的依据。现今流传的《黄帝内经》就是这个版本，金元明清的医家，注解《黄帝内经》时，也都采用这个版本。

《黄帝内经》"刺法论"和"本病论"两篇，在王冰注释时已经失传。北宋林亿校正《素问》时，曾提及当时有《素问亡篇》的流传，刘温舒《素问入式运气论奥》中附有此两篇原文，署为《素问遗篇》。后世大多认为出自唐宋间人伪托。

2.《难经》版本沿革　　《八十一难》之名最早见于东汉张仲景《伤寒杂病论·序》，仲景在撰写《伤寒杂病论》时曾引用了《八十一难》文字，这些文字与今本《难经》互有出入。晋代王叔和《脉经》收录了一些《难经》原文，但这些原文均不见于今本《难经》，估计另有传本。

《难经》最早见于著录的书目是《隋书·经籍志》，其中提到三国时吴太医令吕广曾注《难经》，这是已知的《难经》的最早注本。唐代杨玄操在吕广注本的基础上重新编次，并明确提出《难经》为秦越人所作。

北宋初期，王九思、王鼎象、王惟一曾先后校勘《难经》，其中翰林院医官王惟一校勘的《难经》是在吕注本和杨注本的基础上完成的，曾刊印颁行。南宋时，李元立以秦越人原撰为基础，汇集整理南宋以前九家校注《难经》的著作，编撰《难经十家补注》。后人据此书重刻改订，编成《王翰林集注八十一难经》，简称《难经集注》，为后世通行本。《难经集注》传世通行本传入日本而保存至今，国内上海涵芬楼影印本（1924年）、中华书局《四部备要》排印本、人民卫生出版社影印本（1956年），均据日本医家林衡氏辑《佚存丛书》本《难经集注》而著。

二、内容概括

（一）《黄帝内经》主要内容

《黄帝内经》分为《素问》和《灵枢》两部分。《素问》重点论述了脏腑、经络、病因、病机、病证、诊法、治疗原则及针灸等内容。《灵枢》是《素问》不可分割的姊妹篇，内容与之大体相同。除了论述脏腑功能、病因、病机之外，还重点阐述了经络腧穴、针具、刺法及治疗原则等。

（二）《难经》主要内容

《难经》全书共八十一难，采用问答方式，探讨和论述了中医的一些理论问题，内容包括脉诊、经络、脏腑、阴阳、病因、病机、营卫、腧穴、针刺、病证等方面。其中，一至二十二难论脉，二十三至二十九难论经络，三十至四十七难论脏腑，四十八至六十一难论病，六十二至六十八难论腧穴，六十九至八十一难论针法。书中首创独取寸口及寸关尺和浮中沉三部九候的切脉方法，提出了脉证相参的辨证观，为中医脉学的发展做出了杰出贡献。在藏象学说方面，《难经》突出肾的重要性，建立了"肾（命门）-元气-三焦"为轴心的整体生命观。其创立的命门学说，成为中医理论体系的重要组成部分。在经络学说方面，简明而系统地阐述了任脉、督脉、冲脉、带脉、阳维、阴维、阳跷、阴跷八条奇经的功能特点、循行路线、病变证候及其与十二正经的功能联系等，并总称之为"奇经八脉"。这一名称是现存古籍中由《难经》最先提出的。《难经》关于奇经的论述及八会穴等理论的提出，充实了经络学说的内容；以五行生克规律为指导的整体防治观，用于说明经脉与腧穴的五行属性和生克关系，解释疾病的发生和传变规律，并用于针刺的补泻；以天人相应的内外统一整体观，用于论述疾病与季节的关系、脉象的四时变化、针刺因时制宜等内容。这些内容对后世医学理论的发展有着深远的影响。

三、脾胃病相关内容及特点

（一）脾胃病的病因病机

1. 病因

（1）饮食不节：主要包括饥饱不适及五味失调两个方面。一方面，"饮食自倍，肠胃乃伤"（《素问·痹论》）；"因而饱食，筋脉横解，肠澼为痔；因而大饮，则气逆"（《素问·生气通天论》）。另一方面，"阴之所生，本在五味；阴之五宫，伤在五味"；"味过于酸，肝气以津，脾气乃绝；味过于咸，大骨气劳，短肌，心气抑；味过于甘，心气喘满，色黑，肾气不衡；味过于苦，脾气不濡，胃气乃厚；味过于辛，筋脉沮弛，精神乃央"（《素问·生气通天论》）。小儿过食肥甘，常致疳积；成人则每致脾瘅，如《素问·奇病论》云："此肥美之所发也，此人必数食甘美而多肥也。"因此，"谨和五味，骨正筋柔，气血以流，腠理以密……长有天命"（《素问·生气通天论》）。

（2）情志所伤：《素问·阴阳应象大论》曰："思伤脾。"《灵枢·本神》云："脾愁忧而不解则伤意，意伤则悗乱，四肢不举，毛悴色夭，死于春。"七情五志实乃人之常情，但若五志过用，七情妄动，皆能为病。若大怒伤肝，肝木横逆，又可犯脾侮土；卒恐伤肾，肾水泛滥，常致水横困土。心为五脏六腑之大主，五志所伤，动必关心，火为土母，故火衰则中土不温，脾运亦疲；火亢则胃土燥热，津液干涸，害于化物。因此，五志失调，皆可影响脾胃运化，致脾胃病变。

（3）外邪所伤：脾为阴土，喜燥恶湿，以升为健；胃为阳土，恶燥喜润，以降为安。通常情况下，太阴湿气行令，每多伤脾。《素问·至真要大论》曰："诸湿肿满，皆属于脾"，"太阴之复，湿变乃举，体重中满，食饮不化，阴气上厥……"，"太阴之胜，火气内郁……胃满……少腹满……善注泄……头重，足胫胕肿，饮发于中，胕肿于上"。《素问·本病论》云："太阴不退位，而取寒暑不时，埃昏布作，湿令不去，民病四肢少力，食饮不下，泄注淋漓，足胫寒……"，"太阴不迁正，即云雨失令，万物枯焦，当生不发，民病手足肢节肿满，大腹水肿，填臆不食，飧泄胁满，四肢不举"。说明异常气候常是脾胃病证的病因之一。此外，《素问·玉机真脏论》谓："肝传之脾，病名曰脾风，发瘅，腹中热，烦心出黄。"《素问·热论》言："二日，阳明受之，阳明主肉，其脉侠鼻络于目，故身热目疼而鼻干，不得卧也。"表明脾胃病证常可由其他经络脏腑传变而来。

2. 脾胃相关疾病的病机、证候及与其他脏腑病变的关系　《黄帝内经》"病机十九条"将疾病的一些证候归纳于某一病理因素或某一脏腑的范围内，且作为审证求因的依据。《素问·至真要大论》谓："诸湿肿满，皆属于脾。"认为湿邪所致浮肿胀满等证候多数与脾相关，即湿证病机在于脾，这与脾为水液代谢之枢相对应。水液代谢依赖脾气的运化转输，脾气虚则水液运化无权，无力推动津液输布，精微不升，结聚成湿，直走肠间，则生"飧泄"。况且，脾为阴湿土，因同气相求，湿邪为犯，进而腹泻为甚。因此，脾虚生湿，湿邪困脾，互为因果，终为泄泻之症。《素问·阴阳应象大论》云："湿胜则濡泻。"后世亦有"无湿不成泻"的说法。《素问·太阴阳明论》曰："……脾病而四肢不用何也？……四肢皆禀气于胃，而不得至经，必因于脾，乃得禀也。今脾病不能为胃行其津液，四肢不得禀水谷气，气日以衰，脉道不利，筋骨肌肉，皆无气以生，故不用焉。"《素问·通评虚实论》言："头痛耳鸣，九窍不利，肠胃所生也。"《素问·玉机真脏论》亦谓："脾不及，则令人九窍不通。"意在说明脾胃与四肢、九窍的病理关系。脾气虚弱或湿邪困脾，以致健运升清无力，肢体孔窍失于温煦濡养，从而筋骨肌肉痿废不用，清窍失灵，临床常见四肢痿痹及头痛、眩晕、耳鸣诸症。故有《素问·痿论》所云"治痿独取阳明"。后世有芳香辟秽开窍之法，以此可参。脾胃虚弱尚可引起其他脏腑病变，这与脾"灌四傍"的生理作用相对应。脾胃为气血生化之源，脾胃之气衰，受腐运化无权，则气血无从化生，加之转输升清乏力，其余脏腑失于脾充，从而五脏不和。脾胃为实邪（包括湿邪）所犯，则中焦气机不畅，升降失常，腑气不通故胀满不适，三焦水道失疏故小便不利。故《灵枢·本神》有言："……脾气虚则四肢不用，五脏不安，实则腹胀，泾溲不利。"为后世创立淡渗利湿法奠定了理论基础。

（二）关于脾胃解剖形态

《黄帝内经》有关脾胃解剖形态的记载，从《素问·太阴阳明论》所言的"脾与胃以膜相连耳"，《灵枢·肠胃》所载的"胃长一尺六寸，胃纡曲屈。伸之，长二尺六寸，大一尺五寸，径五寸，大容三斗五升"，以及《灵枢·平人绝谷》的"胃大一尺五寸，径五寸，长二尺六寸，横屈受水谷三斗五升，其中之谷，常留二斗，水一斗五升而满"等论述可以看出，《黄帝内经》关于脾胃的描述是建立在原始解剖实践基础上的，如果没有实地解剖，没有精确度量，是不可能得出大致相符的长度和重量的。《难经》中有关于脾胃解剖形态的记载，而且其中有明确的描述，并附有图形，但由于当时历史条件的限制，其形态、解剖位置方面的认知程度尚不深刻，也欠精确。关于胃的解剖位置主要着眼于胃的受纳功能，如海如府，无所不容，但尚无确切定位。尽管当时的条件极为有限，古人对脾胃的基本认知仍起始于解剖实证，而并非一味地以象测藏。这对当时人们逐步认清脾胃的诸多功能是大有裨益、很有帮助的。

（三）对脾胃生理功能之阐述

1. 脾者土也，治中央，脾常著胃土之精　《素问·太阴阳明论》云："脾者土也，治中央……脾脏者，常著胃土之精也，土者，生万物而法天地，故上下至头足，不得主时也。"这段文字对脾的重要功能及地位给予了高度概括和充分重视。"脾脏者，常著胃土之精也"，说明脾常储藏胃的精气，为胃行其津液。脾在五行属土，土具有储藏、化生万物之能。上下至头足，皆以脾运胃内水谷所化生的精气为物质基础。"脾为孤脏，中央土以灌四傍"。脾驻中焦，所运化的水谷精气、营养物质维系着内脏的筋膜肌肉等组织，脾气健运，营养充分，筋膜肌肉健壮，则维系有力，五脏位置恒定。因此，《素问·平人气象论》言："人以水谷为本，故人绝水谷则死。"说明人体不能离开水谷精微的滋养作用，即离不开脾主运化的生理功能。

2. 饮入于胃，游溢精气，脾气散精　《素问·经脉别论》云："饮入于胃，游溢精气，上输于脾，脾气散精，上归于肺……水精四布，五经并行。"阐明了脾气具有将营血和津液上注于心肺的功能。"脾气散精"形象地描述了脾主升散精微之功能特性。《素问·太阴阳明论》曰："四肢皆禀气于胃，而不得至经，必因于脾，乃得禀也。"脾气散精，精微得运，四肢肌肉皆有所养。脾气升，则将营卫气血津液敷布于四肢以温煦滋养，亦即《素问·阴阳应象大论》所言"清阳实四肢"之意。脾气升清，可将水谷精微中的轻清之气上注于头面，营养诸窍，使耳目聪明，头脑清爽，即《素问·阴阳应象大论》所谓"清阳出上窍"之意。

3. 脾为生血之源，统摄血液运行　《灵枢·决气》曰："中焦受气取汁，变化而赤，是谓血。"《灵枢·营卫生会》云："中焦亦并胃中，出上焦之后。此所受气者，泌糟粕，蒸津液，化其精微，上注于肺脉，乃化而为血。"血液是由水谷入胃，经胃下送于小肠，再经小肠受盛化物，泌别清浊，清者由脾转输心肺气化而成。脾所化生水谷精微是生成营气、津液的物质基础，二者又是气血的主要组成成分，故言脾为生血之源。《灵枢·本神》称"脾藏营"，认为脾能藏纳营血。脾统血，表现在两个方面：首先，脾有升散的功能。血为液态物质，属阴而类水，水性趋下，虽有心气推动、肺气宣散、肝气疏泄的作用，但还必须有脾气的升举，血液运行才能升降有序，环周不休。其次，脾为生气之源。脾气健运，生气旺盛，气在推动血行的同时，又能调节、控制血液，使之不逸出脉外。

4. 胃者，太仓也　《灵枢·五乱》曰："胃者，太仓也。"《素问·五脏别论》云："胃者，水谷之海，六腑之大源也。五味入口，藏于胃。"这是对胃受纳水谷功能的生动比喻。《灵枢·平人绝谷》言："胃大一尺五寸，径五寸，长二尺六寸，横屈受水谷三斗五升，其中之谷，常留二斗，水一斗五升而满。"则描述了胃是一个中空脏器，同时交代了胃的形状大小和结构，这是胃受纳水谷的生理基础。《灵枢·营卫生会》还提到了"中焦如沤"。"沤"在《现代汉语词典》的解释就是水泡的意思。"如沤"形象地表现了饮食入胃后，被初步消化的一种状态，也就是指食物进入胃后转化成食糜的过程。因此，后世总结胃的生理功能为"胃主受纳腐熟"。

5. 脾为之使，胃为之市　《素问·刺禁论》云："……脾为之使，胃为之市。""使"就是指"五脏佐使"，说明脾胃纳化水谷，为五脏提供物质基础。《素问·经脉别论》曰："食气入胃，散精于肝，淫气于筋。食气入胃，浊气归心，淫精于脉，脉气流经，经气归于肺，肺朝百脉，输精于皮毛。毛脉合精，行气于腑，腑精神明，留于四脏。"脾胃同居中焦，胃主受纳腐熟，脾主运化升清，二者互相协调，共同完成水谷的消化和吸收。水谷入胃后，之所以能转化成精微，化生成气血，并敷布到五脏六腑、四肢百骸，发挥营养作用，与脾胃的生理功能密不可分。"使"的另一含义是"转枢"，从"使"和"市"畅通无阻之意引申出来。所谓"转枢"就是通过脾胃回旋运转、变化于中的作用调节人体气机的运动。"枢"还有枢纽的意思。脾胃居于中焦，脾气有升散的特性，胃气有通降的特性，一升一降，成为气机升降之枢纽。倘若脾不能升清、胃不能降浊，则精微不能濡养上下，代谢废物不能排出体外，那么身体的功能将会受到影响。正如《素问·阴阳应象大论》所言："清气在下，则生飧泄；浊气在上，则生䐜胀，此阴阳反作，病之逆从也。"故后世常称"脾胃为中焦之枢"。

"胃为之市"形象地解释了胃是受纳输出的"集散地"。《素问·五脏别论》曰："六腑者，传化物而不藏，故实而不能满。所以然者，水谷入口，则胃实而肠虚，食下，则肠实而胃虚。"从生理角度描述了胃具有通降下行的功能特性。《灵枢·五味》云："水谷皆入于胃……谷气津液已行，荣卫大通，乃化糟粕，以次传下。"说明胃气下降能够排泄体内饮食代谢的糟粕产物。因此，后世总结胃的另一个生理功能是"胃主降浊"。临床上治疗胃病主张"以通为用"，"以通为补"，其理论渊源盖出于此。

6. 脾为胃行其津液　　"脾为胃行其津液"，恰当地表述了脾与胃之间的关系。脾与胃一脏一腑，一阴一阳，在结构上，二者有经脉相连，互为络属。胃之所以能受纳腐熟，全倚仗脾的运化升清功能。《素问·玉机真脏论》曰："脾为孤脏，中央土以灌四傍。"简明地阐述了人体各部均依赖脾所运化的精微物质来充养的道理，胃亦不例外。《素问·生气通天论》所谓"脾气不濡，胃气乃厚"，即是指脾不能为胃行其津液，可导致胃不受纳。虽然《黄帝内经》有"胃者五脏六腑之海也"、"胃者五脏之本也"的表述，强调治疗疾病时要顾护"胃气"，并未提及脾，但这里的胃包含着脾胃的意思。

（四）对脾胃病理之阐述

1. 诸湿肿满，皆属于脾　　此为"病机十九条"之一。《黄帝内经》认为，一般湿证浮肿胀满，病机大都与脾有关。"脾气散精，上归于肺……水精四布，五经并行"，已描述了脾气散精，帮助水液代谢的过程。若脾虚导致运化无权，升清无力，无法将津液精微输送到脏腑经脉，则反而结聚致病。《素问·阴阳应象大论》中"湿胜则濡泻"，即指湿邪困顿于脾，脾失健运而致泻，故临床治疗泄泻多以健脾化湿为大法。

2. 脾病则不能布散精微　　脾病而四肢不用，脾气升，可将营卫气血津液敷布于四肢以温煦滋养。若脾病不能为胃行其津液，则升清无力，"四肢不得禀水谷气，气日以衰，脉道不利，筋骨肌肉皆无气以生，故不用焉。"故《素问·痿论》有"治痿独取阳明"之论。临床治疗四肢病变诸如痿证、痹证等，常从健脾法着手。脾不及，则令人九窍不通，脾虚升清无力，水谷精微不能上及头面，会使诸窍失养，头目昏沉。《素问·通评虚实论》曰："头痛耳鸣，九窍不利，肠胃所生也。"《素问·玉机真脏论》言："脾不及，则令人九窍不通。"说明脾胃与九窍的病理关系。临床上脾虚清阳不升之眩晕，常用健脾升清法收功；脾虚湿浊蒙蔽清窍之头痛眩晕，治以健脾化浊得以康复。

3. 脾气实则腹胀　　胃之降浊的功能有赖于脾气升清功能的正常进行，如果脾病而清气不升，就会影响及胃，而导致胃气不降或胃气上逆的病变。"腹胀经溲不利"就是由脾气不升、胃气不降所致。

4. 脾气虚则五脏不安　　脾气虚则精微化生不利，不能布散精微，无法"灌四傍"，也就不能为五脏提供营养物质，最终导致五脏不安。《灵枢·终始》言："阴阳俱不足……可将以甘药。"甘药大都入脾胃，有补虚缓中作用，治疗阴阳两虚之证，其原理亦为脾气虚则五脏不安。尤在泾《金匮要略心典》云："欲求阴阳之和者，必于中气求，中气之立者，必以建中也。"

（五）重视"胃气"

《黄帝内经》、《难经》提倡顾护胃气为本，虽未明确提出治病以顾护胃气为要，但其在论述具体的治则治法中体现了这一原则。《素问·标本病传论》曰："先热而后生中满者治其标……先病而后生中满者治其标，先中满而后烦心者治其本……大小不利治其标。"对中满者，无论其属标属本，都主张先治急治，原因之一即是中满者水浆难入，药食不纳，后天之源衰竭，即是胃气衰竭。《素问·热论》云："病热少愈，食肉则复，多食则遗，此其禁也"，指出热病后期若不注意饮食，易导致疾病迁延或复发，认为病后宜素食、少食以助胃气渐复。人体病变过程所消耗的营养物质有赖于脾胃之气生化，所施之药物也需脾胃纳化以发挥疗效，所以以顾护胃气应贯穿于疾病治疗的始终。

人以"胃气"为本。"胃气"充沛与否，密切关系到人类生理功能的维持和防病祛疾的成效。故历代医家论病释理、立法处方、遣药养护，无不重视"胃气"。究其理论渊源，则出自《黄帝内经》。《黄帝内经》对胃气极为重视，以 2003 年 1 月中医古籍出版社影印清光绪十年甲申京口文成堂摹刻宋本《黄帝内经》为样本，按脏腑之气进行数据挖掘，结果显示，"胃气"出现 23 次，只比"肾气"少 1 次，在五脏六腑中排名第二，远多于其他四脏和其他五腑。故本研究对《黄帝内经》"胃气"思想的探究，主要集中在该书记载的 23 处"胃气"、1 处"脾胃之气"、1 处"索气于胃络"和 3 处"禀气于胃"。

1. "胃气"的文献分布　利用数据挖掘，分析《黄帝内经》23 处"胃气"的文献分布。结果显示，"胃气"总共涉及 10 篇文献。其中，《素问》6 篇，即"平人气象论"、"玉机真脏论"、"生气通天论"、"经脉别论"、"调经论"、"示从容论"，依次提到"胃气"10 处、3 处、1 处、1 处、1 处、1 处；《灵枢》4 篇，即"四时气"、"动输"、"大惑论"、"口问"，依次提到"胃气"2 处、2 处、1 处、1 处。

2. "胃气"的内涵　结合上下文，推究《黄帝内经》23 处"胃气"记载。结果显示，这 23 处"胃气"的含义有四：①胃经之气。即脾胃功能在脉象的反映，也就是脉有从容和缓之象，共有 6 篇 15 处记载。如《素问·玉机真脏论》所谓的"脉弱以滑，是有胃气。"《素问·平人气象论》所云的"脉无胃气亦死。所谓无胃气者，但得真脏脉，不得胃气也。所谓脉不得胃气者，肝不弦肾不石也。"《素问·平人气象论》所言的"夏以胃气为本。病心脉来，喘喘连属……秋以胃气为本。病肺脉来，不上不下……春以胃气为本。病肝脉来，盈实而滑……长夏以胃气为本。病脾脉来，实而盈数……冬以胃气为本。病肾脉来，如引葛……。"《素问·玉机真脏论》所载的"脏气者，不能自致于手太阴，必因于胃气，乃至于手太阴也……故病甚者，胃气不能与之俱至于手太阴。"《素问·经脉别论》所传的"太阴脏搏者……胃气不平……"《灵枢·动输》所指的"胃气上注于肺。其悍气上冲头者……上走空窍……下客主人……并下人迎。此胃气别走于阳明者也"。②胃腑之气。即胃中的水谷精微，共 4 篇 4 处记载。即《素问·调经论》所言的"有所劳倦，形气衰少，谷气不盛，上焦不行，下脘不通，胃气热，热气熏胸中，故内热。"《素问·生气通天论》所谓的"味过于苦，脾气不濡，胃气乃厚。"《素问·示从容论》所云的"夫伤肺者，脾气不守，胃气不清……"《灵枢·口问》所载的"谷入于胃，胃气上注于肺。"概《灵枢·经脉别论》所指的"脾气散精，上输于肺"。两者互参，胃气指"精"，其义自明。③胃腑气机。也就是胃主通降的生理特性，主要表现为推动初步消化的食糜下降到肠道，共 2 篇 3 处记载。即《灵枢·大惑论》所云的"胃气逆上，则胃脘寒，故不嗜食也。"《灵枢·四时气》所言的"胃气逆，则呕苦……胃气逆，则刺少阳血络，以闭胆逆，却调其虚实，以去其邪"。④胃腑气化。即胃受纳腐熟水谷的功能，也就是《灵枢·平人绝谷》的"受水谷"，共 1 篇 1 处记载。即《素问·平人气象论》记载的"平人之常气禀于胃。胃者，平人之常气也。人无胃气曰逆"。

此外，推究《黄帝内经》出现的 1 处"脾胃之气"，1 处"索气于胃络"，3 处"禀气于胃"的含义。其中，《素问·三部九候论》所谓的"故下部之天以候肝，地以候肾，人以候脾胃之气"，是用来说明脉气的切按部位；所述的"脾胃之气"当似"胃经之气"。《灵枢·热病》提到"热病，体重，肠中热……索气于胃络得气也"，介绍了疾病的针刺治疗，所索胃气显然是"胃经之气"。《素问·太阴阳明论》言："四肢皆禀气于胃……"《素问·玉机真脏论》有载："五脏者，皆禀气于胃"；《灵枢·五味》亦载："五脏六腑，皆禀气于胃"，都是强调脏腑肢节依靠水谷精微来濡养，所禀"胃气"即前述"胃腑之气"。显然，这 5 处"胃气"的内涵仍未超出前述。

3. "胃气"在生理、病理、治疗、预后、养生等方面的应用　对《黄帝内经》的 23 处"胃气"文献进行归纳分析的结果显示：所载内容涉及生理、病理、治疗、预后、养生等诸多方面。其中，在生理上，《黄帝内经》对"胃气"的应用主要包括三个方面：①强调"胃气"在人体生命活动中的极端重要性，认为胃是"仓廪之本"（《素问·六节藏象论》）、"五脏之本"（《素问·玉机真脏论》）、"六腑之大源"（《素问·五脏别论》）、"水谷之海"（《素问·五脏别论》《灵枢·海论》）、"水谷气血之海"（《灵枢·玉版》）、"五脏六腑之海"（《灵枢·经水》《灵枢·五味》《灵枢·动输》），提出"平人之常气禀于胃"（《素问·平人气象论》）、"四肢皆禀气于胃"（《素问·太阴阳明论》）、"五脏者皆禀气于胃"（《素问·玉机真脏论》）、"五脏六腑皆禀气于胃"（《灵枢·五味》）、脏气"必因于胃气乃至于手太阴"（《素问·玉机真脏论》），提出人的正气来源于"胃气"，胃通过受纳腐熟水谷，涵养脏腑经络之气，从而维持人体正常的生理功能。②强调"胃气"与脾气协同存在，提出四肢"必因于脾乃得禀也"（《素问·太阴阳明论》），认为"胃气"是脾胃功能的综合反映。③指出"胃气"强弱可从脉象反映出来，认为人体下部人以候"脾胃之气"（《素问·三部九候论》），四时脉象"以胃气为本"（《素问·平人气象论》），表现为夏脉柔和微钩、秋脉柔和微毛、春脉柔和微弦、长夏脉当和缓、冬脉柔软微石。

在病理上，《黄帝内经》认为，"胃气"致病主要包括伤损不足和壅实夹杂两个方面。其中，"胃气"伤损不足主要有四类表现：①四肢不用，如《素问·太阴阳明论》曰："四肢皆禀气于胃……不得禀水谷气……故不用焉。"②真脏脉独见，即脉不从容和缓，单见微钩（心）、微毛（肺）、微弦（肝）、微缓（脾）、微石（肾）等，如《素问·平人气象论》云："所谓无胃气者，但得真脏脉，不得胃气也。"《素问·玉机真脏论》言："胃气不能与之俱至于手太阴，故真脏之气独见。"③津液外泄，出现汗多、出血、便溏、呕吐等诸多症状，如《素问·示从容论》所言："胃气不清……五脏漏泄，不衄则呕。"④阴虚内热，口咽干燥，心中烦闷，如《素问·调经论》所云："有所劳倦……上焦不行，下脘不通，胃气热，热气熏胸中，故内热。""胃气"壅实夹杂亦可导致两类表现：①呕哕，即胃气不得通降，反逆向上，呕吐胆汁或干呕无物，如《灵枢·四时气》所言："胃气逆，则呕苦，故曰呕胆。"《灵枢·口问》所载："今有故寒气与新谷气，俱还入于胃，新故相乱……故为哕。"②善饥但不嗜食，如《灵枢·大惑论》所论："精气并于脾，热气留于胃，胃热则消谷，故消谷善饥。胃气逆上，则胃脘寒，故不嗜食也。"

在治疗上，《黄帝内经》对"胃气"的应用主要体现在三个方面：①根据"胃气"的有无判断治疗的难易，如《素问·玉机真脏论》曰："是有胃气，命曰易治"，认为有"胃气"容易治疗。②根据"胃气"的有无确定治疗的急缓，如《素问·玉机真脏论》云："是有胃气……取之以时"，强调有"胃气"要及时治疗。③主张用针刺调治"胃气"，如《灵枢·热病》言：

"热病，体重，肠中热，取之以第四针，于其俞，及下诸趾间，索气于胃络得气也"，主张针刺胃俞及诸足趾间治疗胃肠积热。《素问·经脉别论》曰："五脉气少，胃气不平，三阴也，宜治其下俞，补阳泻阴"，主张补足阳明陷谷穴、泻足太阴太白穴治疗脾气太过。如《灵枢·四时气》曰："邪在胆，逆在胃……取三里以下。胃气逆，则刺少阳血络……"主张用刺血法治疗胃气上逆。《灵枢·口问》载："人之哕者……今有故寒气与新谷气俱还入于胃……补手太阴，泻足少阴"，主张通过补肺泻肾法治疗干呕。

同时，《黄帝内经》提出，"胃气"可以判断疾病的预后。如《素问·平人气象论》曰："人无胃气曰逆。逆者死"；《素问·平人气象论》云："脉无胃气亦死"；《素问·玉机真脏论》言："……胃气不能与之俱至于手太阴……故曰死"，强调没有"胃气"就危险了。此外，《黄帝内经》还提到了保护"胃气"在养生中的重要作用。如《素问·生气通天论》记载："味过于苦……胃气乃厚……是故谨和五味……谨道如法，长有天命"，认为谨慎地调和饮食五味，按照正确的方法养生，可以保持天赋的生命力。

综上，《黄帝内经》的"胃气"主要指胃经之气、胃腑之气、胃腑气机、胃腑气化，此理论在生理、病理、治疗、预后、养生等方面得到了广泛应用。

（六）"脾胃为脏腑之本"的理论渊源及实践意义

1. 从脾胃的属性谈"脾胃为脏腑之本" 《黄帝内经》对脾胃属性的阐述包括：①仓廪之官：《素问·灵兰秘典论》言："脾胃者，仓廪之官，五味出焉"，是对脾胃功能的整体概括。②营之居、器：《素问·六节藏象论》曰："脾、胃、大肠、小肠……营之居也，名曰器，能化糟粕，转味而入出者也。"脾胃一脏一腑，形质有别。③谏议之官、孤脏、牝脏：此为《黄帝内经》对脾功能属性的概括，无不强调脾脏的特殊地位。④太仓、五谷之府、五脏六腑之海：此为《黄帝内经》对胃功能属性的概括，突出胃为受盛之器。⑤中焦如沤：脾胃的功能包括整个消化系统，以脏为本，脾统领六腑共同完成物质代谢。此为《黄帝内经》对脾胃功能的整体描述，胃司消化、脾司运化，水谷精微得以布化全身。以上为《黄帝内经》对脾胃生理属性的阐释，通过取象比类，反映了重视脾胃的思想。

2. 从脾胃的功能释"脾胃为脏腑之本"

（1）滋养先天之精，充养后天之形：《素问·上古天真论》曰："肾者主水，受五脏六腑之精而藏之，故五脏盛，乃能泻。"肾既藏先天之精，亦藏五脏之精，二者均赖水谷之精的充养。如《灵枢·刺节真邪》云："真气者乃受于天，与谷气并而充身也。"《素问·五脏别论》言："胃者水谷之海，六腑之大源也，五味入口藏于胃，以养五脏气。"脾胃为后天之本，脾胃健运，五脏之精得化，先天之精得充。《素问·生气通天论》谓："阴之所生，本在五味。"人以水谷为本，饮食五味是生长发育的物质基础，饮食水谷赖脾胃得以向阴精转化。《素问·太阴阳明论》载："四肢皆禀气于胃，而不得至经，必因于脾，乃得禀也。"脾著胃土之精，布散水谷精微于四肢百骸，充养形体。脾在体合肉，主四肢，脾胃功能强盛，则气血充盈、肌肉盛满、形体盛壮。

（2）六气生化之源，阴阳升降之枢：《灵枢·邪客》言："五谷入于胃也，其糟粕、津液、宗气分为三隧。"《灵枢·决气》曰："中焦受气取汁，变化而赤是谓血"及"六气者，各有部主也，其贵贱善恶，可为常主，然五谷与胃为大海也"。六气同源，均化生于脾胃运化的水谷之精。《灵枢·本脏》载："人之血气精神者，所以奉生而周于性命者也"，强调血气精神是维持生命之本，其盛衰与脾胃功能正常与否关系密切，体现"脾胃为脏腑之本"的要旨。此外，《素问·阴阳应象大论》云："清阳出上窍，浊阴出下窍；清阳发腠理，浊阴走五脏，清阳实四肢，浊阴归六腑。"脾胃居中焦，脾主升清，升举脏器，胃主降浊，通降六腑。脾胃升降调和是维持日常代谢平衡的基础，亦是脏腑阴阳升降的枢纽，脾胃气化关系到一身气化之平衡。

（3）脾主为卫，四季脾旺不受邪：《灵枢·师传》曰："脾者主为卫，使之迎粮。"《灵枢·本脏》云："卫气者，所以温分肉，充皮肤，肥腠理，司关合者也"、"卫气和则分肉解利，皮肤调柔，腠理致密矣"。卫气化源于中焦，脾健则卫充，正气存内，邪不可干，故张仲景提出"四季脾旺不受邪"，脾气直接反映人体正气的盛衰。《灵枢·五变》言："木之所伤也，皆伤其枝，枝之刚脆而坚，未成伤也，人之有常病也，亦因其骨节、皮肤、腠理之不坚固者，邪之所舍也。"人之生，先天禀赋虽各不同，但后天体质与脾胃功能密切相关。现代医学对脾功能的研究认为，脾的功能不只包括消化系统，脾亦是免疫器官，可调节机体免疫功能，与"脾主为卫"思想契合。

（4）脉以胃气为本，五脏之气秉于胃：《素问·玉机真脏论》曰："五脏者，皆禀气于胃，胃者，五脏之本也，脏气者，不能自至于手太阴，必因于胃气，乃至于手太阴也。"五脏之气皆出于胃，胃气充足，可承载五脏之气变见于气口。《素问·平人气象论》云："人以水谷为本，故人绝水谷则死，脉无胃气亦死。"胃气不仅反映脾胃之气的强弱，更反映一身脏腑之气的盛衰。以上均从脾胃生理的角度阐释了"脾胃为脏腑之本"的理论渊源。

3. 从脾胃的病理述"脾胃为脏腑之本"　　《黄帝内经》、《难经》对脾胃病理的阐述亦体现了"脾胃为脏腑之本"的精神，主要包括四方面内容。

（1）阳道实，阴道虚：脾胃居中焦，为一身阴阳升降之中枢，故脾胃阴阳的虚实可影响其他脏腑的病机。

（2）脾气虚则四肢不用、五脏不安：脾主四肢，五脏之气秉于脾胃，脾虚不运，则四肢百骸得不到滋养，诸脏皆虚；四肢亦为诸阳之本，故脾阳可直接影响人体阳气的盛衰。

（3）脾胃为病理产物酿生之源：脾胃为气、血、津、液代谢的枢纽，脾胃失和，升降失调，气、血、津、液输布失司，酿生痰、饮、水、湿等病理产物，伤及诸脏，如"诸湿肿满，皆属于脾"，"脾为生痰之源"。李东垣提出"内伤脾胃，百病由生"，充分说明了脾胃有邪，诸脏皆可伤。

（4）中土败坏则死：《素问·评热病论》中热病见"阴阳交"者表现有脉躁急、狂言不能食，脾胃虚衰，提示中土败坏，精无裨，预后凶险。

以上均从脾胃病理的角度反映"脾胃为脏腑之本"的精髓。

4. "脾胃为脏腑之本"的实践意义

（1）脏病——治脾胃以安五脏：张介宾指出："善治脾者，能调五脏。"脾胃之气与五脏之气互为相使，五脏不足可从脾胃论治。此外，脾胃为机体代谢枢纽，脾胃失和，各种病理产物相应而生，伤及诸脏，故他脏病多从脾胃论治。《黄帝内经》中多个疾病的治疗均重视调和脾胃，顾护胃气。《素问·玉机真脏论》曰："粥浆入胃，则虚者活。"精气夺则虚，对于五脏虚病，当以顾护脾土为要，粥浆入胃提示胃气来复，预后佳；《素问·热论》云："热病食肉则复"，提示热病当清淡饮食，养脾扶正，以防邪复；《素问·汤液醪醴论》对水肿病的治疗提出"精以时服"，旨在调和脾胃，培土制水；《素问·咳论》言："此皆聚于胃，关于肺。"临床治疗各类咳嗽多从脾胃论治，如痰饮犯肺者健脾化痰、肺气亏虚者培土生金、肺阴不足者益胃生津等；《素问·痿论》载："治痿独取阳明"，脾主四肢，在体合肉，故健脾为治痿证的关键；《素问·痹论》谓："营、卫之气亦令人痹"，此为痹证发生的内因，营、卫二气的生成及运行与中焦脾胃密切相关，不论痹证虚实，皆与脾胃关系密切；《素问·奇病论》治疗脾瘅提出"治之以兰"，消渴病及其他代谢综合征的主要病因为过食肥甘,主要病机为湿热困脾,治当运脾化湿;《素问·五常政大论》亦提出:"大毒治病,十去其六;常毒治病,十去其七……谷肉果菜,食养尽之,无使过之,伤其正也。"治病不必除邪至尽,依病邪的深浅调整用药法度,重视饮食调养、顾护脾土,正气得复,余邪自消。

(2)凡治病,必察其下,魄门亦为五脏使:《素问·五脏别论》云:"凡治病,必察其下",强调治病必须察问二便。该篇亦指出"魄门亦为五脏使",揭示魄门与五脏联系密切。六腑以通为用,魄门是物质代谢的出路,主泄五脏浊气。魄门的功能亦是脾胃功能的一部分,二便情况与脾胃关系密切,如《素问·阴阳应象大论》中"清气在下,则生飧泄",《灵枢·口问》中"中气不足,溲便为之变,肠为之苦鸣",《灵枢·本神》中"脾气实则腹胀,泾溲不利",说明脾胃升降直接影响二便通降,二便情况又可反映脾胃虚实。《素问·标本病传论》提出治病求本,唯有中满、小大不利者不论标本,均先治之,说明脾胃健运、二便通畅是治病基础,体现脾胃为治病之本。《素问·玉机真脏论》指出,五实证见身汗、得后利者活。五虚证见粥浆入胃、泄注止者活。说明二便可作为审查脏腑虚实的外候,通过调理二便可调节脏腑虚实,调理二便首当从脾胃论治。

(3)脾胃不和,升降逆乱:脾胃为气机升降之枢纽,"脾宜升则健,胃宜降则和"。当外邪或病理产物侵犯脾胃或阻滞中焦,均可导致脾胃气机升降失司,出现胃气不降之脘腹胀满、疼痛、呕吐、恶心、便秘等病证;脾气不升则痞满、腹胀、腹泻;中气下陷则脱肛、大便滑脱不禁、久泻。"浊气在上,则生䐜胀","清气在下,则生飧泄",这是《黄帝内经》对脾胃气机逆乱产生病证的最佳描写。脾气不升,胃气不降,运化转输无力,还可导致水液代谢失调,生成痰、饮、水湿等病理产物,而这些病理产物又进一步加重脾胃升降功能失司,出现多种虚实夹杂的病证。

(七)脾胃病证分析

1. 脾胃为其"所恶"损伤,引起脾寒胃热病证 脾喜燥恶湿,《素问·脏气法时论》言:"脾苦湿,急食苦以燥之。"湿为阴邪,一旦湿邪犯脾,就引起脾湿之证。胃喜润而恶燥,胃润才能津液丰富,不仅湿润腐熟水谷,还形成胃膜以保护胃腑。若"胃津"不足,势必影响其受纳、腐熟水谷和自身保护的功能,引起胃的病证。只有当脾胃燥湿相济、相反相成时,才能保证饮食物的正常消化和吸收。若因过饮,感受湿邪或脾虚失运,均可导致水湿不化而湿邪过盛,王冰注曰:"湿盛则内攻于脾胃,脾胃受湿则水谷不分,水谷相和,故大肠传导而注泻也。"由此出现脘腹冷胀、泄泻清稀、腹鸣而矢气无味等寒湿之证。若大汗、吐泻、发热、嗜食辛辣等因素导致胃燥津亏,"胃既伤,则饮食不化",食滞胃腑化热则进一步产生口苦、烦渴、嘈杂、舌质光红或干燥起刺等胃热津亏证。可见,脾胃可受湿邪或燥邪损伤致脾阳衰弱,寒自内生或胃阴不足,热从中生,而分别导致寒、热之证。

2. 脾胃同病导致的寒热错杂证 在致病因素作用下,脾胃同时发病。"饮食自倍,肠胃乃伤"或"所贵服之强人胃气,令胃气益厚",均可导致脾胃功能受损,"饮食不化"致"口不知味,四肢困倦,心腹痞满,兀兀欲吐而恶食,或为飧泄",消化障碍,食积化热,耗津伤气,形成胃热津亏证;当寒邪入侵脾胃,可损伤脾胃之阳,引起脾(胃)寒证,正如《素问·举痛论》言"寒气客于肠胃,厥逆上出,故痛而呕也";又如风邪犯脾胃,"胃风之状,颈多汗恶风,食饮不下,膈塞不通,腹善满",出现"胃痞"之证;或当情志不畅,肝气太过可同时克脾犯胃,肝气克脾,致脾气虚衰,从阴化寒形成脾寒证;肝气犯胃,又使胃腑气机壅滞,从阳化热形成胃热证。

脾胃同处中焦，互相络属，二者在生理上关系密切，在病理上相互影响。"脾脏者，常著胃土之精"，无论是哪一方先受邪或功能失调，必会影响另一方，最后导致脾胃同病。如饮食不节，食滞胃脘，郁而化热，热伤胃津，化源不足，脾气虚损，脾阳不升，成为胃热脾寒证。若脾先受病，脾气不升，脾阳困遏，脾病则不能"为胃行其津液"，使胃中湿浊、宿食停滞，日久郁而化热，形成脾寒胃热证。若脾胃同病，因脾、胃各自特性而产生的寒证和热证自然会同时存在，表现为寒性症状与热性症状交互错杂的复杂局面，即寒热错杂证。

（八）关于脾胃病诊疗的论述

1. 诊法方面　《黄帝内经》在诊察疾病、推测预后时，常以胃气的盛衰存亡作为判断善逆的标准，这一思想集中体现在脉诊中。《素问·平人气象论》曰："平人之常气禀于胃，胃者平人之常气也，人无胃气曰逆，逆者死。"平人以水谷为本，故人绝谷则死，脉无胃气亦死，可见胃气不仅关系人体健康与疾病，而且决定生命寿夭。又曰："人以水谷为本，故人绝水谷则死，脉无胃气亦死。"《素问·平人气象论》《素问·玉机真脏论》等篇均集中论述了脉以胃气为本的机制，提出察胃气为切脉之要。如《素问·平人气象论》又言："春胃微弦曰平，弦多胃少曰肝病，但弦无胃曰死……夏胃微钩曰平，钩多胃少曰心病，但钩无胃曰死……长夏胃微软弱曰平，弱多胃少曰脾病，但代无胃曰死……秋胃微毛曰平，毛多胃少曰肺病，但毛无胃曰死……冬胃微石曰平，石多胃少曰肾病，但石无胃曰死。"可见四时五脏平脉为应时之脉（春弦、夏钩、秋毛、冬石）中必见胃气充足，四时五脏病脉为应时之脉多而胃气少，死脉（真脏脉）为只有应时脏脉而毫无胃气。无论脉象如何变化莫测，只要脉中兼徐和之象便是脉有胃气，虽病无害。这些理论对后世诊断学的发展影响很大，至今我们仍强调脉贵有三，即胃、神、根。实际上脉的神、根仍然是在"脉以胃气为本"的基础上发展起来的。脉诊如是，四诊皆然。《素问·五脏生成论》云："凡相五色之奇脉，面黄目青，面黄目赤，面黄目白，面黄目黑者，皆不死也。面青目赤，面赤目白，面青目黑，面黑目白，面赤目青，皆死也。"

2. 治疗方面　依据脾胃的生理关系及"阳道实，阴道虚"的发病特点，在治疗上首重健脾化湿，药用半夏、厚朴、茯苓、藿香、佩兰等，并以此作为治疗脾胃病的基础方。阳明为多气多血之经，其气以降为顺，故症见脘腹胀满、嗳气严重者，重用代赭石，并同时使用怀山药顾护胃气；凡兼胃热者，亦选用既能清热而又不伤胃气的清泻药，如蒲公英、败酱草等。在现代临床上，心血管疾病、呼吸系统疾病及泌尿系统疾病，从脾胃立论进行治疗，亦取得较好疗效；同时应重视胃气，《素问·玉机真脏论》云："五脏者，皆禀气于胃，胃者五脏之本也……"，特别强调胃气对维持人体生命的重要性。《素问·脉要精微论》在四诊望色切脉等方面，都强调区分有胃、无胃。"有胃气则生，无胃气则死"，这种顾护胃气的思想对后世影响极大，如张仲景在用药上无不重视护胃气，他在用麻黄、石膏、大黄、甘遂、葶苈子时配合甘草、大枣，皆为护胃之意。《黄帝内经》顾护胃气的思想被后世医家推崇为治法之原则。脾胃生理功能状况与维持机体正常的功能和防病祛邪密切相关，因为人体病变过程所消耗的营养物质有赖脾胃之气生化，而且所施的药物也须脾胃正常纳化以发挥疗效，所以顾护胃气的基本原则应贯穿于治疗疾病的始终。《黄帝内经》对于某些病证的治疗，也是着重于从脾胃论述，如"治痿独取阳明"（《素问·痿论》），治呕胆证"取三里以下胃气逆"（《灵枢·四时气》），治酒风以泽泻饮（《素问·风论》）。受《黄帝内经》的影响，重视脾胃、保护胃气，成为中医治疗学的重要特色之一。"补土派"鼻祖李东垣，全面继承《黄帝内经》及仲景等有关脾胃生理、病理、辨证治疗之理论，并加以创造性发展，系统地提出了脾胃学说。他强调以脾为主的调治方法，并创造性地提出"升发脾阳"、"甘温除热"等治疗大法，其代表方剂"补中益气汤"以其疗效卓著被历代医家广泛应用。

以刺灸治疗脾胃病及其有关病证散见于各篇，如《素问·刺热》治脾热病以"刺足太阴阳明"。药物治疗方面，《黄帝内经》仅有的十三方中与脾胃病相关的有《灵枢·邪客》的半夏秫米汤（秫米一升，半夏五合），此方历来被视为治疗胃逆不和、不得眠的主方；《素问·奇病论》以兰草汤治脾瘅。当时临床经验之丰富已经上升到了治则治法的水平。又如《素问·脏气法时论》云："脾苦湿，急食苦以燥之"、"脾欲缓，急食甘以缓之，用苦泻之，甘补之"；《素问·阴阳应象大论》亦言："中满者，泻之于内"、"其实者，散而泻之"。这些法则一直为后世所沿用，后人以此为基础建立了完整的方药体系。

（九）关于脾胃病的预防

《黄帝内经》中关于脾胃病证的预防，可以概括为"节饮食，调五味，和情志，适寒温"。如《灵枢·师传》曰："食饮者，热无灼灼，寒无沧沧。寒温中适，故气将持，乃不致邪僻也。"《灵枢·本脏》云："寒温和则六腑化谷，风痹不作，经脉通利，肢节得安矣。"饮食是人类赖以生存的物质基础，饮食合理与否直接影响人体脏腑生理功能。鉴于脾胃为仓廪之官，直接与饮食接触，饮食稍不合理，则易损伤脾胃，因此《黄帝内经》在饮食方面很注重脾胃的维护。《素问·痹论》中指出饮食应有节，不宜太过，若"饮食自倍，肠胃乃伤"，故《素问·上古天真论》曰："上古之人，其知道者，法于阴阳，和于术数，食饮有节，起居有常，不妄作劳，故能形与神俱，而尽终其天年，度百岁乃去。"《灵枢·师传》中着重强调食饮应寒热适宜，告诫人们"食饮者，热无灼灼，寒无沧沧"，饮食寒热不济必损伤脾胃。关于饮食太过，《素问·五常政大论》云："谷肉果菜，食养尽之，无使过之，伤其正也。"《灵枢·五味》亦指出："脾病者，宜食粳米饭、牛肉、枣葵……脾病禁酸。"由此推知：饮食太过，损伤脾胃，且影响人体气机。《素问·生气通天论》所载的"因而饱食，筋脉横解，肠澼乃痔，因而大饮，而气逆……"，充分说明了饱食以过量，不仅损伤脾胃而且使气血不畅，筋脉瘀滞，产生下利、痔疮、气逆等病证。饮食五味是人类赖以生存的基本条件，是五脏精气之本源。但水能载舟，亦能覆舟，若饮食太过则可以损伤五脏精气。因此《黄帝内经》中饮食养生对脾胃的维护对现今临床治疗疾病仍有着重要的指导意义。大量的临床观察和实践证明，寒温不调、饮食不节，是脾胃致病的重要原因；在疾病的治疗过程中，纠正患者的不良饮食习惯，往往可以加快其康复的进程。

四、后世评价及其影响

（一）《黄帝内经》、《难经》中的脾胃理论对后世医家的影响

受《黄帝内经》、《难经》的影响，重视脾胃、保护胃气，成为中医治疗学的重要特色之一。东汉张仲景继承了《黄帝内经》重视脾胃的基本理论，在治疗疾病时，无论外感、内伤，均时刻顾护胃气，主张扶正祛邪当健脾胃，峻攻之时忌伤脾胃，病后调理宜养脾胃。《伤寒论》中许多方药都用姜、枣、粳米等，并嘱啜热粥助药，即取意于此。顾护脾胃的思想贯穿于《伤寒论》辨证施治的始终，如小建中汤调护胃气；黄芪建中汤补脾益气；麦门冬汤滋阴养胃；芍药甘草汤育胃止痛；理中汤温润脾阳；大建中汤温胃散寒；白虎汤辛寒清大热，且滋阴养液；泻心汤辛开苦降以消痞；四逆散理气解郁。这些方药均以健脾为本，通过太阴脾来升发胃气以散精，从而充盈各经之精微，使胃气升发有源，以助正气驱邪外出。张仲景在《金匮要略》中特别提出"四季脾旺不受邪"，阐明了脾胃之气在外感病发病中的重要意义。

金元四大家之一的李杲创立了脾胃内伤学说。他以《黄帝内经》"有所劳倦，形气衰少，谷气不盛，上焦不行，下脘不通，胃气热，热气熏胸中，故内热"、"劳则喘息汗出，外内皆越，故气耗"等经典论述为理论基础，认为脾胃为滋养元气的本源，脾胃损伤必然导致元气不足而产生各种病变。故《脾胃论·脾胃虚实传变论》云："脾胃之气既伤而元气亦不能充，而诸病之所由生也。"他将元气与脾胃之气联系起来，认为"欲实元气，当调脾胃"。李杲还对"脾气散精"的理论加以发展和应用，强调脾气升发的特点，着重补气升阳药物的运用，创制了升阳益气治疗脾胃病的系列方剂，如补中益气汤、升阳散火汤等，从而使脾主升清的理论内涵更加完备。他还认为内伤诸病，主要是由于"气火失调"，即元气和阴火之间失去了元气充沛、阴火戢敛的正常状态，从而出现"元气不足，阴火亢盛"的状态。针对"阴火"证，他又提出了甘温除热之法。叶天士在推崇李杲脾胃理论的同时，认识到"盖胃腑为阳土，阳土喜柔，偏恶刚燥，若四君、异功之类，竟是治脾之药，腑宜通即是补"，认为胃与脾功能不同，治疗有异，二者应加以区别，并力倡胃阴之说。他在《临证指南医案》中指出："脾胃体用各异，太阴湿土，得阳始运；阳明燥土，得阴自安，以脾喜刚燥，胃喜柔润也。"其治湿热以甘凉濡润，治杂病以甘养胃阴，使中医脾胃理论得到了补充和完善。

（二）《黄帝内经》、《难经》中的脾胃理论指导着现代医学多种疾病的治疗

脾胃理论源于《黄帝内经》、《难经》，经过不断补充、完善及长期临床实践，具有较高的临床指导价值。脾胃理论主要用于指导胃肠道疾病的治疗，尤其是慢性萎缩性胃炎、消化性溃疡、慢性溃疡性结肠炎这三种常见难治性疾病的诊治。通过大量的临床验证，在脾胃理论指导下不仅取得了显著的疗效，而且基本上明确了这些疾病的证型和治疗方法。如脾胃湿热证与幽门螺杆菌的相关性；慢性萎缩性胃炎脾胃湿热的患者，胃镜相多表现为黏膜充血、水肿、糜烂或伴出血点等活动性炎症。有人研究认为，消化性溃疡的病理基础是脾胃虚弱；基本病变是胃络损伤；其活动期病机为郁热伤阴、气滞络阻，常兼夹湿热内蕴，静止期病机为正气虚弱、脉络瘀滞，或兼湿阻之象。临证时，结合脾胃的生理喜好，来探讨溃疡病的组方结构，以指导临床治疗，可加速溃疡愈合。

近十多年来，用中医脾胃理论指导治疗胃癌前病变，取得了显著的进展，证明健脾益气、活血化瘀、解毒抗癌的方法确有阻断癌变的作用。其他如以"脾气散精"理论指导治疗干燥综合征，用"脾胃为气血生化之源"理论指导治疗重症肌无力和白细胞减少症均取得了可喜的成绩。国医大师路志正以治脾之法调治冠心病常获良效，路老还将中医脾胃理论拓展用于肿瘤诊治及肿瘤化疗、放疗副作用等方面的治疗，疗效彰显。这些，充分反映了脾胃学说在现代医学领域中许多疾病的防治上具有广泛的指导意义和不可或缺的临床价值。

第二章 东汉至隋唐——脾胃学说的发展时期

脾胃学说理论体系的初步建立，促进了脾胃病在理论和实践方面的发展。紧随科技进步和社会发展的步伐，医学理论与时俱进，治疗技术推陈出新。东汉至隋唐时期，脾胃理论体系得到充实、丰富，进一步形成了系统化脾胃学说的雏形。这一时期，各个朝代的医学家们挖掘整理《黄帝内经》和《难经》的理论，结合自身临床诊疗经验，继承、总结、创新该理论，并著书阐发个人学术思想及临床经验总结，如东汉医圣张仲景著有《伤寒杂病论》，隋代医家巢元方编有《诸病源候论》，唐代药王孙思邈撰有《备急千金要方》和《千金翼方》等，使这一时期出现了名医辈出、名著纷呈的繁荣局面，也对后世脾胃学说理论体系的建立发展产生了深远的影响。

第一节 《伤寒杂病论》的成书及其影响

一、成书背景

《伤寒论杂病》为东汉末年著名医学家张仲景所著。

据相关文献记载，仲景（公元150—219年），河南南阳人。自幼聪颖过人，学习勤奋，善于思考，曾随同郡张伯祖习医，后医术胜过其师。汉灵帝时（公元168~184年），举孝廉，曾官任至长沙太守，这亦是其"张长沙"称谓的由来。张氏亦曾赴京师为医，被尊为"上手"，尽管张仲景医名显赫，但在诸正史中却难觅其生平记载，相关内容最早见于唐代《名医录》，书载"南阳人，名机，仲景乃其字也。举孝廉，官至长沙太守，始受术于同郡张伯祖，时人言，识用精微过其师。所论著，其言精而奥，其法简而详，非视闻察见者所能及"。此外，《太平御览·何颙别传》亦载有"仲景至京师，为名医，于当时称上手。见侍中王仲宣，时年二十余，曰：'君有病，四十当眉落，半年而死。'令服五石汤可免。仲宣嫌其言忤，受汤勿服。居三日，见仲宣问曰：'服汤否？'宣曰：'已服。'仲景曰：'色候固非服汤之诊，君何轻命也。'仲宣犹不信，后二十年果眉落，后一百八十七日而死，终如其言。"此两书是当今了解张仲景生平事的源头。

张仲景对中医学贡献巨大，其所著《伤寒杂病论》被医界一直奉为"经典"之作，就连与之同时代的著名医学家华佗亦直叹之谓"此真活人书也"（《襄阳府志》）。正是由于仲景对中医学的贡献巨大，后世医家才尊之为"医圣"，其学界影响仅位列华佗之后。

《伤寒杂病论》成书约在公元200~205年（即建安十年左右）。当时社会昏暗，统治阶级内部互相争斗，对农民起义展开疯狂剿杀。由于连年战争，人民颠沛流离，疫病多次广泛流行，亡者甚众。曹植《说疫气》中描述的"家家有僵尸之痛，室室有号泣之哀，或阖门而殪，或复族而丧"，可谓是当时社会的真实写照。张仲景家族素旺，自建安元年起，不及10年，200余人中因染疫病而亡者竟占2/3，其中伤寒病竟高达7/10。张仲景感伤于当时的悲惨状况，针对当时医界不少人唯名利是务而疏于医学研究的现状，立志济世活人，于是"勤求古训，博采众方"，结合汉以前已有的医学知识与自己临床实践的体会，著就了《伤寒杂病论》这部旷世之作。

二、内容概述

《伤寒杂病论》，全书共 16 卷（10 卷论伤寒，6 卷论杂病）。该书大致经历了成书、散佚、整理校订三个时期。该书成书后，由于当时印刷术及造纸术还未发明，其流传受到极大限制，复因战争频繁，多为散佚。

西晋王叔和将其中"伤寒"部分作了搜集整理及编次，形成《伤寒论》，然该书仍未得到广泛流传。后又经宋朝国家校正医书局高保衡、孙奇、林亿等搜罗校注，形成宋版本，由于是时印刷术已经发明，该书得以出版刊行，这便为《伤寒论》理论流传奠定了坚实的基础。然而宋版本现已不可见，目前仅存明代赵开美的复刻本。该书共 10 卷，分 22 篇，以外感病为主，六经分证为辨证论治总纲，全书列方 113 首，应用药物 82 种。第 1 卷为"辨脉法"和"平脉法"两篇，主要论述伤寒及杂病的脉、证与预后；第 2 卷为"伤寒例"、"辨痉湿暍脉证"、"辨太阳病脉证并治上"，主要总论六经病发生、发展、治疗、预后的一般规律及痉湿暍的证治；第 3~6 卷，主要论述太阳、阳明、少阳、太阴、少阴、厥阴六经病的脉、证、治疗与预后；第 7~10 卷主要论述霍乱、阴阳易、劳复的证治及伤寒病的可汗不可汗、可吐不可吐、可下不可下等。

北宋初期，翰林学士王洙在翰林院所存的残旧书籍中得到《伤寒杂病论》的节略本《金匮玉函要略方》3 卷，上卷论伤寒病，中卷论杂病，下卷记载方剂及妇科病。林亿等在校订此书时，因为《伤寒论》已有比较完整的王叔和编次的单行本，于是删去了上卷而只保留了论述杂病和妇人病的中、下卷。为使"仓促之际，便于检用"，又把下卷的方剂部分，分别列在各证候之下，仍编为上、中、下 3 卷。此外，还收集各家方书中转载仲景治疗杂病的医方及后世一些医家的良方，分类附在每篇之末"以广其法"，题书名为《金匮要略方论》，这就是后世通行的《金匮要略》。该书以内伤杂病为主，是我国现存最早的一部论述杂病诊治的专书。全书分上、中、下 3 卷，共 25 篇。第 1 篇"脏腑经络先后病脉证"属于总论性质，对疾病的病因、病机、诊断、治疗、预防等都以举例的形式作了原则性的提示，故在全书中具有纲领性意义；第 2~17 篇论述内科病的证治；第 18 篇论述外科病的证治；第 19 篇论述跌蹶等 5 种不便归类病的证治；第 20~22 篇专论妇产科病的证治；最后 3 篇为杂疗方和食物禁忌。原著前 22 篇，计原文 398 条，若单以篇名而论，包括 40 多种疾病，如痉、湿、暍、百合、狐惑、阴阳毒、疟病、中风、历节、血痹、虚劳、肺痿、肺痈、咳嗽、上气、奔豚气、胸痹、心痛、短气、腹满、寒疝、宿食、五脏风寒、积聚、痰饮、消渴、小便不利、淋病、水气、黄疸、惊悸、吐衄、下血、胸满、瘀血、呕吐、哕、下利、疮痈、肠痈、浸淫疮、跌蹶、手指臂肿、转筋、狐疝、蛔虫及妇人妊娠病、产后病和杂病等。共载方剂 262 首（其中 4 首只列方名，未载药物），用药 155 味。在治疗手段方面，除使用药物外，还采用了针灸和食物疗法，并重视临床护理。在剂型方面，既有汤、丸、散、酒等内服药剂，又有熏、洗、坐、敷等外治药剂，共 10 余种。有的对煎药和服药方法及药后反应都有详细的记载。

三、脾胃病相关内容及特点

（一）未病先防，已病防变

未病先防的思想早在《黄帝内经》中就已提出，《素问·四气调神大论》曰："是故圣人不治已病，治未病；不治已乱，治未乱，此之谓也……"张仲景继承了这一预防医学思想，并进一步发展，提出已病防变的思想。在《金匮要略·脏腑经络先后病脉证》中提出："上工治未病……夫治未病者，见肝之病，知肝传脾，当先实脾"，指出肝病最易传脾，在治肝的同时，应注意补脾，使脾气充实，则肝病不得横逆犯脾。在具体的防病、防变的方法上，除了方药的选用外，张仲景亦未忽略针灸疗法的作用。如《金匮要略·脏腑经络先后病脉证》云："……若人能养慎，不令邪风干忤经络；适中经络，未流传脏腑，即医治之，四肢才觉重滞，即导引、吐纳、针灸、膏摩，勿令九窍闭塞。"采用导引、吐纳、针灸、膏摩的目的是使经脉气血通畅，防病于未然。《伤寒论》第8条言："太阳病，头痛至7日以上自愈者，以行其经尽故也。若欲作再经者，针足阳明，使经不传则愈。"太阳病经过7日以后，由于太阳本经行尽，太阳本经的邪气已经衰退，又适值正气来复之时，故有自愈的可能。若病证未愈，则邪气要向阳明经发展而发生传经之变。预防传经之变的方法是针足阳明经穴，一方面可以泄太阳经传来之邪，消减邪气内传之势；另一方面还可以振奋阳明胃气，而有补气血、扶正气的作用，"正气存内，邪不可干"。这样，则病邪传入之路被截断，出太阳之表而愈。

（二）脾胃病的病因病机

在病因病机方面，仲景将脾胃病的病因，分为外邪与内伤两个方面。外邪致病，所引起的证候，有寒湿伤阳、燥热内结、湿热内蕴等；内伤致病，或由饮食饥饱不调，或由饮食偏嗜，或由宿食停滞，或由湿热内蕴，或由中气不足，或误用汗吐下法，临床表现为燥热内结、寒热不调、中阳虚衰、胃津亏乏等多种脾胃病证。

（三）"四诊"在脾胃病诊治中的应用

关于"四诊"的论述，《黄帝内经》、《难经》已有记载，如《灵枢·本脏》云："视其外应，以知其内脏，则知所病矣。"但大多过于简要，缺乏系统性、条理性。如《难经·六十一难》曰："望而知之者，望见其五色，以知其病；闻而知之者，闻其五音，以别其病；问而知之者，问其所欲五味，以知其病所起所在也；切而知之者，诊其寸口，视其虚实，以知其病，病在何脏腑也。经言以外知之曰圣，以内知之曰神，此之谓也。"而仲景则大大地发展了《黄帝内经》、《难经》有关"四诊"的理论，而且将其应用于脾胃病的诊断，分述于下。

1. 望诊

（1）望面色：《金匮要略·脏腑经络先后病脉证》云："鼻头色青者，腹中痛，苦冷者死；鼻头色微黑者，有水气；色黄者，胸上有寒；色白者，亡血也，设微赤非时者，死；其目正圆者，痉，不治；又色青为痛，色黑为劳，色青为风，色黄者便难，色鲜明者有留饮。"尤在泾注曰"鼻头，脾之部；青，肝之色，腹中痛者，土受木贼也……"（《金匮要略心典》）。

（2）望舌：在《伤寒论》中，仲景以舌苔白滑为不可攻下之标准，如"脏结无阳证，不往来寒热舌上苔滑者，不可攻也"、"脏结……舌上白胎（苔）滑者，难治"。在《金匮要略·腹满寒疝宿食病脉证治》中，仲景还首先描述了里实患者在腹满、腹痛时可见黄苔的情形，并以此作为辨治的依据之一，所谓"病者腹满，按之不痛为虚，痛者为实，可下之。舌黄未下者，下之黄自去"。《金匮要略·惊悸吐衄下血胸满瘀血病脉证治》指出瘀血患者常有"唇痿、舌青、口燥"等特点。

（3）望形态：在诊断脾胃病方面，仲景十分重视观察患者腹部局部的形态变化。如《金匮要略》大建中汤证："腹中寒，上冲皮起，出见有头足，上下痛而不可触近"（《金匮要略·腹满寒疝宿食病脉证治》）。所谓"有头足"，即腹部有不规则的隆起或肠形。

2. 问诊与闻诊 《伤寒论》中，在应用麻黄汤时，提出八大禁忌证，其中有"汗家"、"淋家"、"疮家"、"亡血家"等记载。说明他在临证时，十分注重问病史。仲景根据患者呻吟时的情形，提出谵语与郑声的鉴别方法，即谓"实则谵语，虚则郑声。郑声者，重语也"。

3. 切诊 切诊表现在切脉与切按腹部等方面。他总结出热盛于阳明则见"脉大"；脾胃虚弱、自利则见"脉弱"；胃中有热，则可见"趺阳脉浮涩"。切按诊法始于《黄帝内经》，《素问·举痛论》已有"痛甚不可按者，或按之痛止者，或按之无益者"，以及"皆可扪而得也"等记载。仲景继承、发展《黄帝内经》关于按切诊法的理论，在《金匮要略·腹满寒疝宿食病脉证治》中提到腹痛"按之不痛为虚，痛者为实"，以按之疼痛与否作为辨别虚证和实证的要点。

（四）脾胃病的治法及方药

在临床治疗方面，张仲景认为，胃气的盛衰是决定治疗成败的关键，但由于脾胃病病因病机及临床表现较为复杂，故以证候为依据，据证立法，依法定方，灵活多变，其所涉及的具体治法又可归于汗、吐、下、和、温、清、消、补"八法"之中，但其兼变证复杂多变，故治法常用八法随证化裁。仲景运用的治法，集汗、吐、下、和、温、清、消、补八法之大成，八法之间又可相互配合，且其在著作中，秉承着"勤求古训，博采众方"的理念，收录了大量治疗脾胃病的方药，这也是他所提倡的理法方药融为一体的学术思想。

1. 吐法及代表方药 吐法属于"八法"之一，多以涌吐药为主组成，促使胃气上逆而致呕吐，具有涌吐痰涎、宿食、毒物等作用，治疗痰厥、食积、误食毒物类疾患。吐法历史悠久，对某些疾病具有独特的疗效。早在《素问·阴阳应象大论》中就指出"其高者，引而越之"，为涌吐剂奠定了理论基础。

吐法适用于暴饮暴食，饮食倍量、食积胃中所致的胃脘胀痛、恶心欲吐，但吐之不出者；外感邪毒犯胃，邪同积食滞留胃脘，致胃气不和，胃脘胀满或痛，恶心欲吐，吐之不出者；误食有毒食物，时间尚短，毒物尚留胃中，尚未被胃肠吸收者。本法在《伤寒论》内以瓜蒂散予以体现，用药精当，苦味药配味酸之品，取其"酸苦涌泄"。

《伤寒论》经文溯源："病如桂枝证，头不痛，项不强，寸脉微浮，胸中痞硬，气上冲咽喉，不得息者，此为胸有寒也，当吐之，宜瓜蒂散。"

瓜蒂散：瓜蒂和赤小豆各一分，分别捣筛，为散合治，取一钱匕，以香豉一合共热汤七合，煮作稀糜，去滓，取汁合散，温顿服之。不吐者，少少加；得快吐，乃止。方中瓜蒂味极苦而性寒，具有较强的催吐作用，善于涌吐痰涎宿食，为君药；赤小豆味酸性平，能祛湿除烦满，是为臣药。君臣相配，酸苦涌泄，催吐之力益增。佐以淡豆豉煎汤调服，取其轻清宣泄之性，能宣解胸中邪气，利于涌吐；合赤小豆共取谷气以安中护胃，在催吐之中兼顾护胃气。三药合用，将胸脘的痰食一吐而除，以使上焦通、气机畅、痞硬消、诸症得解。药用酸苦相配，意在"酸苦涌泄"；涌吐峻药与谷物相配，使吐不伤胃。

2. 下法及代表方药 下法用于治疗因热结肠胃导致的胃腑不畅，如承气类方剂即是该法的体现。

《伤寒论》经文溯源："太阳病三日，发汗不解，蒸蒸发热者属胃也，调胃承气汤主之。"方中大黄攻积导滞、荡涤肠胃、推陈致新、泻热去实；芒硝润燥软坚、泻热导滞；甘草护胃和中，缓硝、黄峻下之力。三药合用共奏泻热和胃、润燥软坚之功。

3. 清热散结法及代表方药 清热散结法用于痰热互结、胸脘满闷之证。

《伤寒论》经文溯源："小结胸病正在心下，按之则痛，脉浮滑者，小陷胸汤主之"、"结胸者，项亦强，如柔痉状。下之则和，宜大陷胸丸方"、"太阳病，脉浮而动数，浮则为风，数则为热，动则为痛，数则为虚，头痛发热，微盗汗出而反恶寒者，表未解也。医反下之，动数变迟，膈内拒痛（一云：头痛即眩），胃中空虚，客气动膈，短气躁烦，心中懊恼，阳气内陷，心下因硬，则为结胸，大陷胸汤主之。若不结胸，但头汗出，余处无汗，剂颈而还，小便不利，身必发黄也"。

大陷胸丸方由大黄、芒硝、葶苈子、杏仁四味药物组成。大黄苦寒泄热，芒硝咸寒软坚，葶苈子取其行水而直达，杏仁苦以降气。结胸证有大小，邪结位有高下，能仰不能俯。本证病位偏上，故宜丸不宜汤。大陷胸丸以大陷胸汤方为基础，加上葶苈子、杏仁，泻肺利肺，能够泄除在上焦的水热邪气。大黄苦寒，泄热结，芒硝软坚散结，相须为用。

4. 温中健脾法及代表方药 《伤寒论》中小建中汤，温中补虚、和里缓急、健脾调营和中，用于治疗虚劳里急之证，是温中补脾法的代表方。

《伤寒论》经文溯源："伤寒，阳脉涩，阴脉弦，法当腹中急痛，先与小建中汤；不差者，与小柴胡汤主之。"

小建中汤由桂枝汤倍芍药，加饴糖而成，但其理法与桂枝汤迥异。桂枝汤中桂枝、芍药等量，意在解肌发表、调和营卫，使外感之风寒从汗而出，其作用主在肌表。本方中饴糖甘温质润，既可温中补虚、益阴润燥，又可缓急止痛，为君药。桂枝辛甘温热，温阳散寒，合饴糖辛甘化阳，复建中焦阳气；白芍倍用，益阴养血、缓急止痛，合饴糖酸甘化阴，扶阴血之虚。以上二药共为臣药。生姜温中散寒，助桂枝以温中；大枣益脾滋液，辅白芍以养血；姜、枣相合，尤能鼓舞脾胃开发之气，为佐药。炙甘草甘温益气，既助饴、桂益气温中，又合饴、芍益脾养肝，缓急止痛，兼能调和诸药，兼为佐使。全方诸药相合，温而不燥、缓而不滞，可使中气复健、化源充足、五脏得养，则虚劳里急诸症可除。

5. 降逆和胃法及代表方药 降逆和胃法用于胃失和降、胃气上逆之证。

《伤寒论》经文溯源："伤寒发汗，若吐，若下，解后，心下痞硬，噫气不除者，旋覆代赭汤主之"、"太阳病，十日已去，脉浮细而嗜卧者，外已解也。设胸满胁痛者，与小柴胡汤"、"伤寒五六日，中风，往来寒热，胸胁苦满，默默不欲饮食，心烦喜呕，或胸中烦而不呕，或渴，或腹中痛，或胁下痞硬，或心下悸，小便不利，或不渴，身有微热，或咳者，与小柴胡汤主之"。

旋覆代赭汤：方中旋覆花下气化痰，降逆止噫，重用为君药。代赭石善于降逆，功独镇摄肝胃逆气，助君药降逆止呕、化痰利气；半夏化痰散结、降逆和胃；生姜温胃化痰、散寒止呕，佐助君臣以降逆而止噫。人参、大枣、炙甘草甘温益气、健脾养胃，以复中虚气弱之本，俱为佐药。甘草调和药性，兼作使药。诸药相合，标本兼顾，共奏降逆化痰、益气和胃之功，使脾健胃和、痰消气降，诸症自除。

小柴胡汤：方中柴胡苦、辛，平，主入肝胆，透散少阳半表之邪，又能疏畅经气之郁滞，故重用为君药。黄芩苦，寒，也入肝胆，善解肌热，清泄少阳半里之热，为臣药。君臣相伍，使邪热外透内清。半夏苦、辛，和胃降逆止呕；生姜助半夏和胃，兼制半夏之毒；人参、大枣益气健脾，扶正以助祛邪，并防邪内陷；大枣得生姜有调和营卫之功。此四味共为佐药。炙甘草调和诸药，兼为使药。诸药相伍，则"上焦得通，津液得下，胃气因和，身汗出而解"。

6. 辛开苦降法及代表方药 辛开苦降法又称为苦辛开泄法，是利用药物的四气五味、升降浮沉特性，来调整机体的气机。辛开苦降法理论源自《黄帝内经》中对中药性味功效和配伍的阐述，辛味药具有发散、行气的作用，苦味药具有降泄、通下的功效，仲景谨遵《黄帝内经》之旨，因证立法，依法遣方，将辛开苦降法用于寒热错杂证。

辛开苦降法是《伤寒论》治疗脾胃病的重要治疗方法。主要治疗寒热错杂于脾胃中焦，出现心下痞满、呕吐、下利、肠鸣等症。其将辛热、苦寒两种药性相反的药物融入配方之中，彼此为用又相互佐制，使方剂具有平衡阴阳、调和寒热、开达气机、清热祛痰等治疗功用。故临床多用于治疗寒热错杂、升降失司、湿热蕴结等脾胃病证。辛开苦降法在《伤寒论》主要以泻心汤予以体现，因此，辛开苦降法又习惯地被医家称为泻心法。它们分别是半夏泻心汤、甘草泻心汤、生姜泻心汤。

《伤寒论》经文溯源："伤寒五六日，呕而发热者，柴胡汤证具，而以他药下之，柴胡证仍在者，复与柴胡汤。此虽已下之，不为逆，必蒸蒸而振，却发热汗出而解。若心下满，而硬痛者，此为结胸也，大陷胸汤主之；但满而不痛者，此为痞，柴胡不中与之，宜半夏泻心汤。"

半夏泻心汤：方中半夏苦、辛，温燥，善散结消痞、和胃降逆，为君药。干姜辛、热，温中散寒，助半夏温胃消痞以和阴；黄连、黄芩苦寒清降、清泻里热以和阳，为臣药。人参、甘草、大枣健脾益气、和中补虚，兼生津液，既可防芩、连之苦寒伤阳，又防夏、姜之辛热伤阴，共为佐药。炙甘草调和诸药，兼为使药。七药相合，使寒热得除，气机得畅，升降复常，痞、呕、利等症自愈。即寒热并用以调和阴阳，辛苦并用以恢复升降，补泻兼用以调理虚实。

7. 温中散寒法及代表方药　温中散寒法，是用具有温补阳气、祛散寒邪作用的方药，治疗寒凝阳虚证、阳虚内寒证的治法。适用于脾胃阳虚所致的脾胃虚寒证及寒邪直中脾胃证。代表方为理中汤、四逆汤。

《伤寒论》经文溯源："自利不渴者，属太阴，以其藏有寒故也。当温之，宜服四逆辈"、"霍乱，头痛，发热，身疼痛，热多，欲饮水者，五苓散主之；寒多，不用水者，理中丸主之"、"恶寒脉微，而复利，利止，亡血也，四逆加人参汤主之"。

四逆、理中一类的方剂即所谓"四逆辈"。理中汤中人参、甘草健脾益气，干姜温中散寒，白术健脾燥湿。四药合用，共奏温中祛寒、补气健脾之功。理中汤所治诸证皆由脾胃虚寒所致。脾胃阳虚，寒从中生，寒引凝滞，故见畏寒肢冷、脘腹绵绵作痛、喜温喜按之症。脾主运化升清，胃主受纳降逆，今脾胃虚寒，纳运升降之司失常。治宜温中散寒、益气健脾。方中干姜温脾阳祛寒邪，扶阳抑阴，人参补气健脾。二药相配，温中健脾。脾为湿土，易生湿浊，故用甘温苦燥之白术，健脾燥湿。甘草益气健脾、缓急止痛、调和药性，佐使之用。纵观全方，温补并施，以温为主。温阳益气，以助运化，故曰"理中"也。

8. 疏肝理脾法及代表方药　用疏达肝气、理气健脾的药物，治疗肝脾不调之证，称为疏肝理脾法。

《金匮要略》经文溯源："见肝之病，知肝传脾，当先实脾。"为后世治疗肝病立法。

《伤寒论》经文溯源："少阴病，四逆，其人或咳，或悸，或小便不利，或腹中痛，或泄利下重者，四逆散主之。"但后世多将其用作疏肝理脾之基础方。

四逆散：方中柴胡主入肝胆，其性轻清升散，既疏肝解郁，又透邪升阳，为君药。肝体阴而用阳，阳郁为热易伤阴，故以芍药敛阴泄热，补血养肝，为臣药。君臣相配，散敛互用，体用兼顾，气血兼调。枳实苦、辛，性凉，行气降逆，开郁散结而畅脾滞，合柴胡以并调肝脾，升降气机，为佐药。甘草健脾和中，合白芍可缓急止痛，兼调和诸药，为佐使。四药相合，疏肝理脾、升降气机，兼有透邪散热、缓急止痛之功。

9. 温脾化饮法及代表方药　温脾化饮法具有温阳化气、补脾化饮的作用，适用于脾阳虚所致的湿饮内停证。

《伤寒论》经文溯源："伤寒厥而心下悸者，宜先治水，当服茯苓甘草汤，却治其厥"、"发汗后，其人脐下悸者，欲作奔豚，茯苓桂枝甘草大枣汤主之"、"中风发热，六七日不解而烦，有表里证，渴欲饮水，水入则吐者，名曰水逆。五苓散主之"。

茯苓桂枝甘草大枣汤由茯苓、桂枝、甘草、大枣四味药物组成，即苓桂术甘汤去白术加大枣倍茯苓。以桂枝、甘草补阳气，生心液；倍加茯苓以君之，专伐湿邪；用大枣以佐之，益培中土。

五苓散由茯苓、猪苓、泽泻、白术、桂枝五味药物组成，具有化气利水、攻解表里的功效。

10. 清热燥湿止痢法及代表方药 清热燥湿止痢法是以清热药为主，治疗下利的一种方法。

《伤寒论》经文溯源："热利下重者，白头翁汤主之"、"太阳病，桂枝证，医反下之，利遂不止，脉促者，表未解也。喘而汗出者，葛根黄连黄芩汤主之"。

白头翁汤证是因热毒深陷血分，下迫大肠所致。热毒熏灼肠胃气血，化为脓血，而见下痢脓血、赤多白少；热毒阻滞气机则腹痛里急后重；渴欲饮水、舌红苔黄、脉弦数皆为热邪内盛之象。治宜清热解毒、凉血止痢，热退毒解，则痢止而后重自除。故方用苦寒而入血分的白头翁为君，清热解毒、凉血止痢。黄连苦寒，泻火解毒、燥湿厚肠，为治痢要药；黄柏清下焦湿热，共为臣药。秦皮苦湿而寒，清热解毒而兼以收涩止痢，为佐使药。四药合用，共奏清热解毒、凉血止痢之功。

葛根黄芩黄连汤重用葛根，以其辛甘而凉，其性清轻升发，主入阳明经，外解肌表之邪，内清阳明之热，并升发脾胃清阳之气而升津止泻以治下利，一药三用，使表解里和，是为君药。黄芩、黄连清热燥湿、苦寒坚阴厚肠胃止利，为臣药。炙甘草缓中，和调诸药，为佐使药。四药合用，外疏内清，表里同治，使表解里和，身热下利自愈。

11. 调和营卫法及代表方药 调和营卫法用于脾胃虚弱、营卫不和之证。

《伤寒论》经文溯源："太阳中风，阳浮而阴弱。阳浮者，热自发；阴弱者，汗自出。啬啬恶寒，淅淅恶风，翕翕发热，鼻鸣干呕者，桂枝汤主之"、"本太阳病，医反下之，因而腹满时痛者，属太阴也，桂枝加芍药汤主之。大实痛者，桂枝加大黄汤主之"。

桂枝汤中桂枝辛甘而温，透营达卫，解肌散寒，为君药；芍药酸苦而凉，益阴敛营，为臣药。君臣相合，相须为用，一治卫强，一治营弱，共调营卫。生姜辛温，既助桂枝解肌散邪，又能暖胃止呕；大枣甘平，益气和中，滋脾生津；姜枣相合，还可升散脾胃之气津而益营助卫，合为佐药。炙甘草甘温，益气和中，合桂枝"辛甘化阳"以扶卫，合芍药"酸甘化阴"以助营，兼调和诸药，兼为佐使之用。本方配伍严谨，法中有法，被前人誉为"仲景群方之冠，乃滋阴和阳，调和营卫，解肌发汗之总方也"。

12. 温中涩肠法及代表方药 温中涩肠法是用具有温里固涩的药物以达到止泻的目的，用于治疗久泻或久痢不止、大便滑脱不禁等病证的治法。

《伤寒论》经文溯源："伤寒服汤药，下利不止，心下痞硬。服泻心汤已，复以他药下之，利不止，医以理中与之，利益甚。理中者，理中焦，此利在下焦，赤石脂禹余粮汤主之。复利不止者，当利其小便。"

赤石脂禹余粮汤由赤石脂、禹余粮两味药物组成。赤石脂味甘性温，固肠虚而收其滑脱；禹余粮味甘性平，可消痞硬，而镇定其脏腑。

13. 健脾宽中法及代表方药 用于治疗因脾胃气虚证而见腹胀痞满症的方法，称为健脾宽中法，主要适用于脾虚气滞之证，患者之气滞，非因实所致，乃由虚而得。治疗不能用攻积破气通利之品，而须采用补益脾胃之气的办法，稍佐以行气之品。

《伤寒论》经文溯源："发汗后，腹胀满者，厚朴生姜半夏甘草人参汤主之。"

厚朴生姜半夏甘草人参汤：方中厚朴下气燥湿，消满除胀；生姜温胃健脾，行气利水；半夏和胃化痰，燥湿运中；人参和甘草补益脾气助脾胃运化。全方轻重配伍，共成三补七消之法，攻补兼施，诸药配合补而不滞，中消而无伤正。

14. 清胃泻火法及代表方药　运用凉性方药，通过其清泻胃火等作用，以解除中焦脾胃热邪的治疗方法，称为清胃泻火法。用于治疗阳明热盛证，代表方为白虎汤。

《伤寒论》经文溯源："伤寒脉浮滑，此表有热，里有寒，白虎汤主之"、"三阳合病，腹满，身重，难以转侧，口不仁，面垢，谵语遗尿。发汗则谵语；下之则额上生汗，手足逆冷。若自汗出者，白虎汤主之"。

白虎汤中石膏清阳明内盛之热，知母清热滋阴增液，炙甘草、粳米益胃护津，共成辛寒清热之重剂。

15. 润肠泻热法及代表方药　润肠泻热法用于胃强脾弱证，即胃热亢盛、脾阴不足证。代表方为麻子仁丸。

《伤寒论》经文溯源："趺阳脉浮而涩，浮则胃气强，涩则小便数，浮涩相搏，大便则硬，其脾为约，麻仁丸主之。"

麻子仁丸中火麻仁质润多脂，润肠通便为君药。大黄苦寒通便泄热，杏仁降气润肠，白芍养阴和里；杏仁、白芍还可益阴增液以润肠通便，使腑气通、津液行，可减缓小承气汤攻伐之力，使下而不伤正，共为臣药。枳实、厚朴下气破结，加强降泄通便之力，蜂蜜润燥滑肠，共为佐使药。诸药合而为丸，具润肠泄热、行气通便之功，对于肠中燥热有积滞的便秘最为适合。

16. 灌肠通便法及代表方药　灌肠通便法是用导管自肛门经直肠插入结肠灌注液体，以达到通便排气目的的治疗方法，能刺激肠蠕动，软化、清除粪便，有降温、稀释肠内毒物、减少吸收的作用。

《伤寒论》经文溯源："阳明病，自汗出，若发汗，小便自利者，此为津液内竭，虽硬不可攻之，当须自欲大便，宜蜜煎导而通之。若土瓜根及与大猪胆汁，皆可为导。"

蜜煎导方是我国现存医学著作中最早记录便秘的外治方法，也是世界医学史上最早的外用栓剂治法。猪胆汁方和蜜煎导方同为便秘的外治方法，本方适用于大肠津亏燥热证。临床症见大便秘结、腹胀、小便少、口干、心烦急躁、舌红脉细。

17. 清热利湿退黄法及代表方药　清热利湿退黄法用于内热兼有黄疸证。

《伤寒论》经文溯源："阳明病，发热汗出，此为热越，不能发黄也。但头汗出，身无汗，剂颈而还，小便不利，渴引水浆者，此为瘀热在里，自必发黄，茵陈蒿汤主之"、"伤寒七八日，身黄如橘子色，小便不利，腹微满者，茵陈蒿汤主之"。

茵陈蒿汤由茵陈蒿、栀子、大黄三味药物组成，泄热，利湿，退黄，是主治湿热发黄的一张卓效方剂，也是治疗黄疸病的祖方。实验研究证实，本方对中毒性肝损伤具有明显保肝的作用，用茵陈蒿汤治疗肝损伤大白鼠，发现肝细胞的肿胀、气球样变、脂样变与坏死，均有程度不等的改善，血清谷丙转氨酶活力显著下降。

18. 清热生津、益气和胃法及代表方药　清热生津、益气和胃法属于八法中清法与补法的结合，是清热药物中配以益气养阴益胃之品的治疗方法。其代表方为竹叶石膏汤，临床用于治疗胃热气阴两伤之证。

《伤寒论》经文溯源："伤寒解后，虚羸少气，气逆欲吐者，竹叶石膏汤主之。"

竹叶石膏汤中重用石膏清热除烦，生津止渴；竹叶清热除烦，兼以生津。二者共为君药。人参益气生津，麦冬养阴生津，合而双补气津，同为臣药。半夏降逆止呕，其性虽属温燥，但于诸多清热生津药中，则温燥之性被制，且醒胃布津，使人参、麦冬补而不滞；粳米甘平养胃和中。二者皆为佐药。甘草健脾益气，和中调药，用为使药。诸药相伍，清、补两顾，使余热得清、气津得复、胃气因和，则诸症可愈。清补并用，有清而不寒、补不恋邪之妙。

19. 暖肝和胃法及代表方药　暖肝和胃法用于治疗肝胃虚寒证。代表方药为吴茱萸汤。

《伤寒论》经文溯源："食谷欲呕者，属阳明也，吴茱萸汤主之。得汤反剧者，属上焦也。"

吴茱萸汤中吴茱萸辛、苦，大热，直入肝胃，温肝暖胃、降逆止呕，为君药。生姜辛，温，温胃散寒、和中止呕，重用为臣药。君臣相配，散寒降浊之功益著。人参益气健脾养胃，扶中气之虚；大枣益气滋脾，甘缓和中，兼顾气津，既助人参补脾养胃，又制吴茱萸辛热燥烈，且与生姜相配，调和脾胃，为佐使药。四药相合，共奏温中补虚、暖肝和胃、降逆止呕之功。肝胃并治，温补兼行；主以温中降逆，佐以益气护津。

（五）治疗脾胃病常用药对

药对是临床上常用的、相对固定的两味药的配伍形式。《伤寒论》治疗脾胃病常用药对如下。

1. 枳实与厚朴　枳实破气消积，化痰散痞；厚朴下气除满，燥湿消胀。两者伍用，见于《伤寒论》的大承气汤。枳实味苦，性微寒，以破气消痞为主，偏用于消积滞除痞硬，兼能泻火。厚朴味苦，性温，以下气为专，用于消腹胀，除胃满，兼燥湿。两药伍用，一寒一热，相辅相成。枳实消积，厚朴除满，相得益彰，主治胸腹胀满脘腹痞闷，或嗳气呃逆，或便结不通等症。

2. 白术与茯苓　茯苓利水渗湿，宁心安神，健脾止泻；白术健脾益气，燥湿利水。白术与茯苓配伍，是治疗脾虚湿停证的常用药对。白术以健脾燥湿为主，茯苓以利水渗湿为主，一燥一渗，运利结合，使水湿除而脾气健，用于脾虚湿盛之脘腹胀闷、四肢疲倦、食饮不振、泄泻便溏而无食滞者。

3. 黄连与半夏　黄连苦寒降泄，清泄胃热而燥湿；半夏辛开，温燥脾湿，祛痰降逆。两药配伍寒热互用以和其阴阳，辛开苦降以调其升降；可清热无碍燥湿，燥湿又无碍清热。两者伍用，见于《伤寒论》的半夏泻心汤，是典型的辛开苦降之药物组合，符合脾喜温燥，胃喜凉润的特点，是调胃肠、理气机、和阴阳的常用药对。

4. 生姜与大枣　生姜味辛，性温，功专散寒解表，温中和胃；大枣味甘，性温，长于补脾益气，养血安神，缓和药性。两药伍用，阳表阴里，刚柔相济。大枣甘守力多，得生姜则守而不滞；生姜辛散力强，得大枣则散而不过，具有调和营卫、健运脾胃双重功效，还可增加食欲，促进药物的吸收。

（六）重视脾胃护理

1. 饮食调护　《伤寒论》用"胃和则愈"、"微和胃气"来明言治疗目的。"胃和"与否不仅与脾胃本身功能有关，而且与服用汤药及煎煮方法相关联。服用汤药时的行为（如服药后食用生冷、助湿助热之品，饥饱失常，纵食过度等）会对药效及脾胃功能产生一定影响。煎煮法与服法都可以体现《伤寒论》重视"保胃气"的原则。此外，服药后饮食也从"保胃气"出发，并提出了具体要求，如阳虚欲作奔豚证，选用苓桂甘枣汤，要求用甘澜水煎药，在于保护胃气、扶土制水；湿热兼表发黄证，用麻黄连翘赤小豆汤，要求用潦水煎药，味薄不伤胃助湿；热扰胸膈兼心下痞塞之证，选用枳实栀子豉汤，要求用"清浆水"煎药，取其性凉善走、通关开胃、调中宣气的特点，畅调脾胃中焦气机。直接与粳米同煎的有白虎汤、白虎加人参汤、竹叶石膏汤、桃花汤，乃因使用了碍胃之品石膏，粳米可以健脾养胃，补充发病时气血津液的损失，充盈其生化之源，亦可避免碍胃之品伤胃，达到"保胃气"目的。《伤寒论》许多方后注的饮食调摄亦进一步体现了顾护胃气的思想。如桂枝汤"禁生冷、粘滑、肉面、五辛、酒酪臭恶等物"、

"服已须臾，啜热稀粥一升余，以助药力"；乌梅丸"禁生冷、滑物、臭食等"；三物白散方"以白饮和服，及不利，进热粥一杯，利过不止，进冷粥一杯"。以上均为借水谷补虚以"保胃气"、存津液之意。另在煎药次数等方面也体现了重脾胃、护胃气的理念。如大柴胡汤、柴胡桂枝干姜汤、小柴胡汤、半夏泻心汤、生姜泻心汤、甘草泻心汤、旋覆代赭汤去滓重煎，由于服用以上方 1 剂可出现呕吐、干呕、不欲食等脾胃气机不利表现，去滓重煎，使药味更醇和，减少胃所要受纳的汤药量，降低脾胃不适。

2. 禁忌　仲景认为脾胃为后天之本，故在《伤寒论》一书中多次出现治疗、饮食及预后禁忌，以防碍胃或损伤胃气。所言"不可汗""不可吐""不可下（攻）""不可灸"者有 34 条、38 处；明言不可与某汤（方）者有 18 条、19 处；服法禁忌者 12 条；未明言以上禁忌而暗含者多达百条。仲景认为遣方用药要做到辨证论治，不可滥用，同时注重保护脾胃之气。如误用攻下之剂，必然导致脾胃阳气受伤，旧病未已，新病复起。脾虚脏寒，中阳不运，则腹满而不能食，谆谆告诫不可妄攻之意，否则导致胃气败坏、胃气上逆而又饮水则哕等证。《伤寒论》指出："阳明病，不能食，攻其热必哕。"此因胃中虚冷，中焦无火而不能食，此时肠中没有燥屎，内无实热。虽阳明病用大承气汤，然大承气汤属苦寒攻下之重剂，如一味攻之必伤其正、损其阴，引起其他变证。若一身之气本就虚弱，误用攻下，中阳更伤，致胃肠衰败，虚寒更甚，寒气上逆而呃逆。成无己言："不能食，胃中本寒，攻其热，复虚其胃，虚寒相搏，故令哕也。"其他诸如"诸亡血疟家，不可与瓜蒂散"、"呕家不可用建中汤，以甜故也"、"凡用栀子汤，病人旧微溏者，不可与服之"、"咽喉干燥者，不可发汗"、"疮家，虽身疼痛，不可发汗，汗出则痉"、"亡血家，不可发汗，发汗则寒栗而振"、"若脉微弱，汗出恶风者，不可服之"等条文，均体现了"保胃气"的思想。

3. 中病即止　"中病即止"源于《黄帝内经》。《素问·五常政大论》云："大毒治病十去其六，常毒治病十去其七，小毒治病十去其八，无毒治病十去其九"，是说用毒药治病不可过量，无毒之物亦不能进剂。《伤寒论》处方用药谨遵攻而不过、中病即止，以防过剂伤中的原则。如《伤寒论·辨阳明病脉证》指出"服大承气汤得下，余勿服，小承气汤若更衣者，勿服之，大陷胸汤得快利，止后服"，警示用药切勿纵，一旦邪去，不可再下，以免攻伐太过，耗损胃气，进而预防疾病再发。对于峻猛之药，仲景指出使用时要观察药物反应，逐渐缓慢加大药量，不可始即给全量，以免损伤胃气。如"十枣汤，强人服一钱匕，羸人服半钱，温服之，平旦服，若下少病不除者，明日更服，加半钱，得快下利后，糜粥自养"、"瓜蒂散，不吐者，少少加，得快吐乃止"，均阐明用药应有所顾忌。服药后，根据患者的反应，明确药量不足时，才可以加大剂量，如若连续用药，必然导致药物蓄积过量而伤正。

（七）疾病预后准则

有胃气则生，无胃气则死。伤寒病的预后取决于脾胃之气的盛衰与存亡，脾胃气复则正气复，病退向愈；反之，脾胃气衰，则正气虚，病进而预后多危。如脾胃阳衰，纳运失权，则可见下利。若下利不止，化源耗竭，则难有生机，尤其是阴阳离决之危候，多与下利不止，亡阳脱液有关；设若下利自止，脾胃阳气恢复，则其病尚有转机。在疾病过程中，一旦胃气复则能食；胃气不和则不能食，审其能食与否，可辨预后情况。下利后便硬，可以其能食或颇能食为依据来判断病情转愈；若"热少微厥之证而能食，其病为愈""厥利之证，当不能食，若反能食，恐为除中，以索饼试之，食后发热者为除中证，必死""食后不发热者，胃气尚在，可治"。诸如此类，仲景多以脾胃功能的强弱来判断伤寒的预后。

四、后世评价及其影响

《伤寒杂病论》是集秦汉以来医药理论之大成，并广泛应用于医疗实践的专书，是我国医学史上影响最大的古典医著之一，也是我国第一部临床治疗学方面的巨著。

（一）发展并确立了中医辨证论治的基本法则

仲景把疾病发生、发展过程中所出现的各种症状，根据病邪入侵经络、脏腑的深浅程度，患者体质的强弱，正气的盛衰，以及病势的进退缓急和有无宿疾（其他旧病）等情况，加以综合分析，寻找发病的规律，以便确定不同情况下的治疗原则。他创造性地把外感热性病的所有症状，归纳为六个症候群（即六个层次）和八个辨证纲领，以六经（太阳、少阳、阳明、太阴、少阴、厥阴）来分析、归纳疾病在发展过程中的演变和转归，以八纲（阴阳、表里、寒热、虚实）来辨别疾病的属性、病位、邪正消长和病态表现。由于确立了分析病情、认识证候及临床治疗的法度，因此辨证论治不仅为诊疗一切外感热病提出了纲领性的法则，同时也给中医临床各科指明了诊疗的规律，成为指导后世医家临床实践的基本准绳。

（二）创立六经辨证体系

《伤寒杂病论》除介绍各经病证的典型特点外，还描述了一些非典型的症情。如发热、恶寒、头项强痛，脉浮，属表证，为太阳病。同是太阳病，又有有汗无汗，脉缓脉急之别。其中有汗、脉浮缓者属太阳病中风的桂枝汤证；无汗、脉浮紧者，属太阳病伤寒的麻黄汤证；无汗、脉紧而增烦躁者，属大青龙汤证。这样精细的辨证及选方用药法则，使医家可执简驭繁，在应付各类复杂的证候时都能稳操胜券。除了辨证论治的原则之外，张仲景还提出了辨证的灵活性，以应付一些较为特殊的情况。如"舍脉从证"和"舍证从脉"的诊治方法。即辨证必须有望、闻、问、切四诊合参的前提，如果出现脉、证不符的情况，就应该根据病情实际，认真分析，摒除假象或次要矛盾，以抓住证情本质，或舍脉从证，或舍证从脉。阳证见阴脉、表证见沉脉和证实脉虚，其实质都是证有余而脉不足，即当舍证从脉而救里；而阴证见阳脉，提示病邪有向表趋势，里证见浮脉，多提示表证未尽解；证虚脉实，则宜舍脉从证。脉、证取舍的要点是从"虚"字着眼，即实脉证虚从脉，证虚脉实从证。这无疑为医者理清临床上乱麻一般的复杂症情，提供了可供遵循的纲要性条文。

（三）治疗八法及方药体现

该书以整体观念为指导，调整阴阳，扶正祛邪，设有汗、吐、下、和、温、清、消、补诸法，并在此基础上创立了一系列卓有成效的方剂。据统计，《伤寒论》载方113首，《金匮要略》载方262首，除去重复，两书实收方剂269首。这些方剂均有严密而精妙的配伍，如桂枝与芍药配伍，若用量相同（各三两），即为桂枝汤；若加桂枝三两，则可治奔豚气上冲；若倍芍药，即成治疗腹中急痛的小建中汤；若桂枝汤加附子、葛根、人参、大黄、茯苓等则可衍化出几十个方剂。其变化之妙，疗效之佳，令人叹服。尤其是该书对于后世方剂学的发展（诸如药物配伍及加减变化的原则等）有着深远的影响，而且一直为后世医家所遵循。其中许多著名方剂在人们的卫生保健中仍然发挥着巨大作用，例如，治疗乙型脑炎的白虎汤，治疗肺炎的麻杏石甘汤，治疗急、慢性阑尾炎的大黄牡丹皮汤，治疗胆道蛔虫病的乌梅丸，治疗痢疾的白头翁汤，治疗急性黄疸型肝炎的茵陈蒿汤，治疗心律不齐的炙甘草汤，治疗冠心病心绞痛的瓜蒌薤白白酒汤等，都是临床中常用的良方。另在剂型上该书也勇于创新，其种类之多，已大大超过了汉代以前的各种方书。书中还记有汤剂、丸剂、散剂、膏剂、酒剂、洗剂、浴剂、熏剂、滴耳剂、灌鼻剂、吹鼻剂、灌肠剂、阴道栓剂、肛门栓剂等。此外，对各种剂型的制法记载甚详，对汤剂的煎法、服法也交代颇细。所以后世称张仲景的《伤寒杂病论》为"方书之祖"，称该书所列方剂为"经方"。

（四）其他治法及影响力

《伤寒杂病论》对针刺、灸烙、温熨、药摩、吹耳等治疗方法也有许多阐述。另对许多急救方法也有收集，如对自缢、食物中毒等的救治就颇有特色。其中对自缢的解救，很近似现代的人工呼吸。这些都是祖国医学中的宝贵资料。

《伤寒杂病论》奠定了张仲景在中医学史上的重要地位，并且随着时间的推移，这部专著的科学价值越来越显露出来，成为后世从医者人人必读的重要典籍，张仲景也因对医学的杰出贡献而被后人尊称为"医圣"。清代医家张志聪说过："不明四书者不可以为儒，不明本论（《伤寒论》）者不可以为医。"后该书流传海外，颇受国外医学界推崇，成为必须研读的重要典籍。据不完全统计，由晋代至今，整理、注释、研究《伤寒杂病论》的中外学者计逾千家。邻国日本自康平年间（相当于我国宋朝）以来，研究《伤寒论》的学者也有近200家。此外，朝鲜、越南、印度尼西亚、新加坡、蒙古等国家的医学发展也都不同程度地受到其影响及推动。

（五）为温病学说的发展奠定基础

《伤寒论》所述广义伤寒是一切外感热病的总称，自然包括温热性疾病在内，该书奠定了温病学基础，而温病学说则是伤寒学说的进一步完善和发展。该书第6条即明确指出："太阳病，发热而渴，不恶寒者，为温病。"在其外感病论治过程中，或清热，或养阴，或苦寒攻下，时刻强调顾护阴津。其白虎汤、承气汤、麻杏石甘汤、黄连阿胶汤、竹叶石膏汤、三黄泻心汤等方，成为治疗温病的重要方剂。六经辨证所揭示的外感热病由表入里、由浅入深、由实转虚的病理发展过程，亦为温病学卫气营血和三焦辨证提供了有益启示。由此可知，《伤寒论》所确立的辨证论治原则实为中医临证之准绳，对温病学说之形成有着重大影响。然而，由于历史的局限，其书毕竟详于寒，略于温，其于温病证治之内容，不尽完整全面。因此，后世医家乃另创新论来"羽翼伤寒"，故温病学说实为伤寒学说之发展和补充。二者相互补充、相得益彰，使中医外感病证治体系趋于完善。

（六）近现代医家的继承与创新

历代医家十分重视对《伤寒论》的研究，同理，近代医家对《伤寒论》的研究亦非常推崇且特色各异，在临床应用方面有很多思路值得从医者借鉴。

1. 继承发展，提倡创立了寒温统一的外感病学 秦伯未比较分析伤寒与温病学说后认为，温病是伤寒发展而来，两者虽具多种差异性，但又颇具众多共同性，是同中有异、异中有同，因而没有必要将两者对立起来，应当在尊重两种学说的前提下，使两者统一起来，建立完整的中医外感病学（或称传染病学），从而使之在临床应用中得到有效利用。具体来说，这两种病的差异在于：病因有寒温之异，病机有伤阳、耗阴之别，辨证有六经表里与焦属上下之差，治疗先有温与凉、后有回阳与救阴之不同。而共同点有：均感受外邪而初起皆见表证，治用发散之法；表邪不解均可传里化热，治用清热或通便之法。在其他方面这两种病存在交叉：在处方用药上，伤寒表证虽以辛温解表为主，但也有辛凉的麻杏石甘汤，可与温病所用辛凉之剂桑菊饮、银翘散并存；通便方面，伤寒有攻下之承气汤和润下之脾约麻仁丸，温病既用承气汤，又用养阴润下之增液汤，并常合两方为增液承气汤而用之，根据症情可灵活加减使用。所以，温病为羽翼伤寒，应消除其分歧而力加统一（《谦斋医讲稿·温病一得》）。由此可见，秦伯未研究外感病之证，寓古今之说于一炉，力排经方、时方之分歧，在尊重两种学说的前提下，使两者统一而建立了完整的中医外感病学。

2. 处方辨证有法，擅治伤寒温病 丁甘仁擅长治疗伤寒、温病，辨证处方足资后学者揣摩。晚清著名经方家曹颖甫在《丁甘仁医案·序》中论道："每当诊治，规定六经纲要，辄思求合于右，故具医案，胸痹用瓜蒌薤白，水气用麻黄附子甘草，血证见黑则附子理中，寒湿下利则用桃花汤，湿热则用白头翁汤，阳明腑气不实则用白虎汤，胃家实则用调胃承气，黄疸则用栀子柏皮，阴黄则用附子茵陈，虽剂量过轻，于重症间有不应，甚或连进五六剂才得小效，然此即先生之道与术，所免人疑畏者也。"丁甘仁化裁经方医案：朱右，诊脉左弦右涩，胸痹，心痛引背俞，食入梗胀，甚则泛吐，舌苔白腻。此寒客中焦，厥气上逆，犯胃贯膈，用瓜蒌皮、薤白头（酒炒）、仙半夏、云茯苓、枳实炭、陈皮、蔻壳、砂仁（研，后下）、制川朴、范志曲、生姜、陈香橼皮。方用仲景瓜蒌薤白半夏汤加味。方中君药瓜蒌善于散结开胸，辅以炒薤白温通阳气、行气止痛，白酒行气活血，半夏、枳实炭行气而破痰结，陈皮、砂仁、香橼理气化痰，川朴、范志曲消胀除滞。诸药合用，以达通阳行气、燥湿浊、豁痰开之功，即丁氏"寒客中焦，法当通阳行气"的治疗观点。丁氏宗《伤寒论》而不拘泥于伤寒方，宗温病学说而不拘泥于四时温病；伤寒辨六经与温病辨卫气营血相结、经方与时方并用的方法，开创了寒温融合派的先河，是"寒"、"温"合流的早期倡导者之一。他治疗外感热病，能融会"伤寒"、"温病"两说为一体，常常是"伤寒"方、"温病"方同时采用。在他的医案中，对25例温病案的叙议，紧扣温病的特点，不囿于卫气营血和三焦辨证，而是结合具体病情，或与伤寒六经辨证结合在一起，使伤寒与温病两种迥然不同的辨证方法有机地结合起来，达到了浑然一体的境地。

3. 精专伤寒，善于经方 曹家达20余年行医经验的心得及对《伤寒论》的研究和阐发体现于《曹氏伤寒发微》，该书乃专研仲景之书，注重临床实践。他指出，麻黄汤是伤寒"圣药"，并对自己多年经验进行总结：①世言麻黄发汗能亡阳，予治病多年未见有亡阳者，时医旦用二三分，又加蜜炙，故无济；②吾遇恶寒甚者，轻者二三钱，重者四五钱，甚一剂不愈，连服二剂者，一年中类者不下数十证，未见亡阳之变。充分反映了他对《伤寒论》的研究深度。曹家达对许多病敢于提出自己的观点。如质疑厥阴证"厥阴之为病，消渴，气上撞心，心中疼热，饥而不欲食，食则吐蛔，下之利不止"，他指出："欲食，食即吐蛔"实由胃中寒湿，胆火不能消谷，腐积虫生也，故特用乌梅丸，方中杀虫之药仅有"川椒"一味，余多为除痰祛湿、温中散寒之药，可以识其立方之意。他又指出，霍乱之证，浊气不降，清气不升，纵然有，吐泻交作，中气必属于虚寒，应推崇仲景所立四逆、理中为主方。

4. 不读仲景书，难以成良医 陆渊雷指出："中医之病名无一定之界说，举病名者，宜兼举书名，其病始确定，识此故也。有主张统一病名者，吾谓中医之病名无从统一，不如径西医病名，亦识此故也。虽然未可谓古人绝不识病也，青龙、越婢诸方，在《伤寒论》中治伤寒有喘咳者，《金匮》杂病中，即治痰饮咳嗽，为其病同故药同，故古人非绝对不识病者，不若今人一概混称温邪也。"陆渊雷还指出："盖伤寒中流行性感冒最多，则伤寒方治流行性感冒者亦宜最多耳。不但此也，为内科所治诸病最多者为胃肠病，其次即流行性感冒，而《伤寒论》、《金匮要略》之方治消化器病者，十居其三。此无他，仲景为治疗而著书，其治疗法又皆从积古经验而来，病居最多数者，方亦最多。夫业医者能治最多数之病亦，学之莫捷于读传仲景书。今人惑于温热家言，不敢用仲景方，不敢读仲景书，欲成良医，不亦难哉？"陆渊雷论述仲景《伤寒论》的理、法、方、药、证等，引证研究《伤寒论》治病救人的重要性，并指出研究《伤寒论》，是临床医生不可缺的重要一课。

除上述医家外，近代医家恽铁樵的《恽铁樵伤寒金匮研究》、张山雷的《籀簃谈医一得集》、祝味菊的《伤寒新义》和《伤寒方解》、承淡安的《伤寒论新注》等对伤寒和温病都有精辟的研究，医家同时精通伤寒、温病两套辨证论治方法，从病因、发病、感邪途径、发病类型、发病特点、病理变化、诊断、治疗等各方面融合成为一个体系。这种过程是逐渐形成的寒温融合，为后世留下宝贵遗产。

第二节　《诸病源候论》的成书及其影响

一、成书背景

《诸病源候论》又名《诸病源候总论》、《巢氏病源》，全书共 50 卷，是我国第一部论述各种疾病病因、病机和证候之专著。撰书者为隋代巢元方（生卒年代不详，籍贯无考），成书于隋大业六年（公元 610 年）。

到了隋代，中医学已经经历了一千多年的风风雨雨，也在各个方面取得了突出的成就，每一门学说也各自拥有了专门的杰出著作。例如，医理与治法方面的巨著《黄帝内经》、方书之祖《伤寒论》、药学专著《神农本草经》等。至此，中医学在理、法、方、药等方面已具备了一定的规模，其学术理论体系也基本达到了全面和详尽的程度。中医理论方面的著作，大多是在汉代以前完成的，唯有病源学和证候学说方面的专著出现得比较晚。直到隋代，朝中的太医博士巢元方率众编著了《诸病源候论》一书。至此，才完成了对这一重要学科的确立。该书对于中医极具特色的"病源学"和"证候学"进行了精细、准确的分类与描述，其内容十分周到全面，以至于在其后的一千多年中，仍是最完备、最详细的"病源学"和"证候学"专著。

二、内容概述

该书为现存的第一部专论疾病病因、病机的证候学著作，有论有述，分门别类，共分 67 门，载列证候 1739 条。该书以《黄帝内经》为理论依据，分别论述了内、外、妇、儿、五官各科疾病的病因、病机、证候等。其中，卷 1～27 以内科疾病为主；卷 28～30 以五官科疾病为主；卷 31～36 为外科、伤科疾病；卷 37～44 为妇产科疾病；卷 45～50 则以小儿科疾病为主。该书在论述每一种具体病证时，首先介绍概念，继则论述发病原因和病变机制，诸证之末多附养生方、导引法或养生、禁忌等，但未介绍具体治疗方药。

（一）病因病机论述

该书对病因论述，突破了前贤的病因理论，并提出了不少新的见解。例如，除全面论述传统的六淫、七情、饮食、劳逸等致病因素外，还对具有传染性、流行性的致病因素进行了论述，并首次提出了"乖戾之气"的概念，从而进一步丰富了医学病因学说，还提倡预先服药，以控制传染。由此可知，这是预防医学方面一大可喜的进步。该书在阐释病机时，重点放在脏腑经络、气血失调等方面。如中风证候，首以五脏分论；虚劳证候，则分五劳、六极、七伤，亦与五脏相关。

（二）在病理方面的论述

该书对病理的论述，是以脏腑学说为核心的，如中风以五脏分证，虚劳分为五劳、六极、七伤，又归本于五脏。外科的痈疽、疮肿，亦以脏腑经络表里为依据，分析病情的轻重缓急。妇科的月经、带下、妊娠、产后病，亦以冲脉、任脉、心与小肠经论述病情。即便小儿科，亦强调病分先天后天，脏气脆弱、易虚易实等。这说明脏腑经络气血虚弱，病邪就能乘虚侵袭，否则邪气不能为害，亦阐发了《黄帝内经》"正气存内，邪不可干"、"邪之所凑，其气必虚"的精神实质，充分体现了"辨证施治"的学术思想，提倡实事求是的科学态度。例如，对伤寒病辨证，以证候为主，把六经病证的变化，集中起来加以比较分析，这是继王叔和之后，对张仲景《伤寒论》的又一种整理方法。又如，对咳嗽、痢疾、心腹痛等，从新与久、寒与热、虚与实等方面，分析病情。再如，同是口舌干焦，但有心脾病、肺病、胃病和胆病之分；同是大便难，但有成人与小儿、妇人产前与产后之异；同为妇科病，但有已婚未婚、已产未产之别。这种辨证精神，贯穿于全书。

（三）对各类疾病的论述

1. 地方病 如对岭南"瘴气"，指出是由于"杂毒因暖而生"；三吴以东的"射工"、"水毒"，是由于水源传染所致；山区多见的瘿病，是由于"饮沙水"而成等。该书指出这些疾病的发生与流行同地区的气候变化、地理条件等有密切的关系，认识到疾病具有地方性。另外，对于这些地方病的临床症状及诊断方法，该书也都有所论述。

2. 寄生虫病 该书载有"湿蜃候"、"九虫候"等，详细描述了许多寄生虫的形态及其传染途径。特别对绦虫，指出是由于吃了半生不熟的牛肉和生鱼所致，并说明"白虫相生，子孙转大，长至四五尺，亦能杀人"。对此记载世界领先，观察之仔细可见一斑。

3. 皮肤病 隋代以前的医家多认为皮肤病是由风邪或热邪伤于皮肤肌肉所致。而《诸病源候论》则进一步阐明有虫毒为患。如该书指出癞、疥、癣等病，都有虫寄生。这是发展了前人的六淫病因学说，已认识到有病原体的存在。对过敏性疾病，如荨麻疹，认为原有"邪气客于皮肤，复逢风寒相折，则引起风瘙隐疹"，似认识到发病有致敏原。如漆疮，认为"人有禀性畏漆，但见漆便中其毒"，明确了此病有个体特异性。

4. 破伤风 关于破伤风，该书明确指出：在外科，与金创感染有关；在妇人，与产褥感染有关；在小儿，与脐疮感染有关。并且与中风、贼风和风癫等做出了鉴别。

5. 不育症 该书强调，不育症不能单方面责之妇人，与男子亦有关系；全面地分析了不育的原因，极具实事求是的科学态度。

6. 其他 至于外科方面，该书对痈疽疔肿诸疮的病理、证候及发展、预后等都有详细记载，并在创伤外科（如肠吻合手术及其护理、结扎血管等）方面，已达到了相当的水平；妇科方面，对月经病、带下病、妊娠病、产后病及妇人无子等，均有非常细致的讨论记载。又如在小儿科方面，从养小儿，惊痫、疳证以至内、外科病之见于小儿者，均有重点地加以论述，并反映出儿科的特点。

该书还发展了证候分类学。它把隋代以前和当时的各种病名证候，加以整理，分门别类，使之条理化、系统化。它的分类方法，首先是分科，就全书内容，明显可以看出，从内科到外科、妇科、儿科，井然有序。在各科之中，又从几个方面分类，如病因分类、病理分类、脏腑分类、症状分类等。这些分类方法，各有特点，又互相补充。

该书素为历代医家所重视，如唐代《备急千金要方》、《外台秘要》等著作，均以引用该书论点为依据，进行阐发。宋代的《太平圣惠方》亦大量引用了该书内容，而当时的医学教育则把该书作为教授学生之课本来应用。以上实例说明，该书对中医学基础理论的发展做出了很大贡献，故在我国医学发展史上占有重要地位。

该书现存主要版本有元刻本、明新安汪氏主一斋校刊本、《四库全书》本、《周氏医学丛书》本、清光绪十七年辛卯（1891年）湖北官书局重刻本，1955年人民卫生出版社曾影印出版。

三、脾胃病相关内容及特点

（一）脾生理

《诸病源候论》有关脾生理、脉象等描述多与《黄帝内经》相同，但脾的两项功能描述却有所充实发展。

1. 消化　该书形象地将消化描述为"磨"，"胃受谷而脾磨之"；"胃为腑，主盛水谷；脾为脏，主消水谷"。

2. 体液代谢　体液代谢即制水或克消水浆，不然会发生水肿、痰饮、腹泻、多尿。"水病者，由肾脾俱虚故也。肾虚不能宣通水气，脾虚又不能制水，故水气盈溢，渗液皮肤，流遍四肢，所以通身肿也"；"劳伤之人，脾胃虚弱，不能克消水浆，故为痰也"。

（二）疾病病机阐述

《诸病源候论》对一些疾病的描述详细而准确，表明在该书的成书年代，已经对一些常见病有了准确的认识与记载。

1. 黄疸　病因涉及寒湿、热、温气、伤寒、时行等，病机的关键在"瘀热与宿谷相搏"，而病变的部位在脾胃。该书对黄疸病发生的病机主要有这样一些描述：①"热搏脾胃"，"热入脾胃，热气蕴积与谷气相搏，蒸发于外……此或是伤寒，或时行，或温病，皆由热不时解，所以入胃也"；②"瘀热与宿谷相搏"，"瘀热在于脾胃"；③"由脾胃气实，而外有温气乘之，变生热……胃为水谷之海，热搏水谷气，蕴积成黄"，"时气病，湿毒气盛，蓄于脾胃"。

不同的黄疸病描述：①天行病发黄，具有流行性，类似于急性黄疸型病毒性肝炎。"四时之间，忽有非节之气伤人，谓之天行……其热入于脾胃，停滞则发黄也"。②急黄，类似于重症肝炎所致的肝坏死，预后差。"脾胃有热，谷气郁蒸，因为热毒所加，故卒然发黄，心满气喘，命在顷刻"。③内黄，类似于胆道阻塞类疾病。"热毒气在脾胃，与谷气相搏，热蒸在内，不得宣散，先心腹胀满气急，然后身面悉黄"。④疸病，病程较长，类似于慢性肝病。"凡诸疸病，皆由饮食过度，醉酒劳伤，脾胃有瘀热所致。其病，身面皆发黄"。⑤行黄，类似于慢性肝病，能生活自理。"瘀热在脾脏，但肉微黄，而身不甚热，其人头痛心烦，不废行立"。

2. 水肿　水肿病因病机复杂，无外乎外感、内伤，与脾肾关系密切。

（1）脾虚："脾虚则不能克制于水"，"胃虚不能传化水气，使水气渗溢，经络浸渍腑脏。脾得水湿之气，加之则病，脾病则不能制水，故水气独归于肾"。

（2）肾脾俱虚：水病"由肾脾俱虚故也"，"水病，由体虚受风湿入皮肤，搏津液，津液痞涩，壅滞在内不消，而流溢皮肤。所以然者，肾主水，与膀胱合，膀胱为津液之府，津液不消，则水停蓄。其外候，目下如卧蚕，颈边人迎脉动甚也。脾为土，主克水，而脾候肌肉。肾水停积，脾土衰微，不能消，令水气流溢，浸渍皮肤而肿满"。

（3）风邪：类似于荨麻疹。小儿肿满，"若皮肤受风，风搏而气致肿者，但虚肿如吹，此风气肿也"。

3. 霍乱 霍乱 "以人温凉不调，阴阳清浊二气，有相干乱之时，其乱在于肠胃之间者，因遇饮食而变发，则心腹绞痛。其有先心痛者，则先吐；先腹痛者，则先利；心腹并痛者，则吐利俱发。挟风而实者，身发热头痛体疼而复吐利；虚者，但吐利，心腹刺痛而已。亦有饮酒、食肉、腥脍、生冷过度，因居处不节，或露卧湿地，或当风取凉，而风冷之气，归于三焦，传于脾胃，脾胃得冷则不磨，不磨则水谷不消化，亦令清浊二气相干，脾胃虚弱，便为吐利，水谷不消，则心腹胀满，皆成霍乱"，"阴阳清浊相干，谓之气乱。气乱在肠胃，为霍乱也。多因饮食过度，冒触风冷，冷气入于腹内，脾气得冷则不消水谷，胃气得冷则吐逆，肠气得冷则下利"。

4. 痹疸 "少苦消渴，年四十以外，多发痹疸。所以然者，体虚热而荣卫痹涩故也。有膈痰而湿者，年盛必作黄疸。此由脾胃虚热故也，年衰亦发痹疸，腑脏虚热，血气痹涩故也。"此外，《诸病源候论》对那个年代常见寄生虫病也有详细的描述。

（三）证候病机阐述

《诸病源候论》延续了《黄帝内经》同病异证的思路，并有所阐发。

1. 虚劳的同病异证

（1）脾阳虚："虚劳，血气衰少，脾胃冷弱，故不消谷也"。

（2）脾虚谷劳："脾胃虚弱，不能传消谷食，使腑脏气痞塞，其状令人食已则卧，肢体烦重而嗜眠是也"。

（3）脾虚痰饮："劳伤之人，脾胃虚弱，不能克消水浆，故为痰也"。

（4）脾热骨蒸："肉蒸，其根在脾，体热如火，烦躁无汗，心腹鼓胀，食即欲呕，小便如血，大便秘涩。蒸盛之时，身肿目赤，寝卧不安"。

（5）脾虚劳黄：虚劳患者"额上黑，微汗出，手足中热，薄暮发，膀胱急，四肢烦，小便自利，名为劳黄"。

（6）羸瘦："夫羸瘦不生肌肤，皆为脾胃不和，不能饮食，故血气衰弱，不能荣于肌肤。凡小儿在胎，而遇寒冷，或生而挟伏热，皆令儿不能饮食，故羸瘦也。挟热者即温壮身热，肌肉微黄"。

（7）虚羸："小儿经诸大病，或惊痫，或伤寒，或温壮，而服药或吐利发汗；病瘥之后，血气尚虚，脾胃犹弱，不能传化谷气以荣身体，故气力虚而羸也"。

（8）脾劳："脾劳者，舌本苦直，不得咽唾"。

（9）七伤："大饱伤脾，脾伤，善噫，欲卧，面黄"。

（10）虚劳骨蒸："脾蒸，唇焦"。

（11）哺露："小儿乳哺不调，伤于脾胃，脾胃衰弱，不能饮食，血气减损，不荣肌肉……吸吸苦热，谓之哺露也"。

（12）囟填："小儿囟填，由乳哺不时，饥饱不节，或热或寒，乘于脾胃，致腑脏不调，其气上冲所为也。其状囟张，如物填其上，汗出毛发黄而短者是也。若寒气上冲，即牢硬；热气上冲，即柔软"。

（13）风虚劳冷："是人体虚劳，而受于冷也……若劳伤血气，便致虚损，则风冷乘虚而干之，或客于经络，或入于腹内。其经络得风冷，则气血冷涩，不能自温于肌肤也。腹内得风冷，则脾胃弱，不消饮食也。随其所伤，而变成病，若大肠虚者，则变下利"。

2. 伤寒/时气/温病的同病异证

（1）伤寒病后脾阳虚："此由初受病时，毒热气盛，多服冷药，以自泻下，病折已后，热势既退，冷气乃动，故使心下愊牢，噫哕食臭，腹内雷鸣而泄利，此由脾胃气虚冷故也"。

（2）食复：伤寒病后脾虚食复，"伤寒病新瘥，及大病之后，脾胃尚虚，谷气未复，若食猪肉、肠、血、肥鱼及久腻物，必大下利"；时气病后脾虚食复，"夫病新瘥者，脾胃尚虚，谷气未复，若即食肥肉、鱼肉、饼饵、枣、栗之属，则未能消化，停积于肠胃，使胀满结实，因更发热，复为病者，名曰食复也"；温病后脾虚食复的描述与伤寒、时气同。

（3）伤寒/时气（沿用六经相传理论，但证候描述有异）：伤寒/时气"四日，太阴受病……其脉络于脾，主于喉嗌。故得病，四日腹满而嗌干也。其病在胸膈，故可吐而愈"。

（4）伤寒脾热："若其人，先苦身热，四肢不举，足胫寒，腹满欲呕而泄，恶闻食臭者，此脾热也"。此外，还有脾热病，"先头重、颊痛、烦心、欲呕、身热。热争则腰痛，不可用俯仰，腹满泄，两颔痛"。

3. 冷热的同病异证

（1）病热："夫患热者，皆由血气有虚实。邪在脾胃，阳气有余，阴气不足，则风邪不得宣散，因而生热，热搏于腑脏，故为病热也"。

（2）寒热厥："热厥者，酒入于胃，则络脉满而经脉虚。脾主为胃行其津液，阴气虚，则阳气入，阳气入则胃不和，胃不和则精气竭，精气竭，则不营其四肢，此人必数醉。若饱已入房，气聚于脾中不得散，酒气与谷气相搏，热盛于内，故热遍于身，内热则尿溺赤也"。

4. 黄疸的同病异证

（1）湿疸："湿疸病者，脾胃有热，与湿气相搏，故病苦身体疼，面目黄，小便不利，此为湿疸"。

（2）九疸："夫九疸者，一曰胃疸，二曰心疸，三曰肾疸，四曰肠疸，五曰膏疸，六曰舌疸，七曰体疸，八曰肉疸，九曰肝疸"。

（四）症状病机阐述

1. 不能食、饮食不消 有虚有实，虚有气虚、阳虚，实有气滞、痰饮、水湿、寒热、宿食、伤寒等。

（1）不能食："脾胃气弱"，"脾胃……虚冷"，"脾气冷弱"，"脾不磨也"，"脾胃气不和"。

（2）饮食不消："痰水结聚在胸腑、膀胱之间，久而不散，流行于脾胃。脾恶湿，得水则胀，胀则不能消食也"，"饮水过多，水气流行，在脾胃之间，脾得湿气，则不能消食，令人噫，则有宿食之气，腹胀满亦壮热，或吞酸，皆其候也"，"冷气久乘于脾，脾得湿冷则不能消谷"，"癖气停积，乘于脾胃，胃得癖气不能消化"，"食过于饱，则脾不能磨消"，"风邪外客于皮肤，内有痰饮渍于腑脏，使血气不和，阴阳交争，则寒热往来。其脾胃之气，宿挟虚冷，表虽寒热，而内冷发动"（小儿杂病）。"小儿宿食不消者，脾胃冷故也"。

2. 干呕、呕哕、哕、呕吐、噫醋、恶心、胃反 干呕系"吐下之后，脾胃虚极，三焦不理，气否结于心下，气时逆上"；"热气在于脾胃……胃中不和，尚有蓄热，热气上熏，则心下痞结"。呕哕系"脾胃有邪，谷气不治所为也"。"哕"系"脾胃俱虚，受于风邪，故全新谷入胃不能传化，故谷之气与新谷相干，胃气则逆，胃逆则脾胀气逆，因遇冷折之，则哕也"。呕吐系"脾胃虚弱者，石势结滞，乘于脾胃，致令脾胃气不和，不胜于谷，故气逆而呕"。噫醋系"上焦有停痰，脾胃有宿冷，故不能消谷"。恶心系"心下有停水积饮所为也"。胃反系"藏冷则脾不磨"。

四、后世评价及其影响

（一）《诸病源候论》丰富了脾脏的生理功能理论

《诸病源候论》频繁提及了脾的两项生理功能——消化功能及体液代谢功能，发《黄帝内经》所未发；明确了"胃受谷而脾磨之"、"磨而消之"，而脾"制水"、"克消水浆"更是摆脱了五行对脏腑的生克分工，克的是水，而非肾，概念不同。这些阐发，丰富了中医基础理论，对后世产生了积极的影响。

（二）《诸病源候论》丰富了脾脏病变相关疾病、证候与症状病机理论

1. 疾病病机 《诸病源候论》记载与脾密切相关的疾病主要有黄疸、水肿、霍乱、痈疽、寄生虫病等。其中黄疸的常见病因涉及寒湿、热、温气、伤寒、时行等，病机的关键在"热与宿谷相搏"，而病变的部位在脾胃；不同的黄疸病涉及天行病发黄、急黄、内黄、疸病、行黄等。其特点是对疾病的描述详细而准确，涉及多种以黄疸为突出表现的疾病，表明当时对这些常见肝胆疾病有了准确的认识与记载。

2. 证候病机 《诸病源候论》记载与脾密切相关的同病异证主要有虚劳、伤寒/时气/温病、冷热、黄疸、水、痢、疟、咳嗽、积聚、中风等，还有水注、妊娠常见病证、胀、痹、淋、口疮等。其中虚劳涉及与脾相关的不同证候甚多，有脾阳虚、脾虚谷劳、脾虚痰饮、脾热骨蒸、脾虚劳黄、羸瘦、虚羸、脾劳、脾伤、脾蒸、哺露、疔奚、囟填、风虚劳冷等。提示当时虚劳发病率高，对此已有较深刻的认识。

3. 症状病机 对症状形成病机的阐述是《诸病源候论》的重要特色。所涉症状集中在消化道，如不能食、饮食不消、呕逆、干呕、呕吐、呕哕、胃反、恶心、腹泻、便秘、癃闭、腹胀、心腹痛，以及唇、口、舌、鼻、咽喉等疾病的常见症状，其他还涉及身体手足不遂、月经不调、带下等症状。

（三）《诸病源候论》历史价值

《诸病源候论》具有很大的历史价值，从《汉书》"艺文志"到《隋书》"经籍志"，所记载的古代中医书籍，有近300种，5300多卷，能流传至今者，已经很少，其中一些资料，即因此书而得以保存下来。所以要研究隋代以前的中医学术成就，该书是一部重要文献。该书对唐代以后的医学影响亦是很大的。如唐代的《千金方》、《外台秘要》，引用该书内容很多；宋代的《太平圣惠方》，基本采用该书的分类法，而且每门都冠以《诸病源候论》之文；明代的《普济方》，亦是沿用该书体例，引用该书之论；清代的《医宗金鉴》，尚受其影响。至于唐以后各名家，论证病理时，取材于此而加以发挥者，更是难以数计。宋代、明代官署，还以该书作为考核中医的内容之一。由此可见，该书对后世医学的发展，具有很大的促进作用，从前人的一些评价中，便可见一斑。如宋代宋绶曰："《诸病源候论》荟萃群说，沈研精理，形脉治证，罔不该集。明居处、爱欲、风湿之所感，示针镵跷引汤熨之所宜，诚术艺之楷模，而诊察之津涉。"清代《四库全书总目提要》亦云："其书但论病源，不载方药，盖犹《素问》、《难经》之例……《内经》以下，自张机、王叔和、葛洪数家外，此为最古。究其要旨，亦可云证治之津梁矣。"清代周学海亦言："汉晋之间，明医辈出，类能推见大义，施治有效，故其论颇多可采，历年久远，散佚不可复见矣。独隋巢氏所辑《诸病源候论》见传于世，今日而欲考隋唐以前明医之论，独有此书而已耳……且博采兼搜，于人间病名略尽，可不谓勤矣哉！"

第三节 《千金方》的成书及其影响

一、成书背景

　　《千金方》是《备急千金要方》和《千金翼方》的合称，系唐朝著名医学家孙思邈所著，他因有感于"人命至重，有贵千金，一方济之，德逾于此"而命之为"千金"。《千金方》取材广泛，内容丰富，涉及本草、妇人、伤寒、小儿、养性、中风、疮痈、针灸等多方面，具有很强的实用价值。该书理论与方法并存，验方与经方兼备，汤药与丸散共用，是继张仲景《伤寒杂病论》后又一部理法方药具备的临床经典。

（一）社会背景

　　孙思邈，京兆华原人（今陕西铜川市耀州区），生于隋文帝开皇元年辛丑（公元 581 年），卒于唐高宗永淳元年壬午（公元 682 年），享年 101 岁。

　　孙思邈所处的时代，正是南北朝长期分裂之后的重新统一时期。在此之前，战乱频繁，灾荒不断，土地荒芜，人民生活极度困苦，健康严重受损，疾病横生，社会处于崩溃的边缘。隋朝统一之后，政治安定，社会、经济秩序逐渐得到恢复和发展，科学文化有了新的进步。隋朝十分重视医药的发展，当时已有了较完备的医事制度和医学教育体系。隋朝医官，分统于门下省、太子门下坊、太常寺、太仆寺四部门。门下省统尚药局和尚食局，专门为皇宫服务；太子门下坊，统太子药藏局，服务于东宫；太常寺统太医署，设太医令、主药、医师、药园师、医博士、助教、按摩博士等，主要从事一般医事并兼教学任务；太仆寺是对御医进行服务的部门。隋朝开正式兴办医学教育之先河，设置太医署作为全国的最高医学教育机构，并设置医学、按摩、祝禁博士，已具备分科设教的雏形。由于政府的重视，医学呈现出一派蓬勃发展的景象，而孙思邈从小就生长在一个良好的尚医重学氛围之中，这为他在医学方面的成长和发展，提供了良好的机会和条件。社会生活的需要，宽松的医疗环境，自身的强烈意愿促使他走上了医学之路。

（二）域外交流

　　早在秦汉时期，中国就形成了陆路、海上丝绸之路两条对外交通贸易和文化交流的通道。借此通路，中国文明由此西传，西方文化亦循道东渐，在两大文明的交汇中，彼此相互影响，取长补短。到了隋唐时期，通过丝绸之路与域外的交流不断扩大，医药的相互影响已经渗透到国家与百姓生活的各个层面。这个时候，中国与印度的交流最为广泛和深入，中国医学受印度医学的影响也最为深远。不仅域外的医学理论输入中原，而且舶来的药品被较多应用并且成为一种时尚。《隋书·列传第四十八·西域》记载："波斯国……朱砂、水银、薰陆（即乳香）、郁金、苏合、青木等诸香，胡椒、荜拨、石蜜、千年枣、附子、诃黎勒、没食子、盐绿、雌黄。"在此基础上，还有专门介绍海外药物的本草书籍相继出版，如郑虔的《胡本草》、李珣的《海药本草》等。孙思邈在《千金方》中吸收外来药物达 30 余种，这些药物来源于西域、西戎、交趾等丝绸沿路的国家和地区。孙氏对国外的药物并非简单录用，而是在实践中不断认识、发展，曾提出"黄青、白消石等是百药之王，能杀诸虫，可以长生，出自乌场国，采无时……"、"三种消石，黄者为上，青者为中，白者为下。用之杀虫，皆不如黄者最良"。孙氏对外来方剂的吸收也很突出，其中对古天竺国名医耆婆的药方吸收最多。这些外来方剂的组成和传统经方有很大的区别，组成药味多、治疗范围广是其最大特色。此外，在这些域外方剂的基础上，孙氏结合中原的地理环境和人体禀赋不断创造新的方剂，最有名的即是大续命汤、小续命汤。此两方均是在"西州续命汤"的基础上创建的，西州是唐王朝在西域设置的三个州之一。西州远离中原，海拔在3000米以上，气候寒冷，当地群众以游牧为主，嗜食牛羊肉等肥甘之品，最易导致内伤脾胃而外感风寒之疾。西州续命汤正是用来外散风寒、内理脾胃的效方。孙思邈将西州续命汤进行了改良，使其更适合于中原地域。此外，孙思邈在《千金方》中对域外的按摩也多有借鉴，"养性篇按摩法第四"就提到"天竺国按摩法"，此法是古印度婆罗门所创制的一套医疗保健操。孙氏认为此法"但是老人日能依此三遍者，一月后，百病除，行及奔马，补益延年，能食眼明，轻健不复疲乏"。

（三）宗教影响

孙思邈所处的隋唐时期，是一个民族多元、思想活跃、文化繁荣、兼容并蓄的时代。外来与本土的文化、宗教及各种思潮在中原大地不断碰撞，彰显了帝国宽广的胸襟与非凡气度。在唐朝建立之初就确立了道、儒、佛"三教并尊"的开明政策，而孙思邈生逢其时，浸润在这一氛围里，这些对其医学思想的启蒙、确立都产生了重要的影响。《旧唐书》曰："孙思邈善谈老庄及百家之说，兼好释典……周宣帝时，思邈以王室多故，乃隐居太白山。"这段文字点出了孙思邈和道家、道家文化有着深厚的渊源。孙思邈曾多次隐居秦岭山中研究医学和炼制丹药，将其经验写成了《丹房要诀》、《丹经内伏硫磺法》等书。其中，记录的硫黄伏火法，是我国早期的火药配方。道家思想对孙氏的影响从《千金方》也可窥其一斑，书中记载了不少道家（如苍梧道士陈元膏、西岳真人灵飞散等）的医方。而对于道家的思想，孙思邈也是批判地吸收，虽然很多养生的理念来自道家，但孙氏反对服石追求长生不老的幻想，曾说"宁食野葛，不服五石"。

（四）医学传承

中国医学具有悠久的历史，渊源最早可追溯到原始社会。在数千年的社会发展、演变过程中，中国医学不断获得丰富和发展。其中，汉、唐医学是医学史上的两座丰碑，代表着我国医学发展的鼎盛时期。而唐代医学的蓬勃发展及划时代著作《千金方》的诞生，完全取决于对唐以前，特别是汉代医学的继承。汉代是我国历史上第一个国力强盛、版图广大的封建帝国。这个时期，科学文化迅速发展，不论是天文、历法、地理、数学、工艺、农学，还是文化、史学都取得了相当的成就。医学在这一千载难逢的历史时期，也获得了快速发展。随着医疗实践经验的不断积累和丰富，加上先进哲学思想的指导概括，在汉代问世了三本中医经典著作，即《黄帝内经》、《伤寒杂病论》、《神农本草经》。《汉书·艺文志》记载："汉兴，改秦之败，大收篇籍，广开献书之路……建藏书之策，置写书之官，下及诸子传说，皆充秘府。"秦汉、两晋的医学成就为孙思邈撰写《千金方》带来了可能，而汉唐政府、民间均重视医学理论和医疗经验的保存与整理，为其创造了良好的社会氛围。

二、内容概述

《千金方》是《备急千金要方》和《千金翼方》的合称，然以方书命名，但其内容十分丰富，是一部中医理论、临床及方药俱备的全书。孙思邈在总结唐代以前的临床经验和医学理论的基础上，经过长期钻研，在他70岁时完成了第一部巨著——《备急千金要方》，共30卷，232门，含方论5300首，规模宏大。第1卷为总论性论述，包括习业、精成、理病、诊候、处方用药等的概论。第2～4卷为妇科病。第5卷为儿科病。第6卷为五官科病。第7～21卷为内科病。第22～23卷为外科病。第24～25卷为解毒与急救。第26～27卷为食养、导引、按摩。第28卷为脉诊。第29～30卷为明堂、孔穴等针灸疗法。后来他感到《备急千金要方》不够完善，又在永隆二年（681年）百岁高龄的时候完成了《千金翼方》，全书取材广博，大多辑自唐代以前的古医书。内容包括药录纂要、本草、妇人、伤寒、小儿、养性、辟谷、退居、补益、中风、杂病、疠病、飞炼、疮痈、色脉、针灸、禁经等，凡189门，合方、论、法2900余首（条）。书中除论述色诊、脉诊、内外妇儿各科病证治方，以及养生、针灸疗法外，还保留了唐代遗失的《新修本草》的大部分内容，而且还记载了张仲景《伤寒论》的内容，是最早研究《伤寒论》的医作，颇为后世伤寒学家所重视；收载药物800余种，介绍其性味、功用及主治，并详细论述了200余种药物的采集、炮制等，以及数百种药物的产地。两书相合，表里相明共成一家之学，共记载了药方6500多个，药物800多种，并对其中200多种药物的采集和炮制过程，做了详细的记述。这两部医学名著，大大丰富了祖国的医学宝库。

　　现存主要版本有明万历三十三年（1605年）乙巳王肯堂刊本、清乾隆十一年（1746年）丙寅金匮华希闳刊本、清光绪四年（1878年）上海印日本文政十二年重刊元大德十一年（1307年）梅溪书院刻本。

　　《千金方》的主要内容、思想如下。

（一）重视医德

　　孙思邈的《备急千金要方》第1卷中有一文《大医精诚》："凡大医治病，必当安神定志，无欲无求，先发大慈恻隐之心，誓愿普救含灵之苦。若有疾厄来求救者，不得问其贵贱贫富，长幼妍蚩，怨亲善友，华夷愚智，普同一等，皆如至亲之想。亦不得瞻前顾后，自虑吉凶，护惜身命。见彼苦恼，若己有之，深心凄怆。勿避险巇、昼夜寒暑、饥渴疲劳，一心赴救，无作功夫形迹之心。如此可为苍生大医，反此则是含灵巨贼。"《大医精诚》论述了有关医德的两个问题：第一是"精"，即要求医生要有精湛的医术，认为医道是"至精至微之事"，习医之人必须"博极医源，精勤不倦"。第二是"诚"，即要求医生要有高尚的品德修养，以"见彼苦恼，若己有之"的心，策发"大慈恻隐之心"，进而发愿立誓"普救含灵之苦"，且不得"自逞俊快，邀射名誉"、"恃己所长，经略财物"。所以，从此文中可见佛教的思想也渗透在中医学之中。

（二）继承与研究《伤寒论》

　　1. 孙思邈对伤寒病的具体内容有明确的认识　在《难经·五十八难》中曰："伤寒有五，有中风、有伤寒、有湿温、有热病、有温病。"但没有更加具体的内容，所以孙思邈在研究过程中将伤寒内容具体化，在《备急千金要方》第9、10卷中设专篇讨论伤寒，包括时行瘟疫、伤寒、瘴气、阴阳毒、热毒、毒肿、斑、豌豆疮、劳复、百合、狐惑、温疟、温毒等多种疾病，并且收集了多种治疗方法。在伤寒病的研究中，孙思邈把瘟疫与一般热病加以区别，将时行瘟疫按季节的不同分为5种温病：春季为青筋牵，夏季为赤脉拂，长夏则为黄肉随，秋季为白气狸，冬季为黑骨温，在治疗中基本上选用石膏、大青叶、栀子、芒硝等清热泻火药。孙思邈还把瘟疫与伤寒分开，另辟诊治途径的做法，对后世有很大影响。

　　2. 孙思邈对张仲景的《伤寒论》进行了深入的研究　《备急千金要方》中孙思邈对张仲景的《伤寒论》原书进行了整理改编，依据"方证同条"、"比类相附"的方法进行了归纳。所谓"方证同条"就是将《伤寒论》中的所有条文，分别按方证加以归类，比如对太阳病，就有桂枝汤法、麻黄汤法、青龙汤法、柴胡汤法、承气汤法等，其中桂枝汤法归纳了57条。将相关条文归于一类，便于比较，有利于对该方的理解和应用。"方证同条"的方法对后世产生了一定的影响，清代柯琴著的《伤寒来苏集》、徐大椿著的《伤寒类方》，均延用这一方法。在伤寒方中，孙思邈又十分重视太阳病中麻黄汤、桂枝汤、青龙汤三方，认为此三方是《伤寒论》中的治疗主方，是治疗太阳病的代表方剂，也是伤寒病初起治疗的主方。孙思邈的这一思想，强调了早期治疗的重要性。

（三）对消渴的论治

孙思邈对消渴的病因病机、证候特征、辨证施治、生活调理等方面有独到的见解。孙思邈认为，过食肥甘厚味就会损伤脾胃，使脾胃运化功能失常，郁而生热，消谷耗液而成消渴；或因过度的精神刺激，肝气郁结，郁而化火，上灼胃津，下耗肾液而成为消渴；或因先天禀赋不足，五脏虚弱，加之房劳过度，肾精亏耗，虚火内生而成为消渴。孙思邈对消渴的证候表现有较多的补充，丰富了消渴的证候学内容。

孙思邈除了根据"三多"证候对消渴进行诊断之外，还对消渴的具体病机进行了详细的分析，每一论述都代表着一个病机类型。孙思邈将消渴分为胃实热型、胃热肾阴不足型、阴虚阳盛型、肾虚失固型等，第一次详细地对消渴作了病机分型论治。对消渴的治疗，孙思邈重视食疗，他指出："食能排邪而安脏腑，愉神爽志，以资血气。安神之本必资于食，救疾之速，必凭于药。不知食宜者，不足以存生。"他认为，医生应指导患者如何去调理饮食，并强调指出消渴有"三禁三慎"。"能慎此者，虽不服药而自可无他；不知此者，纵有金丹，亦不可救，深思慎之。"一千多年前孙思邈的这种治疗观点与今天饮食疗法的观点不谋而合，显示出孙思邈治疗消渴高超睿智的科学观点。对消渴的治疗孙思邈主张"清热泻火、生津止渴"，《备急千金要方·消渴》中的玉泉丸、玉壶丸、黄连丸等方至今沿用。

（四）中医美容

孙思邈生活在隋唐时期，在这一历史时期，玄学之风渐衰，佛教开始兴盛，所以他的美学思想中兼收了道、儒、佛三家的丰富思想内涵。他通过《黄帝内经》"天人合一"、"内外一体"的整体观念，提出人体要拥有健康美，就需要适应自然界的变化，与自然和谐统一。他还提出了"内养美容"的理念，主张通过内服美容方药驻颜护肤，提倡在饮食起居等方面加以调养。孙思邈的美容方法多样，主要有药物美容法、针灸按摩美容法、食膳美容法、养生美容法、药酒法、贴敷法、洗手面法、沐浴法、涂发法、点孔法、口含法、熏香法、梳发法、敷齿法、漱口法、烫熨法、冰冻法等。他主张"综合论治、内外结合"，如在药物美容法中包括散丸内服外用。在孙思邈的《备急千金要方》和《千金翼方》中共记载美容方剂309方，美容药物198种。剂型包括散剂、酒剂、丸剂、膏脂剂等，药物中有植物药146种，矿物药28种，动物药24种，多是性温，味辛、苦、甘的药物。这些药物有洁面、祛斑、润肤、美发、生发、去瘢痕的作用，而且疗效甚佳。

（五）食疗养生

饮食疗法属于中医预防医学的范畴，包括无病时的饮食所宜、已病时的饮食治疗。孙思邈在前人经验的基础上，从理论到实践，总结出了一系列经验，为完善这一学科做出了贡献。首先，孙思邈重视"食治"在医学中的地位，认为"安身之本必资于食"，"不知食宜者不足以存生"，孙思邈强调"人体平和，惟须好将养，勿妄服药，药势偏有所助，令人脏气不平，易受外患，而食能排邪而安脏腑，悦神爽志，以资血气，若能用食平疴，释情遣疾者，可谓良工"。

这是孙思邈强调"食治"重要性的基本观点。孙思邈还认为各种营养物质虽有益于人体，但贪味多餐、临盘过饱，可损伤脾胃，使正气受伤、邪气停滞，反而对身体有害。孙思邈还主张饮食不宜过于肥腻，他一再强调"厨膳勿使脯肉丰盈，常令节俭为佳"。孙思邈还强调饮食调养，应遵照"五味各有所主"的理论，以"五味配属五行，归属五脏，以养五脏之气"为指导原则。孙思邈对多种食物进行过研究，在《备急千金要方》第26卷中，记载了果实、菜蔬、谷米、鸟兽虫鱼等各类食品达150多种，并对其气味及对人体养生治病的作用进行了详细论述，是很值得研究的宝贵资料。

三、脾胃病相关内容及特点

（一）以脉象信息确定脏腑病变的部位和性质

《备急千金要方》脾胃辨证的脉象信息包括脾胃所定寸关尺的部位，取脉的浮沉位置，以及脉象的强度，不包括脉的形态。这种以脉象定位定性的方法使脾脏证、胃腑证的脉象均是唯一的，借助脉象即可明确脏腑各证诊断，其后所列证候表现似乎变得不重要了。《备急千金要方》脾胃脉象信息与现今脾胃辨证的脉象构成形式完全不同。当今参与脾胃辨证的脉象仅有形态，如《中医诊断学》脾气虚证的脉象为"缓弱"，胃气虚证的脉象为"弱"，脾阳虚证、胃阳虚证的脉象为"沉迟无力"，脾不统血证的脉象为"细弱"，等等，没有脾胃所定寸关尺的部位及取脉的浮沉位置，说明现今的脾胃辨证的脉象对证的定位所起作用不大，或者说基本不能靠脉象定位。

（二）脾胃辨证以虚实寒热为纲

虚实辨证在《备急千金要方》脏腑辨证中具有重要意义，脾胃辨证以虚实辨病性、辨病位，确定治则治法与用药，体现了虚实辨证在脏腑辨证中的主导地位。如脾脏卷，第二篇篇名为"脾虚实第二"，第五篇篇名为"肉虚实第五"；胃腑卷第二篇篇名为"胃虚实第二"。不仅如此，脾胃证均以虚实命名，脾脏证有脾实热、脾虚冷，脾劳可分为脾劳实、脾虚寒劳；胃腑证亦以虚实命名，胃腑证有胃实热、胃虚冷；脾胃兼证有脾胃俱实、脾胃俱虚。

以寒热辨虚实是《备急千金要方》脏腑辨证的一个极有特色之处。《备急千金要方》脏腑证的分型来自《脉经》，但《脉经》中的脏腑证均只以虚实命名，如脾虚、脾实、胃虚、胃实，而《备急千金要方》则全部改为虚寒（虚冷）与实热，体现了虚与寒、实与热之间的密切关系。

1. 脾脏辨证 脾脏证有脾实热、脾虚冷两个证型。"右手关上脉阴实者，足太阴经也，病苦足寒胫热，腹胀满，烦扰不得卧，名曰脾实热也"。"右手关上脉阴虚者，足太阴经也，病苦泄注，腹满气逆，霍乱呕吐，黄疸，心烦不得卧，肠鸣，名曰脾虚冷也"。脾实热证下领五方，其中有名方两首，即泻热汤、射干煎。脾虚冷证下领四方，其中有名方三首，即槟榔散、温脾丸、麻豆散。

2. 胃腑辨证 胃腑证有胃实热、胃虚冷两个证型。"右手关上脉阳实者，足阳明经也，病苦头痛，汗不出如温疟，唇口干，善哕乳痛，缺盆腋下肿痛，名曰胃实热也"。"右手关上脉阳虚者，足阳明经也，病苦胫寒，不得卧，恶风寒洒洒，目急，腹中痛，虚鸣，时寒时热，唇口干，面目浮肿，名曰胃虚冷也"。胃实热证下领一方，即泻胃热汤，胃虚冷证下领两方，即补胃汤、人参散。

3. 脾胃脏腑兼证 脾胃兼证有脾胃俱实、脾胃俱虚两个证型。"右手关上脉阴阳俱实者，足太阴与阳明经俱实也，病苦脾胀腹坚，抢胁下痛，胃气不转，大便难，时反泄利，腹中痛，上冲肺肝，动五脏，立喘鸣，多惊身热，汗不出，喉痹精少，名曰脾胃俱实也"。"右手关上脉阴阳俱虚者，足太阴与阳明经俱虚也，病苦胃中如空状，少气不足以息，四逆寒，泄注不已，名曰脾胃俱虚也"。

脾胃俱实证下领四方，其中有名方两首，即泻热方、大黄泻热汤。脾胃俱虚证下领十方，其中有名方八首，分别是白术散、平胃丸、崔文行平胃丸、大曲蘗丸、消食断下丸、干姜散、消食丸、曲蘗散。

（三）《千金方》对《伤寒论》的继承与创新

1. 以方类证，明治脾胃诸方适用范围 在仲景"病皆与方相应者，乃服之"的启示下，孙思邈遵循仲景方证相应原则，对《伤寒论》通过"方证同条，比类相附"这种以方类证的方式，将与同一处方相关的条文汇集在一起。此方式便于比较分析，对揭示仲景学术思想深有裨益。脾胃病证诸方证的总结，能使学者明晰治疗脾胃病证诸方适用范围，更好地将治脾胃病证诸方用于临床。

如承气汤类方，是临证中通下胃腑结实的主要方剂，它的适用范围如何，孙思邈通过以方类证的方式，使学者对其有一个全面的了解。在《千金翼方·伤寒上》"太阳病用承气汤法第五"中，孙氏总结太阳病篇中承气汤适用方证为九证、四方，认为太阳病"不恶寒，但热者"、"阴微者"（阳盛阴微）、"过经而谵语"、"小便利，大便反坚者"、"心下温温欲吐，而胸中痛，大便反溏，其腹微满，郁郁微烦，先时自极吐下者"、"但发潮热，手足汗出，大便难，谵语者"、"发其汗不解，蒸蒸发热者"、"腹满者"、"微烦，小便数，大便固坚"等情况可以分别选用大承气汤、小承气汤和调胃承气汤；而若"热结膀胱，其人如狂"、"少腹急结者"，则宜选用桃核承气汤。如此将大承气汤、小承气汤、调胃承气汤和桃核承气汤四首相类而组成不同的方剂放在一起进行比较，使我们对四方的临证适应范围清晰明了，便于临床选方用药。孙氏将相关条文放在一起进行类比研究的方式，使后学者一目了然，能很好地服务于临证脾胃病证治疗时的选方用药。这也为后世研究仲景学术思想提供了切实可行的研究方法。

2. 总结病状，明脾胃病证临床治疗 孙思邈列各经病状六篇，详细记载各经病状，其中列有"阳明病状"和"太阴病状"两篇。从众多医家观点来看，《伤寒论》之六经主要指足经，阳明病则主要指胃的病证，太阴病则主要指脾的病症，孙思邈所列此两篇便于我们了解脾胃病证的临床表现及治疗。

如在"太阴病状第一"中，对太阴病证的临证表现、治疗、预后，在仲景文献基础上进行了总结。其总结太阴病证为"太阴之为病，腹满吐，食不下，下之益甚，时腹自痛，胸下坚结"、"自利不渴者，属太阴"、"脉浮而缓，手足温，是为系在太阴，太阴当发黄"、"腹满时痛，为属太阴"，将太阴病证临床情况集中展现出来。对太阴病的治疗总结为：若"脏有寒"，"当温之，宜四逆辈"；若"脉浮"，为病在表，还有未入脏，则"可发其汗"。而"太阴病，欲解时，从亥尽丑"、"太阴中风，四肢烦疼，阳微阴涩而长，为欲愈"和"伤寒小便自利，利者不能发黄，至七八日，虽烦，暴利十余行，必自止，所以自止者，脾家实，腐秽当去故也"，则是对太阴病预后文献的总结。上述文献切合脾病临床实际，便于对脾病有较清晰的认识。经过孙氏对太阴、阳明病状的总结、归纳，使后世对脾胃病证的诊治认识更加清晰。其为脾胃病证的辨证治疗提供了便捷的门径，也为研究《伤寒论》中脾胃病证提供了文献研究的方法及基础。

3. 伤寒宜忌，指导临床合理治疗 孙思邈又设伤寒宜忌诸篇，指出治疗宜忌，指导临床合理选用治疗方法。如在"宜下第六"中云："大法秋宜下。凡宜下，以汤胜丸散。凡服汤下，中病则止,不必尽三服。"指出下法常用的季节为秋季,在使用下法时应以使用汤剂为主,在服用泻下汤剂时应中病即止。这对掌握下法运用的基本原则有重要指导意义。再如其对宜下的证候总结中有下利一症,而"宜温第七"中亦有下利一症,通过其所总结的文献,学者可以很容易地判断哪种情况该用下法,哪种情况该用温法。今列其总结的文献示例:当用下法的下利有"三部脉皆浮,按其心下坚者"、"脉迟而滑者,实也,利未欲止"、"不欲食者,有宿食"、"下利瘥,至其时复发,此为病不尽,宜复下之",对里实结滞所致诸下利,用下法通下里实结滞;当用温法的下利则为"下利,腹胀满,身体疼痛,先温其里"、"下利,脉迟紧,为痛未欲止"、"下利,脉浮大者,此为虚,以强下之故也"、"少阴病下利,脉微涩,呕者"、"自利不渴者,属太阴,其脏有寒故也"、"下利,欲食者",对太阴、少阴虚寒所致下利,则当以温里的方法治疗。通过这样的文献汇集研究,对临床脾胃病证的诊治更加清晰,能更合理地选用治法方药。

(四)《千金方》脾胃病证用药规律

《千金方》脾胃病证用药主要依据虚寒证与实热证随证施用。虚寒证更多选用温中健脾、温胃散寒之品;部分慢性病照顾到久病虚热的病机特点,适当增入泻火、滋阴药。实热证则大量使用清热解毒剂、泻下剂等;但使用寒凉药的同时均大量配伍姜、参、草等温热药,以防过寒伤及脾胃阳气。该书脾胃病证用方虽然与现在不同,但其用药规律与现在有相似之处,均着意顾护脾胃阳气,对寒凉药的应用均持谨慎的态度。

(五)顾护脾胃的饮食与养生观

1. "春夏取冷太过"致病 孙思邈在《黄帝内经》情志、饮食、起居等诸种"过用"中,明确指出饮食过冷是致病的主要病因,不仅能即时发病,而且会形成病根,迁延日久,使人年老后易患多种疾病。同时,又着重指出饮食过冷多发生于春夏时节。《备急千金要方·食治》云:"夫在身所以多疾者,皆由春夏取冷太过,饮食不节故也。"《千金翼方·养性》言:"夫老人所以多疾者,皆由少时春夏取凉过多,饮食太冷,故其鱼脍、生菜、生肉、腥冷之物多损于人,宜常断之。"这些结论均基于长期大量的临床实践观察。春夏时节天气温暖甚或炎热,人们往往疏于顾护阳气,甚至为了降温消暑,有意睡卧露天或者进食大量生冷之物,取冷太过,以致外感、内伤于寒。对此世人多着眼于即时或不久发病的病证,如因寒邪犯表发为伤寒,以及因脾胃受损,升降运化失司以致暴吐暴泻或入秋成痢等。而孙思邈的卓越之处正在于超越了这个局限。

孙思邈将其"春夏取冷太过"的病因观架构在人体生长衰老的整个生命周期里,指出脾胃受寒不仅短期内会造成肺系及消化系统疾病,更是日后其他诸多疾病的病因。这也是孙思邈在春夏取凉诸多事宜中,尤为强调饮食过冷的原因。脾胃为后天之本、营卫气血生化之源,脏腑形骸均赖于此。饮食过冷则脾胃首当其冲,日久则累及其他脏腑,使人内虚,以致内部无力生化,外部无力抗邪,迁延日久就会罹患多种疾病。

2. "温食"以养生 生冷之物多寒多湿,取之太过,则会伤及脾阳、湿阻中焦。孙思邈在其"春夏取冷太过"的病因观基础上,主张慎食生冷,着重强调"温食"在养生防病中的重要作用。如在《千金翼方·养性》中言:"老人于四时之中,常宜温食,不得轻之";又云:"如其下痢,宜与姜韭温热之菜",说明孙思邈不仅主张"温食"的预防保健作用,还注重食疗的作用。

从《千金方》中可以看出,"温食"的具体含义有二:一方面是指饮食的温度要适宜,不可过冷或过热。孙思邈在《千金翼方·养性》中云："热食伤骨，冷食伤肺"，说明了饮食过冷、过热对人体的损害，同时又对于饮食的适宜温度给出了一个简便易行的测试方法——"热无灼唇，冷无冰齿"。在此之间即为"温食"。另一方面则是从顾护脾阳的角度出发，要求注意食物性味意义上的"温"。《千金翼方·养性》云："鱼脍、生菜、生肉、腥冷之物多损于人，宜常断之。"一些食物虽然温度可能适宜，但是从性味上来说为寒凉之品，如"腥冷之物"。而生菜、生肉等生食，未经炊火，入胃难以腐熟。这都势必加重脾胃负担，倍用其力，折损脾阳。所以饮食要注意选取性味温热的食物，这样通过食物的"温"来顾护人体五脏六腑内环境的"温"，以使运化有常。因此孙思邈谆谆告诫人们对未经烹煮加工的生食及性味寒凉的食物要慎食，尤其是身体虚弱的老年人，以不吃为宜。

3. 整体养生观 "夫在身所以多疾者，皆由春夏取冷太过"的病因观与"常宜温食"的养生观，处处显示出孙思邈顾护脾胃的思想。这一思想不但上承《黄帝内经》"四时皆以胃气为本"和张仲景《金匮要略》"四季脾旺不受邪"的脾胃观点，而且下启李东垣"内伤脾胃，百病由生"的脾胃论，是我国传统医学继承与发展链条上不能忽视的一环。孙思邈秉承了中医一贯的整体性思维，以人的整个生命周期为基础，将人的脏腑功能视为一个有机整体，认为人的行为与健康和疾病之间有着普遍的、运动着的联系；同时又在这普遍联系中尤为强调脾胃对人体健康起到的至关重要的作用，指出脾胃功能的调和与否贯穿整个生命健康的始终，年少时期的调养是否得当会关系到年老时身体的健康与否。孙思邈又强调"取冷太过"的季节性特点，指出春夏时节反有伤阳之虞，所以在春夏时节尤其要注意顾护脾阳，这和《素问·四气调神大论》所载的"春夏养阳，秋冬养阴"及民间流传的"冬吃萝卜夏吃姜，不劳医生开药方"的俗谚一样，都是基于长期观察而得出的客观结论。反观现代人的养生保健理念则多为孤立的静止的观念，如为了补充维生素则大量进食水果，为了增加优质蛋白则嗜食虾蟹，为了不破坏营养成分则吃生菜、生鱼等现象，均是忽视人的整体性，不从全局长远出发，片面进补损伤脾胃而不自知。孙思邈顾护脾胃的整体养生观，体现了我国中医养生理论的智慧。

四、后世评价及其影响

《千金方》是我国医学文献史上承前启后、具有创新性质的医学大成之作，是第一部临床实用性百科全书，古代称之为综合性医学类书，也是我国现存的最早期的医学类书，是研究中医文献价值颇高的重要文献。正因为如此，《千金方》刊出后，我国唐以后的医学著作中，引据此书的相当多。在国外，该书亦享有很高的声誉，许多国家的医家均将该书奉为圭臬，并将其作为重要的医学参考文献。

1.《备急千金要方》形成了独特的脾胃辨证体系 《备急千金要方》脾胃辨证以寒热辨虚实，以虚实辨病性、辨病位，确定治则治法与用药的具体方法，体现了虚实辨证在脏腑辨证中的主导地位。脾脏证有脾实热、脾虚冷，脾劳可分为脾劳实、脾虚寒劳；胃腑证有胃实热、胃虚冷；脾胃兼证有脾胃俱实、脾胃俱虚，体现了虚与寒、实与热之间的密切关系。

《备急千金要方》脾胃脉象以阴阳辨病位，以虚实辨病性，是诊断的基本条件。《备急千金要方》脾胃辨证的脉象信息包括脾胃所定寸关尺的部位，取脉的浮沉位置，以及脉象的强度。这种以脉象定位定性的方法使脾脏证、胃腑证的脉象均是唯一的，借助脉象即可明确脏腑各证诊断。

《备急千金要方》脾胃证具有病与证的双重属性，脾胃证独立于病外而存在，自成体系。脾脏证的脾实热、脾虚冷两个证型均有自己的症候群，并下列主治方药，且每方分别有各自主治的具体症状。胃腑证与脾胃兼证亦同。证与病是并列关系，而不是从属关系，证被视为同病一样的一个完整体系而独立存在。

《备急千金要方》中脾胃所辖病种以本脏本腑病变为主,脾脏病主要是以其所主肌肉病变和大便异常为主要表现的下消化道病变,胃腑病主要是以胃腑的解剖部位为主体的上消化道病变。《备急千金要方》脾胃病证用药主要依据虚寒证与实热证随证施用。虚寒证更多选用温中健脾、温胃散寒之品;部分慢性病照顾到久病虚热的病机特点,适当增入泻火、滋阴药。实热证则大量使用清热解毒剂、泻下剂等;但使用寒凉药的同时均大量配伍姜、参、草等温热药,以防过寒伤及脾胃阳气。

《备急千金要方》脾胃辨证与现代脾胃辨证差异很大,主要表现在脾胃证的命名方式及数量、脾胃证的命名与八纲之间的关系、脾胃证与病的关系和脾胃证脉象的作用等几个方面。《备急千金要方》脏腑辨证体现了隋唐时期脏腑辨证的最高水平,这个辨证模式与当代脏腑辨证有所不同,具备完整而系统的理论体系构架并具有很强的实践性。《备急千金要方》脏腑辨证的理论体系在中医学诊疗体系中有重要的承前启后的作用和地位,既是对唐以前脏腑辨证的理论总结,同时增补了论治方药,为后世脏腑辨证的专题研究打下坚实基础,使后世脏腑辨证的发展始终遵循该书脏腑辨证理论体系的基本构成而不断深化。

2. 《千金方》为妇幼分科立著,促进了妇儿专科的发展　《千金方》分为232门,含方论5300首,集诸家之精华,选方疗效可靠。其论述的范围包括中医的预防医学、医疗学和营养学,丰富了临床治疗经验,并有不少创新的治例补充。尤其孙思邈认为延续人类生命,应以培养幼苗为主,在《千金翼方》序中曰:"人者五行之秀气,气化则人育";并指出"妇女的疾病和男子的疾病不同",主张把妇女病和小儿病从内科中分别出来,都应独立成科。值得注意的是,孙思邈在《备急千金要方》里打破过去医书将妇儿科内容殿后的成例,把"妇人方"3卷、"少小婴孺方"2卷列于各方之前。作者在"序论"中对此特别加以说明。因此在《千金方》中,除序例的医学总论外,其后为妇、儿科专篇,显示作者对妇、儿科的重视,并由此奠定了妇、儿专科的基础。该书把儿科分为初生、惊痫、客忤、伤寒、咳嗽、癖结、胀满、痈疽、瘰病九门,论述翔实。对妇女的调经、求子、胎前、胎育、产后、崩漏带下、接生及婴儿护理、乳母卫生、乳哺方法等,都一一做了详尽的理论性论述。由于孙思邈倡导妇儿分科论治,并在《千金方》中论述了妇幼病的病因病机方面都不相同,治疗也不一样的医学理论,对后世医学在妇科学、儿科学的发展起到了至关重要的作用,促进了妇儿专科的发展和专著文献的集成。宋代陈自明的妇科专著《妇人大全良方》和同时期钱乙的儿科专著《小儿药证直诀》的形成、问世,与《千金方》的启蒙是密不可分的。

3. 《千金方》首倡"食治",对后世营养学的发展影响深远　孙思邈在中医治疗学中有很多创见,食疗就是他对临床医学的一大发展。他论曰:"人之生存,当以食为先。"同时在《千金方》中阐明了这一观点,解释为"医师应当先弄通得病原因,先以饮食治疗,饮食如治不好,然后再去用药",并云:"食能排邪而安脏腑,悦神爽志以资血气。若能用食平疴、释情遗疾者,可谓良工。"故在《千金方》专列食治1卷,对谷、肉、果、菜等食物的营养和治病的作用都做了详细的论述,从而对药物治疗疾病起到了增补的作用。《千金方》中的食治理论对后世营养学影响颇为深远,被后世誉为营养学蓝本。元代医学家忽思慧所著的蒙汉合璧的第一部营养学专著《饮膳正要》,承袭了《千金方》中的有关学术理论与见解。他着重论述了有病先以食养,不愈再取药疗,以及"保养之道,莫若守中"等食疗理论,强调食疗在医药学和预防医学中的作用与地位。《千金方》中还对食治与药治的利弊得失分析得十分透彻,成为我国古代营养学的纲领性理论著作。因此忽思慧云:"孙思邈曰:谓其医者,先晓病源,知其所犯,先以食疗,不瘥,然后命药,十去其九。故善养生者,谨先行之。摄生之法,岂不为有裕矣。"由此可以看出，其确实是遵奉孙氏营养学之旨的。如《饮膳正要》中所载的"枸杞叶能令人筋骨壮，除风补益，去虚劳，益阳事。春夏秋采叶，可久食之"。《千金方》中所论的"枸杞叶，味苦，平，涩，无毒。补虚羸，益精髓"。谚云："去家千里，勿食萝藦、枸杞。此则言强阳道，资阴气，速疾也。"两部著作一脉相承，对枸杞叶均指出具有填精补髓益阳道之功效。

由上所述我们可以看出，《千金方》中不少营养学的医学观点，忽思慧在《饮膳正要》中都做了征引。

4.《千金方》为立足临床实践和中草药药物研究的文献记载，对后世医学研究意义非凡 从《千金方》的编例特殊性可以看出，以证候为之冠，脏腑病理作分类，撷用有效验方为之体，使人们遇到疾病，就能对症取药，用之效如桴鼓。从生理、病理、诊断、治疗、方剂、药物等基本医学理论，到内、外、妇、儿、针灸、按摩等各科临床制药、用药、疗法等均有独特的建树。在药物方面，注重药物的采根、采茎、采花、采实的时节，注意到药物的质量和产地与药物疗效的相关性，因此记载了药出州土，凡132州，合159种道地药材的产地。在《千金方》中，对中草药从采集炮制及疗效应用均进行了分析总结，特别是记载了以胎盘入药治虚证、谷皮治脚气、羊靥和鹿靥治瘿、牛羊猪肝治诸疮和夜盲、白头翁治痢疾、常山截疟、槟榔治蛲虫、青羊胆治疮毒咳嗽等独特方法，为扩大中药药源，增加药品种类，提高药物疗效和质量等方面开辟了新的领域。其中还对皮肤病和淋巴结核等症，记有"三十六瘘方"和"赵婆疗瘰方"，有些方药至今仍应用于临床上，且疗效显著。在临床治疗方面，《千金方》叙到"津液不通，以葱叶除尖头，纳阴茎孔中深三寸，微用口吹之，胞胀，津液大通，便愈"。称之为葱管导尿法，是临床治疗的新创举，元代沿用此法并用羽毛管代替葱叶。尤其值得一提的是，《千金方》在针灸临床治疗方面提倡针药综合治疗的原则，而且在临床实践中发明了以痛取穴、针刺治病，以及创造性地发现了疗效显著的阿是穴（天应穴），并对《明堂针灸图》重新做了修改和记载，并把其设为卷目，从理论上纠正了前人穴位混杂的现象，统一了针灸腧穴，从而为唐以前的针灸学增添了新内容。这些创新疗法对后世医学的影响意义非凡。

5.《千金方》是当时医学发展高度的标志，对世界医学发展具有无可替代的现实指导意义 《千金方》作为具有极高学术价值的医学名著，内容丰富、编裁得当，代表了当时医学发展的最高水平。该书不但对我国医学的繁荣昌盛做出了重大贡献，而且蜚声海外，影响深远。正如日本渡边幸三评价道："中国医学之真髓还要推隋唐医学，在临床方面以孙氏《千金方》为代表。"近百年来，国外医学领域对中国医学文献的研究更为重视，《千金方》尤其被国外学者普遍关注，研究与引据的著作甚多。具有国际影响力的《千金方》被高度赞扬，由此可见一斑。

第三章 金元——脾胃学说的形成时期

金元时期是我国医学史上最繁荣的时期，各学术流派百花齐放、百家争鸣，中医流派亦应运而生。各医家从不同的临床实践、临证体会的角度出发，各自总结出自己所特有的学术见解和治疗经验，脾胃学说顺势在此时期得以汇总、凝练。其中张元素、李东垣的成就尤为突出。易水学派张元素提出了"胃气壮则五脏六腑皆壮也"的论点，确立了"土实泻之，土虚补之"的治疗大法。他认为治脾宜守、宜补、宜升；治胃宜攻、宜和、宜降；实证治疗"养正积自除"，并创枳术丸。李东垣，创"补土派"，著立《脾胃论》，标志着脾胃学说的正式形成。东垣提出"内伤脾胃，百病由生"的论点，他认为，脾胃是气机升降的枢纽，脾气升发，元气才能充沛；脾胃虚弱则九窍不通；胃虚则元气不足，诸病皆生。东垣脾胃论的独到之处在于强调脾胃升发的一面，在对内伤脾胃体虚发热的治疗上突出升阳益气、甘温除热之法，代表方有补中益气汤、升阳散火汤等。王好古在张、李二人脏腑辨证理论和脾胃学说的启发下，借鉴了张仲景伤寒、杂病的治法方药，阐发了内伤脾胃"寒中证"，完善了易水学派重视脾胃的理论和治法。

第一节 《医学启源》、《脏腑标本寒热虚实用药式》的成书及其影响

一、成书背景

（一）作者简介

张元素，字洁古，金之易州（河北省易县军士村，今水口村）人。自幼聪敏，8岁应"童子举"，27岁试"经义"进士，因犯"庙讳"而落榜，遂弃仕从医。中医易水学派创始人，生卒之年无以确切考证而不详。其所处时代略晚于与其同时期的医家刘完素。其医学思想主要渊源于《黄帝内经》、《难经》、《伤寒论》，以及华佗《中藏经》、钱乙《小儿药证直诀》等，同时受刘完素《素问玄机原病式》的部分影响。

张元素的著述，传说的《药证难经》、《医方》30卷，均已早佚；《洁古家珍》和《洁古珍珠囊》均残缺不全。唯有《医学启源》和《脏腑标本寒热虚实用药式》，比较完好地得以保存，是最能反映其学术观点的宝贵资料。

（二）背景概要

张元素以《素问》为宗旨，吸取了《中藏经》分辨脏腑寒热虚实和钱乙五脏虚实辨证用药处方之精华，系统归纳、整理了脏腑辨证。同时，张元素吸收了刘完素《素问玄机原病式》的内容，又参以《素问》有关气味厚薄、寒热升降及五脏苦欲的理论，把运气学说运用到遣药制

方中，著成《医学启源》一书。

《脏腑标本寒热虚实用药式》首载于李时珍的《本草纲目》，次刻于赵双湖的《医学指归》，晚清周学海又收入医学丛书之内，至今无单行本刊行。张元素在撷取前贤诸家之长的基础上，又通过自己数十年的临床经验，把药物的使用与脏腑的标本寒热虚实变化紧密地联系在一起，使脏腑辨证论治形成了一个完整的体系，而《脏腑标本虚实寒热用药式》就是这一体系的结晶。

二、内容概括

（一）《医学启源》的主要内容

《医学启源》系张元素为教授弟子而作，以《黄帝内经》理论为本，旁参各家学说，结合个人心得编成。上卷论述天地六位藏象图、手足阳明、五脏六腑、三才治法、三感、四因、五郁之病及六气主治要法、主治心法等。中卷论《黄帝内经》主治备要、六气方治。下卷论用药备旨，分述药性、气味厚薄、寒热阴阳升降、用药升降沉浮、补泻法等。该书论证简要，选方不泥于古，分析药物归经有创新见解，是张元素代表作之一。

（二）《脏腑标本寒热虚实用药式》的主要内容

张元素对脏腑辨证、遣方制药做了全面系统的总结和阐发，根据《黄帝内经》的藏象理论，依据脏腑本气和经络循行路线，结合虚实寒热进行辨证，将脏腑病证分为"本病"和"标病"，并有"是动病"、"所生病"的区别，同时创制了《脏腑虚实标本用药式》。还有"五脏五味补泻"和《洁古珍珠囊》所载的"引经报使"，对脾胃病证虚实标本的用药方法也做了明确阐述。该书列有 12 个脏腑，每个脏腑先写出生理功能，再列标本常见病证，最后示寒热虚实温清补泻常用药物。

三、脾胃病相关内容及特点

（一）脾胃的生理特点

关于脾胃的生理功能，早在《黄帝内经》中即有论述，张元素对《黄帝内经》颇有研究，深得其要旨。《医学启源》阐述了脾胃的生理特点："脾之经，脾脉本在肌肉，足太阴，湿，己土。脾者，土也，谏议之官，主意与智，消磨五谷，寄在胸中，养于四旁，旺于四季，正主长夏，与胃为表里，足太阴是其经也"；"胃者，脾之腑也，又名水谷之海，与脾为表里；胃者，人之根本。胃气壮，则五脏六腑壮也，足阳明是其经也"。《脏腑虚实标本用药式》亦曰："脾藏意，属土，为万物之母，主营卫，主味，主肌肉，主四肢。"

（二）脾所主病

《医学启源》五运病解，阐述五脏的病机特点。五运主病，木、火、土、金、水，顺则皆静，逆则变乱，四时失常，阴阳偏胜，病之源也。脾病病机特点是"诸湿肿满，皆属于脾"。通过五脏补泻法治疗："脾虚则甘草、大枣之类补之，实则以枳壳泻之。如无他证，虚则以钱氏益黄散，实则泻黄散。心乃脾之母，以炒盐补之；肺乃脾之子，以桑白皮泻肺"。本病，即脾脏功能失常之病变，"诸湿肿胀，痞满噫气，大小便闭，黄疸痰饮，吐泻霍乱，心腹痛，饮食不化"。标病，即足太阴脾经病变，"身体胕肿，重困嗜卧，四肢不举，舌本强痛，足大趾不用，九窍不通，诸痉项强"。

（三）阐发六气病机

张元素对"五运六气"研究的独到之处，便是对六气理论的系统研究。他重视六气病机证治，在六气学说主导思想下，对脾胃病的治疗提出以理法方药一线贯穿的全面、系统的理论。

六气是指风、寒、暑、湿、燥、火六种自然界气候变化的主气。春、夏、长夏、秋、冬的主气分别是风、暑（火）、湿、燥、寒，脾胃属于太阴湿土，湿属于脾胃之气。

六气为病中的湿气，其为病纲要为"湿者，太阴湿土，乃脾胃之气也，诸痉强直，积饮痞隔中满，霍乱吐下，体重跗肿，肉如泥，按之不起，皆属于湿"。

（四）六气病解（详细阐述了湿气的病机）

因为湿过重，风来制约湿，出现四肢的筋骨强直不柔和，好像风产生的筋强直的症状。因湿邪留饮，阻遏气机，致经络阻滞不通，胸腹间气机阻塞不疏畅，胸腹胀满，甚则结块坚硬疼痛，肠胃传化失常致上吐下泻，周身肌肉困重酸沉，皮肤浮肿按之不起。这是六气为病中湿气为病的病机纲要。

（五）脏腑辨证说

1. 张元素脏腑辨证说的渊源，首见于《灵枢》、《金匮要略》　《灵枢·邪气脏腑病形》的"五脏之病变"、"六腑之病变"，《灵枢·经脉》的"是动病"、"所生病"，《灵枢·本脏》的五脏六腑"二十五者"，以及《金匮要略·脏腑经络先后病脉证》的"五脏病各有十八"、"阳病十八"、"阴病十八"等记载，均属张元素脏腑辨证说的理论依据。此后，东汉华佗所著的《中藏经》内，综合《灵枢》、《金匮要略》而论述的"五脏六腑虚实寒热生死逆顺之法"凡十一篇，唐代孙思邈著的《备急千金要方》所列的脏腑虚实病证数十篇，以及北宋钱乙著的《小儿药证直诀》以寒热虚实分析五脏病证等内容，均对元素的脏腑议病说起着深刻的影响和启示作用。元素素重《黄帝内经》和仲景之说，他在学习经典著作的基础上，接受了前人的学术经验，通过长期临证实践，反复验证，自成以脏腑寒热虚实分析证候病机确立治疗方法的理论体系——脏腑辨证说，并作为其学术思想的中心。此学说在上述诸家理论的基础之上，着实有很大的提高。

2. 张元素对脏腑辨证的研究，既得其要领，又较为系统全面　张元素在《医学启源·五脏六腑除心包络十一经脉证法》中曰："夫人有五脏六腑，虚实寒热，生死逆顺，皆见形证脉气，若非诊切，无由识也。虚则补之，实则泻之，寒则温之，热则凉之，不虚不实，以经调之，此乃良医之大法也。"这段话提示进行脏腑辨证，应首先分辨寒热虚实的脉证，然后据此而确定其补泻温凉的治法，这是诊治疾病的大法。接着，他对人体的五脏六腑（除心包络外），分别从一个脏一个腑的正常生理、病理变化、演变预后及治疗用药四个方面，根据《黄帝内经》等典籍理论，结合自己的医疗实践，系统全面地进行了论述。现以张元素《医学启源·五脏六腑除心包络十一经脉证法》中的肝病辨证为例加以说明佐证。

（1）《黄帝内经》曰："肝与胆为表里，足厥阴少阳也。其经旺于春，乃万物之始生也。其气软而弱，软则不可汗，弱则不可下，其脉弦长曰平。"这就是将肝脏的正常生理、肝脏的性质、与自然界相应的季节、主要功用及特征等都概括地反映出来了。

（2）"肝中寒，则两臂不举，舌燥，多太息，胸中痛，不能转侧，其脉左关上迟而涩者是也。肝中热，则喘满多嗔，目痛，腹胀不嗜食，所作不定，梦中惊悸，眼赤视不明，其脉左关阴实者是也。肝虚冷，则胁下坚痛，目盲臂痛，发寒热，如疟状，不欲食，妇人则月水不来，气急，其脉左关上沉而弱者是也"。此述将肝病的病理变化，分别对应其寒热虚实的脉证，逐一阐明清楚。以上所述肝之脉证，有的本于《灵枢·经脉》，有的则取之于《金匮要略·脏腑经络先后病脉证》等，并结合张氏自己的长期实践，脉证并举，综合归纳而成。

（3）"肝病旦慧、晚甚、夜静。肝病头痛目眩，胁满囊缩，小便不通，十日死。又身热恶寒，四肢不举，其脉当弦而急；反短涩者，乃金克木也，死不治"。此述将肝病的种种演变和预后吉凶，扼要地予以指出。

（4）"肝苦急，急食甘以缓之，甘草。肝欲散者，急食辛以散之，川芎。补以细辛之辛，泻以白芍药之酸。肝虚，以陈皮、生姜之类补之。经曰：虚则补其母，水能生木，水乃肝之母也。苦以补肾，熟地黄、黄柏是也。如无他证，惟不足，钱氏地黄丸补之。实则芍药泻之，如无他证，钱氏泻青丸主之，实则泻其子，心乃肝之子，以甘草泻之"。这是在论述肝病的治疗用药。它汲取了《素问·脏气法时论》的有关内容，并参照钱乙《小儿药证直诀》中的用药经验，结合张元素自己的治疗实践，具体地规定出较为得宜的治疗肝病诸证的药和方。

张元素研究其他各个脏腑的辨证治疗，亦大略如此。他对脏腑辨证治疗的研究，从理论到临床，形成了完整而周密的体系。这样，就把脏腑辨证治疗的内容，在前人分散、零碎的一些观点的基础上，提高而成为有证、有法、有方的条理清晰的系统。这就向前大大地推进了一步，它使中医学的辨证论治这一诊疗基本规律，得以更加丰富和充实，这不能说不是张元素的重大成就。

3. 脾病的寒热虚实辨证　张元素在《医学启源·五脏六腑除心包络十一经脉证法》中，首先突出了脾病的主症以面色萎黄无华为主，即"脾病则面黄色萎"，并以寒、热、虚、实的论述模式将脾病分为脾虚实辨证和脾寒热辨证。

脾病的虚实辨证，张元素以虚实为纲领，对脾虚证、脾实证的临床表现从脾主运化、开窍于口、在液为涎和主肌肉四肢等方面进行了区别。即"虚则多喜吞……手中软弱不能自持……实则舌强直，不嗜食，呕逆，四肢缓"。他还认为由于脾病有虚、实之别，脾病患者在梦境中的表现亦有区别，即"虚则梦饮食不足……实则时梦筑墙垣盖屋，盛则梦歌乐"。

脾病的寒热辨证，张氏以寒热为纲，对脾病的寒、热临床表现也有对比性的描述："寒则吐涎沫而不食……手足厥，甚则战栗如疟也……热则面黄目赤，季胁痛满。"

对于脾病的辨证，张元素还特别说明了脉诊的重要性，认为临病之时，"切要明察脉证，然后投药"，即将脉诊作为明辨脾病寒热虚实、生死顺逆的重要方法。张元素还进一步对脾脉进行了阐述，指出脾脉柔和者为平脉，脾脉实而满者为病脉，坚硬如鸟之啄、脉率不整如屋之漏者则为死脉。即通过常脉、病脉和死脉判断疾病的预后。

张元素还强调了脉证合参的重要性，认为脾病如果脉与证相符则预后较好，反之则不治。其曰："脾病，其色黄，饮食不消……其脉微缓而长者，可治。"意即脾病时，若出现面色黄、饮食不消化等证候，而脉象呈现微缓且长，说明脉与证是相符的，则预后较好。"脾病色黄体重，失便……其脉当浮大而缓，今反弦急，其色青，死不治。"意即脾病时，若出现面色黄、身体沉重、大便失禁等证候，而脉象浮大而缓，说明脉与证还是相符的；若出现脉象弦急，面色发青，则预后不佳。张元素将脉与证相结合来判断脾病的生死逆顺，归纳预后情况，充分体现了脉与证相结合的重要性，很值得我们学习借鉴。

4. 胃病的寒热虚实辨证　张元素在《医学启源·五脏六腑除心包络十一经脉证法》中，关于胃病的辨证与脾病的辨证是相似的，皆是以寒热、虚实为纲，将胃病分为胃虚实、胃寒热等不同的证候类型。

胃病的虚实辨证，以虚实为纲，对胃病虚实的临床表现作了对比描述："虚则肠鸣胀满，滑泄……实则中胀便难，肢节痛，不下食，呕逆不已"，说明虚证由于气虚不运则表现为腹部胀满、气虚不固而出现肠鸣及大便失禁，实证则由于胃不降浊而表现为腹胀、大便难、饮食不下及呕吐不止等证候。

胃病的寒热辨证，以寒热为纲，将胃病分为胃寒、胃热两类，"寒则腹中痛，不能食冷物……热则面赤如醉人……便硬者是也"，指出胃寒时表现为腹痛、吃冷食会加重病情，胃热时可出现面色红赤、大便坚硬等。

张氏在《医学启源》中将脾胃病按照寒、热、虚、实等分类阐述，并强调脉诊的重要性，形成了以寒、热、虚、实为纲，以及脉证合参的脾胃病辨证体系。

（六）遣药制方论

1. 遣药制方以"养胃气为本"　《医学启源》以脏腑经脉、病因、主治心法、《黄帝内经》主治备要、六气方治、用药备旨等内容为主，但有明确方名记载的仅有"六气方治"和"用药备旨·五行制方生克法"两篇，纵观其选方用药，多处体现了张元素"养胃气为本"的治疗学思想。如张元素在"六气方治"中列举了治疗风、暑热、湿土、火、燥、寒水的选方用药，其不仅在治疗湿土时选用了五苓散之类药物，而且在治疗暑热时记载的白虎汤、益元散、竹叶石膏汤、四君子汤、白术散、小柴胡汤和升麻葛根汤等大多数方剂中，均佐以养胃气的药物。如"竹叶石膏汤……治伤寒解后，虚羸少气，气逆欲吐"。该方由竹叶、石膏、半夏、麦冬、人参、炙甘草和粳米组成。方中以甘草、粳米调养胃气。张元素在治疗火、燥、寒水时也同样体现出其以"养胃气为本"的治疗观。

2. 关于药物的研究

（1）药物气味：张元素根据《素问·阴阳应象大论》"味厚者为阴，薄为阴之阳；气厚者为阳，薄为阳之阴"之说，阐明了研究药物气味，应区分其厚薄阴阳。因为药物气味分阴阳，是气为阳，味为阴，阳气主上升，阴味主下降，这是气味升降的基本理论。但在气味之中还有厚薄之分，亦即从阴阳中又分阴阳，这说明了气薄者未必尽升，味薄者未必尽降。张元素对这一理论的体会，颇为深刻。因此，他在《医学启源·气味厚薄寒热阴阳升降之图》中作了细致的阐述，其曰："升降者，天地之气交也，茯苓淡，为天之阳，阳也，阳当上行，何谓利水而泄下？经云：气之薄者，阳中之阴，所以茯苓利水而泄下，亦不离乎阳之体，故入手太阳也。麻黄苦，为地之阴，阴也，阴当下行。何谓发汗而升上？经曰：味之薄者，阴中之阳，所以麻黄发汗而升上，亦不离乎阴之体，故入手太阴也。附子，气之厚者，乃阳中之阳，故经云发热；大黄，味之厚者，乃阴中之阴，故经云泄下。竹淡，为阳中之阴，所以利小便也。茶苦，为阴中之阳，所以清头目也。清阳发腠理，清之清者也；清阳实四肢，清之浊者也。浊阴归六腑，浊之浊者也；浊阴走五脏，浊之清者也。"由于张元素非常注重药物的气味厚薄、升降浮沉的异同及其辨证关系，所以在其所著的《医学启源》中，便据此制定了药类法象及拣择制度、修合之法，并结合五行之说，将常用药品，分为五类。

1）风升生：味之薄者，阴中之阳，味薄则通，酸、苦、咸、平是也。防风、羌活、升麻、柴胡、葛根、威灵仙、细辛、独活、白芷、鼠粘子（牛蒡子）、桔梗、蔓荆子、秦艽、天麻、麻黄、荆芥、薄荷、前胡之类属之。

2）热浮长：气之厚者，阳中之阳，气厚则发热，辛甘温热是也。黑附子、干姜、生姜、川乌头、良姜、肉桂、桂枝、草豆蔻、丁香、厚朴、益智仁、木香、白豆蔻、川椒、吴茱萸、延胡索、砂仁、神曲之类属之。

3）湿化成：戊土其本气平，其兼气温凉寒热，在人以胃应之。己土其本味淡，其兼味辛甘咸苦，在人以脾应之。黄芪、人参、甘草、当归、熟地黄、半夏、白术、苍术、橘皮、青皮、藿香、槟榔、京三棱、阿胶、桃仁、杏仁、紫苏、苏木之类属之。

4）燥降收：气之薄者，阳中之阴，气薄则发泄，辛甘淡平寒凉是也。茯苓、泽泻、猪苓、滑石、瞿麦、车前子、木通、灯心草、五味子、白芍、桑白皮、天冬、麦冬、犀角、乌梅、丹皮、地骨皮、枳壳、琥珀、连翘、枳实之类属之。

5）寒沉藏：味之厚者，阴中之阴也，味厚则泻，酸苦咸寒是也。大黄、黄柏、黄芩、黄连、石膏、龙胆草、生地黄、知母、汉防己、茵陈、朴硝、瓜蒌根、牡蛎、玄参、苦参、地榆、栀子之类属之。

以上从气味厚薄的升降浮沉，并包括五味之性来进行药物分类，这是张氏的独到见地。

（2）药物补泻：张元素根据《素问·脏气法时论》之旨，对药物的补泻，亦进行了阐发。如《黄帝内经》云："肝苦急，急食甘以缓之；心苦缓，急食酸以收之；脾苦湿，急食苦以燥之；肺苦气上逆，急食苦以泄之；肾苦燥，急食辛以润之。"他主张用甘草缓肝急，五味子收心缓，白术燥脾湿，黄芩泄肺逆，黄柏、知母润肾燥。又《黄帝内经》云："肝欲散，急食辛以散之，用辛补之，酸泻之"；"心欲软，急食咸以软之，用咸补之，甘泻之"；"脾欲缓，急食甘以缓之，用苦泻之，甘补之"；"肺欲收，急食酸以收之，用酸补之，辛泻之"；"肾欲坚，急食苦以坚之，用苦补之，咸泻之"。张氏通过临床实践，使用川芎散肝，细辛补肝，白芍泻肝；芒硝软心，泽泻补心，黄芩、甘草、人参泻心；甘草缓脾，人参补脾，黄连泻脾；白芍敛肺，五味子补肺，桑白皮泻肺；知母坚肾，黄柏补肾，泽泻泻肾。凡此种种，都说明了张氏对药物的补泻，进行了理论联系实际的研究。

（3）药物归经：张元素在研究药物气味和补泻的同时，又发明了药物归经之说，他认为深入了解药物性味而使之各归其经，则力专用宏，疗效更著。是故在他所著的《洁古珍珠囊》一书中，几乎无一味药不载有归于某经的说明。如同一泻火药，黄连泻心火，黄芩泻肺火，白芍泻肝火，知母泻肾火，木通泻小肠火，石膏泻胃火。用柴胡泻三焦火，必佐以黄芩；用柴胡泻肝火，必佐以黄连，泻胆火亦用；黄柏则泻膀胱火；等等。张元素认为，如归经不明，无的放矢，则难以获得理想的效果。不仅如此，张元素还认为制方必须引经报使，才能更好地发挥其作用。如太阳膀胱经病，在上用羌活，在下则用黄柏；阳明胃与大肠经病，在上用升麻、白芷，在下则用石膏；少阳胆与三焦经病，在上用柴胡，在下用青皮；太阴脾和肺经病，用白芍；少阴心和肾经病，用知母；厥阴肝与心包经病，在上用青皮，在下则用柴胡；等等。以上张元素关于归经和引经之说，是各有其明确的含义的，如前者是遣用每味药的专司；后者是向导全方主治的效用。药物有专司，制方有专主，二者相辅相成，相得益彰。它可使临床疗效更为理想，这确实是张元素的又一创见。

（4）"湿化成中央"类药物：药类法象以六气为纲论析药物，即药物分类取法于大地五运之象。张元素依据气味厚薄、升降浮沉补泻主治之法及其与五行之间的关系对药物进行分类，将常用药物分为"风升生、热浮长、湿化成、燥降收和寒沉藏"五类，在中药分类方法中属于独创，起到了承前启后的作用。《素问·六节藏象论》将五脏按阴阳四时之象进行类比分属，即"脾、胃……至阴之类，通于土气"。张元素据此，把中药与五个季节联系起来进行划分，从阴阳四时之象来阐发中药药理，把对应"至阴之类，通于土气"的长夏，概括为"湿化成"，即湿土同类，中央黄土具有万物之本源、化气成物之功。"湿化成中央"一类，为平和之类："戊土其本气平，其兼气温凉寒热，在人以胃应之；己土其本味淡，其兼味辛甘咸苦，在人以脾应之"。将具有燥湿、祛湿、益气、补血药理作用的药物划分为此类，并以长夏之象来解释这类药物之理。

"湿化成中央"类药物有 21 味，摘述如下。

黄芪：性温味甘平，气薄味厚，可升可降，阴中阳也。补诸虚不足，益元气，祛肌热、疮疡，排脓止痛，壮脾胃。

人参：性温味甘，气味俱薄，浮而升，阳也。补元气，止渴，生津液。

甘草：味甘，生大凉，火炙之则温，气薄味厚，可升可降，阴中阳也。和中，补阳气，调诸药，能解其太过，祛寒邪。

当归：性温味甘，气厚味薄，可升可降，阳也。心经药，和血，治诸病夜甚。

熟地黄：性温味苦甘，气薄味厚，沉而降，阴也。益肾水真阴，和产后气血，去脐腹急痛，养阴退阳，壮水之源。

半夏：性温，味辛苦，气味俱薄，沉而降，阴中阳也。燥脾胃湿，化痰，益脾胃之气，消肿散结。

白术：性温味微苦，气味俱薄，浮而升阳也。温中，祛脾胃中湿，除脾胃热，强脾胃，进饮食，和脾胃，生津液，除肌热。

苍术：性温味甘，主治与白术同。但比之白术，气重而体沉。

橘皮：性温味辛苦，气薄味厚，浮而升，阳也。祛胸中寒邪，破滞气，益脾胃。

槟榔：性温味苦，气薄味厚，沉而降，阴中阳也。破滞气下行，泄胸中至高之气。

京三棱：性平味苦，阴中之阳，破积气，损真气，虚人不用。

阿胶：性平味淡，气味俱薄，浮而升，阳也，能补肺气不足。

3. 关于制方的研究 张元素研究制方之理，首先是以药物气味与病机之协调为基础，以五行相生相克为法则，来作为其拟订制方的原则。他在《医学启源·五行制方生克法》中云："夫木火土金水，此制方相生相克之法也，老于医者能之。风制法：肝、木、酸，春生之道也，失常则病矣。风淫于内，治以辛凉，佐以苦辛，以甘缓之，以辛散之。暑制法：心、火、苦，夏长之道也，失常则病矣。热淫于内，治以咸寒，佐以甘苦，以酸收之，以苦发之。湿制法：脾、土、甘，中央化成之道也，失常则病矣。湿淫于内，治以苦热，佐以咸淡，以苦燥之，以淡泄之。燥制法：肺、金、辛，秋收之道也，失常则病矣。燥淫于内，治以苦温，佐以甘辛，以辛润之，以苦下之。寒制法：肾、水、咸，冬藏之道也，失常则病矣。寒淫于内，治以甘热，佐以苦辛，以辛散之，以苦坚之。"张元素并对上述制方原则进行了解释："酸苦甘辛咸，即肝木、心火、脾土、肺金、肾水之本也。四时之变，五行化生，各顺其道，违则病生。圣人设法以制其变，谓如风淫于内，即是肝木失常矣，火随而炽，治以辛凉，是为辛金克其木，凉水沃其火，其治法例皆如此。"张元素根据上述制方原则，还举出了"当归拈痛汤"一方，是依据上述"湿制法"的"湿淫于内，治以苦热，佐以咸淡，以苦燥之，以淡泄之"的原则而制定的；并阐明了该方所主治的病证和各药所组成的方义具有"气味相合，上下分消，其湿气得以宣通"的效用。以上张元素制方原则的内容，其所分的风、暑、湿、燥、寒五类，实源于《素问·至真要大论》之诸气在泉治法之旨。

湿土治疗处方有以下 9 个：葶苈木香散、白术木香散、大橘皮汤、桂苓白术丸、六一散、五苓散、赤茯苓丸、人参葶苈丸、海藻散。葶苈木香散下水湿，消肿胀，止泻痢，利小便，治疗湿热内外甚，水肿腹胀，小便赤涩，大便滑泻；白术木香散利水消肿，行气化痰，止嗽定喘，治疗喘嗽肿满，欲变成水病，不能卧、不欲饮食、小便闭；大橘皮汤清利湿热，行气利水，以通小便而实大便也，治疗湿热内甚、心腹胀满、水肿、小便不利、大便滑泄者；桂苓白术丸消痰止咳，散痞开结，调和脏腑，治疗痰饮咳嗽、胸腹痞满、水肿腹胀、呕吐泄泻者；六一散荡胃中积聚寒热，宣积气，通九窍六腑，生津液，祛留结，宽中，除烦热心躁，治疗身热呕吐泄泻、肠澼下利赤白、癃闭淋痛、腹胀痛、惊悸健忘、口疮者；五苓散运脾除湿，化气利水，治疗膀胱蓄水证、水逆证者；赤茯苓丸利水消中，行气消胀，治疗脾胃水湿太过、四肢肿满、腹胀喘逆、气不宣通、小便赤涩者；人参葶苈丸健脾益肺，泻肺平喘，行水消肿，治疗一切水肿及喘满不可当者；海藻散消痰软坚，散结化滞，泻水逐饮，温中行气，治疗男子、妇人遍身虚肿、喘、满闷不快者。

（七）脾胃病治法

张元素对于脾胃病的治疗，有其比较系统、完整的方法。他在《脏腑标本寒热虚实用药式》中对此进行了较为全面的叙述。例如，土实泻之，方法有涌吐（豆豉、栀子、萝卜子、常山、瓜蒂、郁金、藜芦、苦参、赤小豆、盐汤、苦茶等），泻下（大黄、芒硝、礞石、大戟、芫花、甘遂）。土虚补之，方法有补母（桂心、茯苓），补气（人参、升麻、葛根、甘草、陈皮、藿香、砂仁、木香、扁豆），补血（白术、苍术、白芍、胶饴、大枣、干姜、木瓜、乌梅、蜂蜜）。本湿除之，方法有燥中宫（白术、苍术、橘皮、半夏、吴茱萸、南星、草豆蔻、白芥子），洁净府（木通、赤茯苓、猪苓、藿香）。标湿渗之，方法主要为开鬼门（葛根、苍术、麻黄、独活）。胃实泻之，主要是泻湿热（大黄、芒硝），消饮食（巴豆、神曲、郁金、三棱、轻粉）。胃虚补之，主要是补胃气以化湿热（苍术、白术、半夏、茯苓、橘皮、生姜），散寒湿（干姜、附子、草果、官桂、丁香、肉果、人参、黄芪）。本热寒之，主要是降火（石膏、地黄、犀角、黄连）。标热解之，主要是解肌（升麻、葛根、豆豉），如此等等。从以上对脾胃病的治疗用药内容中，不难看出，张氏是根据脾喜温运，胃宜润降的生理特点，分别确定了治脾宜守、宜补、宜升和治胃宜和、宜攻、宜降等治则，这确实是深得脾胃病治疗之"三昧真经"。

此外，张元素还创制了治疗脾胃病之代表方剂——枳术丸。该方治病消食、强胃。白术二两，枳实（麸炒、黄色去穰）一两，同为极细末，荷叶裹烧，米饭为丸，如梧桐子大，每服五十丸，多用白汤下，无时。考该方系从《金匮要略》方枳术汤化裁而成。《金匮要略》此方是枳实用量重于白术，以消化水饮为主，兼顾脾胃；张元素改汤为丸，白术用量重于枳实，则以补养脾胃为主，兼治痞消食。配荷叶芬芳升清，以之裹烧，又用米饭为丸，与术协力，则更能增强其养胃气的作用。由此可见，张氏对于脾胃病的治疗，其主导思想，乃是以扶养后天之本为先，而辅之以治痞消食，此即张氏所谓"养正积自除"也。张元素这一脾胃病治法的正确观点，以后又成为易水学派师徒相传的家法，这足以说明此可谓张元素的重大成就之一。

张元素及其子张璧（号云岐子）在针灸的临床应用上，创制了历史上著名的"洁古云岐针法"，并取得了很大成就。表现在针灸运用上，以善灸温补脾肾闻名。张氏的针灸学理论是源于《黄帝内经》而又详于《黄帝内经》，如其对经络学说的发挥，对《黄帝内经》热病五十九刺及五输穴的应用等，内容均较《黄帝内经》详尽。具体治疗上，倡"大接经"之说治疗中风偏枯。据东垣弟子罗天益应用"大接经"法治疗中风偏枯的医案称，因中风偏枯患者，病机多为经络不通，针刺十二井穴，可以"接通经络"。"大接经"法，疗效确切，一直为后世临床所重视，至今亦是治疗脑血管病的准绳，这充分证实了"洁古云岐针法"的学术价值。

张元素的学术思想，主要体现在脏腑辨证、遣方与制药及治疗脾胃病等方面。他在理论的阐述及其发挥上都是比较全面系统的。例如，对脏腑辨证的观点，他在前人论述的基础上，加上了自己的实践经验，分别从正常生理、病理变化、演变预后及治疗用药四个方面，论述了脏腑的病机与证治而自成体系，在学术和临床上都具有很高的指导价值。在遣方与制药上，前者根据药物四气五味的特点，升降浮沉的趋势，按照阴阳属性，找出药物的作用规律，并提出"药物归经"之说，以发挥药物之所长。后者则以气味与病机的调协为基础，根据《黄帝内经》有关制方的理论，来确定制方的原则，并且遵古而不泥古，针对具体情况而立法处方。另外，在脾胃病的治疗过程中，强调以扶养脾胃为主的观点。从基础理论的病因病机，到临床实用的辨证论治，所有这些都兼及药物的性能和处方原则，同时重视扶养脾胃等许多方面，均已相当周详和完备。张元素的学术经验，可谓既全面又切合实际。今天看来，张元素仍不愧为荟萃了中医学精华的大家之一，在临床实践中，其诸多理论至今被人们广泛地应用且卓有成效。

四、后世评价及其影响

张元素积多年临床经验，师古而不泥于古，宗法而又敢于创新。尤其在脾胃病证的论治方面，提出的诸多论点成为补土学说的萌芽，其门人李东垣、王好古及罗天益等在其基础上，一脉相传，进一步完善继承和创新，中国医学史上一大学派顺时顺势蔚然形成。

李东垣为宋（金）元四大家之一，继承张元素重脾胃之理论，并广而大之，成就卓越。他倡论脾胃和元气的关系及脾胃在升降运动中的枢纽作用，著有《脾胃论》等书，后世称为补土派，公论他是补土派的杰出代表人物。东垣虽师承张元素，而学术成就不尽相同：张元素重点在阐发药物的理论和脾胃病用药上，东垣则重点在阐发脾土的论治法则上。师徒之间，异中有同。王好古先受业张元素，复从学于东垣，进一步补充东垣之说，倡"阳气不守，肾气虚寒"的理论，著有《阴证略例》一书。在某些方面，与其师祖们亦有不同之处，不同之点是：张元素、李东垣的用药，寒、热、补、泻，随证而施，王好古则侧重于温补；张元素、李东垣旨在温养脾胃，王好古则从温养脾胃转向温补脾肾。明代的温补学说，基本上为元素学说的发展。

第二节　《脾胃论》的成书及其影响

一、成书背景

（一）作者简介

李东垣（1180—1251），名杲，字明之，晚号东垣老人，元代真定（今河北省正定县）人，出生于书香门第之家，受到优秀的经学教育，自幼聪慧，喜好医药，待人宽厚。在其20岁时，母亲因患重病经多方诊治无效死亡，故其不惜离乡四百余里，拜张元素为师，经过多年刻苦学习，"尽得其学，益加阐发"。李东垣身处兵祸连年、疫疠流行的金元时期，民众生活很不安稳，无休无止的苦役、饥饱无依、精神恐惧、颠沛流离等皆造成民众脾胃损伤。而对这些脾胃病患者，时医却以大小承气汤、陷胸汤丸、茵陈蒿汤等方治之，没有正确掌握好辨证论治的精髓，造成诊治上的错误。正如李东垣所云："举世尽将内伤饮食失节、劳役不足之病，作外伤寒邪、表实有余之证，反泻其表，枉死者岂胜言哉。"他首作《内外伤辨惑论》辨别外感与内伤的不同，后作《脾胃论》进一步阐释内伤脾胃的具体病因病机及辨证论治等，并提出了一系列有效治疗脾胃病的方药，故后世有云"外感宗仲景，内伤法东垣"。随着李东垣及其传人的医名远扬和著作的广为流传，其强调的脾胃功能作用和治疗时重视培补脾土的理论思想在学术界引起了广泛的争论，得到不少人的认同，因此而成为了医学史上的金元四大家之一。李东垣及其传人亦被后人称为"补土派"，而其所著《脾胃论》将其学术思想论述得最为详细，亦由此成为李东垣本人和"补土派"的代表之作。《兰室秘藏》记载了李东垣生平治疗疾病的经方妙药，是其脾胃学说的临床精髓，实用价值极高。经过多年临证，其医技日益精湛，各科疾病均能诊治，故时人多称其为"神医"。

（二）社会背景

李东垣"少通春秋、书、易，博闻强记"。在幼年时期，"世以赀雄乡里"。家业富厚，为母看病，遍延诸医，杂药乱投，其母遂死，至死不知病因。东垣因此为自己不懂医学而痛悔，于是以千金为贽，拜易州（今河北易县）人张元素（字洁古）为师，致力于学医，不数年尽受其业。

李东垣脾胃学说的成就并非偶然，而是特定历史条件下的产物。首先，李东垣生于民族矛盾十分激烈的年代，"金元扰攘之际，人生斯世，疲于奔命，未免劳倦伤脾，忧思伤脾，饥饱伤脾"。当时疾病流行，人民生活极不安定。李东垣亲眼看到"壬辰（公元1232年）之变"，五六十日之间，因饮食劳倦所伤而死亡者近百万人。兵连祸结、内忧外患的苦难社会，民不聊生，正如遗山诗所反映的"野蔓有情萦战骨，残阳何意照空城"。贞祐、兴定（公元1213～1220年）年间，如山东的东平、山西的太原、陕西的凤翔等地都发生过类似"壬辰改元"、"京师解围"之后的病证，该病证多与脾胃相关，有的因劳倦伤脾，有的因饥饱伤脾，有的因忧虑伤脾。李东垣观察到当时种种的致病原因，以古鉴今，再加上自己切身的流离痛苦，脾胃久伤，气短、精神不足等证的体验，他认为：人民挣扎在水深火热的环境中，由于饥饿、寒暑、劳累、忧恐、流离失所而患疾病，多为脾胃元气亏乏，机体抗病能力减弱所致，所以必须增强脾胃的元气。

（三）师学渊源——李东垣师承张元素

张元素，当时以医学负盛名于燕赵之间，他的学术成就主要体现在脏腑辨证、遣药组方及脾胃病治法三个方面。特别是对《黄帝内经》很有研究，他提出"运气不齐，古今异轨；古方新病，不相能也"（《金史·方技》）的独到见解，主张治病要从辨识脏腑的虚实着手，要根据当时的气候和患者的体质灵活用药，并善于化裁古方，自制新方。他创制了治疗脾胃病的代表方剂——枳术丸，该方从《金匮要略》的枳术汤化裁而成。《金匮要略》中，该方是枳实用量重于白术，以消化水饮为主，兼顾脾胃；张元素则改汤为丸，白术用量重于枳实，以补养脾胃为主，兼能治痞消食。

李东垣作为张元素的学生，更是"尽得其学，益加阐发"，"卓为医家大宗"。其治学的最大特点就是：不但努力钻研医学经典，并且善于联系实际、引经立论、创立新说。当时，以张仲景方药为代表的"经方派"，势力很大，其中有的因循守旧，照搬古方，因而被误治致死的人不少。李东垣尊重张仲景，且深入研究过《伤寒论》，但对那些食古不化的庸医却大不以为然。面对当时的社会状况——金元混战，兵连祸结，民不聊生，人民在水深火热中挣扎，饱受饥饿、劳累、惊恐、离乱的痛苦，不患病的极少。而当时不少庸医却抱残守缺、故步自封，不根据患者的具体情况，生搬硬套《伤寒论》中治伤寒外感的方法来医治。于是，延误病情者有之，治而不愈以致死亡者亦多。据记载，当时汴京有12座城门，每日由各门送出去的死尸，多则两千，少则也有一千，这种情况延续了3个月。此时此景，李东垣想到：许多人得病，并非均由外感风寒所致，而是在兵荒马乱中，因流离颠沛、精神刺激、饮食不调、起居不时、劳累过度等，造成胃弱气乏、抗病能力降低而引起的。若一味地用伤寒法治疗，当然不会奏效。应当抓住病因，从内而治。其后，李东垣所著的《内外伤辨惑论》和《脾胃论》问世，便是对那些"是古非今"故步自封的人的有力批判。

另外，张元素治疗脾胃病的主导思想，是以扶养后天为先，而辅之以治痞消食，即张元素提出的观点——"养正积自除"。这一脾胃病诊治的学术观点，成为易水学派师徒相传的家法。李东垣在这一大法的指导下，提出"脾胃之气既伤，而元气亦不能充，而诸病之所由生"的观点，认为"元气之充足皆由脾胃之气无所伤，而后能滋养元气。若胃气之本弱，饮食自倍，则脾胃之气既伤，而元气亦不能充"；并且认为脾胃是精气升降的枢纽，他指出"地气者，人之脾胃也，脾主五脏之气，肾主五脏之精，皆上奉于天，二者俱主生化以奉升浮，是知春生夏长皆从胃中出也"。在升降的关系上，他强调生长和升发，认为脾气升发，元气充沛，气机才能活跃。在治疗时，多用"辛甘之药滋胃，当升当浮，使生长之气旺"。他创制的补中益气汤、黄芪人参汤即是这一思想的代表方剂。

综上所述，李东垣身处金元时代，值医学界"新学肇新"之际，他接受了老师张元素"运气不齐，古今异轨，古方新病，不相能也"的革新思想。他看到，由于频繁的战争，人民的生活极不安定，无休止的劳役、饥饱不节、精神的恐惧和紧张，致使脾胃损伤，是形成内伤病的主要原因。李东垣深得《黄帝内经》之旨，认为《黄帝内经》中，有关脾胃的论述，无论在生理或是病理上，都有极其重要的指导意义。他把《黄帝内经》的理论与临床实际紧密结合起来，提出了"内伤脾胃，百病由生"的论点，并形成了一种具有独创性的理论——脾胃内伤学说，这对充实和发展祖国医学，做出了卓越的贡献。

二、内容概括及框架

《脾胃论》撰于公元 1249 年，是李东垣晚年所著，也是其代表作，充分体现了他一生的学术思想。李东垣继承发扬了《黄帝内经》、《伤寒论》的脾胃理论，提出了"内伤脾胃，百病由生"的论点，创立脾胃学说，被后世尊称为"补土派"的鼻祖。他认为"脾胃为元气之本"、"人以胃气为本"、脾胃为气机升降之枢；治疗时强调补益脾胃，创立了"甘温除热"、"升阳散火"等治疗方法，创制了补中益气汤、升阳益胃汤等一系列名方。

《脾胃论》序言，从元兵南下、战争频发、兵荒马乱、民不聊生的情景开篇，论述了当时民众由于精神极度恐惧和紧张，加之无休止的劳役，饥饱不节而百病丛生。李东垣基于此判断出民众所得之病多由脾胃受损、元气不足所致，而当世之医却将内伤混为外感造成了诸多误治，故李东垣痛心疾首，在朋友的劝励下阐发《黄帝内经》玄旨，著《脾胃论》，明内伤发病之理，望后世医者明辨。综上可见，东垣著《脾胃论》的动机并非为开宗立派扬己之名，而是望"壬辰之变"造成的医生误治不再重演，让世人明辨内外之别。

《脾胃论》卷上，首先从"脾胃虚实传变论"介绍脾胃的生理功能出发，总结说明了脾胃在人体受病与发病过程中所处的特殊地位，即人体受病皆由元气不足所致，而元气赖脾胃之气的充养，故指出："若胃气之本弱，饮食自倍，则脾胃之气既伤，而元气亦不能充，而诸病之所由生也。""脾胃虚实传变论"指明脾胃受损是人受病的关键，而饮食失节，寒湿不适，直伤脾胃；喜怒忧恐，损耗元气，资助心火，反伤脾主都是其主要原因。而"脏气法时升降浮沉补泻图说"则描绘了人体与四时五味之间的关系与规律，为如何去干预或治疗疾病确立了基本的法则。在"脾胃胜衰论"、"肺之脾胃虚论"中，更进一步介绍了脾胃虚后五脏及身体发生的种种变化，并推述出脾胃不足的根本原因在于阳气不足、阴气有余，对其治疗应该从六气不足出发，根据升降浮沉之法，随证用药，但是需要注意脾胃发病往往皆因不足，它不同于四脏，治疗时需要犹重补益，因此，李东垣创制了补脾胃泻阴火升阳汤，一方面补脾胃，另一方面散火祛邪。其后，在"君臣佐使法"、"分经随病制方"亦列举了配合以上治法的相关药物，以及具体配伍治疗方法和用药禁忌，展示了对于"风药"升阳泻火祛湿的妙用。而卷上最后的"《内经》仲景所说脾胃"中，李东垣对前文引用的经典进行了汇总和整理，并以经解经阐释自己的一些理解，表现了东垣认真严谨的治学态度和扎实的理论基础。

《脾胃论》卷中，对卷上的论点进行了补充、分析和多方位的论述。如"气运衰旺图说"

将卷上"脾胃虚实传变论"、"脏气法时升降浮沉补泻图说"中所提及的脾胃及其他脏腑生理特点与四时五味的关系进行了整理和融合，更加简明易懂；而"饮食劳倦所伤始为热中论"、"脾胃虚弱随时为病随病制方"、"长夏湿热胃困尤甚用清暑益气汤"、"随时加减用药法"、"肠澼下血论"、"脾胃虚不可妄用吐药论"则对卷上及前文所提的理论进行了更加细致的阐释，并根据发病条件、受病深浅层次不同，随病制法、随法制方、随时用药、随症加减，可谓理法方药俱全，而且还对当时难病与相关用药禁忌进行专章分析，使其行文连贯亦不失重点；在"安养心神调治脾胃论"中，东垣阐释了前文喜怒忧恐等情绪不安，损耗元气，使心君不宁，化而为火，而调和脾胃，可使心无凝滞，胃中元气得舒；其后，"凡治病当问其所便"说明了辨便对诊断胃厥疾病的重要作用，"胃气下溜五脏气皆乱其为病互相出见论"、"阴病治阳阳病治阴"、"三焦元气衰旺"又从胃气下溜、阳气不足等不同角度说明了调补脾胃是治疗人体疾病的大法，还补充了诸多针灸治法，并且将其与自身用药经验进行结合，展示了"以药代针"治疗同种疾病的新型治疗思路。如"胃气下溜五脏气皆乱其为病互相出见论"中论及"丁心火，己脾土，穴中以引导去之。如用药于太阳引经药中，少加苦寒甘寒以导去之，清凉为之辅佐及使"。可见东垣对《黄帝内经》等诸多经典都融会贯通，信手拈来，并且勇于创新。

《脾胃论》卷下，"大肠小肠五脏皆属于胃胃虚则俱病论"至"阴阳升降论"，在卷上、卷中以阳气不足、脾不升清为侧重叙述人体受病之病机的基础上，转而重点从胃气下溜、阴阳升降失施的角度进一步进行论述，并且对有异议的地方进行了答辩和解析；其后，"调理脾胃治验治法用药若不明升降浮沉差互反损论"至"脾胃将理法"，又以自身临床案例和经验对上文所述的病证各阶段给予建议，这些足见东垣深知临床变化无常，不能空谈理论，只有通晓医理才能去伪存真、治病达本；最后，在"脾胃将理法"、"摄养"、"远欲"中，东垣更是道出了饮食起居的注意事项、应对方法；在末尾"远欲"中，提出了"安于淡薄，少思寡欲，省语以养气，不妄作劳以养形，虚心以维神，寿夭得失，安之于数，得丧既轻，血气自然谐和，邪无所容，病安增剧"的养生格言。总之，卷下除进一步阐释理论外，犹重结合临床说明辨证用药的要点，由此可以看出东垣临床慎重胃肠"实而不能满"的特点，其运用寒凉、峻下药降浊的论述同样十分精细周到，并不像一些医家所言东垣《脾胃论》只知升阳。

《脾胃论》重点强调脾胃在人体受病、发病过程中起着重要作用，认为七情不畅、饮食不节、寒暑不适损伤脾胃，脾胃之气不足，元气无以充养，是人体发病的主要原因；阳气不足、脾气不升、胃气下溜是人体易感、内伤的主要机制；而气机失调、卫外不固、九窍不利又是人体内伤而发病的重要表现。故《脾胃论》在治疗方面虽提倡以补脾胃泻阴火升阳为大法，但遇胃肠满实、气机不疏时亦强调以苦寒下利之法以降浊，并十分注意内外伤的辨析。由此可见，东垣老人不只是个通于经典的理论派，更是一个精于临床的实践家；《脾胃论》所论亦不是只重升阳的一家之言，更是一部驳当时医家之误、助后世学者研究经典理论知识和指导临床的著作。

三、脾胃病相关内容及特点

（一）脾胃病的病因病机

东垣在精研医经医理过程中发现脾胃在外邪致病与内伤发病中都容易受损，并且对病程发展有重要作用，正如其在《脾胃论·脾胃虚实传变论》中所言："饮食失节，寒温不适，脾胃乃伤，此因喜怒忧恐，损耗元气，资助心火。火与元气两不立，火胜则乘其土位，此所以病也。"由此可见，东垣对外感、内伤的发病机制都做了详细的研究，发现外邪往往先伤脾胃，待其虚衰后，乘虚而入；而内伤之病，五脏不和，也极易损伤脾胃。

1. "脾胃虚损，元气无所充养"乃人受病发病的主因　"脾胃之气不足，元气无所充养，百病始生"是东垣《脾胃论》所论述的人体发病的基本病机，后世医家将其概括为"脾胃元气论"，提出"脾胃是元气之本"与"脾胃为后天之本"等观点，引起了广泛的学术争鸣。而饮食失节，寒温不适直伤脾胃；喜怒忧恐，损耗元气，助心火反伤脾土。此两者皆是损耗脾胃，伤人元气，使人受病的主要原因。可见李东垣并非忽视外因，只重内因。外邪变化难预，而内外邪致人受病，脾胃之气伤，脾胃一虚，元气无所充养，外邪乘虚而入，内部五脏气争，加之东垣所处时代正值战乱之世，人们饱受饥苦，故东垣反复强调"脾胃虚损，元气无所充养"是人受病之主因，说明元气要靠脾胃之气充养，以此提醒当世之医治疗疾病时切勿盲目遵循常规，应多转换角度，三因制宜。

2. "脾气不升，胃气下溜"乃人体受病发病的主要机制　东垣在《脾胃论》中主要论述了两条人体发病的机制：一则饮食劳倦、寒温不适损伤脾胃之气，因而阳气不能生长，春夏之令不行，五脏之气不生，进而脾病、胃气下溜，大小肠无所禀受，故湿土之气下行入里溜于脐下，肾与膀胱受邪；二则脾胃不足，是心火不足不能生土，有所抗拒，加之喜怒忧恐、七情不和又致心火旺横，肝木亦挟火势而乘土，故木火皆遏于土中，使肺亦受邪，清肃之气伤，最后水乘木之妄行反而侮土。综上，东垣首先从脾气不升，五脏气争，即内伤正虚方面进行论述，其次从胃气下溜，下乘于肾，累及六腑，即邪实正虚方面论述。故可将人体发病的主要机制简要概括为"脾气不升，胃气下溜"。其中，东垣更是以世人常误认为是外感之症的"九窍不利"，在文中对其病机进行了多次阐释，并引经据典进行了专篇论述，揭示了其病机实为"夫脾胃不足，皆为血病，是阳气不足，阴气有余，故九窍不通……"，即脾胃不足，清气不升，九窍失养为之不利，表明了"九窍不利"实可为判断脾胃虚损程度的重要指标。

3. 外邪往往先伤脾胃，而后伤人　东垣认为外邪致病往往亦是首先伤人脾胃，致使脾胃虚损后，乘虚而入，继而致病。在《脾胃论》中，东垣主要论述了以下几种外因伤人脾胃的机制，具体如下。

（1）夏湿热困胃而伤中：据《脾胃论·长夏湿热胃困尤甚用清暑益气汤论》《脾胃论·阳明病湿胜自汗论》和《脾胃论·湿热成痿肺金受邪论》所述，长夏暑热过甚，易使人汗出，汗出过多，阳气则泄，久泻则中气不足而寒中，长夏入湿邪过盛，则湿气易停于中焦，与热交争，使人体烦中满。湿热久争则易母病及子伤及肺金，绝寒水生化之源，源绝则肾水不足，使人厥。

（2）饮食不节伤胃，形体劳役则伤脾：东垣在《脾胃论·脾胃胜衰论》中有言"胃病及脾，脾病及胃"，说明了饮食不节往往先伤于胃，而形体劳役则容易先损及脾的道理。如《素问·痹论》亦有言："饮食自倍，肠胃乃伤"，由此可知：胃主受纳，饮食不规律、过饥过饱往往易先损胃腑，久而久之，则胃虚而大小肠与脾无所禀受，故受盛失和，乃发中满飧泄。而人苦于形体劳役，则易耗气伤精，直伤气血运化之源，脾脏即虚，胃中津液既不能行，故胃气下溜，从而受病。

（3）寒温不适而伤胃：东垣在《脾胃论·脾胃损在调饮食适寒温》中所言"寒温不适损伤脾胃"主要有两层含义：一是饮食偏寒偏热，损及胃体；二是指六淫之气中某一气过于偏胜，进入胃肠耗气伤阴。综上可见，胃肠为市，饮食与六气皆能直入胃肠，如果以上两者寒热过于偏胜，皆能致胃肠不能耐受，进而会使胃肠因受损而发病。

（4）九窍不利是脾胃虚损程度的重要判断指标：九窍，指眼、耳、鼻、口及前后二阴九个人体与外界相通的窍道，往往将其纳入肺卫，因而常将九窍不利的主要病机归为外邪阻滞经络、肺气失宣，但忽视了"邪之所凑，其气必虚"之理，忽视了肺卫的宣发赖脾胃之气的充养。而东垣在读经典与临床实践中发现九窍与脾胃的密切关系，故在《脾胃论》中反复阐释了外邪阻滞经络背后的根本病机为脾气不升，胃气下溜，以致九窍失养，卫气不足。因此，细别九窍不利可以辨内外之别，而且九窍现于外，便于观察判断，其通利程度，可为医家辨别脾胃虚实程度提供直观可靠的依据。

（二）主要学术思想

1. 脾胃乃滋养元气之源 "元者，为万物之本也"。元气又名"原气"、"真气"，是维持人体生命活动的原动力，是维持机体生命活动最基本的物质，是先天之本，根源于肾，化生于先天之精，并赖后天之精充养而成。真气之说，首见于《黄帝内经》，如《灵枢·刺节真邪》所云："真气者乃受于天，与谷气并而充身也"。元气之说，首见于《难经·三十六难》，认为命门为元气之所系。东垣汇合《黄帝内经》、《难经》之说，一并归于脾胃论之："真气别名元气，乃先身生之精气也，非胃气不能滋之。"并且，进一步明确地指出："元气之充沛，皆因脾胃之气无所伤，尔后能够滋养元气，若脾胃之气本弱，饮食自倍则脾胃之气既伤，而元气亦未能充沛，则诸病之由生也。"由此得知，后天脾胃之气对先天之元气起到了充养作用。

元气在机体内起到的作用十分重要，元气富足，则组织器官矫健，人体各项生理功能活跃，机体健康。反之，则组织器官得不到足够的温煦，机体处于亚健康和各种病理的状态。"养生当实先天之元气，而欲实元气，当重视调理脾胃"。元气之根祉在于脾胃之气，机体康健之本在于先天之元气。如脾胃受到损伤，元气亦衰，元气受到损伤，就无机体健康可言，亦会发生疾病。东垣对脾胃学说的认识，正是基于他对脾胃的高度重视。

2. 脾胃乃升降之枢纽 李东垣认为，自然界中的任何事物都是运动变化着的，其运动变化的主要形式是升降沉浮。《素问·经脉别论》曰："饮入于胃，游溢精气，上输于脾，脾气散精，上归于肺，通调水道，下输膀胱。水精四布，五经并行，合于四时五脏阴阳，揆度以为常也。"其主要观点可归纳为，脾胃升降形成了机体气机运化的枢纽，保证了气机的生生不息。"升降出入，无器不有"，"非出入，则无以生长壮老已；非升降，则无以生长化收藏"，"出入废则神机化灭，升降息则气立孤危"。这些论断也充分说明升降出入这种基本形式乃是生命活动的重要保障。倘若没有升降出入，就不会出现生命，更不会出现生命的运动变化。

东垣据古人之论说，在他的《脾胃论·天地阴阳生杀之理在升降浮沉之间论》中提出："升已而降，降已而升，如环无端，运化万物，其实一气也……盖胃为水谷之海，饮食入胃，而精气先输脾归肺……升已而下输膀胱，行秋冬之令，为传化糟粕转味而出，乃浊阴为地者也。"由此可知，脾胃之气上升则输心肺，脾胃之气下降则归肝肾膀胱，如此才能维持"清阳出上窍，浊阴出下窍；清阳发腠理，浊阴走五脏；清阳实四肢，浊阴归六腑"的正常升降运动。反之，则五脏六腑、四肢九窍都会出现各种病变。在对待脾胃的关系上，东垣强调生长及升发的一面，他认为："夫脾者阴土也，至阴之气，主静而不动；胃者阳土也，主动而不息，阳气在于地下，乃能生化万物……脾受胃禀乃能熏蒸腐熟五谷者也。"谷气向上升发，脾气则升发，先天元气才能够得到充养，机体生命活动才能发生。反之，若谷气不向上升发，脾气显现下流，元气则会表现为匮乏，乃至出现消沉，机体生命活动就会呈现停滞，甚至负面状态。重视升发脾胃之阳气，乃是李东垣学术思想理论中很重要的一个环节。

3. 阴火理论 李东垣所谓"阴火论"是指气虚发热，脾胃之气不足则阴火上冲。阴火上冲是病理表现，脾胃之气不足才是本质。"阴火"何以上冲？具体有以下三种途径：①心肾关系；②心胃关系；③冲任督脉关系。《黄帝内经》曰："阴虚则内热，有所劳倦，形气衰少，谷气不盛，上焦不行，下脘不通，胃气热，热气熏胸中，故为内热。"李东垣借此说明阴火是由内伤所致，而非外感六淫。《脾胃论·脾胃胜衰论》有言："阴血受火邪则阴盛，阴盛则上乘阳分，而阳道不行，无生发升腾之气也。"阐明了"阴火"是由于脾胃不足以致气血虚弱，阳气不足而阴气有余，加之心火亢盛，阴血受火邪而沸腾，阳陷阴中，阳气不能生发升腾，以致产生"阴血伏火"。"阴火"临床见证极其复杂，或流于本经，或涉及肝胆，或传至肺金，或病久肝肾失养等，但脾胃证常隐于其中。临床用药时若脾胃不足，阴火由虚而发，"当以辛甘温之剂，补其中而升其阳"，依据阴火轻重酌加"甘寒以泻其火"；若心经火盛，阴火因心火下乘而起，则"以甘温及甘寒之剂，于脾胃中泻心火之亢盛"。其中甘温补脾胃，使心火得去；甘寒折火势，又防伤阴；一去一折，心火亢盛可解。

（三）关于脾胃病诊疗的论述

1. 临床辨证　李东垣依据"至而不至，是为不及，所胜妄行，所生受病，所不胜乘之也"的生克制化规律阐述了脾胃内伤病的辨证规律。春温、夏热、秋凉、冬寒的气候当至而不至是谓不及，即因某一脏得病，其所胜和所不胜的两脏又相对亢盛，导致脏腑阴阳失调、气机逆乱，打破了平衡状态而引发各种证候。东垣认为脾胃内伤病的病变规律主要分为：脾胃内伤与心火亢盛、肝木妄行、肺金受病和邪干肾水四个方面。路志正教授认为，心痹多由饮食不节，损伤中阳，升降失常，气机逆乱所致，其病位在心，但与五脏尤其脾胃关系密切，其擅长运用调理脾胃法治疗心痹。李振华教授依据脾胃学说创立了"脾宜健，肝宜疏，胃宜和"的九字治法，他认为中焦脾胃的功能状态与中风病关系密切，尤其重视健脾化痰、疏肝解郁、和胃通腑之法。沈仲理教授主张脾胃的升降气化作用与妇女生理功能、病理变化有密切联系，并提出补脾和胃的妇科疗法。周维顺教授指出在治疗恶性肿瘤时，应先从脾胃入手，并贯穿全程，适时配以攻邪，并随证施治、灵活化裁，使脾胃健运、正气渐复。此外，李东垣的脾胃论思想亦可指导皮肤、骨伤、五官等疾病的诊治。

2. 治则治法及方药的选用

（1）初创甘温除热之法：甘温除热法是指以味甘性温的药物为主组成方剂，治疗因中气不足或气血亏虚而导致的内伤发热的一种治疗方法。在理论上，李东垣根据《素问·调经论》"有所劳倦……上焦不行下脘不通，而胃气热，热气熏胸中，故内热"之理，指出"若饮食失节寒温不适，则脾胃乃伤；喜怒忧恐则损耗元气。既脾胃虚损元气不足，则心火独盛……心不主令，相火代之……元气之贼也"是脾胃内伤的病因。在治疗上，李氏则根据《黄帝内经》"损者益之"、"劳者温之"、"热因热用"之理，结合自身临床实践经验，认为治疗此种内伤虚热证应该以"辛甘温之剂补其中而升其阳，甘寒以泻其火则愈"。《脾胃论》曰："清气，在阴者乃人之脾胃气虚，不能升发阳气，故以升麻、柴胡助辛甘之味，以引元气之升，而不令飧泄也。"又云："治内伤胃，当以辛甘温之剂，以补中升阳甘寒泻火……温能除大热。"

在理论上，东垣十分重视脾胃阳气的升发作用；在治疗上，其又常以升麻、柴胡之类药物，以遂其向上升发的特性。同时，也注意使用甘寒之类的药物潜降阴火。补中益气汤乃东垣所创方药，此方药乃是补气升阳、甘温除热的代表方，临床应用上以体倦乏力、少气懒言、面色萎黄、脉虚软无力为辨证要点。

（2）重元气，补中气；升清阳，泻阴火：李东垣认为，人"以胃气为本"。脾胃乃气血生化之源，"气血阴阳之根蒂"为元气之本。《脾胃论·脾胃虚则九窍不通论》曰："真气又名元气，乃先身生之精气也，非胃气不能滋之。"《脾胃论·脾胃虚实传变论》中亦云："元气之充足，皆由脾胃之气无所伤，而后能滋养元气。若胃气之本弱，饮食自倍，则脾胃之气既伤，而元气亦不能充，而诸病之所由生也。"明确提出了其脾胃学说的论点，开创了脾胃学说理论之先河。由于脾胃为后天之本、气血生化之源，灌溉五脏六腑，故五脏六腑中皆有脾胃之气。若脾胃有病，必影响他脏。胃气之盛衰关系到人体生命活动及其存亡，正如《黄帝内经》所言："胃者，五脏六腑之海也，水谷皆入于胃，五脏六腑皆禀气于胃。"东垣多用人参、黄芪补益中气，又"少火生气，壮火食气"，人参、黄芪用量都较轻，多则 5～6g，少则不足 1g，如补中益气汤中黄芪 1.5g，人参仅 0.9g，甘草 1.5g，使之产生少火，徐徐补益中气，生发命门之元气。《脾胃论·饮食劳倦所伤始为热中论》曰："脾胃气衰，元气不足，而心火独盛，心火者，阴火也。"

脾主升清，胃主降浊，脾胃为气机升降之枢纽。《黄帝内经》述曰："食气入胃，浊气归心，淫精于脉，脉气流经，经气归于肺，肺朝百脉……饮入于胃，游溢精气，上输于脾，脾气散精，上归于肺，通调水道，下输膀胱，水精四布，五经并行，合于四时五脏阴阳，揆度以为常。"这是对人体饮食消化、吸收和转输，气血化生，水液代谢过程的精要概括。李东垣根据"天人相应"之理，认为人身心肺居于上，肝肾居于下，脾胃居于中而为人体气机升降的枢纽。正如他在《脾胃论·天地阴阳生杀之理在升降浮沉之间论》中所言："盖胃为水谷之海，饮食入胃，而精气先输脾归肺，上行春夏之令，以滋养周身，乃清气为天者也；升已而下输膀胱，行秋冬之令，为传化糟粕，转味而出，乃浊阴为地者也。"可见脾胃健运，升则上输心肺，降则下归肝肾，才能维持"清阳"、"浊阴"的正常升降运动。脾胃升降失常，是导致气机逆乱、病证由生的重要原因。所以，东垣创立补脾胃泻阴火升阳汤，以升麻、柴胡调理脾胃之气机升降，以人参、黄芪、白术、甘草补益中气，黄连、黄芩泻其阴火，泻阴火以安脾胃，如对"心火亢盛，乘于脾胃之位者"，用"黄连、黄柏、生地黄、芍药、石膏、知母、甘草"等药治疗，但由于"火与元气不两立，一胜则一负"，阴火亢盛者，元气必伤，元气不足者，阴火必猖。所以，东垣在泻阴火的同时，也兼益元气，益元气的同时，也兼泻阴火。由于益元气可以制伏阴火，泻阴火是为了顾护元气。元气与阴火之间，元气是矛盾的主要方面。所以，东垣是以益元气为主，泻阴火为辅，元气旺盛，阳气得升，则阴火自降。

（3）因时用药，按时服药：《脾胃论》中按季节、时辰用药是东垣学术思想的重要组成部分，其应用以《黄帝内经》"升降浮沉，则顺之；寒热温凉，则迎之"为理论基础，认为在治疗中首先要审查一岁的节气，既不违反四时节气的自然规律，又不克伐人体的生生之气，再结合药物本身的四气五味进行治疗，但又不局限于根据时令的寒热温凉用药加减，还结合时令的升降浮沉，所属五行之间的生克制化进行化裁。东垣曰："夫诸病四时用药之法……如春时有疾，于所用药内加清凉风药；夏月有疾，加大寒之药；秋月有疾，加温气药；冬月有疾，加大热之药，是不绝生化之源也。"并结合季节的气候特征（寒热温凉）进行加减，如补中益气汤夏季加白芍，加减平胃散夏季加炒黄芩；结合季节的特点（升降浮沉）进行运用；结合季节和脏器所属五行的生克制化进行配伍。

同时，东垣非常重视服药时间的选择，并有严格的规定，分食前服、食后服、食远服、空心服、五更服、上午服、早午饭之间服、临卧服、不拘时服等多种。这是以昼夜阴阳消长的节律和疾病的现象表现出昼夜节律性的变化为依据的。

（4）方用药味多量少，多用散剂：李东垣处方用药，有其特点：味常多而量少。补中益气汤原方总共八味药材，总重量仅在二钱四分到二钱八分之间。汉朝钱制以十分为一钱，用现在的方法计算，合计约 7g，这尚不足当今临床所使用一味药的用量。东垣用药虽味多量少，但其四气五味、升降沉浮的配伍法度相当严谨，临床也能收到很好的疗效。其用药特点应为当今医家谨记。

东垣指出："人以胃气为本，粗工不解，妄意施用，本以活人，反以害人。"他在临床实践中处处扶助胃气，护卫后天之本。为避免增加脾胃负担，损耗脾胃之气，不但用药谨慎，而且份量也较轻，多用散剂，恐药量大加重脾胃负担，反而影响吸收。具有代表性的补脾胃泻阴火升阳汤，虽单味药用量较大，但须将全部药物切碎，每服只三钱，而且还要间日服。在使用黄芩、黄连、黄柏等苦寒药泻阴火时，不但用量轻，还以酒制之，以免苦寒败胃。

（5）用风药，生发脾阳：脾主运化，脾胃气虚，清阳下陷，寒湿易滞留脾胃。李东垣据此创立了"升发脾阳"的治法。东垣在内伤杂病的治疗上，尤其侧重于升阳益气、调理气机。脾虚湿淫之疾，慎用淡味渗利之品，"必用升阳风药即瘥"。生发脾阳多用风药，如升麻、柴胡、羌活、防风、藁本、葛根、川芎、独活等。风药香燥胜湿，脾虚湿胜、倦怠便溏者，佐风药可升阳除湿。《脾胃论·肠澼下血论》曰："如飧泄及泄不止，以风药升阳，苍术益胃去湿。""辛温发散"乃是一切风药治疗作用的根本。"诸风药升发阳气，以滋肝胆之用，是令阳气生，上出于阴分。末用辛甘温药接其升药，使大发散于阳分而令走九窍也"。风药天然具有升发、向上、向外之特性，经配伍组方达到升阳、胜湿、散火、疏肝、引经、调畅气机等作用。风药因其性味"辛温发散"，运用于脾胃病中，功效独特；但亦因其"辛温发散"而能损人元气，故东垣明确指出"诸风药损人元气而益其病"，并提出在补脾方中"少佐之"这一原则。凡用以升散祛风、发越郁火、升清胜湿者，每每多味风药同用，并用量要稍大些。倘若为升发胆气、益气升阳而设，则风药所用味数较少，而且用量也小些。东垣运用风药的剂量十分慎重，随其功用不同，而变化其剂量及味数，且因风药过用易伤人元气，故使用风药时又常配以其他药物制其燥性，如配用苦寒药牵制风药燥性，共使阳气升，阴火降，阴阳相济，药到病除。

（6）组方严谨，用药灵活；以补为主，多法并用：李东垣以"脾胃为生化之源"、"胃主受纳、脾主运化"、"内伤脾胃，百病由生"立论，故所论之证，多为虚证，治疗以补气升阳为主，如补中益气汤、升阳益胃汤、补气升阳泻火汤等均以补为主。但东垣组方极其严谨，即使纯虚之证，亦不一味蛮补，以防补而不纳。东垣组方常多法并用，用药灵活。如气虚发热之证，其原因在于脾胃元气亏虚、下陷，导致阴火上乘而发热，即采用补元气、泻阴火之法，以人参、黄芪、白术、甘草等补脾胃、益元气，以黄连、黄芩、知母、黄柏等泻其阴火。脾虚下陷而致阴火上乘，故除补脾益气外，尚须升发脾气，药用升麻、柴胡、防风、羌活、独活等，生发阳明之气。如脾胃湿热之证，其病因在于脾胃气虚、湿热内蕴，如东垣所论"又因气虚下陷，湿流下焦，阴被其湿，下焦之气不化，郁而生热，形成'阴火'……中焦之湿与上冲之火合而为邪"。此证则用益气升阳、清热除湿之法。如治湿热之证的"中满分消丸"，既有甘温健脾之人参、白术、甘草，有辛开苦降之枳实、厚朴、黄芩、黄连，又有淡渗利湿之茯苓、泽泻。多管齐下，使之补而不滞，湿热除而阴不伤。又如"治因忧气结中脘……心下痞满，不思饮食，虽食不散，常常有痞气"之散滞气汤，除用柴胡、半夏以行气解郁，又佐以少量红花、当归以活血，气滞则血滞故也。治胃热证"如有大热，脉洪大，加苦寒剂而热不退者，加石膏；如脾胃中热，加炒黄连、甘草"。治食滞胸中，"胸中滞塞，烦渴不止者，宜吐之"。以上实例均说明李东垣立论明确，组方严谨，用药灵活。

（7）用药禁忌："用药宜禁论"有云："凡治病服药，必知时禁、经禁、病禁、药禁。夫时禁者，必本四时升降之理，汗、下、吐、利之宜……"对于时禁，看重四序用药，李氏提出："用温远温用热远热，用凉远凉用寒远寒……故冬不用白虎夏不用青龙，春夏不服桂枝秋冬不服麻黄……如春夏而下秋冬而汗……伐天和也。"对于经禁，李氏认为用药需分经，如"足阳明胃经……主腹满胀……宜下之……禁发汗、利小便"、"足太阳膀胱经……风寒所伤，则宜汗，传入本，则宜利小便；若下之太早，必变证百出"、"足少阳胆经……宜和解，下则犯太阳，汗则犯阳明，利小便则使生发之气反陷阴中"。重视顺脾胃升降之性而治，书中曰："阳气不足，阴气有余之病……忌助阴泻阳"、"淡食及淡味之药，泻升发以助收敛"、

"苦药皆沉泻阳气之散浮"、"诸姜附官桂辛热之药……助火而泻元气"、"生冷硬物损阳气"。对于药禁，重视病之虚实施治，如"汗多禁利小便，小便多禁发汗"、"大便秘涩……燥药则所当禁者"、"胃气不行，内亡津液而干涸……当以辛酸益之，而淡渗五苓之类，则当禁也"。故曰："察其时，辨其经，审其病，而后用药，四者不失其宜，则善矣。"

（四）关于脾胃病的预防及养生

1. 未病先防

（1）顺四时之气：李东垣在《脾胃论》中指出："顺四时之气，起居有时，以避寒暑，饮食有节及不暴喜怒，以颐神志，常欲四时均平，而无偏胜，则安，不然损伤脾胃……而百病皆起。"应寒、热、温、凉四时气候，作息时间规律，避免受到过寒、过热的刺激，饮食有节制，且保持心平气和，这些在预防疾病及调养身心中都具备一定的作用。此外，我们既需要春夏的升浮，也需要秋冬的沉降，缺一不可，否则导致疾病。因此，应善于观察，掌握四时气候的不断变化，了解春、夏、秋、冬四季升降浮沉之道，以预防疾病。

（2）饮食有节：疾病产生多与饮食失节有关。饮食贵在进食定量、定时、寒温适度，勿五味偏嗜。定时、定量进食，脾胃可协调配合，水谷精微化生输布有序，消化与吸收功能正常运行。而水谷精微是化生气血，维持机体生长、发育的力量之源，是保证生命、健康活动必不可少的条件。饮食应以适量为宜，过饥，则生化无源，正气亏虚，易继发他病；反之暴饮暴食，可致气机阻滞，食滞脾胃。因此，切勿过饥、过饱。饮食物应寒温适度，不可五味或寒温偏嗜刺激胃肠，否则必当损伤脾胃之气。而宜"饮食热无灼灼，寒无凄凄，寒温中适，故气将持，乃不致邪僻"。故李东垣在继承《黄帝内经》对五味认识的基础上，指出"至于五味乎，口嗜而欲食之，必自裁制，勿使过焉，过则伤其正"。此外，李东垣还强调补养之品，重视其在治未病中起到的重要作用，常用食疗方法，用濡润的"湿物"补益胃阴。

（3）慎避外邪：根据外环境寒热气候的变化，人体应及时适应并调整，如调节衣被、调节饮食和调节室内环境。如《脾胃论·摄养》中言："忌浴当风，汗当风。须以手摩汗孔合，方许见风，必无中风、中寒之疾。遇卒风暴寒，衣服不能御者，则宜争努周身之气以当之，气弱不能御者病。如衣薄而气短，则添衣，于无风处居止；气尚短，则以沸汤一碗熏其口鼻，即不短也。如衣厚于不通风处居止，而气短，则宜减衣，摩汗孔合，于漫风处居止。如久居高屋，或天寒阴湿所遏，令气短者，亦如前法熏之。如居周密小室，或大热而处寒凉，气短，则出就风日。凡气短皆宜食滋味汤饮，令胃调和。或大热能食而渴，喜寒饮，当从权以饮之，然不可耽嗜。如冬寒喜热物，亦依时暂食。夜不安寝，衾厚热壅故也，当急去之，仍拭汗。或薄而不安，即加之，睡自稳也。饥而睡不安，则宜少食，饱而睡不安，则少行坐。遇天气变更，风寒阴晦，宜预避之。大抵宜温暖，避风寒，省语，少劳役为上。"不一而述。

（4）劳逸适中：李东垣强调"慎劳逸，防伤胃气"，并提出"劳倦则脾先病，不能为胃行气而后病"及"有所劳倦，形气衰少，谷气不盛，上焦不行，下脘不通"的观点。过度劳倦与脾胃功能失司关系密切，劳逸过度，损伤脾气，即所谓"劳则气耗"，则可出现腹胀、便溏、纳呆、懒言、少气无力、肢体倦怠、形体消瘦等症状，而适中的劳作和运动可疏经通络、消除疲劳、调畅情志、改善精神、增强体质、延长寿命、防治疾病等。

（5）情志调畅：《脾胃论》曰："凡怒忿悲思恐惧皆损元气。"阴气过盛，精微物质不能供给，扰乱心神，则心神不安。营养物质不能滋养心神，而神气耗散。心神得不到精微物质的供给，津液无法输布全身，而导致气血亏虚。心的正常功能活动反映元气充足，元气充足，则外邪不容易乘虚而入。因此，李东垣提出调护的方法，强调顾护心神。"脾在志为思"、"思则气结"，若"畅其心境，气无凝滞，则无病矣"。因此，情志调畅对保持元气充足至关重要。

2. 既病防传　在特定的历史条件下，李东垣继承《黄帝内经》、《难经》、《伤寒杂病论》等前人理论，在《脾胃论》中提出了早期诊断、有效治疗及以脾胃为中心的五行生克制化传变、经络传变、四时加减用药防止疾病传变的理论，同时阐发了五行学说关于人体五脏功能运行活动合于四时的传变规律，认为人体要适应气候变化等自然规律。经络是人体运行气血、联络脏腑、沟通内外的通道，在某些情况下，可能成为病邪传变的途径。因此，李东垣强调重视脾病传胃、胃病传脾和督、任、冲三脉受邪发病的变化，提早防止经络传变。李东垣认为"四时用药之法，不问所病，或温或凉，或热或寒，如春时有疾，于所用药内加清凉风药；夏月有疾，加大寒之药；秋月有疾，加温气之药；冬月有疾，加大热之药，是不绝生化之源也。"不论治疗何种疾病，都应做到因时制宜。此外，李东垣在《脾胃论》中还强调升降浮沉理论及补中益气汤在治未病中的实际运用。

（1）浮沉之法防止疾病传变：李东垣升降浮沉理论源于《黄帝内经》、《伤寒杂病论》。一年四季，春夏阳气升浮，世间万物萌生而繁茂；秋冬阳气沉降，世间万物凋零而潜藏。"内伤脾胃，百病由生"。机体升降功能正常为脾胃功能的生理基础，而升降功能异常则为脾胃功能的病理基础。脾胃病多为气机的升降功能失司，临床用药上可用调理升降气机之品。东垣在临床治疗上，强调升降浮沉的原理，组方时灵活配伍。脾以升为主，胃以降为先，其中，尤为重视脾气的升发。脾升清，谷气上升，元气才能充沛。东垣善于运用益气升阳的风药，代表药物如升麻、柴胡、防风等轻薄之药。升麻引胃气上升，行春升之气，柴胡则行少阳胆经之气上腾，二者作用相合，是东垣常用药对之一。此外，益气升阳药配伍苦寒降火之品，寓苦寒泻火于益气升阳之中，元气盛则阴火自灭。两类相反的药物配伍，具有相反相成之功，以升药为主，沉降之品为伍，主次分明，相须为用，为升降浮沉之说。李东垣认为通过升降浮沉理论，指导临床用药，依证入药，无不效验，对治未病具有重要的指导意义。

（2）甘温补气之功阻止疾病进展：补中益气汤是李东垣创立的名方，由黄芪、人参、白术、陈皮、升麻、柴胡、当归、甘草组成。该方以甘温补气为主要治疗原则，目的是恢复损伤的元气，增强人体胃气；中焦枢机正常活动，防止邪气深入、疾病传变。脾为肺之母，肺为脾之子，脾胃虚，则肺无生化之源。方中黄芪为君，入脾、肺经，益卫固表，配伍人参以补肺气，白术以健脾益气；升麻、柴胡二味轻薄之品，升阳举陷，协助君药以升提下陷之清气和少阳生发之气；血为气之母，气为血之帅，气虚则血亏，故用当归养血和营，助人参、黄芪以益气养血；陈皮理气健脾，使该方补而不滞，共为佐药；甘草调和诸药，为使药。诸药合用，增加元气、卫气、肺气，升提少阳胆气，使病邪不能侵犯机体或阻止疾病传变，控制病证发展。

3. 愈后防复　疾病的痊愈阶段是人体正气尚处于相对虚弱的阶段，五脏六腑、气血津液尚未完全恢复。李东垣在《脾胃论》中提及食药用法和禁忌，服药时，"宜减食，宜美食。服药讫，忌语话一二时辰许，及酒、湿面、大料物之类，恐大湿热之物，复助火邪而愈损元气"。因此，疾病初愈，应注重饮食方面。若多食用辛辣、寒凉等刺激之物，或不注意饮食卫生，皆可导致脾胃功能再受损害，且余邪得发物、酒毒、宿食等之助而致疾病复作。李东垣认为，服药之后可以轻微劳动，促进脾胃对药物的吸收和布散，但不可劳倦过度，否则导致脾胃元气复伤。如若机体胃气得复，或胃气稍觉强健，则可食适量五谷，可帮助食物和药物的消化与吸收。《脾胃论》云："安于淡薄，少思寡欲，省语以养气……血气自然谐和。"可见保持心情积极向上，情志舒畅，避免异常波动，有助于防止病情反复。顺应四时气候、昼夜阴阳变化，可防止复感外邪。

《脾胃论》曰："历观诸篇而参考之，则元气之充足，皆由脾胃之气无所伤，而后能滋养元气。"李东垣强调胃气的重要性，认为脾胃与元气密切相关，因此在病后，增强元气，顾护胃气，调理脾胃运化功能，使其紊乱的状态得以恢复，对愈后防复极为重要。扶助正气使气血调和，阴阳平衡；先天为本，后天为养，滋养先天，滋补后天，本元充盛则阴阳平和，脾胃强健，气血充盈，以调理五脏六腑。胃气充足，则气血生化充足，五脏六腑濡养充分，使正气复燃，机体得以完全恢复。

四、后世评价及其影响

李东垣的学说，对后世医学的发展做出了很大的贡献。他上承张元素脏腑辨证和脾胃病治法之流，下启温补学派、胃阴学说之源，然其中所属医家，对脾胃学说的发挥，见解有殊，立论各异，既遥承脾胃学说之绪，又对补脾补肾各有阐发。后代的王好古、薛立斋、赵献可、张景岳、叶天士对脾胃学说都各有发挥。很多理论亦可有效地指导现今的临床研究。

（一）王好古

王好古，字进之，号海藏，赵州（今河北赵县）人，约生于公元 1200 年，卒年尚无确论。王氏年稍幼于李东垣，曾与李东垣同时师从张元素，后又师从李东垣学习。他在张元素、李东垣的影响下，颇重视内因在伤寒发病中的作用，重点阐发伤寒内感阴证的理论，其阴证学说明显反映出李东垣脾胃内伤学说对他的深刻影响。王好古倡言"三阴论"之说，强调肝、脾、肾三阴阳虚在病变中的作用，创"内伤三阴例"，对阴证的病因病机、辨证论治做了详细分析。他对伤寒阴证的研究，不囿于伤寒外感之说，而重视内因在发病学上的作用；不局限外感病的六经分证，而认为内伤病也可按六经辨证施治。所异者是，李东垣注重内伤、外感的不同，而发内外伤之辨，王氏把东垣脾胃内伤学说与伤寒学说有机地结合起来，说明外感与内伤既有联系亦有区别，并在东垣阐发脾胃内伤热中证基础上，着重论述了脾胃内伤寒中证，为易水学派的温补理论增添了内容。

（二）罗天益

罗天益，字谦甫，真定（今河北正定）人。约生于公元 1220 年，卒于公元 1290 年。幼承父训攻读诗书，长逢乱世，弃儒习医，师从东垣。他精研《黄帝内经》，采撷张元素、李东垣之说，旁及诸家，参以自己的临床经验，著成《卫生宝鉴》，阐发脾胃学说，倡言三焦寒热证治。罗天益的学术思想主要是对东垣学说的继承和发挥。东垣强调饮食劳倦、脾胃受损、元气不足，百病由生的观点，罗天益进一步加以发挥，明确提出了脾胃伤须分饮伤、食伤；劳倦伤当辨虚中有寒和虚中有热。食是有形之物，食伤的病机是饮食失节，胃肠不能胜，气不及化，其主要临床表现是心胃满而口无味、气口脉紧盛。在治法上应根据食伤的轻重分别对待，轻者伤及厥阴，以枳术丸之类主之；重者伤及少阴，以木香槟榔丸、枳壳丸之类主之；若伤及太阴，则以备急丸、神保丸等主之。饮为无形之气，饮伤脾胃是指过度嗜酒或饮水等损伤脾胃，饮伤以呕吐恶心，头昏目眩，困倦多睡，神志不清，泄泻为主要症状。在治法上罗天益反对攻下之法，首先主张以发汗作为治饮伤的方法，认为汗出始得愈，其次主张利尿，用两种方法上下分消其湿，对饮伤的一些特殊表现应随证择药。劳倦的虚中有寒是由于劳倦过度，损伤脾胃，升降失常，复受寒邪，脾阳不振，营卫失调，津液不行，可以表现为心腹疼痛、不喜饮食、嗜卧懒言等症状。治宜温中益气、健脾散寒，须用甘辛之剂，如理中汤之类。虚中有热是由劳倦伤脾、气衰火生、火热伤气所致，表现为形瘦纳呆，骨蒸潮热，怔忡盗汗等。治宜甘温除热、升阳补气，选用调中益气汤之类。后世医家多认为其处方用药偏于温补，其实也不尽然，"观各方中所用麻黄、葛根，汗剂也；瓜蒂、赤豆，吐剂也；大黄、芒硝、牵牛、巴豆，下剂也。三攻下法，未尝不用，特其攻补随宜，施之先后，各有攸当"。

（三）薛己

薛己（1487—1559），字新甫，号立斋，江苏吴县人。他对外科、妇科、儿科等都有精深造诣，是明代温补学派的先驱。薛氏的脾胃之说渊源于《黄帝内经》，深受李东垣脾胃论的影响。薛己认为脾胃为气血之本，脾又是统血之脏，所以生血必以调补脾胃阳气为先，这样又使他的脾胃论与肾及命门联系了起来，认为"人之胃气受伤，则虚证蜂起"，不论内因外感皆可由脾胃虚弱引起，这对李杲的"脾胃内伤学说"做了进一步的阐发。薛己对脾胃阳气的重视充分反映在他的具体治疗上，他反复强调，知母、黄柏等苦寒峻剂要慎用，以免克伐脾胃；也不主张多用麦冬、芍药和生地等能滋碍脾气的药物。他善用甘温，归纳总结了对脾胃病治疗的四证四方，即饮食不适者用枳术丸，脾胃虚弱者用四君子汤，脾胃虚寒者用四君子汤加炮姜，命门火衰者用八味丸，这些在临床治疗上都很有指导意义。对于虚证的治疗，他一般主张固本扶元，常用六味丸、八味丸直补真阴真阳，以滋化源，自成温补一派。这种温补疗法对金、元以来寒凉克伐的流弊起到了一定的纠偏作用。薛己重视脾胃，虽本于东垣，但又不尽相同。因此，他能在金元四大家之外，别开生面，独树一帜。其学术思想对后嗣医家影响是很大的。如明代的汪机、胡慎柔、赵献可、张景岳、李士材，清代的陈士铎、高鼓峰、吕晚村等诸名家，或存统绪，或彰其余韵，在学术上都和他有着密切的关系，其中尤以赵献可对薛氏的学说阐发精详，著为《医贯》，从而形成了以薛氏为先导的明清温补学派。

（四）张介宾

张介宾（1563—1640），是明代温补派的另一位主将。张氏字会卿，号景岳，别号通一子，山阴（今浙江绍兴）人。张氏推崇张元素、李东垣益气补脾诸学，认为阴不能没有阳，阳不能没有阴，物生于阳而成于阴，故阴阳二气，不能有所偏，不偏则气和而生，偏则气乖而死。从治疗上讲，阳既非有余，则应注意慎用寒凉；阴既常不足，则应注意慎用攻伐。所以，张氏在治疗阴阳虚损时，主要观察命门水火的虚损所在，从而左右化裁温补的方剂。张氏对具体疾病的辨证施治，能兼采各家所长而灵活运用。他的观点与河间、丹溪学说颇多出入，然关于中风证却又很赞同河间、丹溪所论中风病因并不是外来风邪的看法。所有方药，并不局限于温补，也有白虎汤、人参竹叶石膏汤。又如论三消病，却推崇丹溪之说，而不尊薛己。由此可知，景岳的阳非有余、真阴不足的论点，并非一概无原则地搬到临床上。但张氏对于虚实之治，无可讳言，确有重虚轻实的倾向。由于景岳临床所遇，多为适用温补之证，以至立论时，亦多持温补之说，乃势所必然。

（五）赵献可

赵献可（约生活于16世纪后期），字养葵，号医巫闾子，鄞县（今浙江宁波）人。学尊李东垣、薛己，突出地发挥了"命门学说"，独重于肾水命火。易水之学至此，可谓发生了一大变革。他反对前人以心为人身之君主的说法，认为"命门"才是人身脏腑之主，命门之火为人身之至宝，是性命之本，人体生机取决于命门之火的强弱，养生、治病无不以此为理。他这一学术见解的提出，为研究命门学说提供了新的理论根据。赵氏认为"两肾俱属水，但一边属阴，一边属阳。越人谓左为肾，右为命门，非也。命门即在两肾各一寸五分之间，当一身之中"。自赵氏倡此说之后，命门的概念，基本以此为准则了。至于命门与肾的关系，即水与火的关系。

其曰："命门君主之火，乃水中之火，相依而永不相离也。"他认为六味丸是壮水的主剂，凡肾水虚而不足以制火者，非此方无以济水；八味丸是益火的主剂，凡命门火衰不足以化水者，非此方无以济火。两方运用得宜，能达到益脾胃而培万物之母的目的。于此看出赵氏与薛立斋的异同点，立斋脾肾并举，而无上下；赵氏则以肾命概括脾胃。但我们也应看到，赵氏在阐发自己的学术观点时，由于过分强调命门在人体的重要意义，往往忽略了其他方面的问题，因而就不免有失偏激之处，并且在赵氏的著作中，有不少主观臆测和玄奇立异成分，这需要我们认真分析，正确对待。

（六）李中梓

李中梓（1588—1655），字士材，号念莪，华亭（今上海浦东惠南镇）人。李氏在李东垣、薛己、张景岳诸家的影响下，极为重视医学理论的探讨，采取"广征医籍，博访先知，思维与问学交参，精气与《灵》、《素》相遇"的方法，对《黄帝内经》进行了深入细致的研究。因而他能在诸家蜂起、众说纷纭的晚明时期，提出"肾为先天之本，脾为后天之本"的学术观点，对前人的脾肾学说做了高度概括和总结。他认为，人身根本有二：先天本在肾，后天本在脾。治先天本当分水火，治后天本当分饮食劳倦。水不足而火旺，用六味丸壮水以制阳光；火不足而水盛，用八味丸益火以消阴翳。饮食伤者虚中有实，用枳术丸消而补之；劳倦伤者属虚，用补中益气汤补之。他学古而不泥古，虽宗薛立斋、张景岳而重视先天，然补肾却不专主乎地黄；宗李东垣而重视后天，但治脾不胶着于升麻、柴胡等。他在理论上勤于探索，既能汲取前人精华，又有自己新的见解，为医学的普及与提高做出了较大的贡献。中梓之学，一传沈朗仲，再传马元仪，三传尤在泾，使易水学派阵容逐渐壮大。对阴阳学说，李氏也作了精辟的阐发。他认为水火阴阳，升降相交，是促进万物生长和发育的动力，而水之升，实赖于火气的蒸腾；火之降，亦赖于阳气的温煦。人的气血亦同此理。他这种颇具见地的认识，对丰富和发展祖国医学理论，做出了重要贡献。

（七）缪希雍

缪希雍（约1546—1627），字仲淳，号慕台。海虞（今江苏常熟）人，后迁居江苏金坛。缪氏精通医理，尤长于本草研究，不仅是一位著名的本草学家，而且是一位治疗杂病的大师。他在杂病论治上除继承了张元素、李东垣的重视温养脾胃之气外，又发展了重养脾阴论治，其特点是善于分辨阴阳。一方面他认为脾胃必赖肾阳鼓动，自制了脾肾双补丸；另一方面他认为脾脏阴阳不可偏废，"胃气弱则不能纳，脾阴亏则不能消，世人徒知香燥温补为治脾虚之法，而不知甘凉滋润益阴之有益于脾也"。指出纳差、腹胀、肢痿诸证不能单责脾胃气虚，而往往是脾阴不足之证，治宜酸甘化阴。即使对一般的脾胃虚弱之证，他也不主张香燥温补，而主张用甘平柔润之剂，创制了一套滋补脾阴的治法与方剂，初步形成了理法方药俱备的滋养脾阴学说。缪氏重养脾阴的治法，补充了李东垣脾胃学说中的不足，可谓继东垣之后，在脾胃学说发展上最著功绩者。

（八）叶桂

叶桂（1667—1745），字天士，号香岩，江苏吴县人。叶氏不仅是一位成就卓著的温病学家，同时也是一位治疗杂证的大师。其于温病，以仲景之学为本，以刘河间之论为用；杂证则取材于李东垣、张景岳、喻嘉言诸家。他"内伤必取法于东垣"，而又针对东垣详于升脾而略于降胃之偏颇，主张脾胃分治。叶氏在李东垣的"湿能滋养于胃，胃湿有余，亦当泻湿之太过，胃之不足，惟湿物能滋养"这一论点启示下提出了"养胃阴"的学术思想和理论依据。李东垣治疗重点在脾，故用药多甘温；叶天士的治疗重点在胃，故用药多甘平和甘凉。当然，李东垣治脾善用甘温，非甘寒完全避而不用，补中益气汤条下曰："当以辛甘温之剂补其中而升其阳，甘寒以泻其火则愈矣"；叶天士治胃善用甘寒，也不是甘温完全避而不用，他在《临证指南医案》中有云："历举益气法，无出东垣范围，俾清阳旋转，脾胃自强……补中益气加麦冬五味"。由此可见，先后有殊途同归的妙用，当辩证地看待，不能孤立而有失偏颇。

　　总之，李东垣脾胃学说，不仅为后世医家所推崇，而且受到普遍重视和广泛研究。至明清时期，李氏学说得到了更为长足的发展。其发展主要体现了两大特点：一是对脾胃的生理病理特点及辨证施治规律有了更为深刻的认识；二是从脾胃学说的温补发展到滋脾阴、养胃阴的治法。这促使脾胃学说日臻完善。

第三节　《阴证略例》的成书及其影响

一、成书背景

（一）作者简介

　　王好古，字进之，号海藏，元代赵州（今河北赵县）人。有关王好古生平的记载很少，故其家世及具体生卒年皆不明确。王好古的生卒年，在甄志亚、傅维康合编的1984年版《高等医药院校教材·中国医学史》中，定为公元1200～1300年；贾得道的《中国医学史略》中定为1210～1310年；俞慎初的《中国医学简史》中则定为1200～1308年。相传王好古于经学颇有造诣，早年即举为进士，官赵州教授，兼提举管内医学。王氏曾跟从张元素、李东垣学医，是易水学派的中坚人物。王好古既擅临床又攻于著述，现存书目有《阴证略例》、《医垒元戎》、《汤液本草》、《此事难知》和《斑论萃英》。余如《小儿吊论》、《伤寒辨惑论》、《辨守真论》、《十二经药图解》、《仲景一集》、《汤液大法》等均已散佚。

（二）背景概要

　　阴证，盖指伤寒三阴证之阳气虚微之证。因阳气大伤，治之多难且易为假象所惑，故治疗较之阳证"难辨而又难治"。虽自古医家，岐伯、阿衡、扁鹊、仲景、叔和、洁古、朱肱、韩祇和、许叔微、成无己等均有论述，但历来后世医家多"采择未精，览读有缺"，未尝不是一件憾事。直至元代医家王好古，在前贤基础上"从而次第之"，著成中医学史上著名的阴证专著——《阴证略例》，方为阴证辨治树起了一座不朽的丰碑。

（三）版本流传

　　《阴证略例》有多种版本，最早虽曾收入《济生拔萃》，但仅摘录要义，并非全书，而得窥该书全貌的是清代钱遵王（曾）所藏的旧抄本，由陆心源刊入《十万卷楼丛书》（现存清光绪五年己卯本）之中。近代医家裘吉生（庆元）将其收入《三三医书》，曹炳章复收入《中国医学大成》。此外，还有《丛书集成初编》本，1956年商务印书馆铅印本及清刻本与手抄本等。

　　关于版本的源流：仅据目前资料分析，认为"大成本"、"三三本"与"1956商务本"，盖均源于"十万卷本"。"1956商务本"与"十万卷本"内容相似度较高。"大成本"似在此基础上，已改许多异体字，并自行增补了目录。"拔萃本"及"丛书集成初编本"，较之诸本，均略有文字不同之处。

二、内容概括

《阴证略例》较系统地总结了元代以前有关阴证的论述，是研究中医"阴证"一部难得的专书。好古有鉴于一般治伤寒学者"辨阳证为重，而不知阴证毒，其候最急为尤惨"（《中国医学大成·阴证略例提要》），而又阳证易辨易治，阴证难识难疗的现象，故专以阴证设论。全书总计42条，一方面采辑前人的学说，如岐伯、扁鹊、仲景、叔和、洁古等的有关论述，另一方面根据本人的见解一一加以评述，对阴证做了较全面的阐发，书末附以临证治验。

书中对于阴证的鉴别，是极其精审的，对阴证在某种情况下所表现的变化或假象，论述得尤为详尽。书中所载方剂近50首，其中侧重于温补脾肾，如返阴丹、回阳丹、火焰散、霹雳散、正阳散、附子散、肉桂散、白术散八首方剂，是王氏治疗阴证的主方。此外，在服药方法与服药时间上，亦均有严格的要求。

总之，《阴证略例》有论有辨，证方俱备，审证用药，结构严谨，不仅是研究伤寒阴证的重要文献，而且也是研究杂病阴证的重要参考书。

三、脾胃病相关内容及特点

（一）重视辨脏腑虚实

王好古受元素脏腑议病、重视辨脏腑虚实的影响，独重视脏腑虚损的一面；受李东垣脾胃学说的影响，重视脾胃气虚，又重视三阴证阳虚的一面，于是便奠定了其阴证学说的基础。王氏对脾胃病病因病机的认识也集中体现在他的阴证理论之中。李东垣虽系统地阐述了脾胃学说，但只阐发了"饮食不节"、"劳役过度"、"精神刺激"所造成的"阴火炽盛"的热中证，而对内伤冷物遂成"阴证"的论述还不够完备。王好古对于阴证，非常重视内因的作用。他认为构成"阴证"的重要原因，在于人体本气先有虚损，继而由内伤冷物引起。正如他在《阴证略例·扁鹊仲景例》中所言："有单衣而感于外者，有空腹而感于内者，有单衣空腹而内外俱感者，所禀轻重不一，在人本气虚实之所得耳。"王氏所指的"本气虚"，多与太阴脾有关，从他引用《活人书》所云的"大抵阴毒本因肾气虚寒，或因冷物伤脾，外伤风寒，内既伏阴，外又感寒，或先感外寒而内伏阴，内外皆阴，则阳气不守"即足以说明。"人本气虚实"是阴证发病的内在根据，外感寒、内饮冷是外在的条件。人本气实，虽感寒饮冷，均不足以发病；人本气虚，感寒饮冷虽不甚，或者既未感寒，又未饮冷，亦可以病阴证。当然，人本气虚也包括人的脾胃之气本虚在内，而且感寒饮冷又常易损伤或加重脾胃之阳气虚，故王氏这一论点，对发展脾胃学说和指导临床，是很有意义的。

（二）倡"内伤三阴"

至于脾胃阴证的病机，王氏在对张仲景伤寒三阴证治的基础上，论述了"内伤三阴"。他认为"若饮冷内伤，虽先伤胃"，但其病变则有三阴经不同的症状表现。因此，王氏举仲景理中丸证例，对脾胃阴证的病机加以阐述。理中丸是仲景用以治霍乱"寒多不用水者"和"大病瘥后，喜唾，久不了了，胸上有寒"者，统属中焦脾胃虚寒之证。好古乃谓："若面黄洁，脉浮沉不一，缓而迟者，伤在太阴也。"面黄洁，即萎黄不泽之意。结合脉缓而迟，王氏阐明了太阴虚证的病机乃脾胃虚损、津气不营于肌肤所致。综观王氏的"内伤三阴例"，脾阳虚损实为脾胃阴证的病机所在。这对病机属脾胃虚寒的脾胃病的论治，是很有现实指导意义的。

（三）系统论述"寒中证"

王好古认为脾胃虚损是一个逐渐发展的过程，在脾胃内伤初期的"热中证"之后尚有"外阳内阴"、"内外俱阴"或"中寒湿盛"的不同证型演变。根据李东垣的观点，脾胃虚证，始为热中，末传寒中。"热中证"之后的三种证型都属于"寒中证"的病理过程。在李东垣阐发"热中证"的基础上，王好古详细论述了"寒中证"的整个演变过程、治法和方药。王氏关于"寒中证"治法的论述主要有以下三个方面。

1. 外阳内阴证的证治 王好古称"寒中证"的第一个阶段为"外阳内阴"证，即脾胃中寒而见阳热之象。在这个阶段，阳气虽伤而未亡，若能量正气所伤之轻重以药力助之，尚可力挽狂澜，不致元阳中脱，成全阴无阳之危证。故这一证型的及时诊断和辨证调治在整个治疗过程中十分关键。

（1）外阳内阴证的形成：王好古认为"寒中证"的第一个阶段是"外阳内阴证"，这个证型可由"热中证"发展而来。在热中证阶段，我们用李东垣的方法，以甘温补中、风药升阳、甘寒泻阴火。基于"气火关系"，养护元气是重点，一则重用黄芪，黄芪与人参、甘草同功既可补益脾胃元气，又能实卫气而闭腠理，不令自汗损耗元气。二则以风药升阳，使清阳升则阴火降，火与元气不两立，敛降阴火亦是保护元气。但若在这一阶段未能妥善调治，导致阴火日炽，烦热、燥渴日甚，自汗不止，则使气血渐耗，日久发展成外阳内阴之证。又或因谷气不升，无阳以护荣卫，频感风寒，而误用汗吐下之法，亦可损伤脾胃阳气而成外阳内阴证。

（2）外阳内阴证的诊治：在外阳内阴证的阶段，既有内感拘急、腰腿沉重、自利不渴、渴欲饮汤不欲饮水、心下满闷、腹中疼痛之症，亦有面赤目红、头面壮热、两胁热甚、手足自温、手心热、语言错乱之象。诊其脉，因内外阴阳不同，而"两手脉浮沉不一，或左右往来无定"，但已有沉、涩、弱、弦、微五种阴脉形状，举按全无力，浮之损小，沉之亦损小，此种阴脉是诊断内阴证的关键。

于此证，脾胃中寒，必当温中，但若骤然用药过热，恐助外阳而发烦躁或昏冒不止。所以王好古认为温中应遵循"先缓后急"的原则。缓治用黄芪汤，急治则加干姜。王氏此处"缓方"、"急方"的遣药制方法借鉴了张仲景的"小建中汤"和"理中汤"。

仲景小建中汤适用于"虚劳里急，悸，衄，腹中痛，梦失精，四肢酸疼，手足烦热，咽干口燥"之证，又适用于"伤寒，阳脉涩，阴脉弦，腹中急痛"之证，皆是外阳内阴之脉证。故王好古取法小建中汤，于桂枝、芍药、甘草、饴糖四味中，易桂枝为黄芪，以人参、白术、茯苓、甘草四君子代甘草、饴糖，而成海藏黄芪汤。王氏认为，黄芪与桂枝同功，都能补三焦实卫气，且不辛热，无助热之弊，四君子汤既能补脾益气，又能化湿助运，无饴糖壅中滞气之虑。黄芪实卫、白芍益阴，黄芪与四君子汤同用，补脾益肺、益气缓中，共奏温中健脾、祛湿消痞之功，白芍与甘草相伍，酸甘化阴，缓急止痛。

若躁乱不宁、身与四肢俱热，是物极而反，阴盛发躁。此时中寒已甚，阳气从外而走，当急治，可于黄芪汤中加干姜。王好古认为干姜味辛性热，与人参、白术、甘草等补脾胃之药同用可以散胃腹中阴寒，使阳从内生，唤入外热，使脉平温和而得愈。此法与仲景理中汤之义同。若大便结可以丸代汤，取丸药润肠之意。

2. 内外俱阴证的证治 如前所述，若阳从外走，未及得温，反使汗出，则身冷脉沉，成内外皆阴之证。或饮冷内伤，使一身之阳从内而消，亦可渐至内外皆阴。

王好古认为这个阶段已成元阳中脱之危证,当急用附子回阳。王氏称附子为"入手少阳三焦名门之剂,浮中沉,无所不至。附子味辛大热,为阳中之阳,故行而不止,非若干姜止而不行。非身表凉而四肢厥者,不可皆用,如用之者,以其治四逆也。"此时,出汗的情况又是一个鉴别用药的关键,若无汗,可用附子干姜甘草汤;若自汗,用附子白术甘草汤。因王氏认为干姜味辛有发散之力,此时元阳将脱而自汗,用干姜之辛,恐大汗不止,虚阳必不固,而白术则可逐皮间风而止自汗。

至此,便是脾胃虚损而寒化的整个发展过程,呈现出了先"中损及上"后"中损及下",先上焦后下焦的病理演变特点。从"热中"到"外阳内阴"、"内外俱阴",对应的代表方依次是补中益气汤、理中汤和四逆汤之类。补中益气汤实为中、上二焦所制,脾胃一虚,肺先受邪,是母虚及子、中损及上。理中汤则于土中补火,温中亦兼温下,以防阴寒下夺肾中阳气。四逆汤之类则重在温下,补火以生土,缘土虚太甚,寒水来侮,非补其母不能胜之。但在这一"虚寒化"范畴之外,尚有另一"寒中证"的范畴需要讨论。

3. 中寒湿盛证的证治　　"外阳内阴"、"内外俱阴"皆是"纯虚无实"之证,二者之间主要是阳气的损耗程度不同,或温中,或回阳,亦是"虚寒证"治法。然而,在这个脾胃虚损日渐加重的过程中,脾阳渐衰,无力运化水谷,日久可因虚致实,成寒湿、痰饮、宿食冷积。故脾胃虚寒之外又有"中寒湿盛"一证,这个证型可在"外阳内阴"、"内外俱阴"任何一个阶段形成,一旦形成,则与之并存,可并行发展,会加大治疗的复杂性。王好古量虚实之轻重、寒湿之偏胜,提出了中寒湿盛证的三种治法,并详列方药,最终阐明了"寒中证"的全部范畴。

(1)脾虚为主,重益气健脾:虚多而寒湿不甚者,以四君子汤加减。四君子汤有人参、白术、茯苓、甘草四味,本方重在益气补脾,但温中化湿之力不足。王氏恐其非快脾之剂,故列增损之法。四君子汤加陈皮为异功散,陈皮性温,味辛而苦,既可与白术补脾、与甘草补肺,又芳香善行,导胸脘中滞气,可使气行则水行,脾健运则湿寒化。又有去甘草,加枳壳、陈皮、半夏,治脾胃虚寒、痰饮内停、胸膈痞闷;去甘草,加木香、炮附子,可治寒湿下走、脐腹冷痛、泄泻不止;加黄芪、白扁豆,可治肠风下血、脚软无力、口淡不思食等。

(2)湿邪为主,倡分消湿邪:湿多成胀满者,以平胃散加减。平胃散有苍术、厚朴、陈皮、甘草四味。王氏认为苍术气味辛烈,不仅可除中焦之湿,更具发散之力,可使湿气从汗而解,故加重苍术用量。平胃散加茯苓、丁香、白术为调胃散,白术、丁香温中燥湿,化寒湿于中,苍术散湿于上,茯苓渗湿于下,使中焦寒湿从三途而解。平胃散加藿香、半夏为不换金正气散,藿香有芳香之气,与陈皮同用可化湿浊而醒脾胃,与半夏同用可止寒湿中阻之呕吐,与苍术同用可增其解散寒湿之力,为双解内外寒湿之方。平胃散加干姜为厚朴汤,干姜与厚朴同用,既能温脾胃,又能走冷气,善除脘腹实满。除此之外,尚有肠滑泄泻,加肉豆蔻;疟疾寒热,加柴胡;小肠气痛,加川楝子、茵陈;水气肿满,加桑白皮;饮冷伤食,加高良姜;饮酒所伤,加丁香;风痰四肢沉困,加荆芥;腿膝冷痛,加牛膝;腿膝湿痹,加菟丝子;头风加藁本等加减法。

(3)寒邪为主,每散寒温中:寒多而成饮食积滞者,用草豆蔻散、丸。草豆蔻散中用草豆蔻与砂仁、陈皮、生姜、益智仁等辛温之味,温中散寒,又加神曲、麦芽以消食化积,可治寒湿中阻、脾失健运、饮食不化而成积。草豆蔻丸单用一味草豆蔻,研细末,以姜汁糊丸,桐子大,每服二三十丸,米饮下或嚼服。王好古认为草豆蔻气热、味大辛,可治一切冷气,亦能消食,且专入足太阴、足阳明二经,尤善除脾胃中客寒,寒湿、风寒皆可逐散,非寒积甚重者不可轻用。故用散剂或丸剂,取峻剂缓用之意,使寒湿积滞缓缓而散,不致损伤正气。

四、后世评价及其影响

王氏持论公允，擅取长去短。《此事难知》卷下有文曰："近世论医，有主河间刘氏者，有主易州张氏者。盖张氏用药，依准四时阴阳升降而增损之，正《内经》四气调神之义，医而不知此，是妄行也。刘氏用药，务在推陈致新，不使少有怫郁，正造化新新不停之义，医而不知此，是无术也。然而主张氏者，或未尽张氏之妙，则瞑眩之药，终莫敢投，至失机后时，而不救者多矣。主刘氏者，未悉刘氏之蕴，则劫效目前，阴损正气，遗祸于后日者多矣。能用二家之长，而无二家之弊，则治法其庶几乎。"从此可见，善于独立思考的他，表现出了一个科学家的求实精神，这对我们很有启迪，值得学习效仿。

王好古对易水学派的传承和发展做出了卓越的贡献，是易水学派发展过程中承前启后的一位杰出医家。对易水学派学术思想和医疗经验的完整继承和大胆创新，是王好古学术成就的两个方面。一方面，对张元素、李东垣学说的全面继承是王好古医学思想形成的基础，是其展开专题研究进行理论创新的前提；另一方面，王好古对阴证证治、仲景之学等方面的突破性研究又充实了易水学派脏腑证治的内容，赋予了其新的生命力。易水学派正是在这种"继承—创新—继承"的循环往复中不断向前发展，逐渐成熟。

易水学派诞生于金元时期，延续于明清又衍生出了后世所称的温补学派，历数百年发展而愈发彰显其生命力。张元素的脏腑辨证理论体系也在漫长的历史过程中不断地被充实和完善，逐渐发展成熟，成为现代临床指导辨证用药的一个主要的理论体系，可见其学术传承之成功。王好古对易水学派的学术传承和发展，在一定程度上是金元以后中医学发展的一个缩影。

第四章　明清——脾胃学说的充实时期

明清两代，随着中医学理论全面、深入地发展，中医脾胃学说也得以进一步充实，大致有以下三个方面的成就。

一、温补学派医家对脾胃学说的继承和发展

温补学派是明代兴起的一个重要的中医学术流派，它遥承金元时代的李东垣脾胃学说，在强调脾胃重要性的同时，更注重肾命门阳气对生命的主宰作用。前有温补学派之先驱薛己，他强调肾命门对脾土的温煦作用，阐发了"命门火衰而脾土虚寒"的病机，提出脾胃虚损在病机上的不同，治疗上主张脾肾并重，擅长采取补中益气、温肾益阳的治则治疗疾病。其后，张景岳和李中梓等皆承其余绪，而各有发挥。张景岳全面分析了脾胃病的病因、病机，突出阐述了脾胃与诸脏腑之间相互依赖、相互影响的整体关系；李中梓则明确提出"后天之本在脾，脾为中宫之土，土为万物之母"的观点，阐明了脾胃对人体生命活动的重要作用。

二、脾阴理论的提出

脾阴理论在朱丹溪的《格致余论》中已初见端倪，在明代颇为盛行，代表医家有王纶、周之干、缪希雍、胡慎柔等，他们从脾阴和胃阳两个方面认识脾胃的功能。如周之干指出："盖胃气为中土之阳，脾气为中土之阴，脾不得胃气之阳，则多下陷，胃不得脾气之阴，则无以转运，而不能输于五脏。"周之干倡导"诸病不愈必寻到脾胃之中"、"补肾不如补脾"等观点，在补脾阴之法方面颇多建树。缪希雍则看到李东垣脾胃学说的不足之处，他指出："世人徒知香燥温补为治脾虚之法，而不知甘凉滋润益阴之有益于脾也。"缪希雍养阴之法丰富多彩，特别注重健脾气和滋脾阴之间的关系协调统一，其组方温而不燥，滋而不腻，颇有气旺津生、阳生阴长之妙。其创立的资生健脾丸，成为后世养脾阴方剂的圭臬。脾阴论是对李东垣脾胃学说的发展，是对李东垣过于温燥的用药风格的一次补偏救弊，具有很重要的实践意义。

三、胃阴理论的提出

明代执脾阴论的医家注意到李东垣之说的不足，开创了"甘寒养阴、柔润悦脾"的一套养脾阴的法度。这些治法被叶天士继承下来并有所发展，最终形成了胃阴学说。胃阴学说有两点基本思想：一是脾胃分治。叶天士指出："纳食主胃，运化主脾。脾宜升则健，胃宜降则和。太阴湿土，得阳始运。阳明燥土，得阴自安。以脾喜刚燥，胃喜柔润也。"所以"若脾阳不亏，胃有燥火，则当遵叶氏养胃阴之法"。二是胃宜降则和。"降非用辛开苦降，亦非苦寒下夺，以损胃气。不过甘平，或甘凉濡润，以养胃阴，则津液来复，使之通降而已矣"。在这些基本思想指导下，叶天士养胃阴之法灵活多变，有甘凉柔润、酸甘润补、甘香醒脾、滋阴填精等治法。不仅如此，他还重视把胃阴的思想也贯彻到其对温病理论的认识方面，强调脾胃病变是温病气分证的主体，论述了战汗、里结、发斑、津涸等种种转归，提出"到气才可清气"的治法，体现了对胃阴的顾护。

第一节　《内科摘要》的成书及其影响

一、成书背景

薛己（1487—1559），字新甫，号立斋，明代江苏吴县人。

薛氏生于医学世家，天资聪慧，秉承家学，遥承东垣脾胃学说，擅长疡科、内科、妇科、儿科、口齿及骨伤科。弘治年间征入太医院，后被选为御医。他继承历代医家之说，博采众长，编著和校勘医书较多。曾著有《家居医录》十六种，如《内科摘要》、《外科枢要》、《女科撮要》、《正体类要》、《外科心法》、《外科发挥》等。

薛己在疾病的治疗中，特别重视脾肾，深受张元素、李东垣等学术思想的影响，注重脾胃和肾命之辨证，重视甘温以升发脾胃之阳气。主张视病不问大小，务求其本源，以治本为第一要义；擅长温补的独特经验，被誉为温补学派的先导。他强调辨证，并精于辨证，是李东垣脾胃学说的倡导者、实践者。同时又善补肾之真阴真阳，为后世树立了补肾之典范。更可贵的是薛己能将补脾和补肾有机结合，并运用藏象、气血、阴阳及五行生克制化等理论，综合论治，五脏并调，纠误弊，起沉疴，深得百姓的尊敬和爱戴。书中所叙内伤杂症、虚损等貌似实证，内伤而状似外感，或病因误治而成危候，时医遇此，多犯虚虚之弊。而薛己精于辨证，抓住内伤虚损之本质，不为表象所惑，确立以补脾益肾为主、兼以其他治法为辅的治疗原则，体现了其注重辨证、重视脾肾的学术思想。

二、内容概述

《内科摘要》是最早以内科命名的中医学著作，是薛己治疗内科杂证的经验实录。全书以医话的形式叙述，言简意赅。全书分2卷，上卷11篇，下卷10篇，卷末各有一篇"各证方药"，收录了200多则医案，主要涉及虚劳内伤、脾胃病及内科杂病，比较完整地反映了薛氏"治病必求于本"及重视"滋化源"、"温补脾肾"的学术思想。

（一）矫正时弊，善用甘温

薛己生活于明代1487～1559年，当时医学界承元代遗风，重视降火，有的医者崇尚河间、丹溪之学，但他们遵崇其法而不明其理，临床滥用寒凉之剂，损伤脾胃，克伐肾阳，形成苦寒时弊。对此流弊，薛己结合自己的临床实践对时医滥用寒凉造成轻病变重的医案进行责疑，在《内科摘要·饮食劳倦亏损元气等症》中论曰："大尹徐克明，因饮食失宜，日晡发热，口干体倦，小便赤涩，两腿酸痛，余用补中益气汤治之。彼知医自用四物、黄柏、知母之剂，反头眩目赤、耳鸣唇燥，寒热痰涌，大便热痛，小便赤涩，又用四物、芩、连、枳实之类，胸膈痞满，饮食少思，汗出如水；再用二陈、芩、连、黄柏、知母、麦门、五味，言语谵妄，两手举拂，屡治反甚。复求余，用参、芪各五钱，归、术各三钱，远志、茯神、酸枣仁、炙草各一钱，服之熟睡良久，四剂稍安；又用八珍汤调补而愈。"在此医案之后，薛己还援引经旨，附按剖析："因脾虚而致前症，盖脾禀于胃，故用甘温之剂以生发胃中元气，而除大热。"又云："阴虚乃脾虚也，脾为至阴……反用苦寒，复伤脾血耶。若前症果属肾经阴虚，亦因肾经阳虚不能生阴耳。经云：无阳则阴无以生，无阴则阳无以化。"又言曰："虚则补其母，当用补中益气、六味地黄以补其母，尤不宜用苦寒之药。"针对不细心辨证，滥用寒凉之弊病，薛己加以指责："世以脾虚误为肾虚，辄用黄柏、知母之类，反伤胃中生气，害人多矣。"时医滥用寒凉而使轻病致重、重病致危的惨痛教训，促使薛己潜心研究，致力著述，善用甘温之品，而立一家之言。在《内科摘要》中载曰："一男子，每遇劳役，食少胸痞，发热头痛，吐痰作渴，脉浮大。余曰：此脾胃血虚病也，脾属土，为至阴而生血，故曰阴虚。彼不信，服二陈、黄连、枳实、厚朴之类，诸症益甚，又服四物、黄柏、知母、麦冬，更腹痛作呕，脉洪数而无伦次。余先用六君加炮姜，痛呕渐愈，又用补中益气痊愈。"可见薛己临证时对甘温之品、温养补虚大法的运用算是得心应手。他的这一思想不仅对后世医家"温养理虚"颇有启发，也因此而成为温补学派之先驱。

（二）治病求本，滋取化源

《黄帝内经》提出"治病必求其本"，即强调临证治病时应以治本为原则。薛己在《黄帝内经》这一思想指导下，对疾病注重求本而治。他指出："凡医生治病，治标不治本，是不明正理也。"认为医生临证必须掌握辨证施治的原则，抓住疾病的本质而治疗。《内科摘要·元气亏损内伤外感等症》记载一医案："州判蒋大用形体魁伟，中满吐痰，劳则头晕，所服皆清痰理气。余曰：中满者，脾气亏损也；痰盛者，脾气不能运也；头晕者，脾气不能升也；指麻者，脾气不能固也。遂以补中益气加茯苓、半夏以补脾土，用八味地黄丸以补土母而愈。"

薛己在求本过程中又常用"滋化源"这一治法，即通过滋化源以求其本。什么是化源？化源，即生化之源，人身之化源，无外乎先后天之本——脾、肾两脏，故滋补化源脾、肾两脏，实为治病求本的一个主要内容。

薛己从《黄帝内经》的学习中悟出，《黄帝内经》千言万语，旨在说明人有胃气则生，以及四时皆以胃气为本，脾胃在人体生命活动中有着重要的作用，脾胃之健康与人体健康休戚相关。故薛氏论病常强调胃之衰，认为"人之胃气受伤，则虚证蜂起"，故曰："内因之症，皆脾胃虚弱所致。"对某些外感疾病，薛己认为也是由于脾胃虚弱、元气不足而引起，其言："六淫外侵而见诸症，亦因其气内虚而外邪乘袭。"又言："若人体脾胃充实，营血健壮，经隧流行而邪自无所容。"这些论述突出强调了脾胃之盛衰对发病的影响。脾胃乃其他四脏之化源，凡病属虚损之症皆可用"滋化源"之法治之。《内科摘要·脾肺肾亏损小便自遗淋涩等症》中载曰："儒者杨文魁，痢后，两足浮肿，胸腹胀满，小便短少，用分利之剂，遍身肿兼气喘。余曰：两足浮肿，脾气下陷也；胸腹胀满，脾虚作痞也；小便短少，肺不能生肾也；身肿气喘，脾不能生肺也。用补中益气汤加附子而愈。半载后因饮食劳倦，两目浮肿，小便短少，仍服前药顿愈。"

薛己"滋化源"之治并未局限于后天之本——脾胃，而把它扩充到先天之本肾，临证中常用六味丸、八味丸，作为"滋化源"的一种方法。《内科摘要·脾肺亏损咳嗽痰喘等症》有文载曰："司厅陈国华，素阴虚，患咳嗽，以自知医，用发表化痰之剂，不应；用清热化痰等药，其症愈甚。余曰：此脾肺虚也。不信，用牛黄清心丸，更加胸腹作胀，饮食少思，足三阴虚证悉见，朝用六君、桔梗、升麻、麦冬、五味，补脾土以生肺金，夕用八味丸，补命门火以生脾土，诸症渐愈。"《内科摘要·脾肺肾亏损遗精吐血便血等症》言："一童子，年十四，发热吐血，余谓宜补中益气以滋源。不信，用寒凉降火，愈甚。始谓余曰：童子未室，何肾虚之有？参芪补气，奚为用之？余述丹溪先生云：肾主闭藏，肝主疏泄，二脏俱有相火，而其系上属于心，心为君火，为物所感则易于动，心动则相火翕然而随，虽不交会，其精亦暗耗矣。又《精血篇》云：男子精未满而御女，以通其精，则五脏有不满之处，异日有难状之疾。遂用补中益气及地黄丸而瘥。"由此可见，薛己治病求本以滋化源，是以补脾或补肾来求其本源，这充分体现了他脾、肾并重，以脾胃为主的学术思想。

（三）阐述虚证，见解独特

《内科摘要》是薛己治疗内科杂病的医案专著。在两百余医案中，主要列举了内科亏损病证的辨证治疗，虽皆为亏损之症，但其辨治中方法各异，独具特色，每卷之后并附有各证方剂，便于临证参考。薛己所治内科杂病以虚证为多，积累了较为丰富的辨治经验。他在《内科摘要·脾肾亏损头眩痰气等症》中指出："大凡杂症属内因，乃形气病气俱不足，当补不泻。"明确杂病以虚为多见，只能用补法治之，而不能选用泻法再伤其正气。对于虚证，薛氏认为此虚必言阴虚，而此阴虚非津液、精血之谓，是足三阴肝、脾、肾之虚的概括。在足太阴脾、足少阴肾、足厥阴肝三脏中，脾又为至阴之脏，故更为重要。他强调指出对于杂病亏损之证，要重视肝、脾、肾三脏的调治，三者之中尤以脾土为关键。《内科摘要·肝脾肾亏损下部疮肿等症》病案中记载："儒者章立之，左股作痛，用清热渗湿之药，色赤肿胀痛连腰胁，腿足无力。余以为足三阴虚，用补中益气、六味地黄，两月余元气渐复，诸症渐退，喜其慎疾，年许而痊。"《内科摘要·脾肺肾亏损大便秘结等症》病案中又载："一儒者大便素结，服搜风顺气丸后，胸膈不利，饮食善消，面带阳色，左关尺脉洪而虚。余曰：此足三阴虚也。彼恃知医，不信，乃润肠丸，大便不实，肢体倦怠，余与补中益气、六味地黄，月余而验，年许而安。"此案薛己还详述了加减变化，其言："若脾肺气虚者，用补中益气汤。若脾经郁结者，用加味归脾汤。若气血虚者，用八珍汤加肉苁蓉。若脾经津液涸者，用六味丸。若发热作渴饮冷者，用竹叶黄芪汤。若燥在直肠，用猪胆汁导之。若肝胆邪侮脾者，用小柴胡加山栀、郁李、枳壳。若膏粱厚味积热者，用加味清胃散。亦有热燥风燥、阳结阴结者，当审其因而治之。若复伤胃气，多成败症。"从这些记录不难看出，薛己对内伤杂病的治疗总结积累了许多十分宝贵的经验。杂病以虚为多，重视肝、脾、肾脏，尤以脾土为主，药物随证加减，治法灵活变通。在虚证的辨治上，薛己开一代医风，大江南北盛行数百年。明清以来，许多医家多遵其法治病，使杂病特别是虚证辨治达到较高水平。从现今临床来看，薛氏之法用于一些慢性病、老年病、血液病及肿瘤等病证，仍有着较为满意的疗效。总之，薛己对杂病虚证辨治的宝贵经验不仅丰富和发展了中医学理论，同时也对现今临床辨治疾病有很高的临床研究价值和指导意义。

三、脾胃病相关内容及特点

（一）脾胃病思想

薛己脾胃病思想源于《黄帝内经》，遥承于李东垣脾胃学说，他十分重视脾胃在机体生理、病理中的重要地位，其云："《内经》千言万语，旨在说明人有胃气则生，以及'四时皆以胃气为本'、'胃为五脏本源，人身之根蒂'"。在脏腑病理变化上，他强调"脾胃亏损"的病机观，如"脾胃气实，则肺得其所养，肺气既盛，水自生焉，水升则火降，水火既济而令天地交泰之会矣，若脾胃既虚，四脏俱无生气"，这是他论治脾胃病、论治虚劳内伤杂病的理论基础。对于脾胃本脏腑之诸病，薛氏仍然强调从"脾胃亏损"立论，如"夫人以脾胃为主，未有脾胃实而患痞痢者，若专主发表攻里，降火导痰，是治其末而忘其本"。从生理、病理强调脾胃的重要地位是薛氏治疗脾胃病的核心思想。在临床治疗脾胃病上，薛氏又强调"治病必求于本"，本即脾胃亏损；擅长应用补中益气汤、六君子汤、香砂六君子汤、附子理中汤等温补中焦方剂及炮姜、附片、吴茱萸、肉桂等温里药，反对滥施二陈汤及芩、连、柏等化痰、清热、利气方药，以防止攻伐脾胃生生之气。

（二）脾胃病病因

从薛己《内科摘要》所记录的脾胃病医案归纳来看，脾胃病病因主要有饮食失宜、劳役过度、七情内伤；因药致苦寒、淡渗、破气及禀赋不足、素体脾胃或脾肾亏虚。饮食内伤在脾胃病中最为常见，饮食又可分"饮伤"与"食伤"。所谓"饮伤"，即饮酒过度。酒味苦、甘、辛，火热有毒，饮酒过度，则吐逆恶心、头目昏眩、神困多睡、志意不清、肠鸣腹泻、完谷不化等，《内科摘要》中对饮伤有多处记载，如"旧僚钱可久，素善饮，面赤痰盛，大便不实"，再如"光禄柴甫黼庵，善饮，泄泻腹胀，吐痰作呕，口干"。所谓"食伤"，食伤脾胃，多因"饮食自倍，脾胃乃伤"，常表现为恶食、吐食、胃脘胀满，去后似痢非痢，脉多滑。至于劳役过度，损耗元气，脾胃虚衰，不仅致虚劳内伤，而且是慢性脾胃病的常见原因。七情内伤多以郁怒或思虑过度多见，常见于妇人，《内科摘要》亦有多处记载。明代初期，河间、丹溪学说盛行，部分医家及患者喜用二陈汤及芩、连、柏等化痰、清热方药，因药致病屡见不鲜，薛氏补偏救弊，力倡温补，反对苦寒攻伐之道，正如其所言"盖化气之剂，峻厉猛烈，无经不伤，无脏不损，岂宜轻服"。除上述病因之外，素体亏虚、感受外邪也不少见。

（三）脾胃病病机

薛氏《内科摘要》所言"脾胃病"主要涉及胃脘痛、腹痛、食积、痢疾、泄泻、不思食、吞酸、痞满、酒积、便血等，虽然诸病症状不一，但是核心病机皆为"脾胃亏损"，主要是脾胃气虚或虚寒。正如薛氏所言："食后胀痛，乃脾虚不能克化也；小腹重坠，乃脾虚不能升举也；腿足浮肿，乃脾虚不能营运也；吐食不消，乃脾胃虚寒无火也；治以补中益气加吴茱萸、炮姜、木香、肉桂，一剂诸症顿退，饮食顿加，不数剂而痊。"即使内科杂证，薛氏也多从脾胃立论，突出了脾胃病思想的临床应用价值。需要指出，薛己虽然处处强调脾胃亏损在脾胃病病机中的核心地位，具体治疗上还是要细分有无湿热、气滞及病情轻重、体质的强弱，并不完全执着于一法一方。详细分为以下三大类：虚中有寒，虚中有热，虚中有滞。虚中有寒即脾胃虚寒；虚中有热即脾气亏虚，虚热内生；虚中有滞即脾胃气虚气滞。其中脾胃亏虚为本，寒、热、滞为患，可以简单称为"一源三歧"，一源即脾胃亏损，三歧即三种常见证候。

（四）脾胃病证治

薛氏治疗脾胃病，在继承《黄帝内经》"治病必求于本"及"不能治其虚，安能治其实"思想，以及张仲景、李东垣脾胃病学术思想的基础上，突出了"温补脾胃"大法。根据疾病、病因特点的不同，可以将其归纳为以下三法。

1. 脾胃虚寒：温补中焦　脾胃虚寒证多见于胃痛、呕吐、腹痛、痢疾、泄泻等病，主要表现为面白、鼻头色青，手足逆冷，食少难化，食入反胃，或吐清水，肠鸣腹痛、腹泻，或入房腹痛，患者多喜热饮及喜食姜、椒之物，治疗上薛氏多以六君子汤或香砂六君子汤加炮姜、肉桂等治疗；偏于脾气不足者，也常用补中益气汤加附子、肉桂、人参、炮姜等治疗；偏于命门火衰，不能生土者，用八味丸或十全大补汤加炮姜等以温补脾肾。薛氏对炮姜温中散寒治疗腹中冷痛、泄泻之功效高度认可，值得学习。

2. 脾气亏虚：补中益气　脾气亏虚在虚劳内伤中更多见，脾胃病中较脾胃虚寒少见，主要表现为形体倦怠，腿足无力，头晕目不明，口干发热，饮食无味，或食后脘痞，小腹重坠，或脱肛，或大便溏薄，脉细软或大而无力，上述症状多在劳役后加重。治疗上薛氏遵东垣之法选用补中益气汤治疗；长夏夹湿热者，选清暑益气汤治疗；对于脾胃虚弱兼见湿热明显者，选升阳益胃汤，健脾除湿；对于脾虚之脘痞、胸闷、呕吐者，多用补中益气汤加半夏、茯苓；脾虚夹湿热痢疾、泄泻者，多用补中益气汤送服香连丸；脾虚停食者，补中益气汤加神曲、山楂。

3. 脾气郁结：补气调中　　脾气郁结多见于中老年妇女，常表现为情志抑郁不舒，不思食，食少脘痞，胸闷胁痛，或胃脘痛。治疗上：脾气虚者，选归脾汤加桔梗、枳壳、炒栀子以行气开郁；气滞痰湿明显者，多选二陈汤加桔梗、枳壳以行气化痰。桔梗、枳壳配伍为行气开郁止痛之常用对药。《神农本草经》谓桔梗"主胸胁痛如刀刺，腹满肠鸣幽幽，惊恐悸气"，可见是治疗气郁之佳品；《日华子本草》谓枳壳有"健脾开胃，调五脏，下气止呕逆，消痰，治反胃，霍乱，泻痢，消食，破癥瘕痃癖，五膈气……"之功效，桔梗、枳壳配伍宣通气血，古方就有柴胡枳桔汤、桔梗枳壳汤等方剂。此外，对于湿热酒积，薛氏认为湿热壅盛者，常用葛花解醒汤分消其湿，湿邪去而泻未已，须用六君子汤加神曲化酒积；对于痢疾重症及暴病，强调"毋论其脉，当从其症"，重用参、术以益气固本。

四、后世评价及其影响

中医脾胃病学思想肇始于《黄帝内经》，发展于《伤寒杂病论》，形成于《脾胃论》，继承于罗天益、薛己等，完善于《临证指南医案》脾胃分治。脾胃病思想体现了中医脾胃在机体生理、病理中的根本地位，它不仅是治疗脾胃病，而且是治疗虚劳杂症及内、外、妇、儿等科相关疾病的指导思想。古今一些医学造诣深厚的医学家无不精研脾胃病理论，积累了独家的经验，拥有了自己的观点，形成了各自的脾胃病学说。《内科摘要》是薛己治疗内伤杂证的实践经验及理论专著，体现出薛己治病注重脾肾的学术思想。《黄帝内经》云："肾为先天之本，脾为后天之本"，"邪之所凑，其气必虚"，"正气存内，邪不可干"。内伤杂证之病机多累及脾肾，以本虚为主，可兼有外感、痰火、暑湿等证，因此，其治疗原则应该着重顾护脾肾，兼以祛痰、燥湿、解表等祛邪之法，但因其虚实相兼，常给辨证带来一定的困难，导致误治，即犯"虚虚实实"之弊。而薛己精于辨证，明察秋毫，善于把握"本虚"的主要矛盾，又并非一味纯补，而是标本兼顾。且在补药之中佐以祛痰、燥湿之品，又能达到"补而不滞"的作用，盖"古人用补药必兼泻邪，邪去则补药得力"。《内科摘要》对古方的灵活运用并有所创新，体现出薛己"师古而不泥古"的学术风格。尤其值得一提的是，其治疗内伤杂证学术思想承前启后，作用不可低估。在进入后工业化和信息化社会的今天，社会发展日新月异，竞争日趋激烈，人际交往日益频繁，生活节奏明显加快，由情志内伤和饮食不调导致的慢性脾胃病人群明显增多，且病情反复发作。对此，现代医学之疗效相对有限，这时，中医脾胃病学的特色优势非常显著，不仅在治疗常见的慢性脾胃病，而且在从脾胃调理，治疗亚健康和慢性呼吸、肾脏、心血管、内分泌等疾病方面也显示出了明显优势，所以全面继承和系统研究中医脾胃病思想大有必要。薛己脾胃病思想特点鲜明，无论是指导性还是可操作性，均远较李东垣、叶天士的脾胃病思想更加实用，它突出了"脾胃亏损"这一慢性脾胃病的根本病机，这对于我们扭转今天单纯从肝郁气滞或者肝郁脾虚等治疗慢性脾胃病的风气及众药合用治疗疾病的弊端都极具有指导意义。总之，《内科摘要》的学术思想给我们以深刻的启迪，值得我们去继承、发扬。

第二节　《景岳全书》的成书及其影响

一、成书背景

张介宾，字会卿，号景岳，又号通一子，明代浙江绍兴人，生于1563年，卒于1640年。祖籍四川省绵竹市，其先世在明朝初期以军功授以绍兴卫指挥，遂定居浙江。

张介宾出身官宦之家，才思敏捷，自幼读书，凡天文、音律、兵法、象数等无不通晓，有比较扎实的文学、史学、哲学基础。张氏聪颖好学，既有多个学科的丰富知识，又有丰富的临床经验，因此，不仅在中医基本理论方面很有研究，而且在临床治疗方面亦颇有造诣，成为明代著名医家。他著有《类经》、《类经图翼》、《类经附翼》、《景岳全书》、《质疑录》等典籍。

在中医学的发展过程中，许多医家把脾胃作为研究对象，他们在总结前人经验的基础上，勇于提出新观点，为不断发展和完善脾胃学术体系做出了重要贡献。张介宾的脾胃学术思想亦明显受到了历代医家的影响，其中李东垣和薛己对其影响较大。

（一）承前人之说，提出"脾胃为养生之本"

张介宾勤习《黄帝内经》，十分推崇张仲景、李东垣、薛己的脾胃病学术思想，在继承前人学术观点的同时注重发展自身的脾胃病学术思想，最终形成了自己注重脾胃的养生观点。

1. 承《黄帝内经》"胃者，五脏之本"之说　《黄帝内经》被称为中医理论的奠基之作，详细叙述了脾胃的生理功能及治未病理论。其中有"中央土，以灌四旁"（《素问·玉机真脏论》）及"胃者，水谷之海，六腑之大源也"（《素问·五脏别论》）之言，均因脾胃具有运化水谷之功，能布散精微，长养四旁。《素问·六微旨大论》有云："非出入，则无以生长壮老已，非升降，则无以生长化收藏。"脾胃之升降气机，沟通上下功能可维持津液、精微的传输，为张介宾"五脏互藏，土为核心"的理论奠定了基础。此外，《灵枢·本脏》有论："卫气者，所以温分肉，充皮肤，肥腠理，司开阖者也。"荣卫顾护肌表、抵御外邪，营卫皆由水谷之气化生，出于中焦脾胃，脾胃运化功能异常，则气血化生无源，故言营卫虚衰，责之脾胃。《灵枢·本神》指出："脾气虚则四肢不用，五脏不安。"由于脾主肌肉，然肌肉卫外能抗邪外出，故脾胃对养生防病意义非常。《素问·玉机真脏论》亦云："五脏者，皆禀气于胃，胃者五脏之本。"可见，《黄帝内经》"胃气为本"的思想对景岳顾护胃气理论影响深远。

2. 承张仲景"四季脾旺不受邪"之说　张仲景开六经辨证论治之先河，亦为重视中土脾胃思想的开端，提出"四季脾旺不受邪"之说，认为脾胃乃六经病病机关键。如太阳病病机为营卫不和，实则脾胃不足，当以姜、枣补脾胃；阳明病病机为胃燥津伤，当以粳米、人参益气生津；少阳病病机为血弱气尽，实则脾胃化源不足，当以参、枣益气和中。三阴病病机由脾胃虚弱而转入，因此张介宾十分推崇仲景"四季脾旺不受邪"及"阳明居中主土，万物所归，无所复传"的顾护脾胃之养生思想。《景岳全书·杂证谟·脾胃》中有云："汉张仲景著《伤寒论》，专以外伤为法，其中顾盼脾胃元气之秘，世医鲜有知之者。观其少阳证，小柴胡汤用人参，则防邪气之入三阴，或恐脾胃稍虚，邪乘而入，必用人参、甘草，固脾胃以充元气，是外伤未尝忘内因也。至于阳毒升麻汤、人参败毒散……，未尝不用参术以治外感，可见仲景公之立方，神化莫测。"可见，介宾对仲景著作中无论治病养生的遣方用药，抑或辅助治疗的饮食调护均尊崇有加，这也对张介宾脾胃乃病机关键及调补脾胃为主的养生思想影响颇深。

3. 承李东垣"脾胃为滋养元气之源"之说　李东垣认为人身元气乃先天所生，而后天所长，并尤为重视脾胃对元气之滋养作用，因此，脾胃虚损则必然导致元气化源不足而引发病变。正如李东垣所言之"脾胃之气既伤，而元气亦不能充，而诸病之所由生也"。若脾胃有病则运化不利，气血生化乏源，造成气血衰弱。因此，东垣所称之元气不仅指先天之精，也包括气血，即"脾胃为血气阴阳之根蒂"。《景岳全书·杂证谟·饮食门》有云："东垣曰：脾胃之气壮，则多食而不伤，过时而不饥。前症若因脾气虚弱，不能腐化者，宜培补之。若脾胃虚寒者，宜温养之。若命门火衰者，宜温补之。大凡食积痞块，症为有形，所谓邪气胜则实，真气夺则虚，惟当养正则邪积自除矣。"可见，养脾胃乃东垣"养正"之意，以除"邪积"，故介宾又评价曰："东垣发脾胃之论，使人常以调理脾胃为主，后人称为医中王道，厥有旨哉"（《景岳全书·杂证谟·饮食门》）。张介宾在继承东垣理论的基础上，亦认为脾胃之气即为元气。脾胃之气充盛则元气旺，"是以五脏六腑之气味，皆出于胃……可见谷气即胃气，胃气即元气也……盖人有元气，出自先天，人有胃气，出乎后天，即地气也，为血气之母，其在后天，必本先天为主持；在先天，必赖后天为滋养"。因此，张氏胃气即元气，长养气血阴阳滋先天的观点为"脾胃为养生之本"理论打下了基础。

4. 承薛己"人以脾胃为本"之说　薛己主张人体之活力全赖脾胃健运水谷精气之滋养，得以发挥其生理功能，有"人以脾胃为本……人得土以养百骸，身失土以枯四肢"、"胃为五脏本源，人身之根蒂"、"脾胃一虚则其他四脏俱无生气"（《薛氏医案·明医杂著·补中益气汤注》）之说。由此，薛氏重视脾胃的思想可见一斑。张介宾在继承上述观点的基础上，认为人当以胃气为本，胃气强则化生气血充，长养机体。《景岳全书·杂证谟·脾胃》云："脾胃之气所关于人生者不小……正以人之胃气即土气也，万物无土皆不可"；《景岳全书·命门余义》言："水中之火，乃先天真一之气，藏于坎中。此气自下而上，与后天胃气相接而化，此实生生之本也"。由此观之，张氏十分看重脾胃对人体生理功能的重要作用。

（二）创"养生家必当以脾胃为先"之说，提出"脾胃为养生之本"

人之寿命长短，既取决于先天禀赋强弱，亦取决于后天养育充裕与否。而来自父母的先天之精依赖于后天之精的濡养，后天之精由脾胃化生，源于饮食，人自出生至死亡，全赖脾胃化生气血精微，充养脏腑官窍。正所谓"先天之强者不可恃，恃则并失其强矣；后天之弱者当知慎，慎则人能胜天矣……后天培养者，寿者更寿；后天斫削者，夭者更夭"（《景岳全书·先天后天论》）。所以，先天体质柔弱者可经后天的调养得以改善体质，延长寿命。清代石寿棠在《医原·阴阳治法大要论》中也阐述了这一观点："其有胎元薄弱，先天不足者，人不得而主之，又恃调摄后天，以补先天之不足，若是者，胃气不尤重哉？重胃气非即所以重肾气哉？"由此得知，培补后天是固根本、壮体质之根，若脾胃亏虚，水谷不进，必将致机体亏虚而折其寿命。因此，张介宾主张养生必当先顾护脾胃，《景岳全书·杂证谟·饮食》指出了"盖人以饮食为生，饮食以脾胃为主，今饥饱不时，则胃气伤矣。又脾主四肢，而劳倦过度，则脾气伤矣。夫人以脾胃为养生之本，根本既伤，焉有不病？""人以水谷为本，故脾胃为养生之本""是以养生家必当以脾胃为先，而凡脾胃受伤之处，所不可不察也。""人赖脾胃为养生之本，则在乎健与不健耳"的养生观点，并主张调养脾胃须注意饮食勿偏、饥饱适量、劳作适度、情志调畅等，以达到护脾胃、助养生、促长寿的目的。

二、内容概述

《景岳全书》是记录张介宾丰富治病经验和学术成就的一部综合性著作。全书共64卷，100多万字。该书包括传忠录、脉神章、伤寒典、杂证谟、妇人规、小儿则、本草正、外科钤和古方八阵、新方八阵等部分，全书将中医基本理论、诊断辨证、内外妇儿各科临床、治法方剂、本草药性等内容囊括无遗，全面而精详。书中首创"补、和、攻、散、寒、热、固、因"的方药八阵分类新法。其自创的《新方八阵》186 首新方，是作者将他一生之临床心得、处方体会、用药特长熔于一炉的结晶。诚如书中所言："此其中有心得焉，有经验焉，有补古之未备焉。"并且在其著作中渗透着重视脾胃的思想，正所谓："先天如朝廷，后天如司道，执政在先天，布政在后天，故人自有生以后，无非后天为之用，而形色动定，一无胃气之不可。"所以，后天脾胃为输布人体精微物质的重要脏腑，舍此则人体衰败。

（一）脾肾互济，资生相助

脾与肾关系极其密切。在正常情况下，二者相互资生、相互促进、息息相关，《黄帝内经》中早已有脾肾关系的论述。如《素问·五脏生成》云："肾之合骨也……其主脾也"；《素问·上古天真论》曰："肾者主水，受五脏六腑之精而藏之，故五脏盛，乃能泻"。张介宾继承这一思想，深究其旨，将脾与肾视为人身之本，称"脾为五脏之根本"，撰有"论脾胃"、"论治脾胃"、"论东垣《脾胃论》"等篇章。张介宾从正常情况下脾胃之生理，异常情况下脾胃致病的病机、症状、治疗及组方用药等方面详加论述，并强调脾胃为水谷之海，得后天之气，且能补先天之不足。张介宾亦注重肾与命门，视其为先天之本，认为"肾为五脏之化源"，主张温补为主，因此被后世称为温补派的代表人物。张介宾重视脾与肾各自的功能发挥，但也突出脾与肾之间的相互关系，力主"水谷之海，本赖先天为之主，而精血之海，又必赖后天为之资"，指出"人之始生，本乎精血之源，人之既生，由乎水谷之养，非精血无以为形体之基，非水谷无以成形体之壮"。由此可见，张介宾主张先天肾与后天脾相关互济是构成人体生命之基础。

（二）脾肾失济，百病由生；脾肾并重，治疗疾病

脾属土，肾属水，土本制水，两者关系一旦失调，如土气太过或水反侮土，则会相互影响，共同致病，甚至存在一定的因果关系。张介宾主张，脾肾失济，多为虚损，从而产生各种虚实夹杂或虚损疾病。因此临证重视脾肾与命门，善于温补，再佐以他法。主张"病由中焦，则当以脾胃为主，宜参、芪、白术、干姜、甘草之属主之，温阳益气，益气以助阳；若察其病由下焦，则当以命门母气为主，宜人参、熟地、当归、山药、附子之属"，育阴以涵阳，培阳以育阴，阴阳相顾以补脾肾。由此，他创立了一系列补脾、补肾及温脾强肾之方，使脾健肾强，以达到治疗各种病证的目的。

（三）施治之要，贵乎精一

张介宾尊崇《黄帝内经》"治病必求于本"之旨，认为疾病虽多，但"其本则一"。那么何为本？"但察其因何而起，起病之因，便是病本，万病之本"，"盖或因外感者，本于表也。或因内伤者，本于里也。或病热者，本于火也。或病冷者，本于寒也。邪有余者，本于实也。正不足者，本于虚也"。在此基础上，他进行临床施治时，认为"治病用药，本贵精专，尤宜勇敢"，如"确知其寒，则竟散其寒；确知其热，则竟清其热"，反对用药庞杂，也就是说临床治病只要抓住疾病之本，对轻浅之疾，用药重视单味药功效，同时重视配伍，发挥"药对"功效，故用一二味药即可；即使是疑难重症，也不过五六味药而痊愈。如果治病不明其本，则必然心无定见，茫然无绪，畏缩不进，势必导致病邪深固。如辨证为虚证，用补药之时，又恐滋补太过而加用理气之药；辨证为实证，用消伐之药时，又恐伤正而加用补益之品。更值得一提的是，临床不明寒热虚实，一方之中，寒热并用，攻补兼施，君臣佐使毫无体现，有效不知是何药之

功，无效不晓是何药之过。因此张景岳认为："施治之要，必须精一不杂，斯为至善"。

（四）审证攻补，顾护正气

观张介宾治病之八法：汗、吐、下、和、温、清、消、补，概括起来不外乎祛邪、扶正。八法之中其尤擅温补：温法，即是祛除寒邪和补益阳气的治法；补法，即是补益人体脏腑气血阴阳不足的治法。对于外感、内伤等各种疾病，凡有虚证，重于补阴，是张介宾治病之特点，但运用补泻温凉之法时，他总是审证而行，绝不偏执，认为"用补之法，贵乎先轻后重，务在成功；用攻之法，必须先缓后峻，及病则已。若用制不精，则补不可以治虚，攻不可以去实，鲜有不误人者矣"，故"用攻之法，贵得其真，不可过也……用补之法，贵乎轻重有度，难从简也"，也就是说只要辨证准确，对久远之虚证，当以《黄帝内经》"形不足者，温之以气，精不足者，补之以味"为指导原则，用甘温之药缓图而收功，切不可急功近利，一味蛮补；对新暴之病而少壮者，虚实既明，则可用攻泻（峻攻）之法，但在使用攻下之品时，要严格掌握其法度，中病即止，不可过剂，以免伤正。介宾在临床实践中也体会到："凡欲察病者，必须先察胃气，凡欲治病者，必须常顾胃气，胃气无损，诸可无虑"。对于一些慢性虚损疾病，虽当用甘凉之剂，但必须积渐邀功，然而多服又必损脾胃，故其"不得已易以甘平，其庶几耳。倘甘平未效，则唯有甘温一法，尚有望其成功"。同一病者，甘凉、甘平、甘温同见，可见介宾治损之经验来自其对病机转化的灵活掌握。同时观介宾之方，生姜、大枣、甘草、人参、粳米是其常用之药，足见其无论祛邪还是扶正，都能体现保胃气的思想。

（五）治有逆从，真假须明

张介宾善辨虚寒，认为临证当明白寒热有真假，治法有逆从。他认为："如以热药治寒病而寒不去者，是无火也，当治命门，以参、熟、桂、附之类，此王太仆所谓之'益火之源以消阴翳，是亦正治之法也'。又如热药治寒病而寒不退，反用寒凉而愈者，此即假寒之病，以寒从治之法也。又如以寒药治热病而热不除者，是无水也，治当在肾，以六味丸之类，此王太仆所谓之'壮水之主以制阳光，是亦正治之法也'。又有寒药治热病而热不愈，反用参、姜、桂、附、八味丸之属而愈者，此即假热之病，以热从治之法也，亦所谓甘温除大热也。"同时，他还认为当时之人虚者居多，实者反少，因此真寒假热之病极多，而真热假寒之病少见。证之临床，我们不难发现，目前大多数医生急功近利，不潜心研究经典，汲取古人经验精华来指导临床实践，而是凭着对现代医学的一知半解，以之指导中医临床用药，皆谓现代人大多"易上火"而喜用苦寒泻火之剂；更有甚者，把中药分成消炎类、降压类、强心类等，完全以实验室指标来指导中医临床用药，由此导致许多患者由急性病转成慢性病，轻浅之疾延误成不治之症。

（六）探病之法，不可不知

临床施治，关键在于辨证，辨证准确与否是能否恰当治疗的关键。由于疾病因人而异、千变万化，即使是上工也只能"十全其九"，因此对于初学者来说，要确保做到万无一失，必须常怀敬畏之心，刻苦钻研，勤于实践，积累经验。张介宾认为遇到这种情况除熟练掌握"十问歌"以加强辨证的准确性外，还可以采取探病之法。假如考虑是虚证，打算用补法但又不能确定的情况下，可先以"清浅消导之剂，纯用数味以探之"，服药后无效，便可知其为真虚证；考虑为实证，准备用攻法而不能确定，可先"以甘温纯补之剂，轻用数味，补而探之"，服药后患者感觉心胸闷滞不舒畅，便可知有实邪。真热假寒之证，服少量温燥之品必然出现躁烦；真寒假热之证，服少许寒凉之药必然增加呕吐、恶心等。

三、脾胃病相关内容及特点

中医学术史上任何一位医家的学术思想都不是无源之水、无根之木，都有一定的学术源流。通过研究张介宾的脾胃学术思想发现，张氏受《黄帝内经》、李东垣和薛己的影响较大。他在《景岳全书·杂证谟》中，每篇必述《黄帝内经》对该病或者症状的认识，且在该篇的述古部分列述历代医家对该病或症状的见解和临床治案。通过研究发现，张氏在论述脾胃理论时，引用前人观点最多者当属李东垣和薛己，其脾胃学术思想与两位医家多有相似之处，但亦有诸多特色创新。

（一）升阳不忘养阴，创补阴益气法

张介宾论治疾病，十分重视协调阴阳之间的关系，提出了著名的阴中求阳、阳中求阴、精中生气、气中生精的观点。其言："阴根于阳，阳根于阴。凡病有不可正治者，当从阳以引阴，从阴以引阳，各求其属而衰之。如求汗于血，生气于精，从阳引阴也；又如引火归原，纳气归肾，从阴引阳也。此即水中取火，火中取水之义。"由此结合李东垣的脾胃治法，他提出了升阳不忘养阴的治疗思路："欲固中气，非从精血不能蓄而强。水中有真气，火中有真液，不从精血，何以使之降升？脾为五脏之根本……不从精血，何以使之灌溉？"根据上述思想，张氏拟定了补阴益气法，创制了补阴益气煎。

（二）元气为相火之所化

在李东垣的脾胃学说中，"相火为元气之贼"是一个重要观点，但张介宾对此观点进行了批判，他不但认为相火不是元气之贼，反而认为元气是相火所化生，他指出："相火者，因君火不主令，而代君以行，故曰'相火以位'。则此火本非邪火，而何得云元气之贼？元气在两肾命门之中，随三焦相火以温分肉而充皮肤，蒸糟粕而化精微。是元气即相火之所化，而非贼元气之物。"可见，张介宾认识到元气是相火所化生，本于两肾命门之中，通过三焦相火的作用发挥其功能。命门为先天之气的根基，内含元阴和元阳，此元阴和元阳就是先天无形之气，这种先天之气要与后天胃气相接，通过脾胃之灌注作用发挥其颐养身体的功能。这种观点为温养脾胃、补充先天元气奠定了理论基础。

（三）脾肾相关论

张介宾在薛己脾肾思想的影响下，进一步阐发了脾肾之间的相互关系。脾属土，肾内含肾阳，肾阳对脾土的温煦和滋养作用对脾胃发挥其正常的生理功能起到了重要的作用。另外，张氏还进一步阐释了肾与命门之间的关系，即肾主命门论。他说："肾有精室，是曰命门。为天一所居。即真阴之腑。精藏于此，精即真阴中之水也；气化于此，气即阴中之火也。命门居两肾之中，即人身之太极。"由此可知，由于肾处人身之中，命门又居两肾之中，故命门实为人身之中。就其作用而言，肾"受五脏六腑之精而藏之"，即藏于命门。故它为肾的重要构成部分。不但精藏于此，而且气化于此；不但具有水火之性，而且是水火消长变化的地方，实为人身受生之初，为性命之本。其所具之水火，即元精、元气。肾为元气之根本，中藏元阴和元阳，为精血之海，为五脏阴阳之根本，脾胃之阳气同样也需要元阳的温养。其曰："命门为元气之根，为水火之宅，五脏之阴气非此不能滋，五脏之阳气非此不能发。而脾胃以中州之土，非火不能生。"肾为先天之本，而脾胃为后天之本，运化水谷精微，化生气血，气血充足则能滋养肾脏，充养先天之火，先天之火旺盛同样能促进脾胃更好地发挥功能。"水中之火，乃先天真一之气，藏于坎中。其气自下而上，与后天胃气相接而化，此实生生之本也"，由此可知，脾肾之间关系密切，不可分离，任何一脏的功能受损都可影响他脏，从而影响整个机体的功能。

（四）五行互藏，土为核心

脾胃作为五行中的土行，同样也具有与其他四行互藏的属性。张介宾认为："所谓五者之中有互藏者……土之互藏，木非土不长，火非土不荣，金非土不生，水非土不畜，万物生成，无不赖土，而五行之中，一无土之不可也……由此而观，则五行之理，交互无穷。"土作为万物生成的根源，与其他四行互藏，既可滋养木的生长、火的繁荣，又可促进金的生成、水的储蓄，因此土中的"五行互藏"显得尤其重要。脾胃属土，主运化水谷精微，为气血生化之源，肝、心、肺、肾的气血全赖脾土的运化生成。因此，肝、心、肺、肾四脏中均含有脾气，正如张氏所谓"凡五脏之气，必互相灌濡，故五脏之中，必各兼五气"。这里张氏显然强调了五脏的每一脏中均含有他脏之气，与其中任何一脏都密切相关，也就是说五脏中的每一脏功能均受其他四脏影响，同时又调控着其他四脏的功能。脾为后天之本，因此脾在"五脏互藏"中具有突出地位。

（五）脾胃虚，则诸病生

张介宾认为脾胃虚弱是脾胃病的根本病机。他认为只有脾胃功能正常才可化生充足的元气，抵御各种病邪的侵袭，而一旦脾胃虚弱则诸证丛生。张氏曰："脏腑、声色、脉候、形体，无不皆有胃气，胃气若失，便是凶候……故凡欲察病者，必须先察胃气，凡欲治病者，必须常顾胃气，胃气无损，诸可无虑。"由此可知，脾胃之气强盛是身体健康的保证，而一旦脾胃虚弱则机体就会产生疾病。另外，张介宾还认为凡是临证治病，只要见不到有实证者，便当兼补；只要见不到火热证者，便当兼温，以温补脾胃之气。所以，张介宾认为脾胃虚损是疾病的根本病机。

四、后世评价及其影响

张介宾继承并创新了李东垣和薛己的脾胃思想，提出了滋阴生气法，创立脾肾相关论；认为五脏之中皆有脾胃之气，而脾胃之中亦有五脏之气，它们之间相互影响，关系密切。他提出了"诸药皆可治脾胃"的观点，认为脾胃虚弱是疾病的主要病机，调理脾胃有八种方法，其中以温、补、和为主。他治病十分重视脾胃，并将之贯穿于内、外、妇、儿各科，形成了以调理脾胃为指导思想的用药规律和方法；此外，张氏还提出了养生必当重视脾胃的观点。

张介宾的《景岳全书》在中国医学史上具有重要的地位和影响。该书在中医理、法、方、药的研究和临床各科疾病的认识及治疗方面均具有重要贡献，其中有许多内容体现了张氏重视脾胃的思想，以及他对脾胃的创新性认识。因此，研究《景岳全书》中脾胃病学术思想的相关内容，对进一步发展脾胃学说有重要的理论意义。

现代临床实践中，由于各种致病因素的变化、抗生素的滥用和住院患者长期输液，造成了相当一部分脾胃虚寒患者。研究表明，抗生素相当于中药中的苦寒之品，而且这种苦寒之性较中药有过之而无不及。长期滥用抗生素和输液对患者的脾胃是一种损伤，且较难恢复。随着现代社会日新月异的发展，生活节奏的加快，人们的饮食规律也发生了改变，饥饱无常、暴饮暴食、饮酒过度等损伤脾胃的因素逐渐增多，脾胃系统疾病的发生率亦逐渐增高。随着生活节奏的加快，使得人们各方面的压力也逐渐增大，思虑过度、情志过极等损伤脾胃的因素也经常发生。张介宾作为明代著名的温补学家，对于脾胃疾病有其独特的认识和良好的治疗方法。《景岳全书》中的脾胃理论填补了已有的脾胃学说脏腑关系及用药思想的空白，现已经广泛运用于临床各科中。因此，深入研究《景岳全书》中脾胃学术思想相关内容将对现代临床诊疗具有重要的指导意义。

第三节　《医宗必读》的成书及其影响

一、成书背景

李中梓（1588—1655），字士材，号念莪，江苏南汇（今上海浦东新区）人。明末清初著名医家。著有《内经知要》、《医宗必读》、《删补颐生微论》等医书。

李中梓在长期的临床实践中积累了大量经验，形成了自身独有的学术特色。其中，重视"先后二天"是其重要的学术思想之一。李中梓认为，人身之有本，如同木之有根、水之有源。治病如果能抓住其根本，则诸症迎刃而解。所以，李中梓在继承《黄帝内经》理论及前贤脾肾学说的基础上，指出："肾为先天之本，脾为后天之本"。《医宗必读》全书基本贯穿了脾肾学说的理论和临床实践。

易水学派为金代医家张元素所创，其学术思想核心为脏腑病机，尤其突出于脾肾的精气虚损病机探讨，对明代温补学派的形成产生了深远的影响。在张元素学术思想影响下，后世易水学派医家逐渐转向对某特定脏腑的专题研究，并衍生出各自的脏腑学术思想。至明末，李中梓吸收薛己、张景岳、赵献可等医家的学术思想精华，在继承易水学派学术核心的基础上，尤其重视脾肾的作用，深入进行脾肾及命门理论的研究，促进了温补学派的形成。温补学派也因此被认为是易水学派的延伸与发展。

李中梓的学术思想师承李东垣，并吸收薛立斋、张景岳、赵献可等诸家的学术理论特点，注重医论医理的探讨，在其著作《医宗必读》中专著"肾为先天本脾为后天本论"，提出了"肾为先天本脾为后天本"的学术观点，认为脾与肾在生理上相互滋生、相互配合，维持机体生命活动的正常进行，在病理上亦相互影响。李氏于《医宗必读》中设专著"四大家论"，其中对张仲景、刘完素、李东垣、朱丹溪的思想进行了评价与分析，在其自己的医理医论论述中也有对张景岳、薛己等医家论点进行论述及评价。李中梓学术理论有明显的传承路径，其弟子主要有沈朗仲、马元仪、尤在泾等，继承其学术思想的其他门人弟子尚有李延昰、尤乘、郭佩兰、董宏度等，数量众多，共同形成发展为"士材学派"。李中梓及其弟子为推动易水学派的发展做出了重要贡献。

二、内容概述

《医宗必读》为综合性医书，计10卷，撰于崇祯十年（1637年），是李中梓"究心三十年"始成。卷一，为医论及图说，其中医论14篇，详述医学源流及李氏学术思想；图说脏腑经络的生理病理。卷二，为脉诊、色诊。卷三、卷四，论述常用药物350余种，分草、木、果、谷等十类。卷五，论伤寒。卷六至卷十，论内科杂病35种，对病因、病机、症状、治法、方药分别做了详细论述，均先取于《黄帝内经》，次采各家名论，并参以己见和医案举例。该书立论中肯，辨析精详，为习医之门径书。

（一）对先天后天根本论的阐发

先天之本为肾，后天之本为脾。对脾肾的重视，历代医家主张不同，有的重肾，有的重脾。

李中梓则强调脾肾并重。他指出《黄帝内经》所阐述的治病必求其本，这个"本"说的就是脾和肾。其言："世未有无源之流，无根之木。澄其源而流自清，灌其根而枝乃茂，自然之经也。"强调说明了治病如能抓住脾和肾这两个先后天的根本，便可以让疾病不治而自愈。那么，为什么说肾是先天之本？他认为："盖婴儿未成，先结胞胎，其象中空，一茎透起，形如莲蕊。一茎即脐带，莲蕊即两肾也，而命寓焉。即后水生木而后肝成，木生火而后心成，火生土而后脾成，土生金而后肺成。五脏既成，六腑随之，四肢乃全。"由此其提出："肾是脏腑之本，十二脉之根，呼吸之本，三焦之源，而人资之以为始者也。"至于脾何以为后天之本？他的理由是："婴儿既生，一日不再食则饥，七日不食则肠胃涸绝而死。"刚巧亦是《黄帝内经》所言的"安谷则昌，绝谷则亡"。如兵家之饷道，饷道一绝，万众立散；胃气一败，百药难施。因此其云："一有此身必资谷气，谷气入胃，洒陈于六腑而气至，和调于五脏而血生，而人资之为生者也。"这就说明了肾是五脏六腑生成之本，脾是五脏六腑供养之本。另一方面，自古以来，从医家临证时对脾肾的重视来看，如治伤寒危急之时，必诊太溪，以候肾气之盛衰；或诊趺阳，以察胃气的有无。二脉若能应手，则尚有回生之望，若二脉不应，那就不易挽救了。诊寸口必察尺脉，尺之有脉犹树之有根。诊寸口脉也要注意胃气，有胃气则生，无胃气则死。所有这些，李中梓认为都是前人重视脾肾的具体例证。所以他认为治病必须从脾肾这两个根本去解决。而对肾的治疗，他同样主张分水与火。水不足而引起火旺的，用六味丸，即"壮水之主以制阳光"；火不足而导致水盛的，用八味丸，即"益火之源以消阴翳"。脾的治疗，分饮食、劳倦两途。饮食伤者，为虚中有实，用枳术丸消而补之；劳倦伤者，乃属纯虚，用补中益气汤升而补之。他指出并认为虚劳、肿胀、反胃、噎膈、痢疾、泄泻、痰饮等病，其本源都在脾或肾。至于虚劳证伤及肺、脾两脏时，他主张补脾、保肺两法兼行，但如果燥热甚，能食而不泻者，润肺当急，而补脾之药亦不可缺。倘虚羸甚，食少泻多，虽咳嗽不宁，以补脾为急，而清润之品宜戒矣。他认为脾有生肺之能，肺无扶脾之功，所以补脾之药，尤要于保肺。如果虚劳证伤及脾、肾两脏时，李中梓则主张补肾、理脾两法兼行。

（二）对水火阴阳论的阐发

水为阴，火为阳，水火既济，阴阳互根，这是祖国医学的基本理论之一。该观点在《黄帝内经》中已经有详细的论述，但历代医家从自己的实践经验中，又有新的理解和不同体会。如刘元素的"火"、"热"发病说；李东垣的重"脾气"、"脾阳"说；朱丹溪的"阳常有余，阴常不足"说和张介宾的"阳非有余，但真阴也不足"说；等等，都做了不同的理论阐述。李中梓则认为，水火阴阳的相互升降，是宇宙间一切事物生长生成的根本，水的上升，是依火的炎上；火的下降，是赖于水性的润泽，两者相互协调，互相既济，才能维持生物的正常发展。他指出："水火分则为二，实则为一，是不可分割的。"从人身上来说，气就是火，即是阳；血即是水，就是阴，无阳则阴无以生，无阴则阳无以化，从而把阴阳、气血、水火联系起来，说明了它们相互之间的对立统一性，同时强调"物不伏于阴，而生于阳"，认为在阴阳中，阳还是起主要作用。所以他在治疗上主张气血俱要，而补气要在补血之先；阴阳并需，而养阳要在滋阴之上。李氏在这种重阳思想的指导下，又将药性按四时分论。从温热药分属春夏，为生长之气，统为补剂；以寒凉药分属秋冬，为肃杀之气，归为泻剂。由于李氏有着阳重于阴的观点，所以很同意张介宾对刘河间、朱丹溪重阴思想的批判。其言："今天下喜用寒凉，畏投温热，其故有二：一者守丹溪阳常有余说，二者拘河间有寒无热之论。"他把"喜用寒凉，畏用温补"的医生，称作俗医。他很赞同东垣"甘温治大热"、"血脱宜补气"、"独阴不长"、"救脾必本于阳气"等论述。

（三）古今元气不同论

李中梓所说的元气，是指人身禀于先天的元阴、元阳。元气是人身上最根本的物质。其元阴能润泽脏腑，元阳为脏气之源，故元气旺盛，则根本巩固。李氏认为，人的元气好像大自然中的气，当天地初开时，气化浓密，则气强，久之气化渐薄，则气弱。所以他指出："故东汉之世，仲景处方辄以两计；宋元而后，东垣、丹溪不过钱计而已，岂非深明造化与时偕行者欤？今去朱、李之世又五百年，元气转薄，乃必然之理，所以抵当、承气日就减削，补中、归脾日就增多，临证施治，多事调养，专防克伐，多事温补，痛戒寒凉，此今时治法之变通也。"他在这种元气渐薄、今不如古的思想指导下，处处注意对元气的保养，也就突出了"补虚"的观念。其有言曰："病宜用热，当先之以温；病宜用寒，亦当先之以清；纵有积宜消，必须先养胃气；纵有邪宜祛，必须随时逐散，不得过剂。"这些理论充分说明了李中梓处处卫护元气的学术思想。

（四）辨疑似论

李中梓非常重视辨疑似之症，其在《医宗必读》中专列"疑似之症须辨论"，文中明确指出："一旦临疑似之症，若处云雾，不辨东西，几微之间，瞬眼生杀矣。"因此强调辨疑似症对疾病的治疗和预后至关重要。如若在辨疑似之症时出现差错，不仅不会治愈疾病，反而病情会加重，正如李氏所言："至实有赢状，误补益疾；至虚有盛候，反泻含冤。阴症似乎阳，清之必毙；阳症似乎阴，温之转伤。"

人体发生疾病，气血阴阳失调，脏腑功能紊乱，会通过一些临床症状表现出来，医生往往根据外部症状对疾病进行诊治。然而，有时临床表现并非真能反映疾病的本质，反而有时会出现与疾病相反的一些假象，如"积聚在胸，实也。甚则嘿嘿不欲语，肢体不欲动，或眩晕昏花，或泄泻不实，皆大实有赢状也。正如食而过饱，反倦怠嗜卧也。脾胃损伤，虚也。甚则胀满而食不得入，气不得舒，便不得利，皆至虚者有盛候也。正如饥而过时，反不思食也。脾肾虚寒，真阴症也。阴盛之极，往往格阳，面目红赤，口舌裂破，手扬足掷，语言错妄，有似乎阳也……阳盛之极，往往发厥，厥则口鼻无气，手足逆冷，有似乎阴也。"这些假象往往见于邪正相争最尖锐的时刻，患者生死存亡的最严重关头，如果不细察，往往易误诊，导致无法挽回的结局。所以在诊治患者时千万不要被外部现象所迷惑，时刻警醒自己要透过现象看清本质。在处理疑似病证时，有时会遇到"或辨色已真，而诊候难合，或指下既察，而症状未彰"的现象，因此，要想拨去"假象"这层迷雾，需要医生具备扎实的医学基础知识和丰富的诊疗经验。李氏亦指出："大抵症既不足凭，当参以脉理；脉又不足凭，当取之沉候。彼假症之发现，皆在表也，故浮取脉而脉亦假焉；真病之隐伏，皆在里也，故沉候脉而脉可辨耳。脉辨已真，犹未敢恃。更察禀之厚薄，症之久新，医之误否，夫然后济以汤丸，可以十全。"他还告诫医者要四诊合参，从不同角度、不同层次加以观察，搜集一切与疾病有关的资料，仔细分析，辨证论治，善于识别，这样才能够把握疑似之症的本质，达到预期的治疗效果。

（五）主张药性合四时

《医宗必读·药性合四时论》曰："药性之温者，于时为春，所以生万物者也；药性之热者，于时为夏，所以长万物者也；药性之凉者，于时为秋，所以肃万物者也；药性之寒者，于时为冬，所以杀万物者也。"故元气不足者，须以甘温之剂补之，如阳春一至，生机勃勃也。元气不足而至于过极者，所谓大虚必夹寒，须以辛热之剂补之，如时际炎蒸，生气畅遂也。热气有余者，须以甘凉之剂清之，如秋凉一至，溽燔如失也。邪气盛满而至于过极者，所谓高者抑之，须以苦寒之剂泻之，如时值隆冬，阳气潜藏也。故凡温热之剂，均以补虚；凉寒之剂，均以泻实。

由于温热药物法春夏主生长而寒凉药物法秋冬主肃杀，故李氏用药喜温热而远寒凉，反对当时"喜寒凉，恶温热"之风。其指出："自古圣人，莫不喜阳而恶阴，今天下用药者反是，是欲使秋冬作生长之令，春夏为肃杀之时乎。"他分析认为，当时喜用寒凉、畏投温热的原因有二：一为守丹溪阳常有余之说，河间有寒无热之论；二为寒凉之剂，即有差误，人多未觉，温热之剂，稍有不当，其非易见。他还引《黄帝内经》之"阴阳之要，阳密乃固"、"阳气者，若天与日，失其所则折寿而不彰，故天运当以日光明"来阐述阳气的重要性，强调阳密则阴亦固，而所重在阳也；天之运人之命，俱以阳为本也。但是，李氏又不囿于温补，其云："然矫其偏者，又辄以桂、附为家常茶饭，此惟火衰者宜之，若血气燥热之人，能无助火为害哉？"可见李氏虽注重温补但又不拘泥于温补，体现其时刻注意辨证论治、灵活处方的特色。

根据药性合四时的理论，李氏还提出了"气药有生血之功，血药无益气之理"的观点。其释曰："气药甘温，法天地春生之令，而发育万物，而且阳气充则脾土受培转输健运，由是食入于胃，变化精微，不特洒陈于六腑而气至，抑且和调五脏而血生；血药凉润，法天地秋肃之令，而凋落万物，又且黏滞滋润之性，所以在上则泥膈而减食，在下则肠滑而易泄。所以在临证时如遇到久病积虚，虽阴血衰涸，但亦应以参、芪、术、草为主。"

三、脾胃相关内容及特点

（一）脾肾先后天根本论

"治病必求于本"是中医治疗的根本法则。李中梓在《医宗必读·肾为先天本脾为后天本论》中指出："经曰'治病必求于本'，本之为言根也，源也。世未有无源之流，无根之木，澄其源而流自清，灌其根而枝乃茂，自然之经也。故善为医者，必责根本。"根本又是什么呢？其又云："先天之本在肾，肾应北方之水，水为天一之源；后天之本在脾，脾应中本宫之土，土为万物之母。"关于脾肾的重要性，最早见于《黄帝内经》和《难经》，如"脾者，仓廪之本，营之居也"（《素问·六节藏象论》）；"胃者，五脏六腑之海也，水谷皆入于胃，五脏六腑皆享气于胃"（《灵枢·五味》）；"肾者主水，受五脏六腑之精而藏之"（《素问·上古天真论》）；"左者为肾，右者为命门。命门者，诸神精之所舍，原气之所系"（《难经·三十六难》）。从宋、金、元到明代，张元素、李东垣对脾有许多论述，许叔微、严用和、钱乙、朱丹溪对肾亦有许多论述，特别是薛己认为"真精合而人生，是人亦借脾土以生"，对李中梓影响较大。李中梓研究并吸取了自《黄帝内经》以来对脾肾问题的论述，并在此基础上，做了进一步发挥和高度的概括，率先提出了"肾为先天本，脾为后天本"的学术论点，其立论之精辟，在诸家之上。其论曰："未有此身，先有两肾，故肾为脏腑之本，十二经脉之根，呼吸之本，三焦之源。"这是从肾的生理功能对人体的重要性而言，肾不仅有藏精主骨生髓的功能，而且肾气禀赋于父母先天之精气，是"人资之以为始者"。其还论曰："一有此身，必资谷气，谷入于胃，洒陈于六腑而气至，和调于五脏而血生。"这是从脾胃的生理功能对人体的重要性而言，因人出生以后，有赖于脾胃的健全，才能转输精气，化生气血，是"人资之以为生者也"。其举伤寒危重证为例，强调医治此证必诊太溪脉以候肾气之盛衰，诊跌阳脉以候胃气之有无，从诊察疾病方面说明以脾肾为根的道理。在杂病治疗上，亦列举了许多例子，如痢疾证"先泻而后痢者，脾传肾为贼邪难疗"，这是由脾传肾，火不生土，肾阳衰微，设非桂、附大补命门，复肾中之阳，虽用参、术、芪，但终致不起。又如虚劳证受补为可治，不受补为不治，这里多指参芪补脾而言，"虚劳不服参芪，为不受补者死"。这是由于脾气已经衰败，故不受补，不受补为不治。以上两例均是从疾病的预后分析，亦以反证脾为后天肾为先天的论证，使脾肾学说建立在坚实可靠的基础上，这也是李氏临床实践的理论基础，在《医宗必读》中占有十分重要的地位。

（二）脾肾互济同治论

李中梓重视脾肾，以先后天根本立论，但李中梓还以为脾肾之间的关系十分密切，从生理到病理方面相互影响，而脾肾相互为用，有"相赞之功能"。因此必须脾肾并重，脾肾同治，先天济后天，后天助先天。这些看法，主要是通过临床实践的体验，把脾肾论治中的"从阳求阴"和"从阴求阳"的理论，进一步发展和推衍到脾肾相求互相并茂的范围。他在《医宗必读•水火阴阳论》中曰："天地造化之机，水火而已矣，宜平不宜偏，宜交不宜分。"又曰："人身之水火，即阴阳也，即气血也，无阳则阴无以生，无阴则阳无以化。"那气血又是由什么所主呢？李中梓在《医宗必读•虚劳》中明确指出，"第于脾肾分主气血"。这是因为"独举脾肾者，水为万物之源，土为万物之母，二脏安和，一身皆治，百疾不生"。这就把阴阳、气血、脾肾之间的关系有机地联系了起来。脾肾均有气血之用，阴阳之变，脾肾关系密切远胜其他之脏，既有生理上的相互资助，又有病理上的相互影响，李氏这种认识上的明确和深远，为诸家所不及。他还进一步提出了"肾安则脾愈安，脾安则肾愈安"的论点，并以临床实事为证据来说明"肾安则脾愈安"的道理。他指出：这是因为脾阳要靠肾阳的温养，才能发挥运化作用，以维持人体的生命功能，临床上肾阳不足则使脾阳虚弱，运化失职，可出现腹痛绵绵、畏寒肢冷、大便稀溏、完谷不化、久痢久泻、浮肿等症状，治宜"补火生土"，脾肾并治，"火强则转运不息"，补肾即是补脾，目的是使"肾安则脾愈安"。为什么说"脾安则肾愈安"呢？因为肾精必须靠脾阳化生水谷精微不断充养，才能充盛，脾阳不足，久而久之亦可导致肾阳虚亏，症见面色㿠白、腰膝酸软、全身浮肿下肢尤甚等，治宜"补土生火"，脾肾并治，"土强则出纳自入"，补脾即是补肾，目的就是"脾安则肾愈安"。这是从临床的角度以证明脾肾互济同治的道理。

历史上有所谓"补脾不如补肾"和"补肾不如补脾"之争，李中梓则认为二者都有一定的片面性，他以脾肾互济的道理为依据，将二者统一起来。《医宗必读•虚劳》中言："孙思邈云'补脾不如补肾'，许学士云'补肾不如补脾'，两先生深知二脏为人之根本，又知二脏有相赞之功能，故其说似背，其旨实同也。"二脏有"相赞之功能"，这是脾肾同治的重要依据，而且据此将两脏的功能统一起来。李中梓将脾肾互济同治的理论运用于临床，取得了很好的临床疗效，在《医宗必读》的医案中，有很多例子，充分反映了临床治疗的实际情况。这种临床实践促使脾肾学说进一步完善并系统化，脾肾互济同治论应该是李氏脾肾学说的主要内容和方法。

（三）虚当温补脾肾论

李中梓认为，治虚并非一般的养正和补虚，关键在于脾肾两脏。他将一切虚证多归于脾肾，而治脾肾又多从温补入手，故李中梓脾肾学说可称为脾肾双补学说，或温补脾肾学说。李中梓特别重视虚证的治疗，这是由于当时风土和体质的关系。他在《医宗必读•古今元气不同论》中认为古今元气不同，现在元气转薄，言："世人之病，十有九虚，医师之药，百无一补。"而且虚证患者又没有实证患者好治，"因虚而死者十九，因实而死者十一，治实者攻之即效，无所难也，治虚者补之未必即效，须悠久成功，其间转折进退，良非易也"。他反对那些"惟知尽剂，罔顾本元，惟知古法，不审时宜"的做法，其态度是正确的。可是虚证的原因是什么呢？对此，他看法十分独特："夫人之虚，不属于气，即属于血，五脏六腑，莫能外焉。"而气血又是由脾肾所主，"第于脾肾之主气血"，故他做出了一切虚证"独主脾肾"的结论。气血阴阳失调，可能系多脏受病，但脾肾为生机之系，同全身气血阴阳的生成调节有关。在诊治过程中，虽未必能尽见脾肾虚损之明显证候，但能掌握脾肾与诸脏的关系，便有辨治之法，这反映了虚证的实际情况并揭示了主要矛盾。《医宗必读》中多次提到治疗一切虚证的关键在于抓"根本"，这不是泛指一般意义的扶正和补虚，而是指抓脾肾二脏相互为用。脾肾对于虚证治疗亦是十分重要的，肾为先天之本，肾无实证，当"有补而无泻"，脾为后天之本，也是虚证为多，虽有实证，"有积必消，当先养其胃气"。李氏对脾肾与虚证的关系的论证，与张景岳"五脏之伤，穷必及肾"和李东垣"脾胃之伤，诸病生焉"的观点完全一致。

李中梓还特别重视阳气，认为"天之运，人之命，俱以阳为本"。故其临床施治多事温补，痛戒寒凉。他在《医宗必读·药性合四时论》中认为温热药如春夏生发之气，能生长万物；寒凉药如秋冬之气，能肃杀万物。故"温热之剂，均为补虚；寒凉之剂，均为泻实"。他的治疗主张是"气血俱要，补气在补血之先；阴阳并需，养阳在滋阴之上"。而虚证既为脾肾所主，温热药又为补虚而设，故温即是补，补虚即是温补脾肾，这同张景岳"阳气根于肾"和绮石"阳虚之证统归于脾"的论断一致，而李中梓两脏同用温补，将温补同脾肾相联系在一起。因其重视阳气，补虚又侧重于温补，可以说李氏基本上属于温补学派，他同意薛己、张景岳、赵养葵等对于温补的主张。纵观他的临床实践，充分说明了他非常注重对于虚证温补脾肾的重要性。

综上所述，李中梓脾肾学说多限于内伤虚弱证，它的运用范围多偏于阳虚者，其虚当温补脾肾论，阐明了治虚与补脾肾的一致性，突显了温补脾肾对于虚证治疗的重要性，其见解新颖独到。

四、后世评价及其影响

李中梓的学术思想博采众家之长，受薛己、张景岳及金元四大家的影响较大，而对于前人不科学的论述，则尽己所能加以摒弃。由此可见，他采取了批判继承的态度来整理前人有关的理论和经验，且深入研究其中的内容，对继承和发展中医学大有裨益。他的一些诊疗经验经得住长期临证实践的检验，对后来习医者具有重要的指导意义。医学科学研究，是为人民健康服务的一项重要任务，与时俱进，研究李中梓的医学学术思想仍然具有一定的现实意义。

李中梓的学术思想对现代医家同样具有指导意义，马向东通过对"肾为先天之本"论的渊源及"先天"概念的探讨，认为此论的提出主要是基于胎孕时期肾对其他脏腑的形成具有决定性的影响，并结合现代胚胎学的研究，认为"肾为先天之本"，实质上是指"胎盘为先天之本"。倪世美等分析了"水火阴阳论"，指出李中梓论水火，重在互济；论阴阳，贵在燮调，治疗上主张补气在补血之先，养阳在滋阴之上。徐承祖从"症既不足凭，当参以脉理；脉又不足凭，当取之沉候；更察禀之厚薄，症之久新，医之误否；不以脉惟凭"几个方面论述了李中梓辨疑似之证的学术思想，从而探索李中梓辨识疑似之证的奥旨。李忠业通过研读《医宗必读》指出其立足脾肾，重在补土，注重养胃，气血兼治，扶阳益阴和扶正为主兼顾其标的观点对于调治老年性疾病有较高的学术价值。又根据《医宗必读》对积聚的论述，阐明肿瘤的发生是内外二因共同作用的结果，攻补兼施为治疗原则，温阳疏利为治疗大法。缪卫红分析了《医宗必读》在痹证论治中法宗《黄帝内经》的病因病机，提出攻补兼施的治疗原则，崇尚温补的用药特色。马晓峰通过对《医宗必读》所述的病证、医论部分内容的分析做了研究探讨，认为内伤病证的病名确立、病因病机、脉证表现及立法用药等方面，皆重视脏腑，突出脏腑辨证，继承并发展了脏腑辨证理论，充实了临床应用。

第四节 《临证指南医案》的成书及其影响

一、成书背景

叶天士（1667—1746），名桂，号香岩，晚号上津老人，江苏吴县人，清代杰出的医学家，为温病学派的主要代表人物之一。清代名医叶天士是温病学的奠基人之一，被后人奉为清代温病四大家之首。叶天士所著的《温热论》，为温病学说的创立和发展，提供了重要的理论依据和辨证体系，是温病学理论的奠基之作。他创立的温病卫气营血辨证论治纲领，为温病理论体系的形成奠定了坚实的基础；他对杂病的生理、病理、治疗亦多有发挥与创见。尤其值得一提的是，叶天士创立了胃阴学说，提出温通胃阳，以升降为契机，燮理阴阳，阐述脾胃分治之理，对脾胃学说的发展做出了巨大贡献。

叶天士作为温病学派的医家对伤寒学术极为推崇，对经方谙熟，深得仲景心法。从《临证指南医案》中可以看出，叶天士传承了仲景学说求真务实、敢于创新的学风，极大发展了《伤寒论》的学术思想。以《临证指南医案》当中运用经方的医案为研究对象，研究叶天士对经方化裁使用的一般规律和特殊规律，由此可以看出叶天士是师古而不泥古的典范。从《临证指南医案》中可折射出叶天士的一些重要学术思想，如卫气营血辨证、脾胃学说、气味配伍组方经验、络病学说、阳化内风说，这些都是对仲景学说的继承和发展。

叶天士与张仲景都尊奉《黄帝内经》营卫学说，对心肺与营卫的关系看法一致，只是他认为感受外邪有寒热之分。叶氏在温邪传变过程中，在卫分证上借鉴了河间辛凉解表的思想并有独特发挥，在气分、营分、血分的辨证论治及邪留三焦、里结阳明等问题的处理上均受仲景之学的启发，在选方和治法上取法伤寒。

叶天士从脾胃分治，到顾护胃气、脾胃之气资助营卫、存胃阴、通补阳明治法、土虚木乘等方面都对仲景学说有重要继承和发展，且结合李东垣脾胃思想，最终形成了完备成熟的脾胃学说。

在气味配伍理论方面，叶天士与张仲景都以《黄帝内经》为本源。叶天士在四气五味的配伍方面，从经方的组方中得到启迪，在仲景气味配伍、不同药性的煎煮时间不同等方面都有继承发展；特别是为达到特殊疗效，在药物通过炮制，改变气味属性方面，叶氏有独特的创新和发展。

在络病学说方面，叶氏继承仲景之学，倡"外感、内伤皆致病，新病、久病皆入络"之说，并提出"久痛入络"、"络病有虚实之分"的观点。在络病的治法上，继承发扬仲景络病思想，以辛味药为主，善用虫蚁搜剔，发挥补虚通络、润药鞣药通络等诸多治法，丰富完善了络病学说。

在中风理论研究方面，叶天士遥承仲景之学，借鉴刘完素、李东垣、朱丹溪、张景岳等诸家思想，倡"肝阳化风"之说，以仲景复脉汤、黄连阿胶汤、甘麦大枣汤加减化裁，作为滋心、肝、肾三脏之阴的核心用药，强调肝肾阴虚、心营受损都是"肝阳化风"的重要因素；还借鉴仲景土虚木乘理论，以麦门冬汤、酸枣仁汤加减作为底方，治疗胃阴不足、肝风内动的偏热证。

二、内容概述

《临证指南医案》成书于清乾隆二十九年（1764 年），由叶天士门人华岫云所撰。现存最早刊本为清乾隆三十三年（1768 年）卫生堂刻本。该书共 10 卷，卷一至卷八以内科杂病医案为主，兼收外科及五官科医案，卷九和卷十分别为妇科医案和儿科医案。全书序列89门，述证86种，每门以病证为标目，序列其经治医案，言简意赅，切中肯綮。每门之末均附有论述该门证治大要的附论一篇，系由叶氏门人分别执笔撰写而成。其中温病医案颇多，集中体现了叶氏的辨证，以及汗、清、透、凉、散诸法先后缓急的施治原则。经经统计，全书共收载医案2500余案，3137诊。《临证指南医案》充分反映了叶天士辨证精细、立法妥帖、处方中肯、用药灵活的学术特点，是叶天士学术思想的代表性著作。书中医案来源于叶天士临床诊疗，搜罗宏富，征引广博，按语精当，实用性强，较为全面地展现了叶天士在温热时证、各科杂病方面的诊疗经验，充分反映了叶天士融汇古今、独创新说的学术特点。本书不仅全面展现了叶天士在温热病方面的治疗经验，而且反映了其治疗内科杂病时博采众方、别开法门的学术特点，对中医内科学的发展具有重要意义。特别需要指出的是，叶天士深受张仲景《伤寒论》及李杲《脾胃论》的影响，书中诸多医案均体现了其重视脾胃的观点，另外有关温热病医案的精辟论述，成为后世医家编写温病专著的蓝本。

（一）单味药应用，继承先贤，大胆发挥

《临证指南医案》中处方有柴胡的医案有49例，从方药配伍中可以看到先贤张仲景的四逆散、小柴胡汤、鳖甲煎丸的组方，还可以看到逍遥散和补中益气汤的组方，这体现了叶天士在柴胡的应用上继承先贤的一面。另外，叶天士认为病久气滞血瘀，郁而化热，常用柴胡配伍当归、丹皮、桃仁、芍药，达到气血同治、疏泄郁热的目的，这体现了叶天士在柴胡的应用上具有拓展发挥的一面。叶天士临证应用附子时亦有发挥，在把握附子药性的基础上大胆应用，利用附子温胃阳，对中风阳明虚证也用附子，可见其用药并非偏重滋阴。用附子治咳嗽，并非见咳止咳，而是用附子温体阳、散阴寒、止咳嗽，且附子为大热之品，极少用于夏季，但叶天士大胆地将附子用于暑湿泄泻，起到了佐助脾阳、祛内湿的作用。

在《临证指南医案》中用虫类药14案，分见于积聚、疟、痹、疝、头痛、胃痛、疮疡、痘、痫、痉厥等门。叶氏用虫类药时很有原则性，即非沉疴痼疾不用；年老体弱、妇人病少用或不用；幼儿非痘疾不用。叶氏对虫类药的应用有独到见解，认为临证用虫类药须辨气血层次，虫类药中全蝎、蜈蚣、僵蚕、蜂房、地龙、蝉蜕作用于气分，通阳散结；蟛螂虫、土鳖虫作用于血分，活血化瘀。虫类药辛、咸，辛能入络，咸能软坚。叶氏认为久病入络，治疗久病顽疾的积聚、疟母、疝、痹、胃痛、痫、痉厥时，常加虫类药搜经剔络。

严新杰通过研究《临证指南医案》中处方有黄芪的医案发现：叶氏运用黄芪最多的主证是气虚和阳虚证；与黄芪配伍最多的药物依次为人参、当归、南枣、白术、炙黑甘草和桂枝；叶氏使用的黄芪有四种，分别为炙黄芪、生黄芪、炙黄芪皮和生黄芪皮，以炙黄芪使用得最多。叶氏运用单味药时善于抓其特性，结合临床仔细辨证，有是证用是药，药物运用恰到好处，牢牢把握药物的功效和性味归经特点，临床辨证精准，将药物的运用和临床辨证准确结合，疗效确切。

（二）方剂应用，灵活变通，据证加减

麦门冬汤为张仲景《金匮要略》中的重要方剂，治疗"大逆上气，咽喉不利"的虚热肺痿证。叶天士去麦门冬汤中温燥之半夏，用北沙参替换人参，使其成为清养胃阴的专方，并在此基础上加石斛、玉竹、甘蔗汁，用于燥热或木火升腾灼铄之胃阴证；加生扁豆、佩兰叶，于养胃阴之中兼化湿醒胃。叶氏还擅于加减应用麦门冬汤，如卫气不固加生黄芪；肺胃气虚将北沙参与人参同用；胃阴虚，胃阳上逆，"食物不下"加茯苓；胃阴虚兼肾阴虚去半夏加生地、熟

地、天冬、阿胶；肺胃阴虚内有伏热加知母、地骨皮和生鸡子白。叶天士宗仲景心法，抓住麦门冬汤的病机，临证大胆化裁，用药细致入微，大大扩展了麦门冬汤在临床上的应用范围。

叶天士对复脉汤的应用非常熟练，加减应用达到出神入化的境界。如复脉汤用于"肢体偏废"、"舌本络强言謇"的肝风证时，紧紧把握脏阴亏虚的病机，主张去清酒、参、姜、桂温热之品。叶天士认为临床应用复脉汤的病机为阴虚阳浮、阴虚风动、热邪伤阴、阴虚温伏四个方面，其中都有阴液亏虚的成分。他强调运用复脉汤主要要把握脏阴亏虚之证。

叶天士扩大了真武汤的应用范围，对酒湿内蕴、脾阳衰微、浊气不得通降，表现为在上生胀，湿久内蕴呕泻，郁而化热生痈疡的，叶天士以真武汤化裁，健脾肾之阳以运水湿，疗效确切。叶天士对真武汤的化裁特点有二：一是生姜、干姜的变化，病机由胃阳虚转变为脾阳虚时，用干姜替换生姜；二是茯苓、白术的加减，有水饮内停时保留茯苓，没有泄泻、腹胀时去掉白术，脾胃证并存时二者都用。这些都反映了叶天士脾胃分治的思想，体现了叶天士临证时对方剂使用的灵活变通和据证加减。

（三）疾病研究，先明病机，细分证型

叶天士将咳嗽门的142例医案进行分类统计分析显示：将咳嗽分为风寒袭肺、风热犯肺、肺燥津伤、肝火灼肺、脾虚肺弱和肺肾虚衰六型，根据每一型咳嗽病机不同再进行细分，风寒袭肺分卫阳受伤、阻遏气机，风寒郁肺、清窍失和，寒郁肺卫、郁久化热，外寒袭表、中夹痰湿四型。该分析可见叶天士临证分型较细，不是见咳治咳，而是把握病机分别治之。

王学函对治疗消渴的病案进行研究，认为叶天士对消渴的病因病机、治则治法及遣方用药多有创见。叶氏总结出消渴的病因为饮食不节、情志失调；病机是阴虚热淫；病变的脏腑着重在于肺、胃、肾，而以肾为关键；用药上喜用生地、生石膏、山药、知母、麦冬等。

李永亮等对胃脘痛门所载医案进行研究，总结认为叶天士治疗胃痛强调"辨别虚实、分型论治"。实证有气机失调、痰浊内阻、瘀血内阻三型。气机失调又分为肝气犯胃、气逆不降、气郁化火；痰浊内阻分为痰浊阻滞、阳虚痰阻；瘀血阻滞分为气滞血瘀、血络痹阻。虚证有脾胃阳虚、胃阴亏虚和气营两虚。对于气机失调者，治疗时总体把握"脾宜升则健，胃宜降则和"的理论原则，或疏肝和胃，或理气降逆，或苦寒辛通降火。

林培政等探讨叶天士治疗中风的特色，认为肝肾阴虚为中风的根本，风阳上亢是其标，阴虚阳亢、阳化内风是中风的主要病机。林培政等又指出，中风的病机演变与肝关系密切，多种原因及他脏的盛衰均可导致肝风内动。依据叶天士"肝阳化风，涉及五脏"的理论，临床上对中风患者的辨证，应详辨五脏盛衰，培土清金治痰，或平肝清心降火，或滋水养肝息风，或理血调气通瘀。

刘采菲挖掘叶天士关于中风的学术思想及治病用药规律，认为肝肾阴虚、阳化内风是中风的主要病机，阴液不足、经脉失养是中风发病的主要原因，滋阴养血、化痰息风是叶天士治疗中风的主要方法。又指出，叶天士治疗中风时遣方施药是针对阴虚津液亏损生燥而设，因此叶天士治疗中风病，无论是急性期还是后遗症期，均有显著效果。

宋起佳等从涉及便秘的病案入手，总结出叶天士论便秘的病机有胃阴虚、胃阳虚、脾阴虚、肝肾阴虚、肝血肾精久伤延及胃腑、三焦气机阻滞、肺失宣降及阳明久病入络、血瘀气滞等不同，其治虽有治脾、治胃、治肝、治肾、治肺之别，但治疗目的都是恢复阳明的通降。

钱国强等整理叶天士治疗痢疾的医案，认为叶天士对痢疾的病因病机、分型治疗的阐述都极为详尽。痢疾的病因主要是暑湿，其次是风淫、火迫、寒侵。暑分阳暑、阴暑，阳暑宜清泻热邪，阴暑宜温补。叶天士认为暑必夹湿，伤在气分，应消痞散结和胃治疗，并且叶氏治痢善

用干姜，取其补虚通阳和胃之功。对于湿热痢，主张清热疏导气机；对于酒客痢，主张分消以祛湿热。此外，还有血痢、虚痢；虚痢又分为阳虚气滞、肾虚不固、阴虚的不同，应分别对证治疗。

彭草云等整理关于老年病的医案，总结指出：叶天士认为阴血枯涸、下元衰惫、阳明脉衰和虚实夹杂是老年人的生理病理特点，治疗重在固摄下元、调补奇经、注重通补和强调治疗本虚。在调护方面强调应宽怀静养，着眼于提高老年人的生活质量，顺天之气以延年益寿。

叶天士对多种疾病都有研究，无论针对哪种疾病，其特点均是先明确病机，然后细致分型，恰当用药。

（四）辨证方法研究，多法兼融，勇于创新

叶天士虽未明确提出三焦辨证理论，但其在治疗温病中不但运用了卫气营血理论，而且在很多案例中常常运用三焦及脏腑理论进行辨证。叶天士临证，并不拘泥于某一辨证方法，而是卫气营血辨证、六经辨证、脏腑辨证和辨三焦相结合，灵活运用，以求把握病机。如叶氏在"吐血篇"的施案中记载："脉小数，舌绛，喉中痒，咳呛血。因暑热旬日，热入营络，震动而溢。凡肺病为手太阴经，逆传必及膻中。仍以手厥阴治。处方为竹叶心、生地、银花、连翘心、玄参、赤豆皮。"案中载曰："脉小数，舌绛，咳呛血"，从"舌绛、脉小数"判断热入营分，从"咳呛血"判断热入血分，此为卫气营血辨证，辨明病在营血分。叶天士又据"喉中痒，咳呛血"判断病起于肺，因咽喉为肺之门户，咳血为肺的症状，此为脏腑辨证。叶天士又提出"肺病为手太阴经"，他又联系了六经辨证，并指出手太阴经病变必逆传心包，并果断地截断传变，给出"仍以手厥阴治"的治疗大法。从此案可以看出，叶天士整个的思维过程是从患者的舌苔脉象、症状表现入手，把握关键点，先是根据证候判断此案为热入营血分，后据症状判断为肺病，属手太阴经，又考虑到逆传心包，最后清营养心。此案中运用多种辨证方法，层层抽丝剥茧，最后柳暗花明。从所给的处方看，竹叶心、生地、连翘心、玄参、赤豆皮均起到了入心经、清热凉血养阴的作用。此辨证过程充分体现了叶天士临证时将卫气营血辨证与六经辨证、脏腑辨证相结合的方法，多法兼融，思想独到。

杨雪梅等指出，叶天士已经认识到络脉存在于人体的深处，并由此推导出久病血瘀的理论。在叶天士的医案中，络病的含义有二：一是指血分疾病的一部分（血络）；二是指邪气深居隐伏之处。在络病辨治上，叶氏首先强调要分清脏腑、气血、阴阳；其次认为"其初在经在气，其久在络入血"。叶天士还创造性地将络病辨证与卫气营血辨证结合在一起，认为邪在经与卫分、气分相应；邪在络与营分、血分相应。

谢忠礼认为，叶天士在《黄帝内经》和《难经》等有关思想的启发下，创立了"久病入络"和"久痛入络"说。此络病学说是对内伤杂病理论和治疗学上的一大发展，也为后世活血化瘀法的研究提供了重要的素材，更为后继者开启了新的辨证思路。在《临证指南医案》中，叶天士多次提到诸如"初病湿热在经，久则瘀热入络"、"大凡经主气，络主血，久病血瘀"、"初病气结在经，久则血伤入络"、"经年宿病，病必在络"等精辟论断，都体现了络病辨证的理念。

在《临证指南医案》中，叶天士应用奇经辨证甚为广泛，2500余则个医案中以奇经辨证的有129个，其中叶天士很重视奇经与脏腑的关联，如"奇经八脉，隶于肝肾为多"、"肝肾内损，渐及奇经诸脉"。叶氏还指出"冲脉隶于阳明"。奇经辨证更重视气血及其调畅，如"大凡经脉六腑之病，总以宣通为是"。在奇经辨证时，叶天士特别重视冲脉，指出冲脉失养多因阳明不足和肝肾虚损。奇经辨证广泛适用于气血壅滞和气血不足诸证及经脉循行所过部位的病证。总之，叶天士的奇经辨证补充了脏腑辨证之不足。

戴永生等阅读《临证指南医案》中88个病证的相关医案，发现有26个病证的77个医案都不同程度地采用了五行辨证，如肾水不涵肝木、母病及子形成本虚标实案例，土虚不生金、母病及子脾肺两虚案例等。五行辨证是根据五行母子乘侮规律以识别脏腑病机的思维方法。这一辨证方法还在《未刻本叶氏医案》和《叶案疏证》中得到应用。

杨宗善等通过对《临证指南医案·中风门》中治疗历时一年多的"某妪"一案的细致分析，发现叶天士在诊断疾病、治疗处方、服药时机上，突出了法随时令而立，方随时变，药随时加，服药适时的因时制宜的辩证观，属于顺应四时的辨证方法。《临证指南医案》中因思虑和情志致病的病案28例，涉及疾病17种。其中面色少华、肌肉消瘦、肢体痿废不用、咳嗽喘急、脘中痞胀疼痛、二便排泄不畅、阳事不举、不寐、咽喉不适、痰多或吐涎沫等症状都与思志致病有关。叶天士在临证时考虑思志在病情演变中的作用，治疗时针对思志致病的结果，或培中补土，或益土泄木，或苦降辛泄、少佐微酸，或心脾两补，或甘寒养阴，或敛摄神气。这些充分说明叶天士临证时不仅考虑脏腑经络、卫气营血的不同，还重视患者情绪对疾病的影响。中医的辨证方法对于瞬息万变的病情有灵活的适应性和以不变应万变的原则性。叶天士临证，疗效神奇，源于其辨证方法多样，善于融会贯通，勇于传承创新。

（五）遵循传统，重视辨证，病证结合，创立新说

叶天士辨证灵活，重视脏腑辨证，善于抓主证，条分缕析。叶天士在李东垣"脾胃论"的基础上，提出"胃阴"说，案例精妙，立论清新，使脾胃学说进一步趋于完善，既充实了中医脏腑辨证的内容，更拓宽了后世医家的研究思路，奠定了良好的基础。叶天士临证时，注重明辨脏腑，然又不孤立看待各脏腑，关注脏腑间的相互联系，遵循"脏宜藏，腑宜通，脏腑之体用各殊也"的原则。如《临证指南医案·肝风·肝胃阴虚·江案》所载："左胁中动跃未平，犹是肝风未熄，胃津内乏，无以拥护，此清养阳明最要。盖胃属腑，腑强不受木火来侵，病当自减。与客邪速攻，纯虚重补迥异。"

叶天士善于总结前人有关温热病辨治方面的理论经验，将吴又可的邪自口鼻而入学说、盛启东的热入心包学说及刘河间辛温解表等经验，与自己的临床实践相结合，以表里分辨温热病，将其概括为卫气营血四个阶段，创立了卫气营血辨证法。叶氏在《临证指南医案》中，以风温、温热、暑、燥、疫及春温、伏气、夏热等病名为纲，以卫气营血进行辨证，把病和证有机地结合起来，为温病学乃至整个中医学的发展开创了一条崭新的道路。

（六）精研温病，治法丰富，勤求古训，博采众方

叶天士对温热病的研究贡献极大，是温病学派的奠基者和集成者。他提出"大凡看法，卫之后方言气，营之后方言血。在卫汗之可也，到气才可清气，入营犹可透热转气，如犀角、元参、羚羊角等物；入血就恐耗血动血，直须凉血散血，如生地、丹皮、阿胶等物是也"。揭示了外感温热病传变的一般规律，创建了以卫气营血为层次的辨证纲领的治疗大法。《临证指南医案》中有关暑、燥、温热、痉厥、湿温、寒湿等医案，充分展示了叶氏在温热病辨治方面的理论和经验。

叶天士重视对前人学术思想的继承和发展，善于挖掘和扩展前人经方的应用范围，对张仲景的经方体会尤为深刻，应用最广。从《临证指南医案》中可以看出，叶氏善用桂枝汤治疗劳倦复感温邪、病后复感寒邪、虚人外感、阳伤饮结所引起的咳嗽、喘及胃脘痛、痞、疟、泻、腹痛、胁痛、身痛等病证，化裁引用复脉汤法的医案也有四十余案。对前贤其他著名医方，《临证指南医案》中也多有采集，广泛应用。

三、脾胃病相关内容及特点

（一）重视脾胃与其他脏腑之间的关系，五脏有病皆可从脾胃论治

纵观《临证指南医案》，在五脏疾病的治疗中，叶氏很重视脾胃在其中的作用。他指出，无论是肝、肺、心、肾，还是脾胃本脏的病变，皆可从脾胃论治，充分体现了叶氏辨证施治的思想。

1. 肝病从脾胃论治　叶天士认为，肝为风木之脏，内寄相火，体阴而用阳，其性刚，主动主升，赖肾水以涵之，血液以濡之，肺金清肃下降之令以平之，中宫敦阜之土气以培之，使刚劲之质得为柔和之体，遂其条达畅茂之性。肝属木，脾属土，肝木与脾土有着密切的联系，风木过动则中土受戕，不能御其所胜，可出现不寐不食、卫疏汗泄、饮食变痰等病变，治疗上以六君子汤、玉屏风散、茯苓饮、酸枣仁汤等为主。据统计，《临证指南医案·中风》共 45 则医案，其中 13 则与脾胃相关，占 29%。《临证指南医案·肝风》共 37 则医案，其中 6 则与脾胃相关，占 16%。如《临证指南医案·中风·唐案》"男子右属气虚，麻木一年，入春口眼歪斜，乃虚风内动"，"凡中风症，有肢体缓纵不收者，皆属阳明气虚"，认为中风的发生主要是由中气虚所致，治疗以固卫益气为主，施以异功散加减，常用药物有人参、黄芪、白术、甘草、陈皮、当归、天麻、生姜、大枣等。另外，刘案"神伤思虑则肉脱，意伤忧愁则肢废，皆痿象也。缘高年阳明脉虚，加以愁烦，则厥阴风动，木横土衰"，亦是因中气虚所致，治疗以培中为主。并指出"若穷治风痰，便是劫烁则谬"，常用药物有黄芪、白术、天麻、当归、桑寄生、枸杞、白蒺藜、菊花等。

2. 肺病从脾胃论治　脾胃为土，肺为金，从五行关系来说土能生金，是母子关系，因此说，肺与脾胃密切相关。在《临证指南医案·咳嗽》中，叶氏专门列出胃阴虚、中气虚等所致咳嗽，共计医案 45 则，详细论述了从脾胃论治咳嗽。对于胃阴虚所致咳嗽，叶氏多采用养阴益胃之法治疗。如《临证指南医案·咳嗽》陆案"阴虚体质，风温咳嗽，苦辛开泄，肺气加病。今舌咽干燥，思得凉饮，药劫胃津，无以上供。先以甘凉，令其胃喜，仿经义虚则补其母"，叶氏认为此类咳嗽多由胃阴虚所致，治疗以养阴益胃为主，取其虚则补其母之意，常用药物有麦冬、玉竹、沙参、桑叶、甘草、甘蔗等。又如张案"入夏嗽缓，神倦食减，渴饮。此温邪延久，津液受伤，夏令暴暖泄气，胃汁暗亏，筋骨不束，两足酸痛。法以甘缓，益胃中之阴"，此案咳嗽亦由胃阴虚而致，治疗用《金匮要略》麦门冬汤化裁，用药有麦冬、沙参、扁豆、大枣、人参等。

对于中气虚所致咳嗽，叶氏多从健运中气入手，用四君子汤、异功散、小建中汤等化裁治疗。如《临证指南医案·咳嗽》高案"甘药应验，非治嗽而嗽减，病根不在上。腹鸣，便忽溏，阴中之阳伤"，认为是中气虚所致，治疗以调补中气为主，用药有人参、白术、茯苓、甘草、白芍、大枣等。又如王案"乱药杂投，胃口先伤，已经减食便溏，何暇纷纷治嗽。急急照顾身体，久病宜调寝食"，认为亦由脾胃虚弱所致，治疗以异功散加减，用药有人参、茯苓、甘草、陈皮、白芍、山药等。

3. 心病从脾胃论治　心为火，脾胃为土，火能生土，在五行为母子关系，因此说心病与脾胃亦有着密切联系。《临证指南医案·胸痹》共 14 则医案，其中 3 则与脾胃相关。如浦案"中阳困顿，浊阴凝泣，胃痛彻背，午后为甚，即不嗜饮食，亦是阳伤"，认为是中阳受损所致，治疗以温通阳气为要，用药有薤白、半夏、茯苓、桂枝、干姜等。又如王案"始于胸痹，六七年来发必呕吐甜水黄浊，七八日后渐安"，认为是中焦脾胃阳虚所致，治疗宗《黄帝内经》"辛

以胜甘"之法,用药有半夏、干姜、杏仁、茯苓、厚朴、草豆蔻等。

4. 肾病从脾胃论治 肾为水,脾胃为土,肾为先天之本,脾胃为后天之本,脾胃和肾之间是先后天之间的关系,因此说,肾病和脾胃也有很大关系。据统计《临证指南医案·遗精》共载医案 40 则,其中 8 则与脾胃相关,占 20%。如费案"色苍脉数,烦心则遗。阳火下降,阴虚不摄,有湿热下注",认为是阴虚湿热为患,治疗以滋阴清利湿热为主,用药主要有萆薢、黄柏、黄连、远志、茯苓、泽泻、桔梗、薏苡仁等。又如宋案"无梦频频遗精,乃精窍已滑。古人谓有梦治心,无梦治肾。肾阴久损,阳升无制,喉中贮痰不清,皆五液所化,胃纳少而运迟",认为与脾胃有一定的关系,治疗方面固下佐以健中,用药有人参、桑螵蛸、生龙骨、锁阳、芡实、熟地、茯神、远志等。又如某案"冬令烦倦嗽加,是属不藏。阳少潜伏,两足心常冷,平时先梦而遗。由神弛致精散,必镇心以安神。尤喜胃强纳谷,若能保养,可望渐愈",认为此案关键在于患者脾胃功能尚健,尚有药可救,强调了脾胃功能的重要性。

5. 脾胃本病治疗 对于脾胃本病的治疗,叶天士根据不同的病证来进行辨证施治。如叶氏认为泄泻多由湿邪为患而致,治疗上重视调理脾胃功能,提出"脾脏宜补则健,胃腑宜疏自清"、"久泻无不伤肾,久泻必从脾肾主治"的观点。从对《临证指南医案》75 则医案共 94 首治疗泄泻方剂统计来看,茯苓、猪苓、泽泻、白术等健脾祛湿药的运用居首位,可见叶天士对脾胃功能的重视。在治疗方面,对寒湿为患所致的泻下白积、腹痛、小便不利等,叶天士认为是脾胃水寒偏注大肠,用胃苓汤加减。如温案"长夏湿胜为泻,腹鸣溺少,腑阳不司分利。先宜导湿和中,胃苓汤",用药有茯苓、厚朴、陈皮、猪苓、泽泻、苍术、桂枝、甘草等。对于脾胃气虚所致泄泻,则可见气短少气、腹中不和、泄泻等,治疗应先清暑和脾,预防滞下,用药有厚朴、陈皮、甘草、茯苓、泽泻、白扁豆、麦芽、木瓜、山楂、砂仁等,然后以香砂异功散调理善后。

(二)倡导脾胃分治理论,创立胃阴学说

1. 脾胃分治理论 脾胃学说创立于仲景,成熟于东垣。李东垣所创立的补中益气汤、升阳益胃汤等方剂至今仍然发挥疗效,广泛应用于临床,对内伤杂病的治疗作用尤其显著。李东垣立方之意在于补脾,因其所处时代战乱频繁,人民流离失所,多形成脾胃阳气虚衰的证候,所谓"形体劳逸则伤脾",因此用补中益气汤或升阳益胃汤,以人参、黄芪补益中焦之气,白术健脾燥湿,升麻、柴胡升举下陷之清阳,陈皮、木香理脾胃之气。后世华岫云誉曰:"脾胃合治,若用之得宜,诚效如桴鼓。"然李东垣的立论详于治脾而略于治胃,将脾胃合论,以治脾之药来治胃,不能起到辨证精准、用药精当的效果。因此,叶天士适合时宜地提出了脾胃分治理论。

叶天士认为:"脾为脏,胃为腑,脏腑之体用各有不同。若是脾阳不足,胃有寒湿,则可以用温燥升运之品,遵东垣之法补中益气治之。若脾阳不足,胃有燥火,则不可再用温补之法。"叶天士还认为:"纳食主胃,运化主脾,脾宜升则健,胃宜降则和。太阴湿土,得阳始运,阳明燥土,得阴自安,以脾喜刚燥,胃喜柔润也。"叶天士对"脾喜刚燥,胃喜柔润"这一论述,明确了脾胃分治原则,为胃阴学说奠定了基础。

《临证指南医案·脾胃》中记载了 29 则医案,其中 16 则是由胃阴虚或胃阳虚所致,其余 13 则为脾胃同病,治疗方药迥异,充分体现了叶氏脾胃分治的思想。如钱案"胃虚少纳,土不生金,音低气馁"是由胃阴虚所致,治疗当清补,用药有麦冬、玉竹、白扁豆、生甘草、桑叶、沙参等。又如王案"素有痰饮,阳气已微,再加忧郁伤脾,脾胃运纳之阳愈惫,致食下不化,食已欲泻",认为是由脾胃阳虚所致,治疗用东垣补中益气法,用药有人参、白术、羌活、

防风、益智、陈皮、甘草、木瓜等。

2. 创立胃阴学说 胃阴学说是叶天士对脾胃学说传承与发展所做出的巨大贡献。叶天士认为脾胃当分别而治，若脾胃阳气虚则用东垣补中益气之法，若胃阴虚则不可用之，据此独创胃阴学说。叶天士认为，胃阴虚的成因主要有木火体质患燥热之症，或病后热邪伤肺胃津液，临床表现多见虚痞不食、舌绛咽干、烦渴不寐、肌燥熇热、便不通爽等症状。在治疗上不可用黄芪、白术、升麻、柴胡之类药物，当用降逆和胃之法。在药物选择方面，叶氏遥承张仲景《金匮要略》之旨，以麦门冬汤加减，常用药物有麦冬、沙参、石斛、玉竹、山药、陈皮、白扁豆、粳米、甘草等甘平或甘凉濡润药物，取其轻清养胃之性。后世华岫云誉曰："所谓胃宜降则和者，非用辛开苦降，亦非苦寒下夺，以损胃气，不过甘平或甘凉濡润，以养胃阴，使之通降而已矣。"这亦是对叶氏胃阴学说的高度概括。

（三）宣胃阳法以通为补

叶天士在脾胃分论观点指导下，不仅创"胃阴学说"，补前人之未备，同时也不废李东垣之说，进一步细化，认为胃属戊土，脾属己土，戊阳己阴，阴阳之性有别，脾宜藏胃宜通，脏腑之体用各殊。胃为阳土，阳虚宜补，然六腑传化物而不藏，以通降为用，故胃阳虚以通为补，不可一见阳虚寒象，便用甘温补气之品，如术、芪之脾药。案例如"某，胃阳受伤，腑病以通为补，与守中，必致壅逆，胃阳虚，人参、粳米、益智仁、茯苓、广皮、荷叶"。

叶天士临床辨证精细入微，温通胃阳之法或单用或兼用，加减化裁，变化多端，与辨证丝丝入扣。若胃阳虚而食欲不振，用人参、益智仁、广陈皮等，温煦胃气。若阳虚气凝而中脘胀痛，用高良姜、香附、乌药、吴茱萸、干姜等。若阳虚甚者可加淡附片、桂枝、川乌、荜茇等，以温阳散寒。若脾胃同病，脾阳亦虚，则宜加用补脾之品，如四君、异功之属。

（四）通胃络法与久病入络说

《临证指南医案》卷四"积聚"中载曰："王三七……三年来右胸胁形高微突，初病胀痛无形，久则形坚似梗。是初为气结在经，久则血伤入络。"卷八"胃脘痛"中又云："汪五七，诊脉弦涩，胃病绕肩，谷食渐减，病经数载，已入胃络，姑与辛通法。"这些观点是叶天士在长期临床实践中不断探索创新而形成的临床经验，是对中医学理论的又一重大贡献。久病入络学说，是叶天士治疗脾胃病乃至内伤杂病的重要特色之一。

叶天士以络病理论为指导治疗脾胃病，其临床要点有三：其一，久病入络之病程多长。从《临证指南医案》记载来看，有"经几年宿病"、"三年来有右胸胁形高微突"、"胃病久而屡发"、"病经数载"，据此可以理解为病久，即非初病而是宿病反复发作，不必拘泥于病程要长达数年。其二，特征性症状为"疼痛"，即"久痛入络"。疾病不愈而深入，由经入络，脉络虚损，招致瘀血、痰湿阻滞络中，脉痹室不通，不通则痛。其三，为通络之方法。叶天士创通络法有三，首先叶天士继承传统，善用活血通络法，多选用桃仁、当归、苏木、茴香、新绛、芫蔚等品，在活血通络基础上，为加强通络之功，叶天士首创辛香通络法，强调通络以辛为治，或辛温或辛咸，选用丁香、檀香、木香、沉香、乳香、薤白、细辛、桂枝等辛香走窜之品，使血络瘀滞得行，气机调畅，邪去正安。同时叶天士还首创虫蚁搜络法，"其通络方法每取虫蚁迅速飞走诸灵，俾飞者升，走者降，血无凝着，气可宣通，与攻积除坚，徒入脏腑者有间"。虫类药选用五灵脂、九香虫、蜣螂虫、土鳖虫、刺猬皮、鸡金、地龙等。通络之法不仅用于治疗脾胃病，在整个临床的各个领域都有广泛应用。

（五）从脾胃论治血证

1. 从脾胃论治血证的理论基础　脾胃与血证密切相关,主要体现在脾统摄血脉和中焦化生血液两个方面。脾胃受纳、运化水谷,化生精微,为血液生化之源,正如《灵枢·决气》所载"中焦受气取汁,变化而赤,是谓血"。唐容川《血证论》亦认为"食气入胃,脾经化汁,上奉心火,心火得之,变化而赤,是之谓血"。同时脾也有统摄血液在脉中运行而不逸出脉外的作用,即"脾能统血,则血自循经而不妄动"之理。所以临床上各种病因导致脾气不足、统血之能受限,则血液不循常道而发为吐血、便血、尿血、崩漏等多种出血病证;脾胃受纳、运化不行,则气血生化之源不安,并可导致脾气虚而形成恶性循环。前辈医家亦认识到脾胃在血证发生、发展过程中的重要性,如《临证指南医案·吐血》中曰:"血之所生化者,莫如阳明胃腑,可见胃为血症之要道,若胃有不和,当先治胃也。"《仁斋直指方论》中云:"一切血症,经久不愈,每每以胃药收功。"《血证论》中亦言:"血之运之上下,全赖乎脾。脾阳虚则不能统血,脾阴虚又不能滋生血脉。"叶天士继承了李东垣《脾胃论》中"脾胃为后天之本"的思想,创立胃阴学说,倡导脾胃分治,并将其广泛运用到血证治疗中,使血证治法和理论更加完备。

2. 重视调养脾胃,以利血证恢复　《临证指南医案·吐血》中曰:"久病以寝食为要,不必汲汲论病。"对于血证患者,除了正确、及时的治疗外,还要注意脾胃的调养,而指导血证患者合理调节饮食、作息等,又是从脾胃论治血证的一个重要方面。因为饮食不当常是引起出血的诱因和加重出血的重要因素之一。"味进辛辣,助热之用","烟辛泄肺,酒热戕胃",进食辛辣炙煿之品极易损脾害胃,动伤血络,加重病情。叶天士指出血证患者"当薄味静调"。如对咯血的患者,"当薄味以和上焦,气热得清,病患可却"。薄味之品如白粳米汁、蔬菜、水果、牛乳、甜水梨之类,甘平滋养胃阴,可防血随阳升。在血证的治疗中,叶天士还喜用药食两用之品,如咳血、吐血,多用糯米汤代水煎药,因其平和清养,既能协助药物发挥作用,又有清热和胃止血的功效。其他药食两用之品如莲子、生扁豆、山药、鲜藕汁、白蜜、鸡头米等,可奏清热凉血、养阴收敛之效,对血证治疗大有裨益。生活起居应有规律,保证充分睡眠,不可过于劳累。同时,要注意经常锻炼,增强体质,因脾主四肢肌肉,四肢劳逸有度有助于脾胃强健。但对于出血较多者,必须卧床静养,或适当限制体力活动。

四、后世评价及其影响

叶天士作为一位伟大的医家,在发挥与完善脾胃学说方面做出了巨大贡献,给我们后继者留下了宝贵的财富。思考启示小结如下。

（一）继承性

叶天士聪慧过人,天资高妙,幼承庭训,除熟读经典外,对汉唐宋诸路名家所著书籍,无不旁搜博览,他认为"学问无穷,读书不可轻量也"。从《临证指南医案》中可以看出,叶天士引录历代医家著作就有六七十家之多,足见叶氏读书广泛、博闻强识。他虚心好学,曾师事17位老师,对所学知识皆能融会贯通。对于脾胃学说,叶天士汲取《黄帝内经》、《伤寒论》中的精华,对李东垣《脾胃论》中的治法方药能够心领神会,这为他对脾胃学说的发展和创新打下了坚实的基础。

（二）创新性

叶天士在继承先辈经验的基础上大胆创新,阐述"脾脏宜补则健,胃腑宜疏自清"、"久泻

无不伤肾，久泻必从脾肾主治"、"脾喜刚燥，胃喜柔润"等观点。其创立胃阴学说，明确温通
胃阳；以升降为契机，燮理阴阳，阐明脾胃分治之理；提出久病入络学说，以络病理论为指导
治疗脾胃病。此可以说叶氏是对脾胃学说贡献最大的医学大师。

（三）实用性

叶天士对脾胃疾病精于辨证论治，重临床、重疗效，对前人经验毫无门户之见，能在实践
中不断去粗取精、去伪存真。阅读叶案，能清晰地体会到叶氏诊疗技术之高超，诚如沈德潜所
言："桂切脉望色，听声写形，言病之所在，如见五脏症结"，"于疑难症，或就平日嗜好而得
救法，或他医之方略与变通，或毫不与药而使饮食居处消息之"。真可谓："心裁独出常人外，
胸有成竹效如神"。对脾胃论治，其指出，东垣甘温补益脾胃之法，"诚补前人之未备"，然详
于治脾，而略于治胃；重脾阳的升发，而轻胃阴的滋养；喜升阳温燥，而恶甘寒益胃之剂。从
而提出了"脾胃当分析而论"的精辟见解。近贤程门雪赞曰："天士用方，遍采诸家之长，不
偏不倚，而于仲师圣法，用之尤熟"。

叶天士深受《黄帝内经》、张仲景《伤寒论》及李东垣《脾胃论》的影响，创新性地提出
脾胃燥湿相济、升降相因的理论，认为脾胃阴阳之性有别，当分别而论，治以升脾阳、养胃阴
及补脾阴为主。《临证指南医案》充分体现了叶天士的辨治思想、学术特点和临床组方用药的
特点。诚如吴聂所述："综观《临证指南医案》，叶氏辨证讲求活用诸辨证方法，临证思维如天
马行空，纵横捭阖，其宗旨在于把握病机，治病求本"。谢祖诠也认为《临证指南医案》的用
药法度独具"苦辛凉润，轻药治上；温润咸寒，味厚治下；精于用药，讲究炮制；苦辛酸甘，
淡渗治中；邪犯心包，擅用药芯；保津存液，喜取药汁；据病酌情，择时用药"的特点。

清代名医叶天士不愧为一代临床大家，其学术理论及临床诊疗经验十分丰富，博采众家之
长，尤善于总结、变通运用前贤之法，其学术思想具有重要的理论价值，对后世医家影响深远。
《临证指南医案》以叶氏临证辨治诊疗为原始资料，能够真实地反映叶天士的学术特点。因此，
近些年来，很多学者从《临证指南医案》着手，对其进行了多角度多层面的研究，以挖掘叶天
士的学术思想和临证经验，已取得了丰硕的成果。

叶天士提出的脾胃分治之理及胃阴学说、温通胃阳等观点为当时脾胃学说注入了新的血
液，并使其日趋完善，这些学术观点对当今临床亦有着重要的指导意义。而对于现代医学中诸
如代谢性疾病、虚损性疾病、老年病、慢性病、肿瘤等疾病患者表现出的全身脏腑功能衰弱，
尤其是脾胃功能减退，出现胃纳差、消化弱、机体抵抗力低等症状，叶氏针对脾胃阴阳盛衰调
治的理念更是我们后继者的临床指导蓝本，熟稔并运用将大有用武之地。

参 考 文 献

安小平，高研. 2008. 浅谈孙思邈对消渴的论治 [J]. 亚太传统医药，（4）：13-14.

毕国伟，江泳，陈建杉. 2010. 再论李东垣脾胃学说 [J]. 成都中医药大学学报，33（4）：88-90.

毕国伟，江泳，卢正男. 2010. 李杲脾胃学说中"擅攻"及"擅补"之精要 [J]. 成都中医药大学学报，33（1）：15-17.

蔡超产，杨博文，孙鸿昌. 2016. 李东垣阴火本质的探讨 [J]. 中国中医药现代远程教育，14（20）：48-50.

曹家达. 2007. 曹氏伤寒发微 [M]. 福州：福建科学技术出版社：3.

常章富. 2009. 临证备查中药味 [M]. 北京：人民卫生出版社.

畅达. 2010. 中医临床思维要略 [M]. 北京：中国中医药出版社：37.

车玮，吴云波. 2000. 《阴证略例》的学术价值 [J]. 南京中医药大学学报（自然科学版），（6）：371-372.

陈启夔. 1964. 李东垣《脾胃论》读后感 [J]. 福建中医药，（4）：39-42.

陈文松，呼素华. 2006. 李杲《脾胃论》辨证精要 [J]. 中国临床医生，（9）：59-60.

陈焉然，龙慧珍. 2011. 张元素论治脾胃病经验探讨 [J]. 现代中西医结合杂志，20（9）：1119-1120.

陈震萍，沈丹，牟重临. 2016. 论李东垣脾胃学说的核心思想 [J]. 浙江中医药大学学报，40（12）：910-913.

陈志杰. 2007. 李中梓的医学学术思想 [D]. 石家庄：河北医科大学：1-3.

程宝书. 1983. 张元素学术思想初探 [J]. 吉林中医药，（3）：7-9.

程方平，梅国强. 2009. 《临证指南医案》虫类用药特点探析 [J]. 中医杂志，50（3）：284-285.

戴永生，傅捷. 2008. 《临证指南医案》五行辨证案例探析 [J]. 中华中医药学刊，26（1）：35-36.

党世奇. 2004. 李东垣脾胃学说探析 [J]. 现代中医药，（1）：11-12.

邓晋妹. 2017. 试论张元素对脾胃学说的贡献 [J]. 继续医学教育，31（8）：156-157.

邓鑫. 2012. 临床仲景方剂学 [M]. 北京：中医古籍出版社.

丁甘仁. 2010. 丁氏百病医方大全 [M]. 福州：福建科学技术出版社：5.

董德懋. 1984. 脾胃学说浅谈 [J]. 北京中医，（2）：6-7，9.

董尚朴. 2007. 李杲脾胃论病机论点对《内经》理论的继承与发挥 [J]. 时珍国医国药，（4）：965-966.

董振华. 2005. 李东垣对脾胃学说的贡献 [J]. 中国中医药现代远程教育，3（11）：18-21.

都广礼，陈德兴，文小平. 2010. 方证与方剂运用 [J]. 陕西中医学院学报，33（6）：106-107.

杜怀义. 1981. 试论脾胃在人体中的地位学习李杲《脾胃论》的学术思想 [J]. 云南医药，（1）：42-45.

樊一桦，崔媛. 2016. 浅谈《脾胃论》 [J]. 河南中医，36（10）：1704-1706.

范天福. 1978. 李东垣学术思想初探 [J]. 新中医，（6）：8-11.

方春平，刘步平，朱章志. 2014. 《内经》"胃气"思想概探 [J]. 辽宁中医药大学学报，16（5）：155-156.

费晓燕. 2012. 李东垣《脾胃论·脾胃盛衰论》浅析（上）[N]. 上海中医药报，2012-09-21（007）.

费晓燕. 2012. 李东垣《脾胃论·脾胃盛衰论》浅析（下）[N]. 上海中医药报，2012-09-28（007）.

符友丰. 1995. 李杲脾胃学说形成与发展动因探讨 [J]. 河南中医，（2）：68-71.

福春波. 1983. 试论李中梓的学术思想及其主要成就 [J]. 福建中医杂志，（7）：160-161.

高思华，王键. 2012. 中医基础理论 [M]. 北京：人民卫生出版社：74.

高玉章. 2007. 试析《伤寒论》对脾胃病证的论治 [J]. 光明中医，22（9）：1-2.

贵襄平.2011. 李杲的脾胃学说浅析 [J]. 中国中医药现代远程教育, 9 (11): 114-115.

郭彦麟.2018. 基于易水学派的王好古学术思想研究 [D]. 北京: 北京中医药大学.

韩向东, 赵莉.2015. 薛己《内科摘要》学术思想探析 [J]. 辽宁中医学院学报, (4): 351.

郝军, 郝纪蓉.2011. 《内经》脾胃藏象辨证论治思想的临床意义浅析 [J]. 中医研究, 24 (11): 5-8.

郝丽莉, 李欣育.1999. 李东垣脾胃学说浅识 [J]. 中医药学报, (1): 4-5.

何新慧.2008. 《临证指南医案》柴胡应用探析 [J]. 上海中医药大学学报, 22 (2): 20-22.

胡建民.2009. 李东垣学术思想点滴发挥 [J]. 内蒙古中医药, 28 (17): 43.

胡永军, 孟静岩.2007. 《黄帝内经》脾胃理论析要 [J]. 中华中医药学刊, (4): 798-799.

黄瑞, 罗伟生.2016. 《伤寒论》与顾护脾胃 [J]. 实用中医内科杂志, 30 (5): 5-6, 62.

黄田镔, 黄晓朋.2009. 《医学启源》学术成就析要 [J]. 福建中医学院学报, 19 (1): 58-59.

黄雅慧, 邓钰杰.2011. 泄泻五脏论治文献再评价 [J]. 陕西中医学院学报, 34 (4): 13, 25.

黄延芳.2016. 漫谈李东垣学术思想 [J]. 亚太传统医药, 12 (13): 62-63.

纪军, 王夏菲, 张欣.2016. 张仲景针灸学术思想 [J]. 上海针灸杂志, 35 (12): 1477-1479.

贾海忠, 赵进喜, 孙晓光, 等.2016. 《脾胃论》论脾胃, 元气为本; 主甘温重升举, 阴火自消 [J]. 环球中医药, 9 (11): 1336-1339.

贾云芳.2010. 王好古《此事难知》学术思想以及与李东垣学术渊源关系的研究 [D]. 石家庄: 河北医科大学.

姜莉云, 吴文笛, 许云姣, 等.2017. 《黄帝内经》脾胃理论的源流及其意义 [J]. 中华中医药杂志, 32 (4): 1504-1506.

姜伟, 屈杰, 柴华, 等.2014. 健脾养胃法在肿瘤中的应用体会 [J]. 亚太传统医药, (11): 95-98.

蒋雅琦.2016. 浅析《脾胃论》学术思想及其医案举隅 [J]. 中国中医药现代远程教育, 14 (6): 130-132.

金丽.2012. 王好古《阴证略例》版本考证与学术评析 [J]. 光明中医, 27 (3): 423-425.

金钊.2006. 李杲《脾胃论》结合时令用药心法探讨 [D]. 成都: 成都中医药大学.

金钊.2009. 李杲《脾胃论》结合时令用药心法研究 [D]. 成都: 成都中医药大学.

康波.2015. 从《脾胃论》研究李东垣对《内经》"脾胃观"的继承与发展 [D]. 成都: 成都中医药大学.

康玉华, 屈杰, 王宝家.2015. 薛己《内科摘要》脾胃病思想探析 [J]. 亚太传统医药, (11): 70-71.

类承法.2008. 《脾胃论》学术思想初探 [J]. 光明中医, (10): 1433-1434.

李笔怡.1985. 略论李东垣《脾胃论》中主要学术思想 [J]. 中医药研究杂志, (3): 14-15.

李德名.1984. 从《脾胃论》看李东垣的用药特点 [J]. 新中医, (5): 8-11.

李东垣.2005. 兰室秘藏·经漏不止有二论 [M]. 北京: 人民卫生出版社: 74.

李东垣.2006. 脾胃论·脾胃虚实传变论 [M]. 北京: 人民卫生出版社: 4.

李菲.2006. 李东垣脾胃内伤热病的理论基础 [D]. 北京: 北京中医药大学.

李菲.2011. 李东垣的阴火观 [J]. 中国中医基础医学杂志, 17 (1): 10-11, 16.

李付平, 董尚朴, 张秀芬, 等.2017. 张元素《医学启源》的脾胃观探讨 [J]. 上海中医药杂志, 51 (12): 36-38.

李冠霖.2007. 叶天士奇经辨证探讨 [D]. 北京: 北京中医药大学.

李光秀.2001. 王好古学术思想研究 [J]. 首都医药, (7): 54.

李贵其.2016. 从"内伤脾胃, 百病由生"说谈李杲的生命观 [J]. 中国中医药现代远程教育, 14 (21): 40-41.

李婕, 黄贵华.2009. 概述《内经》对脾胃的认识 [J]. 广西中医药, 32 (4): 47-49.

李凯, 郑丰杰, 洪原淑.2006. 浅析王好古对易水学派的贡献 [J]. 辽宁中医药大学学报, (6): 50-51.

李森钰.2016. 王好古中医药学术思想研究 [J]. 内蒙古中医药, 35 (9): 151.

李文刚, 刘宁.2008. 浅谈孙思邈对中医杂病论治的贡献 [J]. 辽宁中医药大学学报, 10 (2): 132-133.

李永亮，陈仁寿.2009.《临证指南医案》胃痛证治分型探析［J］.北京中医药，28（8）：597-598.

李中梓.1987.医宗必读［M］.上海：上海科学技术出版社：6.

李忠业.2006.《医宗必读》治疗老年病学术思想探讨［J］.河南中医，26（3）：22.

李紫健，何鲜平，冯康.2015.论李杲重视脾胃思想对于四时养生的影响［J］.中国中医基础医学杂志，21（10）：1256-1257.

梁子钰.2016.易水学派代表医家治疗脾胃病方药规律及学术思想嬗变研究［D］.北京：北京中医药大学.

林培政，刘亚敏.2001.叶天士《临证指南医案》中风论治特色［J］.新中医，33（11）：6-8.

林涛.2009.《脾胃论》之李东垣脾胃学说探讨［J］.中医研究，22（4）：4-6.

刘采菲.2006.《临证指南医案》中风论治探析［J］.中医药学刊，24（8）：1549-1551.

刘常胜.2016.孙思邈针灸学术思想浅析［J］.中国民族民间医药，25（13）：56-57.

刘浩，李燕.2014.李东垣脾胃论学术思想的阐发［J］.陕西中医，35（5）：640-641.

刘乐，高嘉莹.2015.李东垣益气升阳论治脾胃病［J］.河南中医，35（12）：2915-2916.

刘琼，伍红梅.2014.孙思邈对《伤寒论》脾胃学术思想的研究［J］.陕西中医学院学报，37（1）：99-100.

刘尚义.1979.学习李杲的脾胃内伤学体会［J］.贵阳中医学院学报，（2）：1-4.

刘云平.2013.《脾胃论》益气升阳理论及组方思维研究［D］.哈尔滨：黑龙江中医药大学.

刘志新，黄金刚，周晓华，等.2010.《黄帝内经》与脾胃学说［J］.黑龙江中医药，39（4）：49-50.

柳永敏.2013.李中梓脾肾学说探讨［J］.中医临床研究，（23）：41-42.

龙捧玺.2003.论张景岳注重脾肾思想［J］.湖北中医杂志，（3）：3.

芦鑫.2010.孙思邈中医美容特色研究［D］.沈阳：辽宁中医药大学.

马天驰，王彩霞，于漫.2016.论《景岳全书》调脾胃养生思想［J］.中华中医药学刊，（6）：1313-1314.

马巍，王彩霞.2011.初探李东垣脾胃学说理论［J］.辽宁中医药大学学报，13（4）：48-50.

马向东.2001.李中梓"肾为先天之本"论析［J］.安徽中医学院学报，20（2）：4-5.

马晓峰.2004.《医宗必读》与脏腑辨证［J］.天津中医药，21（4）：299-301.

马雄飞.2012.《脾胃论》组方用药特点浅识［J］.内蒙古中医药，31（18）：117，105.

马玉琛.2013.对李东垣脾胃病的理解［C］.中国中西医结合学会消化系统疾病专业委员会.第二十五届全国中西医结合消化系统疾病学术会议论文集：5.

毛德西.2004.李东垣脾胃学说的特点与用药规律探讨［J］.河南中医学院学报，（2）：10-12，27.

毛其州，张翼宙.2015.浅谈李东垣与朱丹溪之脾胃学术思想［J］.陕西中医学院学报，38（2）：24-25.

梅国强.2003.伤寒论讲义［M］.北京：人民卫生出版社.

缪卫红.2004.《医宗必读》痹证论治浅析［J］.中华实用中西医杂志，4（17）：1906.

缪希雍.2006.先醒斋医学广笔记［M］.北京：中国中医药出版社：107.

倪世美，张理梅.1995.李中梓"水火阴阳论"浅析［J］.浙江中医学院学报，19（2）：1-2.

牛学恩.2003.张元素论治脾胃病特点初探［J］.四川中医，（3）：2-3.

彭草云，郝瑞福.2007.《临证指南医案》老年病探析［J］.天津中医药，24（1）：41-42.

齐向华，滕晶，张洪娟.2007.《临证指南医案》"思"志致病医案分析［J］.山东中医杂志，26（11）：736-738.

钱国强，陈孝银.2006.浅析《临证指南医案》痢疾论治［J］.四川中医，24（12）：31-32.

秦伯未.2007.秦伯未膏方集［M］.福州：福建科学技术出版社：18.

秦玉龙.2009.中医各家学说［M］.北京：中国中医药出版社：234.

邱敏.2004.论桂枝汤的温补脾胃作用［J］.吉林中医药，24（6）：1.

任建华.1996.李东垣脾胃学说述评［J］.江苏中医，（5）：36-37.

任应秋.1983.明代杰出的大医学家张介宾［J］.北京中医，3（2）：3.

尚冰.2003.论易水学派之脾胃学说 [D].沈阳:辽宁中医学院.

尚希贤.1998.浅谈中医中病即止 [J].湖北中医杂志,(4):55.

沈敏南.1987.从《阴证略例》看王好古的学术思想 [J].天津中医,(6):34-35.

沈敏南.1989.试述王好古的学术思想 [J].河南中医,9(4):7-9.

宋琦,王庆其.2009.《内经》脾胃理论探微 [J].中医文献杂志,27(1):29-32.

宋起佳,苏云放.2006.从《临证指南医案》看叶天士辨治便秘的特色 [J].中医药学刊,24(5):912-913.

宋志萍,穆俊霞.2010.《脾胃论》浅析 [J].山西中医学院学报,11(6):2-3.

苏维霞.2012.《脾胃论》胃病证治规律研究 [D].银川:宁夏医科大学.

孙海燕.2011.东垣脾胃学说研究法门析要 [J].浙江中医药大学学报,35(5):810-812.

孙洁,赵瑞占,张星平.2014.李杲与叶桂脾胃观刍议 [J].上海中医药大学学报,28(3):9-11.

孙晓光.2011.从《临证指南医案》看叶天士对仲景学说的继承和发展 [D].北京:北京中医药大学:4-5.

孙晓光,彭越.2011.从《临证指南医案》看叶天士运用麦门冬汤的经验 [J].北京中医药大学学报,18(1):37-38.

孙晓光,赵艳,彭越.2011.从《临证指南医案》看叶天士运用复脉汤的规律 [J].北京中医药大学学报,34(4):224-227.

孙晓光,赵艳,彭越.2011.从《临证指南医案》看叶天士运用真武汤的规律[J].中医杂志,52(15):1269-1271.

谭高峰.2014.李东垣《脾胃论》的学术思想 [J].中国社区医师,30(31):71,73.

唐容川.2007.血证论 [M].刘新 点校.北京:人民军医出版社:10-15.

唐熙婷,甘爱萍.2014.从东垣"脾胃元气论"谈养生防病 [J].国医论坛,29(6):44-45.

田代华,刘更生.2005.灵枢经 [M].北京:人民卫生出版社:15-55.

万凤.2013.李东垣对仲景顾护脾胃学术思想的继承与发展 [C].中华中医药学会仲景学说分会.全国第二十一次仲景学说学术年会论文集:4.

万凤,屈会化,赵琰.2014.李东垣对仲景顾护脾胃学术思想的继承与发展[J].上海中医药大学学报,28(4):18-20.

汪自源,徐重明,涂象毅.1998.李东垣预防脾胃疾病的理论、方法和经验探讨 [J].中国中西医结合脾胃杂志,(4):237-238.

王邦才.2014.论叶天士对脾胃学说的发挥与创新 [J].浙江中医杂志,49(3):157-158.

王冰.1999.黄帝内经素问 [M].北京:人民卫生出版社.

王峰.2010.对《内经》论述三焦的认识 [J].中医药学报,38(3):140-142.

王海娟,刘小菊,高杰,等.2016.浅析李东垣《脾胃论》学术思想 [J].中国中医药现代远程教育,14(17):46-48.

王恒杰,许靓,王浩,等.2010.浅析《伤寒论》中生姜、大枣的运用 [J].河南中医,(2):111-113.

王建平.1987.学习《内经》谈脾胃为后天之本 [J].河北中医,(1):39-40.

王磊.2006."脾胃论"之我见 [J].中国中医基础医学杂志,(8):568-569,577.

王泷.2018.基于易水学派的薛己研究 [D].北京:北京中医药大学:13-14.

王品,高慧霞,付彩云,等.2011.伤寒论顾护脾胃学术思想浅析 [J].山西中医药学报,11(4):7-8.

王荣.2008.叶天士治疗温病的辨证及组方配伍规律研究 [D].哈尔滨:黑龙江中医药大学:17.

王天梅.2013.《伤寒论》阳明禁攻下证初探 [J].中国医药指南,13(11):295-296.

王天琪,胡素敏,魏勇军.2015.李东垣学术思想探究 [J].河北中医,37(9):1397-1399,1440.

王伟涛,孙伟正.2006.血证论治 [J].中国中医急症,15(12):1365.

王新智.2004.王好古学术思想探讨 [J].福建中医学院学报,(3):37-39.

王学函. 2012. 《临证指南医案》消渴辨治浅析［J］. 中医药临床杂志，24（2）：153.

王昀，赵海滨. 2016. 李东垣"阴火"实质及后世传承临床意义［J］. 中华中医药杂志，31（12）：4938-4940.

王振涛，曾垂义，韩丽华. 2013. 论《伤寒论》保胃气思想及其在临床辨治中的应用［J］. 中华中医药杂志，28（3）：731-733.

王正字. 1984. 李东垣脾胃学说述要［J］. 陕西中医，（1）：29-32.

王宗柱，侯俊明. 2007. 谈《伤寒论》对脾胃病证的论治［J］. 陕西中医学院学报，30（2）：1-2.

韦绪性. 1985. 王好古《阴证略例》读后［J］. 河北中医，（1）：6-7.

魏全德. 1998. 《脾胃论》学术思想浅识［J］. 中医药研究，（6）：7-8.

吴聂，曹式丽. 2011. 读《临证指南医案》论叶氏辨证思维［J］. 光明中医，26（6）：1119-1120.

吴少祯. 2003. 李东垣生平、著作、学术考辨［D］. 哈尔滨：黑龙江中医药大学.

吴修符. 2007. 继承发展仲景阴证学说的范例——《阴证略例》［C］. 中华中医药学会仲景学说分会. 仲景医学求真（续一）——中华中医药学会第十五届仲景学说学术研讨会论文集：5.

吴中山. 2013. 《伤寒论》治疗脾胃病的理法方药特色［D］. 北京：北京中医药大学.

夏晨. 2009. 《阴证略例》学术特色探析［J］. 中华中医药学刊，27（6）：1170-1171.

夏梦幻，王庆其. 2018. 基于《黄帝内经》浅析"脾胃为脏腑之本"［J］. 中华中医药杂志，33（9）：3856-3858.

夏小军，谢君国，张士卿. 2009. 《黄帝内经》成书年代考［J］. 甘肃中医，22（5）：4-5.

肖丹，吴润秋. 2006. 浅论《内经》胃气理论及其对后世的影响［J］. 湖南中医学院学报，26（2）：19-21.

谢文英. 2004. 李杲《脾胃论》浅析［J］. 中国中医基础医学杂志，（11）：1-3.

谢扬. 2013. 《千金要方》脾胃辨证研究［D］. 沈阳：辽宁中医药大学.

谢瑛. 2011. 浅谈伤寒论服药方法及药后调护［J］. 浙江中医杂志，46（6）：400-401.

谢忠礼，韦大文. 2006. 从《临证指南医案》探讨叶天士络病学说的主要思想［J］. 河南中医学院学报，21（122）：15-17.

徐承祖. 1996. 李中梓辨疑验案奥旨简析［J］. 中医函授通讯，（6）：11-12.

徐海荣，段永强，梁玉杰，等. 2015. 李东垣从脾胃论养生摄生思想探析［J］. 中医药导报，21（10）：3-4，8.

徐海荣. 2015. 《脾胃论》的学术渊源及其理论特色研究［D］. 兰州：甘肃中医药大学.

徐立军. 2006. 浅析李东垣脾胃思想的形成及贡献［J］. 中医教育，（3）：69-71.

徐培平. 2003. 营卫及其气化浅论［J］. 光明中医，15（88）：1-3.

徐寿生. 1999. 李杲脾胃阴阳升降理论探讨［J］. 安徽中医学院学报，（4）：10-11.

徐树楠. 2004. 李东垣脾胃学说对后世的影响［J］. 浙江中医杂志，（6）：3-5.

许凤秋，胥靖域，刘涛，等. 2013. 浅析李杲《脾胃论》［J］. 黑龙江中医药，42（6）：9-10.

闫石. 2011. 《景岳全书》脾胃学术思想研究［D］. 济南：山东中医药大学：2.

严新杰. 2009. 《临证指南医案》黄芪运用的研究［D］. 广州：广州中医药大学.

阎俊杰. 1991. 王好古对阴证的认识与治疗［J］. 山西中医，（5）：6-7.

杨承祖，高少才. 2011. 论李东垣的学术特色［J］. 陕西中医，32（1）：67-70.

杨靖，杨艳，孔文霞，等. 2015. 浅论《黄帝内经》对脾胃的认识——重在"气"［J］. 成都中医药大学学报，38（4）：78-80，85.

杨世维. 1998. 重视脾胃之气，促进疾病的康复——学习《内经》心得之一［J］. 黔南民族医专学报，（1）：40-42.

杨天荣. 1992. 李杲"脾胃内伤发病"观与脾胃学说［J］. 北京中医，（5）：38-41.

杨天荣. 1992. 王好古"阴证论"与脾胃学说［J］. 北京中医，（6）：46-47.

杨天荣. 1992. 张元素对脾胃学说的两大贡献［J］. 北京中医，（4）：34-36.

杨维平，2007. 东垣内伤脾胃学说的要义和立法用药特点 [J]. 甘肃中医，(5)：1-2.

杨新年，徐亚萍. 1993. 李杲补脾胃方剂配伍特色刍议 [J]. 河南中医，13 (3)：117.

杨雪梅，王玉兴，李德杏. 2005. 明清时期的经络辨证与脏腑辨证 [J]. 天津中医学院学报，9 (3)：118-120.

杨在纲，杨志蓉. 2004. 读《临证指南医案》谈中医辨证 [J]. 贵阳中医学院学报，26 (2)：4-6.

杨宗善，王玉香，杨永芳. 2012. 《临证指南医案》中叶天士对中医学时间观的运用 [J]. 中医药导报，18 (1)：
    19-20.

叶天士. 1959. 临证指南医案 [M]. 上海：上海人民出版社，188-189.

叶天士. 1999. 明清名医全书大成·叶天士医学全书·临证指南医案 [M]. 黄英志 主编. 北京：中国中医药
    出版社：44-46.

叶天士. 2006. 临证指南医案 [M]. 北京：人民卫生出版社：64.

游开通. 1999. 浅谈《内经》论脾胃 [J]. 实用中医药杂志，(12)：45.

于智敏. 2003. 李东垣治疗脾胃病的组方用药特点分析 [J]. 中国中医基础医学杂志，(3)：56-57.

余灵辉，舒长兴. 2007. 谈李杲"脾胃学说"及"甘温除热法"的运用 [J]. 光明中医，(10)：2-3.

余小波. 2008. 李东垣调脾胃治未病的理论研究 [D]. 济南：山东中医药大学.

宇文亚. 2007. 孙思邈治疗脾胃病理论与方药探讨 [J]. 辽宁中医杂志，(6)：738.

翟兴红. 2010. 从《黄帝内经》时间养生学谈脾胃病防治 [J]. 河北中医，32 (9)：1414-1415，1424.

张安富，桂平，苏德模. 2012. 脾胃学说发展探析 [J]. 中国现代药物应用，6 (4)：127-128.

张安玲. 1998. 李东垣调理脾胃浅谈 [J]. 河南中医，(3)：19-20.

张光奇，刘宏伟. 1986. 张元素的脾胃学说初探 [J]. 贵阳中医学院学报，(4)：12-13.

张红梅，陈雪功. 2009. 《医宗必读》辨证施治思想浅探 [J]. 中医杂志，(11)：1051.

张欢，刘力. 2009. 浅析《内经》中的脾胃论及其影响 [J]. 陕西中医学院学报，32 (2)：11-12.

张慧琴，程畅和. 2011. 剖析李东垣的"阴火"论 [J]. 医学信息（上旬刊），24 (3)：1431-1432.

张继东. 1998. 论《伤寒论》护胃观 [J]. 山东中医杂志，7 (5)：6-7.

张佳乐. 2016. 《临证指南医案》从脾胃论治血证刍议 [J]. 成都中医药大学学报，39 (4)：84.

张建华. 2010. 叶天士《临证指南医案》辨治咳嗽经验探析 [J]. 山西中医，26 (3)：1-3.

张介宾. 2007. 景岳全书·脉神章中 [M]. 北京：人民卫生出版社：104-105.

张介宾. 2007. 景岳全书·新方八阵 [M]. 北京：人民卫生出版社：1275.

张介宾. 2007. 景岳全书·杂证谟 [M]. 北京：人民卫生出版社：399.

张介宾. 2007. 景岳全书·杂证谟·脾胃 [M]. 北京：人民卫生出版社：399-403.

张介宾. 2011. 景岳全书·杂证谟·饮食门 [M]. 北京：中国医药科技出版社：190-195.

张良，宋美丹. 2014. 浅析《内经》中的脾胃学术思想 [J]. 内蒙古中医药，33 (19)：133-134.

张佩江. 2009. 《脾胃论》学术思想初探 [J]. 河南中医，29 (9)：856-857.

张沁园. 2014. 王好古伤寒阴证学术特色浅议 [C]. 中华中医药学会仲景学说分会. 全国第二十二次仲景学说
    学术年会论文集：3.

张沁园. 2014. 王好古学术特色浅议 [J]. 中国中医药现代远程教育，12 (5)：17-19.

张荣华，丘和明. 1998. 从脾胃论治血证 [J]. 中医药学报，26 (5)：7.

张铁甲. 2009. 王好古的学术思想——阴证学说探讨 [J]. 江西中医药，40 (5)：8-9.

张廷莫. 2004. 临床中药学 [M]. 北京：中国中医药出版社.

张学毅，马红星. 2014. 脾胃学说历史沿革 [J]. 实用中医内科杂志，28 (6)：174-175，177.

张印生. 2009. 孙思邈医学全书·千金翼方 [M]. 北京：中国中医药出版社.

张永兴，祁玲娣. 2006. 略论孙思邈对中药学和方剂学的贡献 [J]. 陕西中医，27 (10)：1299-1300.

张玉萍.2013. 近代医家《伤寒论》研究及其对临床的影响 [C]. 中华中医药学会中医医史文献分会. 整理、传承、发展——中医医史文献研究的新思路——中华中医药学会第十五次中医医史文献学术年会论文集：4.

张仲景.2005. 金匮要略 [M]. 北京：人民卫生出版社.

张仲景.2005. 伤寒论 [M]. 北京：人民卫生出版社.

张仲景.2005. 伤寒论 [M]. 钱超尘，郝万山，整理. 北京：人民卫生出版社：69.

赵健，杨幼新，王富雄.2010. 叶天士《临证指南医案》对仲景复脉汤的应用[J]. 天津中医药，27（4）：310-311.

赵有臣.1993. 王好古生卒年及生平略考 [J]. 中医药文化，（4）：32-34.

郑齐，潘桂娟.2012. 脾胃学说的概念与源流述要 [J]. 中医杂志，（13）：1084.

钟建.2001. 叶天士治痹医案的文献研究 [D]. 济南：山东中医药大学：18.

周之干.1985. 慎斋遗书 [M]. 南京：江苏科学技术出版社：11.

朱邦贤.2012. 中医各家学说 [M]. 北京：人民卫生出版社：163.

朱鹏.2011. 《临证指南医案》附子应用规律分析 [J]. 中医杂志，52（5）：438-440.

朱文浩，庄泽澄.2005. 李杲"阴火"浅说 [J]. 甘肃中医，（1）：9-10.

朱祥麟.2013. 李东垣脾胃升降理论浅识（上）[N]. 中国中医药报，2013-03-01（004）.

朱祥麟.2013. 李东垣脾胃升降理论浅识（下）[N]. 中国中医药报，2013-03-04（004）.

朱星瑜，管斯琪，徐方琪，等.2016. 李东垣从脾胃论治阴火思路初探 [J]. 浙江中西医结合杂志，26（3）：284-285.

朱曾柏.1981. 脾胃学说的倡导者李杲及其"阴火"学说 [J]. 河南中医，（3）：23-24.

朱曾柏.1982. 论李杲"阴火"学说 [J]. 新中医，（6）：7-10.

下篇　近现代医家介绍及其对脾胃学说的继承与创新

第五章　路志正

一、人物简介

路志正，字子端，号行健。1920 年 12 月 21 日生，河北藁城人，汉族。幼承家学，1934年入伯父路益修创办的河北中医学校学习，并拜山西盐城名医孟正己、王步举先生为师。因日本侵华战争，1937 年学校停办，开始跟伯父及孟先生伺诊，1939 年通过河北省中医考试并取得中医师资格，同年医校毕业，悬壶乡里，医名大噪。1950 年入北京中医进修学校学习，1952年毕业留卫生部医政司医政处中医技术指导科工作。1953 年春，参加卫生部组织的抗美援朝巡回医疗队，1954 年 7 月卫生部中医司成立，调入中医司技术指导科并参与中国中医研究院的筹建工作。1973 年调入中国中医研究院（现为中国中医科学院）广安门医院内科工作。1981年和赵金铎等组建中医内科研究室，任副主任，进行痹证的临床研究工作。1984 年以后从事心肺疾病、风湿病、中医疑难病的研究。曾任全国政协第六、七、八届委员，历任中华中医药学会内科分会专业委员会副主任委员、风湿病分会专业委员会主任委员。现任首届"国医大师"，"首都国医名师"，国家级非物质文化遗产传统医药类项目代表性传承人，中国中医科学院主任医师，传承博士后导师，资深研究员，名誉首席研究员。第一至四届全国老中医药专家学术经验继承工作指导老师，首批享受国务院政府特殊津贴的专家。从医 70 余年，擅长中医内科、针灸科诊治，对妇科、儿科、外科等亦很有造诣。精通中医理论，崇尚脾胃学说和温病学说。主持的"路志正调理脾胃法治疗胸痹经验的继承整理研究"课题，获国家中医药管理局中医药基础研究奖二等奖。主编的《实用中医风湿病学》获国家中医药管理局中医药基础研究奖三等奖。并著有《中医内科急症》、《路志正医林集腋》、《实用中医心病学》等。2008 年被评为国家级非物质文化遗产传统医药类项目代表性传承人；2009 年 1 月被北京市卫生局、人事局和市中医药管理局联合授予"首都国医名师"的称号。2009 年 4 月被人力资源和社会保障部、卫生部、国家中医药管理局评为首届"国医大师"。

路老认为痹病的发病机制复杂，是内、外因共同作用的结果，其中内因是重要的病变基础。先天禀赋不足是内因的重要方面，但后天调养、脾胃功能的强弱在痹病的发生发展、传变预后中起重要作用。路老主张后天失养是痹病发生的内在基础，在痹病的治疗中人体的四肢功能、肌肉活动是否正常与脾胃后天之本、饮食与脾胃运化功能、筋骨强弱等有关；强调现代科技、西药、环境对脾胃功能产生的新影响。路老治疗胸痹主张从调理脾胃入手，认为脾胃与心在经脉、气血等多个方面联系密切，脾胃功能失常出现的气血亏虚、气机升降失常、湿浊痹阻，都可以导致胸痹。脾胃功能失常是本，湿、浊、痰、瘀痹阻不通是标，标本兼治，才是治病求本之法，在治疗上应采取健脾益气、行气化滞、祛湿化浊、宽胸散结、和胃利胆等方法，尤其针对胸痹初期湿浊痹阻之时加强治疗，防其演变为痰瘀互结的后期病变。中医理论认为"升降出入、无器不有"，而脾胃则为气机升降的枢纽，起到调节、平衡升降的关键作用。路老对脾胃学说有深入的研究，在临床上不仅擅用调理脾胃法治疗各科疾病，而且在治疗心脑血管病方面，他紧扣脾胃升降失调这一病机，运用补气升阳、降逆平肝（胃）、升降并用等方法，收到了良好的效果。路老引入现代医学高血压病因理论，以中医息风止痉、养血活血大法，创制理血解痉降压汤专方治疗高血压，并在临证中加减变化，体现出中医个体化治疗的特色，是中医治疗高血压理论和实践的创新、突破。路老临床擅长治疗脾胃病，重视中气，提出"脾胃之症，始则热中，终传寒中"的学术观点，以及"脾胃贵运，运脾贵温"的治疗法则，立足温运，且不拘泥，灵活运用于溃疡性结肠炎、胃癌前病变等多种疑难病诊治之中。

二、学术思想

（一）"持中央，运四旁"是核心

《素问·太阴阳明论》云："脾者土也，治中央，常以四时长四脏。"故"中央"即指中焦脾胃。脾在体合肌肉，主四肢，《素问·太阴阳明论》曰："四肢皆禀气于胃而不得至经，必因于脾乃得禀也。"故肌肉四肢属于"四旁"的范畴。而"四旁"并不局限于四肢，除"中央"脾胃以外的其余脏腑、十二经脉，甚至运行于全身的气血津液等均属于"四旁"范畴。路老将"持中央，运四旁"放在十八字诀之首，强调了调理脾胃是治疗各种疾病的重中之重的核心，这是由脾胃的生理特点决定的。《医宗必读》云："一有此身，必资谷气，谷入于胃，洒陈于六腑而气至，和调于五脏而血生，而人资之以为生者，故曰后天之本在脾。"《灵枢·玉版》曰："人之所受气者，谷也。谷之所注者，胃也。胃者，水谷气血之海也。"脾为后天之本，胃为水谷气血之海，脾胃功能正常，气血生化有源，则"四旁"可得脾胃运化的精微物质的滋养；脾胃功能失常，则"百病皆由脾胃衰而生也"。脾失健运，则气血生化乏源，出现五脏六腑、经脉、肌肉、四肢百骸失养的表现；脾运化水液失常，则水湿内停，所谓"诸湿肿满，皆属于脾"。例如，胸痹的发病，需从心肺着眼，而追根溯源，胸阳痹阻的根本是脾胃功能失调，导致气虚无以上奉，则宗气匮乏，血亏无以灌注则血脉不充，湿浊中阻蕴于胸中则胸阳不展。基于脾胃功能的特点，"脾胃为脏腑之本，故上至头下至足，无所不及"，王肯堂指出："不问阴阳与冷热，先将脾胃与安和。"路老认为持中央可以"生养气血"、"滋养五脏"、"生长肌肉"、"束利机关"、"通利孔窍"、"滋养脉络"。故路老临证时必定紧扣中央脾胃进行调理，而调理脾胃的具体方法主要有"怡情志"、"调升降"、"顾润燥"三大法则。

（二）"怡情志，调升降，顾润燥"是方法

1. 怡情志 《素问·天元纪大论》曰："人有五脏化五气，以生喜怒悲忧恐。"因此情志与五脏息息相关。古人云"思出于心，而脾因之"，故脾在志为思。《素问》中亦有记载，"脾藏意"。路老认为，思作为脾的情志变化，对喜、怒、悲、恐的情志变化均有影响，愉悦之思则气缓而喜，情感急迫之思则气上而怒，消极之思则气消而悲，惊乱之思则气下而恐。情志过极，或直接损伤脏腑，或导致气血失和、升降失常。脾胃作为气机升降之枢纽，必然受情志过极所伤。肝主疏泄，情志的调畅责之于肝。情志失调，肝失疏泄，则容易横逆犯脾。

情志过极无论直接还是间接，最终必将影响脾胃功能，故"怡情志"必然成为调理脾胃过程中重要的一环。张仲景在《金匮要略》中阐述治未病理论时指出："治未病者，见肝之病，知肝传脾，当先实脾。"反之，见脾之病，也当疏肝解郁，抑木扶土来促进脾胃病的康复。路老在临证用药中，常佐以疏肝理气解郁之品来治疗腹胀、嗳气、呃逆、纳呆、痞满等气机失调所致病证，疏肝调脾和胃从而达到身心兼顾。常用药物如香附、佛手、婆罗子、八月札、玫瑰花、绿萼梅、木香、槟榔、旋覆花、代赭石、杏仁、枇杷叶等。

2. 调升降 中焦脾胃为气机升降之枢，《临证指南医案》曰："脾宜升则健，胃宜降则和。"脾气升，则水谷津液得以输布至全身；胃气降，则水谷及糟粕得以下行至肠道。两者在生理上

相辅相成，在病理上亦相互影响，《素问·阴阳应象大论》云："清气在下，则生飧泄，浊气在上，则生䐜胀。"《脾胃论》谓"清气不升，浊气不降，清浊相干，乱于胸中，使周身气血逆行而乱"，是对脾胃升降失常的病机和临床症状的概括。

路老认为，脾胃为气机升降之枢纽，脾胃功能失常难免影响气机升降，导致全身气血的运行失常，因此"调升降"，即升降相因，燮理气机，也是调理脾胃治法的一大重点，正如明代医家李中梓提出的"明乎脏腑阴阳升降之理，凡病皆得其要领"。脾气虚弱，清气下陷，则予益气升阳药物，常用黄芪、升麻、柴胡、羌活等。胃气不降，气逆而上，则予降逆和胃药物，常用厚朴、苏梗、旋覆花、陈皮、沉香、木香等。路老亦指出，临证用药时切不可不经辨证就片面地使用升药或降药，而应该从临床需要出发，升降结合，如治疗中气下陷病证时，治以升阳举陷，佐以理气降逆之品以防升提太过；治疗胃气上逆病证时，治以和胃降逆，佐以益气升阳之品以防降气太过；治疗寒热错杂之痞证时，以辛味药升提，苦味药泻下，辛开苦降，升降并用。

3. 顾润燥　《临证指南医案》曰："太阴湿土得阳始运，阳明燥土得阴始安"。胃属燥，脾属湿，胃喜润恶燥，脾喜燥恶湿，脾胃燥湿相济，阴阳相合，方能完成饮食物的传化过程。脾为湿困，运化失调，则气血生化乏源，水湿痰饮内生；胃为燥伤，胃阴亏虚，则虚热内扰，胃失和降。故调理脾胃，不仅要调其升降，亦要顾其润燥，以燥湿相济、健脾和胃为主要治法。

对于脾为湿困之证，路老常用藿梗、荷梗、佩兰、厚朴、白术、苍术、山药、白蔻仁等药以健脾化湿，必要时佐以茯苓、薏苡仁等利水渗湿药给湿邪出路。对于胃为燥伤之证，路老常用麦冬、玉竹、南沙参、石斛、白芍等药以滋阴润燥，并常佐以绿萼梅、佛手花等理气而不伤阴药物以行气滞，恢复胃的和降功能。与"调升降"法类似，在"顾润燥"时亦不可片面使用燥湿药物或滋阴药物。路老指出，脾恶湿，治胃不宜过于润降，过则伤脾；胃恶燥，治脾不宜过于刚燥，过则伤胃。燥湿之时佐以滋阴润燥之品，滋阴之时佐以芳香辛燥之品，则燥湿相济，相得益彰。

（三）"纳化常"是目的

纳，即胃主受纳，胃受盛饮食物后，在胃的蠕动及胃中阳气的蒸化下，使水谷变成食糜，水谷中的精微物质得以游溢而出，经脾输布到全身。故《灵枢·玉版》强调："人之所受气者，谷也。谷之所注者，胃也。胃者，水谷气血之海也。"又说："五脏者，皆禀气于胃；胃者，五脏之本也。"化，即脾主运化，具体又分为运化水谷和运化水液两个方面。脾运化水谷功能正常，则"食气入胃，散精于肝……浊气归心，淫精于脉"。《素问·经脉别论》曰："饮入于胃，游溢精气，上输于脾，脾气散精，上归于肺，通调水道，下输膀胱，水精四布，五经并行，合于四时五脏阴阳，揆度以为常也。"脾运化水液功能正常，则能防止水液在体内发生不正常停滞，防止痰湿、水饮等病理产物的产生。

胃主受纳功能失常，水谷、糟粕不得下行，出现饮食停滞胃脘诸症，食积胃脘易化热而成胃热之证；胃热日久，耗伤胃阴，又可见胃阴虚证；胃气壅塞不通，进而出现胃气上逆证。脾主运化功能失常，气血生化乏源，出现脾气虚、脾阳虚之证；脾失健运，不能升清，则出现脾气下陷，在上不能濡养头目、心肺，在下出现内脏下垂等症；水液代谢失常，则出现痰、饮、水、湿等病理产物滞于体内。纳化常，即保持胃的受纳、脾的运化功能的正常。纳化常则气血得养，五脏得滋，肌肉得长，机关得利，孔窍得通，脉络得畅。因此"纳化常"是"怡情志"、"调升降"、"顾润燥"的目标，是"持中央"的最终目的。

三、临床经验总结

（一）调治杂病宗脾胃

路老崇尚脾胃学说，注重后天之本，提出"调中央以通达四方"的理论思想。他认为，脾胃为元气之本、气血营卫生化之源，其升清降浊功能乃一身气机协调之枢纽，同时其居于中州的地位，又使其成为五脏的核心，亦成为诸邪易犯之地，故调护脾胃已成为其辨证论治的核心思想。他擅长治疗消化系统、风湿免疫系统、内分泌系统及心血管系统等内科疾病，兼调治妇儿科疾病，治疗疾病遵从李东垣《脾胃论》"其治肝、心、肺、肾，有余不足，或补或泻，惟益脾胃之药为切"之旨意，治法博取众家之长，"重在升降、顾其润燥"，疗效甚佳。

（二）辨证论治重湿邪

路老系统总结和论述了中医湿病，不仅对湿邪为患的广泛性有深刻的认识，且对其特殊的临床表现、发病特点及传变规律进行了全面总结，主张用"宣、化、渗"三法来治疗湿邪，宣即开宣上焦，化乃芳化中焦，渗则渗利下焦，使邪有出路，并强调芳化中焦、理脾祛湿至关重要。同时指出用药宜轻，中病即止，以防香燥伤阴；并注意祛邪与扶正相结合，湿邪一化即适当佐以补益之剂。

（三）三因制宜尚整体

从整体观和辨证观出发，路老强调临证施治时，应根据患者的具体病情，结合天时、人事、地土方宜进行辨证论治。如春夏季节阳气升发，遣方用药不宜过用辛温发散之品；秋冬季节阴长阳消，临证处方亦当慎用寒凉之剂；长夏季节暑湿当令，切记解暑化湿；北方多燥多寒，南方多湿多热，临床辨证不可不审。

（四）以平为期察阴阳

《素问·至真要大论》有云："谨察阴阳所在而调之，以平为期。"路老认为此乃辨证论治的精髓所在。临证时应着眼于整体系统调节，明辨阴阳，纠正机体阴阳的偏盛偏衰，损其有余补其不足，实则泻之虚则补之，使人体的功能恢复平衡温和，达到阴平阳秘。

（五）综合防治倡养生

在处理许多疑难疾病时，路老喜用综合治疗方法，如内外同治、针药兼施、食药配合、身心并调，往往能取得较好疗效。同时主张防患于未然，遵循"天人相应"的思想，提倡顺乎自然以养生。推荐患者采用养花、读书、听音乐等形式，以恬淡虚无、胸襟开阔、怡然自得的心态对待生活和疾病。提倡合理饮食，临证时常叮嘱患者养成良好的生活习惯，这在一定程度上起到了辅助治疗的作用。

四、医案集萃

（一）健脾益气，温中止痛治疗慢性胃炎伴糜烂

张某，男，33 岁，2014 年 7 月 5 日就诊。

主诉：反复腹痛腹泻 6 年余，加重 1 年。

初诊：患者6年多以来因阳痿多服清热利湿剂引发腹痛、腹泻，近1年加重。胃镜提示：贲门松弛，慢性浅表性胃炎伴糜烂；肠镜提示：未见明显异常。刻下：腹痛隐隐，紧张加剧，剧则泄泻，泻后痛减，不耐生冷，食则泄泻，状如鸭溏，3次/日，黏滞细短，晨起尤甚，神疲畏寒，双目昏蒙，食纳一般，脘腹痞满，阴囊潮湿，阳痿早泄，小便清长，夜眠尚安。望之精神萎顿，面色黧黑，舌体胖大，质紫滞，苔薄白而润，脉沉弦。西医诊断：慢性胃炎伴糜烂；中医诊断：腹痛之脾阳不足、土虚木壅、寒湿不化、升降滞塞证。治法：健脾益气，温中止痛，佐以化湿降浊。方药：党参12g，西洋参（先煎）10g，炒苍术15g，炒白术12g，炒山药15g，仙鹤草15g，桂白芍15g，炒薏苡仁30g，砂仁（打碎）8g，黄连8g，乌梅12g，姜半夏12g，茯苓15g，广木香（后下）10g，炮姜6g，车前子（包煎）15g，炙甘草6g，生姜2片为引。14剂，每日1剂，水煎400ml，分早、晚两次温服。

二诊（2014年8月22日）：患者腹痛大减，唯便前发作，脐腹绞痛，痛则欲便，便后缓解，2～3次/日。大便黏滞、精神困顿减轻。仍感脘腹胀满，纳食有增，性功能如故。舌体胖大，质暗红，苔薄白，脉沉弦。既见微效，原方化裁，仿痛泻要方。去乌梅、姜半夏、砂仁、车前子，加石见穿15g，防风12g，陈皮12g，建曲、神曲各12g。14剂，服法同前。

三诊（2014年9月30日）：患者腹痛甚少发作，头晕目蒙、大便黏滞、阴囊潮湿、精神困顿均减轻，仍有食后腹胀，阳痿早泄。寒湿已去，脾虚减轻，命门火衰之象渐显，二诊方加入乌药8g、龟鹿二仙胶各6g。14剂，服法同前。

按语：本案患者真阳不足，过服寒凉，以致中气颓败，木邪侵犯，寒湿内生。故执中以攘外，令土气回运而木气条达，方能止痛。给予四君子汤、理中汤加炒山药以健脾补气，祛寒邪以达木郁，炒苍术、砂仁、炒薏苡仁、姜半夏、车前子泻湿邪以培中土，香连丸、白芍、乌梅清泻肝胆。患者病久，血瘀之势已成，瘀血不能外华，故面色黧黑，舌质紫滞。仙鹤草，味苦涩，性平，归心、肝经，路老在此乃取其清而不寒，补而不燥，活血而不败土气，止血而不留瘀滞，同时结合现代医学研究进展，其可以抗菌消炎，促进黏膜愈合。二诊时患者中阳渐复，肝木不能上发，盘郁脾土，仍见痛泻。仿痛泻要方化裁，去乌梅之阴柔，半夏、车前子、砂仁之燥热，配合石见穿、建曲、神曲下肠胃积滞湿热。三诊宿疾明显，肾阳不足，丹田有寒之象彰显，又当随证治之。

（二）温阳运脾治疗萎缩性胃炎伴肠化生

贺某，男，69岁，2012年12月4日就诊。

主诉：上腹部疼痛10余年。

初诊：患者有慢性萎缩性胃炎伴中度肠化病史10余年，此前因十二指肠球部溃疡，曾有胃出血3次。刻下：胃脘部疼痛伴发凉，口气秽浊，食欲尚可，眠差梦多，晨起眼睑水肿，矢气少，大便溏薄，1次/日，小便正常。望之面部满布褐斑，唇暗，舌体中，质暗，苔薄腻微黄，脉缓中带有涩滞之象。2012年9月11日胃镜提示：（胃窦）中度慢性萎缩性胃炎，腺体中度肠上皮化生，间质淋巴组织增生。西医诊断：慢性萎缩性胃炎；中医诊断：胃痛之脾胃虚寒证。治法：温中健脾，疏肝和胃。方药（理中汤加减）：炒薏苡仁、茯苓各30g，太子参、炒苍术、石见穿、怀牛膝各15g，砂仁（后下）、木香（后下）各10g，炒杏仁9g，炮姜8g，炒白术、泽泻、半夏曲、藿香梗（后下）、紫苏梗（后下）、八月札、炒枳实、当归、赤芍各12g，炙甘草6g，10剂，每日1剂，水煎400ml，分早、晚两次温服。

二诊（2012年12月14日）：药后睡眠改善，口气秽浊、胃脘发凉减轻，晨起面睑水肿，便溏，1次/日，舌脉如前。稍见效果，脾阳略复，水湿停滞现象突显，守法酌加运脾化湿之品。方药：生黄芪、炙黄芪、桂白芍（桂白芍是桂枝拌炒白芍，为三芝堂自己炮制的中药饮片）、炒枳实、石见穿、炒苍术各15g，炒白术、藿香梗（后下）、紫苏梗（后下）、当归、泽泻、建曲各12g，茯苓、炒薏苡仁、炒谷芽、炒麦芽各30g，炮姜、炙甘草、木香（后下）各8g，砂仁（后下）、郁金各10g，炒杏仁9g，14剂，服法同前。

三诊（2012年12月28日）：药后胃脘发凉进一步减轻，大便前段成形，后段仍溏，1次/日，纳可，寐安，晨起眼睑水肿。舌质暗，苔白微腻，脉沉细弦。药后脾阳来复，虽气机渐展，但仍见脉弦之象，易藿香梗、紫苏梗为茵陈，旨在疏肝解郁、利湿清热。方药：五指毛桃、炒薏苡仁、茯苓各30g，炒山药、炒枳实、石见穿各15g，西洋参（先煎）、木香（后下）、郁金各10g，炒杏仁9g，炒白术、建曲、炒山楂、炒神曲、炒麦芽、茵陈各12g，炮姜、砂仁、炙甘草各8g。14剂，服法同前。

四诊（2013年1月11日）：药后胃脘发凉渐失，纳眠可，大便已成形，1次/日，精神状态转佳，面色转润，仍晨起眼睑水肿。舌体中，舌质稍暗，苔薄白，脉沉细。患者病情进一步好转。舌质稍暗，血络运行不畅，酌加活血行气和血络之品。方药：五指毛桃、茯苓、炒薏苡仁、生谷芽、生麦芽各30g，炒山药、炒枳实、石见穿各15g，西洋参（先煎）、郁金、炙甘草各10g，炒白术、醋延胡索、半夏曲、建曲各12g，炮姜、砂仁（后下）各8g，炒杏仁9g。14剂，服法同前。

五诊（2013年1月25日）：胃凉、晨起眼睑水肿渐失。刻下：口中偶有异味，纳眠可，大便成形略软，1次/日。面色较前明亮，脉渐和缓。复查胃镜：肠上皮化生现象明显改善。病理：（胃窦）浅表性轻度慢性炎；食管刷片找霉菌：阳性。诊断：真菌性食管炎，十二指肠霜斑样溃疡，慢性萎缩性胃炎伴糜烂（？）。方药：五指毛桃、茯苓各30g，石见穿、炒苍术、莲子肉、炒山药各15g，干姜、砂仁（后下）、木香（后下）、西洋参（先煎）、乌梅各10g，炒白术、半夏曲、炒山楂、炒神曲、炒麦芽各12g，炒桃仁、炒杏仁各9g，黄连8g，炙甘草6g。生姜1片、大枣2枚为引。14剂，服法同前。半年后随访，疗效稳定，大便成形。复查胃镜：肠上皮化生现象基本消失。

按语：患者年龄已近古稀，多年胃病，萎缩性胃炎伴有中度肠化生，有胃出血病史3次，见有胃凉、便溏，晨起眼睑虚浮之症，且面色、唇舌皆暗，辨证属中焦虚寒，失于温运，致使水湿不化，凝涩呈浊，瘀滞日久，影响气血运行，已呈现恶化之象。路老认为，患者虽有胃出血，但亦不可急以温中固本、化湿浊、和血络之法，应予以理中汤、参苓白术汤加味温运中焦，黄芪、五指毛桃、茯苓、莲子、山药等健脾益气；茯苓、薏苡仁、茵陈、郁金清化湿浊，淡渗祛湿；半夏曲、炒山楂、炒神曲、炒麦芽、建曲、谷芽等导滞祛湿，其中生谷芽、生麦芽升发清阳，疏肝助脾运；脾统血，肝藏血，慢性脾胃病日久往往影响脾络、肝络，患者已见肠化生之气血壅滞、湿浊毒瘀阻滞现象，方中先后加入当归、赤芍、郁金、石见穿、延胡索、桃仁、杏仁等入血分药以和血络、行瘀滞，此类药物药性平和柔润，有行血之功，无燥血伤阴之弊。又见肝之病，当先实脾，脾虚土湿则肝木被郁，木气不达，反来侮土，故见脾胃病，不忘疏肝、柔肝、护肝，务先安未受邪之地。诸药合用，温运脾土，疏肝和胃，清化湿浊，恢复升降之枢轴功能，依法加减化裁数月，复查胃镜，肠化生现象基本消失。

（三）补脾柔肝，祛湿止泻治疗肠易激综合征

梁某，女，42岁，2016年12月24日就诊。
主诉：腹泻腹痛一年半。
初诊：患者于一年半前因工作紧张出现食后即泻，伴有腹痛，病情反复发作。查胃镜提示：胃溃疡，十二指肠溃疡；肠镜提示：未见明显异常。刻下：大便不成形，伴黏液，完谷不化，无脓血，5～6次/日，多则10余次，夜间明显，晚餐出现，排空后结束，晨起5时又出现腹

泻伴腹痛,泻后痛减,急躁生气即腹泻,痛则欲便,痛随利减,初起时食后则便。时时胸中郁闷,休息欠佳时可致头痛,口中异味,偶有口腔溃疡,时有口苦,纳谷不馨,小便少,眠差,月经规律,量少,心烦急躁,疲乏无力,手足不温。舌体中,质淡,苔薄白,脉弦细。西医诊断:肠易激综合征;中医诊断:泄泻之肝乘脾虚证。治法:补脾柔肝,祛湿止泻。方药:生黄芪10g,太子参6g,葛根12g,防风6g,炒白术10g,木香12g,玫瑰花6g,天麻12g,金银花6g,石榴皮6g,炒白芍20g,乌梅炭5g,黄连炭2g,吴茱萸3g,草蔻仁4g,青陈皮各6g。25剂,每日1剂,水煎400ml,分早、晚两次温服。

二诊(2017年1月20日):药后,大便成形,2次/日,偶有完谷不化,伴黏液,偶有腹痛,纳谷不馨,食后腹胀,无呃逆,疲乏无力,小便调,眠可。舌体胖大,质淡,苔薄白,弦细小数。方药:生黄芪10g,太子参10g,葛根12g,防风6g,炒黄连2g,炒白芍10g,木香10g,炒白术12g,炒山药12g,藿香9g,苏叶6g,草蔻仁6g,青陈皮各5g,吴茱萸3g,佛手6g,乌梅炭4g。25剂,服法同前。

按语:患者为中年女性,腹泻一年余,平素思虑过度,思则伤脾,脾虚肝旺、少火虚衰、久利肠滑、兼有积热,气机逆乱当升者不得升,当降者不得降,当变化者不变化。胃强脾弱能食不能腐熟,纳而不化完谷滑利。能食为自救,利为泄郁气。疏泄太过,脾受肝制、旺而克土,土虚肝乘多痛而不暴注,命火衰不能腐熟水谷者,多暴注而不痛。平治权衡是为圣度,过补滞气、亢逆过降坠利、脱气,清不可过寒,温不可骤热。能药者以刚药,不能药者以柔药,寒热错杂、虚实并见,灰中有火,虚有盛候,治疗疏肝理气、涩肠止利、补中益气。太子参、生黄芪、炒白术甘温实脾增元气,吴茱萸温肾暖脾祛寒积,金银花轻清展气透郁,防风、葛根轻扬以升发阳气,天麻、炒白芍平肝柔肝镇逆,炒白芍、石榴皮、乌梅炭酸收,涩肠止泻,木香、草蔻仁辛香走肠气,黄连炭焦苦清肠去污积,青陈皮清香护胃行滞气,行降有升而不坠,补涩有行而不壅。中无利湿药以防久利阴伤且助阳药不可过,补法、清法、和法、涩法、温法、上者下之、下者上之。

(四)温中理脾,疏肝缓急治疗慢性溃疡性结肠炎

武某,女,30岁,2011年9月24日就诊。

主诉:便溏伴腹痛,时有脓血3年余。

初诊:患者脐腹发凉,大便溏,有时夹有脓血,2~3次/日,甚则4~5次/日。查肠镜提示:溃疡性结肠炎。刻下:腹部隐痛,排便时明显,遇风冷则腹痛加重,痛时即泻,泻后痛减,有时腹胀,可触及肠形,伴有纳少,头晕,乏力,气短,语声低微,畏寒,易感冒,睡眠欠安,腰酸,脚凉,有时小腿拘挛,月经量少。望之形体消瘦,面色萎黄少华,口唇爪甲色淡。舌体胖,边有齿痕,质淡暗,苔白腻,脉沉细小弦。西医诊断:慢性溃疡性结肠炎;中医诊断:肠澼之脾肾阳虚证。治法:温中理脾,疏肝缓急。方药(附子理中汤加味):炒薏苡仁30g,败酱草、炒黄芪各15g,炒白术12g,茯苓、桂白芍、仙鹤草各20g,炮姜、木香(后下)、陈皮各10g,炒槐花、炒防风、炒山楂、炒神曲、炒麦芽各12g,大黄炭3g,淡附片(先煎)、炙甘草各8g。21剂,每日1剂,水煎400ml,分早、晚两次温服。注:治疗宜中病即止,免伤正气,大黄炭连服10剂后停用。

二诊(2011年10月14日):原方连服半个月便血渐止,食欲增加,但晚餐后胃胀。近期停药后又有血便,时为鲜血,时为黑粪,伴有白色脓样便,偶有泡沫,便前左下腹痛,便后缓解,倦怠乏力,畏寒,腰腹尤甚,易感冒,腰酸,眠安,小便量偏少。月经先期4~5天,量少,色紫暗,无血块,经期腹痛,白带少。舌体胖,质淡暗,苔薄白腻,脉沉细小弦。慢性结肠炎已三载有余,9月来诊便血止,今又复发,加黄连、紫珠草(有散瘀止血、消肿止痛的作

用，常用于胃肠道出血和外科出血，有止血不留瘀之功）、黄柏、地榆炭以清补兼施。拟连理汤合痛泻要方化裁：生黄芪、炙黄芪、地榆炭、炒白芍、仙鹤草、紫珠草各15g，炒白术、炒防风、木香（后下）、乌梅炭各12g，黄柏、三七各8g，西洋参（先煎）、炮姜、炙甘草、黄连各10g。21剂，服法同前。

三诊（2011年12月20日）：服二诊方，夜间大便次数略减，白天不成形，1～2次，偶有水样便、脓血便，出血量稍减，纳增，纳后腹胀、嗳气、心悸、小腹发凉、手心热等症均有减轻。晨起脐周及剑突下包块症状持续时间较前缩短，不痛，按之濡，有蠕动感，腰部酸软发凉，便血时四肢酸软明显，头疼，眠安，近2天便后肛门略有热感，小便量增加。自诉便血多为受凉或劳累后诱发或加重。舌质淡暗，苔薄白，脉细弱。患者慢性溃疡性结肠炎便血、腹泻已缓，白腻苔见退，脉转细弱，面色萎黄，肢软神疲，为湿浊渐去，虚象尤为突显，宜补中益气与敛肠并施。方药（连理汤合补中益气汤化裁）：生黄芪、炙黄芪、仙鹤草各20g，炒白术、炒防风、当归、乌梅各12g，黄连8g，炒白芍、党参、地榆炭、败酱草各15g，炮姜、木香（后下）各10g，升麻、柴胡、阿胶珠（烊化）各6g，炙甘草8g。生姜1片、大枣2枚为引。21剂，服法同前。

四诊（2012年3月12日）：药后便血已止，大便晨起1次，能成形，初起有黏液，无腹痛腹胀，仍有包块。纳可，寐安，小便调，体力略充。继续服中药调理，半年后随访，诸症悉除，大便已正常。

按语： 慢性溃疡性结肠炎属中医学"肠澼"、"肠风"范畴。本案患者患病多年，一派脾肾阳虚，不能腐熟温化之象。中土一衰，湿自内生，水湿停滞不运，并进一步阻碍气血运行，形成瘀血浊毒，日久化热成腐，故见便溏兼夹脓血黏冻、腹胀腹痛、泻后痛减等虚中夹实之象；脉沉细弦，为土壅木郁，阴邪阻滞，气血不畅之征。路老初诊以附子理中汤暖水燠土，以益火之源；合痛泻要方、薏苡附子败酱散加味抑肝扶土、祛湿行瘀化浊，以消阴翳。反佐一味大黄炭，不仅能够泄热解毒，并能入血分，止血行瘀，推陈出新，使阳气能够畅行无阻。路老认为，胃肠的蠕动是有其节律性的，浊阴不降，则清阳难升，欲使阳升，先要浊气下降，温阳的同时不要忘记顾及阴邪，所谓升降相因是也，但用药宜中病即止，待脓血渐去，虚象毕露，则温运中焦与敛肠并施。如《读医随笔·用药须时邪有出路》云："虚弱之人，中气不运，肠胃必积有湿热痰水，格拒正气，使不流通……服补益者，必先重服利汤，以攘辟其邪，以开补药资养之路也……斯胃中常时空净，而可受温补，亦不妨辛热矣。"

（五）健脾升清，利湿化浊治疗颈椎间盘增生症伴恶心呕吐

陈某，女，46岁，2012年6月10日就诊。

主诉：头晕恶心近2个月。

初诊：患者于2012年4月12日无明显诱因出现眩晕、恶心、呕吐白痰、视物旋转，纳可，食白菜、萝卜等偏凉蔬菜后吐白黏痰，膝至足踝时见凹陷性浮肿。平素怕冷，受凉后腹胀、喜温按，呃逆、矢气后好转；月经规律，经期腰酸、小腹胀坠，月经量中，有时色暗，夹杂血块，经期为6～7天，带下量不多，质清稀。他院检查有颈椎增生病史。刻下：头晕，伴恶心、呕吐白痰、视物旋转，腹胀，寐中多梦，大便1～3次/日、质偏稀，小便可，晨起口微苦；舌体中，质暗，苔薄腻，脉弦滑、尺弱。西医诊断：颈椎间盘增生症；中医诊断：眩晕之风痰上扰证。治法：息风化痰。方药：天麻10g，竹半夏9g，炒白术15g，云苓30g，厚朴花10g，炒杏仁9g，炒薏苡仁30g，炮姜8g，黄连5g，焦山楂12g，焦神曲12g，焦麦芽12g，炒枳实15g，娑罗子10g，川贝母10g，晚蚕沙（包煎）15g，萆薢15g，车前草15g，益母草15g。21剂，每日1剂，水煎400ml，分早、晚两次温服。

二诊（2012 年 6 月 30 日）：服药后，头晕、吐清水好转，腹胀减轻，颈后部酸痛，偶有头晕、头胀，下午加重，双下肢浮肿，纳馨，平素食凉菜后口水多，寐中多梦，大便日行 2～3 次、质黏，脉沉弦、尺弱。治以健脾益气、疏风祛湿之法。方药：竹节参 12g，五爪龙 30g，布渣叶 15g，炒苍术 12g，茵陈 12g，炒杏仁 9g，炒薏苡仁 30g，厚朴 12g，竹半夏 12g，云苓 30g，防风 15g，防己 10g，炒桑枝 30g，桂白芍 12g，络石藤 15g，晚蚕沙（包煎）10g，车前子（包煎）15g，炙甘草 6g。15 剂，服法同前。

三诊（2012 年 7 月 14 日）：药后病情稳定，偶有头晕、泛恶，闭眼后症状减轻，晨起大便两次，舌淡，脉沉细。改以清暑益气、运脾祛湿之法。方药：生黄芪 30g，西洋参 10g，苍术 12g，白术 12g，厚朴花 12g，黄连 10g，炮姜 10g，新会陈皮 12g，炒杏仁 10g，炒薏苡仁 30g，泽泻 30g，车前子（包煎）15g，益智仁（后下）9g，炒扁豆 12g，广木香 10g，草豆蔻（后下）6g，生姜 3 片为引。21 剂，服法同前。茶饮方：荷叶 12g，炒薏苡仁 10g，赤小豆 10g，苍术 12g，忍冬藤 15g，广地龙 12g，络石藤 15g。代茶饮。

四诊（2012 年 8 月 11 日）：药后晕动感减轻，仍偶有头沉，阴天时后颈部僵硬，活动后晚间双下肢浮肿、晨起减轻，大便 2～3 次/日、黏滞不爽，白天犯困，纳可，舌质暗红，苔薄黄，脉沉细。以健脾益气、升阳除湿为法。方药：炒苍术 12g，升麻 10g，荷叶 12g，葛根 15g，金蝉花 12g，菊花 12g，炒白蒺藜 12g，炒杏仁 9g，炒薏苡仁 30g，焦山楂 12g，焦神曲 12g，焦麦芽 12g，炒山药 15g，泽泻 12g，豨莶草 18g，络石藤 15g，怀牛膝 12g，生龙骨（先煎）30g，生牡蛎（先煎）30g。21 剂，服法同前。

五诊（2012 年 10 月 13 日）：患者经治疗后，症情明显减轻，因工作原因停药月余，现偶有头晕，双下肢轻度浮肿，大便日行 3～4 次、质黏不爽，睡眠不实、多梦，月经提前、量多、有血块、白带量多，舌质暗淡，苔薄，脉沉细。治法：疏肝理脾，清化湿浊。方药：生黄芪 15g，西洋参 10g，炒芥穗 12g，蔓荆子 12g，炒白蒺藜 12g，天麻 12g，白僵蚕 10g，炒苍术 15g，炒白术 15g，炒山药 15g，生薏苡仁 20g，炒薏苡仁 20g，椿根皮 15g，芡实 15g，盐知母 10g，盐黄柏 10g，车前子（包煎）15g，泽泻 15g，广木香 10g，生姜 3 片为引。21 剂，服法同前。药后随访，未见复发。

按语：本案患者为本虚标实之证，脾气虚，清阳不升，浊阴不降，日久出现头晕、恶心、呕吐等症，治疗当以调理脾胃为法，使脾胃恢复升降之机，清气升、浊气降，则眩晕自止、诸症自除。初诊路老以半夏白术天麻汤加减化裁，息风化痰，偏于治标。方中茯苓、厚朴花健运中州、化湿理气；杏仁、薏苡仁辛开气机；炮姜、黄连辛开苦降；枳实、娑罗子疏理气机；晚蚕沙、草薢、车前草利湿通阳，取"通阳不在温，而在利小便"之义；益母草取"血不利则为水"之意。二诊考虑风痰之势渐去，转入益气健脾兼以疏风祛湿之法，用竹节参、五爪龙清补脾胃；苍术、布渣叶运脾；炒桑枝、络石藤、防己、防风祛风通络。三诊时诸症减轻，时值暑夏之季，气阴不足兼有湿热之象渐显，将前诊方药去竹节参、五爪龙，改以生黄芪、西洋参、苍术、白术同用，以补气阴；厚朴花、黄连、炮姜同用，辛开苦降；新会陈皮行气；泽泻、茯苓、车前子、益智仁通阳化气渗湿；炒扁豆、木香、草豆蔻理气和胃；并辅用茶饮方以祛风除湿通络。四诊时在健脾益气除湿的基础上加入升阳之品，以清震汤加葛根升阳，白蒺藜、菊花、豨莶草平肝息风，金蝉花、怀牛膝滋补肝肾，山药、焦三仙、泽泻健脾利湿。五诊时诸症向愈，考虑患者伴有白带多、月经先期等兼症，在疏肝理脾的基础上加入清化湿浊之品。方中白僵蚕、荆芥穗、蔓荆子等清扬之品鼓舞脾胃阳气，上行头目；木香、生姜和胃宽中；知母、黄柏此处有两意：其一清化下焦湿热，其二兼制黄芪、西洋参与风药同用引起之相火妄动。综上，该病案充分体现了在眩晕辨治中健脾升清、利湿化浊、治病求本之道，同时展现了路志正教授在临证中运用圆机活法、灵活多变的思维模式。

第六章　邓铁涛

一、人物简介

邓铁涛（1916—2019），广东开平人，广州中医药大学终身教授，博士生导师，首届国医大师，全国名老中医，广东省名老中医，内科专家。邓铁涛教授是当代最具影响力的著名中医大师之一。他曾任广东中医药专科学校、广东省中医进修学校教务处主任，广州中医学院教务处副处长，广州中医学院副院长，广州中医药大学邓铁涛研究所所长等职，曾担任第四、五届广东省政协委员。曾任中国中医药学会常务理事、中华医学会医史学分会委员会委员和该会中医理论整理研究委员会副主任委员、广州市科委顾问、中华医学会广东分会医史学会委员会主任委员，论文著述及获奖项目：《学说探讨与临证》获省出版成果三等奖，参加编写的《中医学新编》、《新编中医学概要》、《简明中医辞典》、《中医大辞典·基础理论分册》获省科学大会奖和全国科学大会奖，研制成功的中成药"五灵止痛散"获市科技成果奖四等奖。卫生部（原）第一届药品评审委员会委员、中华中医药学会终身理事、广东省中医药学会终身理事、广东省中西医结合学会终身理事。1991 年被人事部、卫生部、国家中医药管理局聘为首届全国老中医药专家学术经验继承工作指导老师；2003 年被国家中医药管理局聘为"抗非"专家顾问组组长；2005 年被聘为国家重点基础研究发展计划（"973"计划）首席科学家；2007 年被评为国家非物质文化遗产项目中医诊法代表性传承人；2009 年入选国家人社部、卫生部、国家中医药管理局共同组织评选的首届"国医大师"。

邓铁涛教授出生在中医家庭，父名梦觉，毕生业医。幼受熏陶，目睹中医药能救大众于疾苦之中，因而有志继承父业，走上中医药学之路。1932 年 9 月，邓铁涛考入广东中医药专门学校，系统学习中医理论，在学习期间，遵照父亲之吩咐"早临证，跟名师"，先后跟随陈月樵、郭耀卿、谢赓平等各有专长的名家实习。中华人民共和国成立以来，邓老在中医教学、医疗、科研等领域相继取得成就，受到人民的信赖。

邓老是我国当代著名的中医学家，在 60 余年的医疗、教学、科研实践中，邓老融会贯通，提出一系列对现代中医学发展有影响的理论学说，并逐步形成了既全面又有个人特色的学术思想，如"五脏相关"、"重视脾胃"、"气血痰瘀相关"、"由虚致损"等，产生了积极而深远的影响。邓老长于对内科杂病的诊治，尤其擅长运用五脏相关理论辨治多系统疑难杂症，如重症肌无力、肌萎缩侧索硬化、冠心病、心力衰竭、慢性萎缩性胃炎等，形成了独特的辨证论治诊疗体系，对中医学特别是岭南医学的发展做出了巨大贡献。

二、学术思想

（一）五脏相关

通过对《黄帝内经》"五脏相通"、汉代张仲景"五脏病"论、金元时期刘完素"五运主病"及明清医家提出的"五脏旁通"、"五脏穿凿"、药性归经、五行相生子母相应之义、"五脏互相关涉"等理论学说的比较研究，认为邓老提出的"五脏相关"与上述理论有学术渊源，"五脏相关"运用现代语言表述了自《黄帝内经》以来五行学说的合理内核，凝炼成为解释复杂病理现象、指导临床实践的理论，体现了当代中医学术继承与创新的辨证关系。

　　理论源自坚实的临床基础，临床是中医获得信息、提出理论的源泉。邓老是中医临床大家，他分析五行学说来源于哲学，但又不同于哲学；分析五行学说既有其科学辨证一面，又存在名实不符、内容与形式不统一的缺陷和具体内容的某些局限性；分析五行学说历代医家都有发展充实，没有停留在《黄帝内经》上；分析近代中医废存之争，五行学说容易被人视为与阴阳五行家邹衍"五德始终"相同而引起误解；分析近二三十年来运用"五脏相关"理论指导实践，对于疑难病之辨证论治尤其如此。邓老结合长期的临床和教学实践，对五行学说及其与脏腑的关系进行了深入研究，提出"五脏相关学说"，是对中医五行、脏腑、病因病机学说的高度概括。其以五脏为核心，连属相应的腑、体、液、窍、志等组成心、肝、脾、肺、肾五个系统。他把人体的生理功能归入五大脏腑系统，并将内外环境与脏腑系统相联系，生理、病理、诊断、治疗、防护等均概括于此五者之中。在生理情况下，本脏腑系统内部、脏腑系统与脏腑系统之间、脏腑系统与人体大系统之间，脏腑系统与自然界、社会之间，存在着横向、纵向和交叉的多维联系，相互促进与制约，以发挥不同的功能，协调机体的正常活动；在病理情况下，五脏系统又相互影响；简而言之，曰五脏相关。"五脏相关学说"继承了中医"五行学说"的精华，提取出其科学内核——相互联系的辩证法思想，又赋予它现代系统论的内容，这样将有利于体现中医的系统观，有利于避免中医"五行学说"中存在的机械刻板的局限性，有利于指导临床灵活地辨证论治。可以说，"五脏相关学说"是中医"五行学说"的继承与提高。因此，"五脏相关学说"是中医"五行学说"与脏腑学说相结合、解释疾病相关联系并用以指导临证诊疗的创新性中医理论学说。

（二）重视脾胃

　　脾胃为后天之本、气血生化之源，金元时期的李东垣在《脾胃论·脾胃虚实传变论》中云："历观诸篇而参考之，则元气之充足，皆由脾胃之气无所伤，而后能滋养元气。若胃气之本弱，饮食自倍，则脾胃之气既伤，而元气亦不能充，诸病之所由生也。"此即若人体内在的元真充足，则病无所生，而元真之充足与否，关键在于脾胃运化功能是否健旺。如对于慢性肝炎，邓老认为，西医所论之肝属消化系统，主要参与三大代谢；而从中医理论来看，这种功能主要归于脾之运化。再从临床症状来看，慢性肝炎患者大多表现为倦怠乏力、食欲不振、腹胀便溏等一系列脾虚之症，同时也伴有胁痛、太息等肝郁之症。故此，邓老认为，本病病机应属肝脾同病而以脾病为主，治疗时也以"实脾"为法，以四君子汤为主方加减健脾养肝。

　　邓老认为，关于中医的脾胃实质，若要提个假设的话，从生理、病理来看，中医的脾胃应包括整个消化系统及支配整个消化系统的神经及有关体液；从治疗脾胃的角度来看，调理脾胃能治疗各个系统的某些有脾胃证表现的相当广泛的疾病。邓老善治各种脾胃病症，并形成了其独特的学术思想体系。邓老重视脾胃学说，治疗慢性胃炎等疾病善从调理后天之本入手；提倡五脏相关，治疗慢性肝病不仅治肝，更强调肝脾同治；治疗重症肌无力提倡健脾益损，兼调五脏。且用药精准，组方严谨，配伍得当，既善于化裁古方，喜用药对，又讲究三因制宜，多法齐用，独具特色。

（三）气血痰瘀相关

　　中医痰瘀相关学说是在中医经典理论痰与瘀血的基础上经历代医家不断发挥、发展而形成的学说性理论，是以研究痰瘀证的病因、病机、证型、治则及其药物的一门独立学说，对中医的病因病机学及治则理论的发展具有深远的影响,也是中医近代和中西医结合研究中最活跃的学术领域之一。特别是近20年来,由于"化痰活血祛瘀"疗法在临床广泛应用,取得了满意的疗效,引起了基础医学、药学、临床医学等学科的极大兴趣与关注,使得该学说在中医学中占有越来越重要的地位。邓老是中医痰瘀相关理论的积极倡导者和实践者,在痰瘀相关理论的研究和临床应用方面颇多建树,尤其在运用痰瘀相关理论辨治心血管疾病方面更为匠心独运。

痰瘀,古人有"痰瘀同源、痰瘀同病、痰瘀同治"之说,《黄帝内经》认为"津血同源",然痰乃津血所成,这是痰瘀同源同病的最早记载。《丹溪心法》曰:"痰夹瘀血,遂成窠囊。"因此,朱丹溪言"善治痰者,不治痰而治气。气顺则一身之津液亦随气而顺矣";李中梓也指出"痰随气升者,导痰先顺气;积痰阻气者,顺气先须逐痰,理气而痰自顺"。两位医家都强调化痰必须理气。朱良春教授认为,怪病多由痰作祟,顽疾必兼痰和瘀,提出了"治痰要治血,血活则痰化"的治法。邓老根据长期的临床实践,提出了"痰瘀相关"的理论,认为"痰是瘀的早期阶段,瘀是痰的进一步发展",治瘀可益气行血,从而寓通瘀于补气之中。这一理论不但治疗心血管疾病时临床疗效肯定,而且对肿瘤及其他疾病的辨证治疗有很大的指导作用。

气为血帅,血为气母,血行于脉有赖于气之统帅和推动;气机运行又依靠血之濡养。邓老认为若两者功能失调,可产生痰瘀。若气虚无力化津,水湿运行阻滞,则凝成痰浊;气郁或气虚则血滞而为瘀;反之,痰瘀的形成又有碍气机调畅,故气血痰瘀之间相互影响,联系紧密。如邓老治疗冠心病,提出冠心病的病机为本虚标实、痰瘀相关,本虚指心阴阳两虚,标实为痰与瘀。因心主火,为阳中之阳,故心阳气虚是病机的主要方面。结合岭南气候潮湿、脾土易受湿困聚而生痰的特点,邓老认为南方冠心病以气虚痰阻者为多见,故投以益气除痰的温胆汤加减(丹参12g,竹茹10g,甘草6g,枳壳6g,法半夏或胆南星10g,云苓12g,党参或太子参15g,橘红6g)。邓老结合多年诊治经验,将痰瘀两者之间的关系概括为"痰是瘀的早期阶段,瘀是痰的进一步发展",痰化则瘀自消。

(四)由虚致损

关于虚损证的病因,正如《难经·十四难》云:"一损损于皮毛,皮聚而发落;二损损于血脉,血脉虚少,不能荣于五脏六腑也;三损损于肌肉,肌肉消瘦,饮食不能为肌肤;四损损于筋,筋缓不能自收持;五损损于骨,骨痿不能起于床。"结合前人学说,邓老认为虚损证可分解为虚弱和损坏,虚弱着眼于脏腑功能,损坏着重于形体,故虚损是对各种慢性疾病发展到形体与功能都受到严重损害的概括。其病因可分为先天禀赋不足,后天失调,或情志刺激,或感受外邪,或久病失治、误治,或病后失养等。如邓老认为硬皮病病证先起于皮毛而后累及骨,涉及内脏,病由肺损及脾肾,故以中下损为主。邓老治之用补肾益精之法,以六味地黄丸为主,并配伍太子参以调理脾胃。脾肾同补,中下并调,同时配阿胶、五味子等益肺养血治皮以治上损,共奏补肾健脾养肺、活血散结之效。

三、临床经验总结

(一)病证结合,治病必求于本

《黄帝内经》有云:"知标本者,万举万当,不知标本,是谓妄行。"邓老十分重视治病求本的理念,一方面,细辨标本虚实,重视正气为本的学术思想;另一方面,主张以中医理论为指导,结合现代医学,深入到微观世界进行辨证论治。

1. 治病不忘护正气 邓老认为,正气为本是中医学的一个基本观点,《黄帝内经》有云:

"虚邪贼风，不得虚，不能独伤人。"在疾病的治疗上，应着眼于根本的、始动的关键环节，辨清标本，始能看清疾病本质。在慢性消化系统疾病中，邓老视脾胃亏虚为发病的关键因素，如慢性胃病涉及脾、胃、肝，多由饮食、情志、体质等多种因素反复作用而成，脾亏虚于阳气，胃亏虚于阴液，此为发病的前提和本质，故以培补中土为基本治法；而慢性肝病之本为脾虚，治疗上应注意"实脾"，当疾病进展到肝硬化的阶段，仍须在补气运脾的基础上使用祛瘀药，故对于此类疾病，须把握住本虚标实的特点，在顾护正气的基础上，或佐以化痰、散瘀、祛湿诸法。

2. 辨病与辨证相结合　邓老认为，中医是一门古老的医学，既有自身的特色与优势，又有其局限性与不足，我们必须在继承中医特色的基础上，充分结合现代科学取得的成果，不断地发展创新。邓老对中西医结合的思想十分赞同，"西医辨病，中医辨证"，已经成为现代中医临床行之有效的诊治原则。对于胃病，如胃炎，胃、十二指肠溃疡，多属于中医"痞证"、"胃痛"等范畴，邓老在其辨治过程中，常会参考胃镜或 X 线检查结果，把西医的检查结果纳入到中医辨证论治的理论体系中，进行遣方用药。邓老认为慢性胃炎主要病机为脾胃亏虚、本虚标实，治疗上以补脾气、养胃阴为法，如果属于萎缩性胃炎、胃酸减少等病证，则应重视养胃阴以固后天之本。消化性溃疡的发生则以体质因素为关键，脾气虚为该病的重要一环，治疗上常取疏肝健脾法，且常加制酸之品，常用乌贝散，使标本兼顾。除此之外，对于急性阑尾炎，常用"下法"治疗，多用大黄牡丹汤加减投之，而功能性或溃疡性结肠炎，则多以"肝脾不调"证候论治。邓老认为，在辨病的基础上进一步辨证，一方面能预料顺逆吉凶，另一方面可使所辨病证与治疗原则和方药结合得更加紧密，以提高治疗效果。

（二）五脏相关，平调脏腑功能

中医基础理论的核心是脏腑学说，邓老在临证中，注意根据脏腑的不同特点，调和其功能而治病，以期达到"阴平阳秘"的平和状态。除此之外，邓老强调，脏腑不是孤立存在的，在治病过程中，须根据脏腑间的内在联系和疾病的传变规律去综合考虑。

1. 重视调和脏腑功能　邓老认为，每个脏腑都有其生理特性，遣方用药必须照顾到脏腑的功能特点，调和脏腑阴阳。如胃腑在生理上有其独特的特点，一方面，胃主通降，应保持胃气通畅；另一方面，胃喜润恶燥，应注意保护胃中津液。邓老认为，在慢性胃病中，因脏腑功能较差，故培补不能急于求成而骤投大温大补之厚剂，否则只能滞其胃气，灼其胃阴。同时，救护胃阴亦不宜过于滋腻，以免壅阻阳气的恢复。而肝为"将军之官"，叶天士有"肝为刚脏，非柔润不能调和"一说，邓老认为慢性肝病的治疗，贵在防微杜渐、顾护肝阴，疏肝、清肝时应注意不要损伤肝阴，特别当肝郁不舒时，容易化火，切忌过用辛燥止痛药，否则伤津耗气，反而不愈。此病的用药上虽以健脾为大法，但选药则当平淡中正为宜，如在应用四君子汤时，以性味平和之太子参易性味稍温之党参，可见其顾护肝阴之用心。在慢性疾病中，脏腑已虚，阴阳失调，须治养并举，恢复脏腑功能，防止复病，如消化性溃疡，常常呈慢性而反复发作，邓老认为脾胃气虚为发病之本，须以健脾益气为主，巩固治疗 2～4 个月，乃可停药。另外，应注意日常生活起居以"治未病"，如慢性胃炎，注意消除可能致病的因素，如戒烟戒酒，治疗口腔、咽喉部慢性病灶，避免过劳及精神紧张，注意饮食等；对于肝病患者，坚持太极拳之类的柔软运动，注意饮食营养及节减房事是十分重要的。

2. 提出五脏相关理论　自古以来，脏腑学说的阐发主要靠阴阳五行学说。《黄帝内经》有云"五脏相通，移皆有次"，邓老从临床实际出发提出"五脏相关学说"。所谓五脏相关学说，在生理情况下，本脏腑系统内部，脏腑系统之间，脏腑系统与人体大系统之间，脏腑系统与自然界、社会之间，存在横向、纵向和交叉的多维联系；在病理情况下，五脏系统又相互影响。邓老在治疗脾胃病时，常应用五脏相关理论指导治疗。治疗慢性胃病时，认为患病日久，"穷必及肾"，另外，脾胃属土，肝属木，脾虚往往肝气乘之，故治疗时不能忽视脾胃与肝肾的关系，应适时加入调养肝肾之品。在胃、十二指肠溃疡的治疗中，邓老认为胃为病位之所在，且脾胃与肝肾之间也有密切的关系。从病机来看，热证、实证多因胃所致；虚寒痰湿多因脾所致；虚寒过甚则往往由于脾肾阳虚所致；气郁、气滞多由肝失条达或肝气太盛所致。对于慢性肝病，包括肝炎、肝硬化，邓老认为必须以肝脾相关理论来指导治疗，此病病位主要在肝脾两脏，而以脾胃为中心，宗"见肝之病，知肝传脾，当先实脾"之说，且考虑到久病及肾，故以健脾补中为主，佐以祛湿、化瘀软坚、补肝肾之品。

（三）详查细断，三因制宜而治

邓老认为，人是一个复杂的整体，不仅要治病，更要治人。一方面，须四诊合参，详查细断，随证治之。另一方面，人体发病受到多种因素的影响，必须根据这些具体因素做出分析，区别对待。遣方用药时，须考虑到这两个方面，才能精当用药，取得事半功倍的效果。

1. 诊察必求细致　邓老在诊断方面积累了丰富的经验，对脾胃病证，有其特色及独到的见解，主要反映在以下三个方面：①诊病尤重望诊。正如《望诊遵经·叙》所云："着乎外者本乎内，见于彼者由于此，因端可以竟委，溯流可以穷源。"邓老善观鼻与唇，唇为脾之华，鼻准主脾胃，通过观察鼻唇的色泽及明晦变化，有助于判断脾胃功能及病情的浅深。如邓老接诊一位 58 岁患者，诊断为肝硬化、大肠黑病变。初诊时患者面色呈青色带黑，邓老认为此为肝病伤脾之色。予软肝煎治疗半个月后，面色青黑较前变浅，鼻尖较明亮，可知肝病之色渐退，脾功能正在恢复，后续服中药，患者情况良好。②辨新病久病。邓老十分重视根据病期长短来选择用药，林佩琴的《类证治裁》有云："治法需分新久，初痛在经，久痛入络，经在气，络在血。"久病患者常于方中加入活血化瘀之品。需要注意的是，活血化瘀药有伤血、损胃之弊，只有正气盛，方能运化药物，防止药物偏害。③问诊不忘纳眠。邓老用药时常注意患者的胃纳和睡眠情况，纳差者常用麦芽、鸡内金等药，眠差者适当加入珍珠母、酸枣仁、素馨花等安神之品。

2. 三因制宜而治　诊治疾病时，除了把握好疾病的特征表现、病期等情况外，还须在辨证的基础上，考虑年龄、气候特点、生长环境等因素，进行个性化治疗。《黄帝内经》有云，"人以天地之气生"，邓老在诊治疾病时，常遵"三因制宜"的原则，从而制定出适宜的治法和方药。例如，邓老诊病时主张"因人制宜"，用药时注意根据患者的年龄、体质等不同特点而施治。邓老曾治疗一便秘患者，邓老虑其为老年患病，气血虚弱，阴阳失调，脏腑功能衰退，故不用大黄、芒硝等峻下之品克伐之，以防犯虚虚之戒。邓老于岭南地方行医，常结合当地特点进行诊疗活动。他对岭南医学情有独钟，把它解释为"祖国医学普遍原则与岭南实际结合的产物"。岭南土卑地薄，气候潮湿，脾土易受困而聚湿生痰；一年之内高温时间较长，地热熏蒸，易酿湿热为患。邓老认为，岭南之人多为脾胃亏虚、湿浊内生的体质。故治疗上注意顾护脾胃，并重视祛湿法的应用。此外，邓老常用一些适合岭南各族人民体质、生活习惯的药材。岭南中草药在消化系统疾病的应用甚为广泛，对于脾肺气虚患者，邓老常用选用五爪龙，功能益气健脾、祛痰平喘，其性缓、补而不燥，更符合岭南气候多湿热的特点；对于慢性肝炎患者，邓老常选用解毒疏肝的黄皮树叶；对于小儿疳积、伤食之证，或食欲不振者，喜用布渣叶。此外，火炭母、木棉花、鸡蛋花等也为常用之品。

（四）多法齐用，重视药对成方

邓老在多年的临证过程中，积累了十分丰富的经验，在辨证论治的基础上，常应用一些行之有效的药对和成方，除了药物治疗外，邓老还提倡综合治疗，对某些疾病施予多法以提高疗效。

1. 巧用药对 在治疗各种杂病时，邓老善用一些行之有效的药对，有些源于现代药理研究成果，有些取材于古方，除此之外，还有自己的经验总结。在脾胃病的治疗中，药对得到了广泛的应用。五灵脂、蒲黄相合以止痛，常用五灵止痛散治疗胆绞痛、胃痛等；三棱、莪术合治瘀血证，常用于肝硬化、肝癌的治疗；海金沙、金钱草、郁金、鸡内金四药又名四金汤，对胆结石、慢性胆囊炎等有独特疗效；石斛、小环钗养胃阴，常用于治疗慢性萎缩性胃炎；木香、川连燥湿行气，用于治疗消化性溃疡、慢性结肠炎；除此之外，还常用生大黄配蒲公英、吴茱萸配黄连等药对。

2. 善用成方 邓老不仅运用古方，而且根据多年的临床经验和体会，自拟新方。其中既有对古人经验的灵活变通之剂，又有自出机杼之方。《邓铁涛临床经验辑要》中罗列了验方 62 首，涉及消化系统疾病的方剂有 17 首，其中治胃病方共 5 首，包括治胃十二指肠溃疡方、治萎缩性胃炎方、治胆汁反流性胃炎方、治食管贲门失弛缓症方、治上消化道出血方；治肠病方共 7 首，包括治慢性结肠炎方、治泄泻方、治肠套叠方、治急性阑尾炎方、治慢性阑尾炎方、治蛔虫性肠梗阻方、治阿米巴痢疾方；治肝胆病方共 5 首，包括治慢性肝炎方、治早期肝硬化方、治腹水方、治低蛋白血症方、治胆囊炎与胆石症方。观邓老诸方，其组方严谨、用药精当、功效奇特，可师可法。

3. 多法齐用 邓老在临证中，除了方药治疗外，对某些疾病常结合多种治疗方法综合治疗。如急性阑尾炎，既配合针灸治疗和外敷法，又据"攻邪应就其近而逐之"，适时采用保留灌肠疗法；肠套叠为气虚脾失健运、转枢逆乱所致，可用蜂蜜兑水灌肠、梅花针叩击腹部肿块；蛔虫性肠梗阻先用花生油或豆油、食醋适量口服或胃管给药，针刺四缝穴，2～3 小时后煎服胆蛔汤驱虫；婴幼儿疳积，常用刺四缝和捏脊疗法等。以上治法内容丰富，疗效确切，简便易行，应给予继承和推广。

四、医案集萃

（一）健脾化湿，益气活血治疗胃溃疡

张某，男，52 岁，1972 年 2 月 3 日就诊。

主诉：上腹部间歇性疼痛 10 余年。

初诊：患者上腹部间歇性疼痛 10 余年，伴吞酸嗳气，神差纳减。近月来症状加剧，发作频繁，饥饿则发，进食缓解。胃肠钡餐检查提示：胃溃疡合并慢性肥厚性胃炎；胃小弯距贲门约 2cm 处有一大小 0.9cm×1.6cm 椭圆形龛影。体温、呼吸、血压均正常，舌质红，苔薄腻，脉弦数。用西药治疗 8 天，症状不减，疼痛反而加重。X 线拍片检查，其龛影增大为 1.1cm×1.6cm，深约 0.9cm，似穿透至浆膜下层。说明溃疡病有所发展。经会诊，主张及时手术治疗。但患者不愿接受手术治疗，要求中医诊治。刻下：疼痛阵发，胀气，口淡而时干（苦可能与服阿托品有关），纳差便溏，舌质淡暗，苔白厚浊，脉弦细。西医诊断：胃溃疡合并慢性肥厚性胃炎；中医诊断：胃痛之脾虚气滞血瘀证。治法：健脾化湿，益气活血。方药：健脾胃化湿浊方（党参、云苓、白术、扁豆花、苡仁、川萆薢、藿香、甘草）。7 剂，每日 1 剂，水煎 400ml，

分早、晚两次温服。

二诊（1972年2月11日）：胃痛甚，每0.5～1小时剧痛1次，腹胀，吞酸如故，但胃纳略有改善，大便溏，舌淡，苔白厚，脉沉细。拟健脾疏肝化湿法治之。方药：黄芪12g，党参12g，白术12g，素馨花6g，川连2.4g，法半夏9g，肉桂心1.8g，鸡内金9g，枳壳6g，甘草4.5g。7剂，服法同前。另为患者行按摩手法，点肩井穴，按后阵痛减轻、减少。

三诊（1972年2月18日）：痛减，发作次数亦少，自觉舒适，苔转薄，脉稍有力而弦。方药：柴胡9g，白芍12g，党参12g，黄芪12g，枳壳8g，茯苓15g，白术12g，川连2.4g，肉桂心1.8g，鸡内金9g，麦芽15g，甘草4.5g。另，田七粉3g空腹冲服。上方加减连服10剂，服法同前。

四诊（1972年2月28日）：腹痛已很少发作，吞酸嗳气亦大为减少，精神、胃口渐恢复，进食米饭无不良反应，大便已成形。继续守前法治疗。方药：黄芪12g，党参12g，茯苓9g，白术9g，法半夏6g，柴胡6g，川连1.5g，肉桂1.5g，浙贝母9g，炙甘草4.5g，丹参12g，乌贼骨18g，饴糖（冲服）30g。10剂，服法同前。另，田七粉3g空腹冲服。

五诊（1972年3月10日）：症状基本消失。为巩固疗效，改服下方：黄芪15g，党参15g，桂枝9g，白术15g，乌贼骨8g，大枣4枚，炙甘草6g，生姜6g，饴糖（冲服）30g。10剂，服法同前。另，田七粉3g空腹冲服。

六诊（1972年3月21日）：无不适症状，X线拍片复查，龛影直径仅为0.5cm。五诊方或去桂枝，或加白芍、陈皮、法半夏，或加麦芽、鸡内金等，继续连服10剂，服法同前。

七诊（1972年3月31日）：头晕、睡眠差，检查血压、五官，均正常，舌质稍红，苔白而润，中心稍厚，脉弦细数。此可能为肝盛所致，治宜和肝健脾。方药：太子参15g，茯苓12g，竹茹9g，生牡蛎15g，枳壳9g，橘络3g，旱莲草18g，女贞子9g，熟枣仁12g，甘草4.5g。上方服3剂后，头晕消失，睡眠亦好。乃改用四君子汤加柴胡、白芍、吴茱萸、黄芪等药连服。以后数年断断续续服中药，追踪5年，每年定期作X线拍片检查，溃疡未见复发，但胃炎未彻底治愈，仍时有复发（注：原来的西药始终照用）。

按语：本例西医诊断为胃溃疡合并肥厚性胃炎。病灶较大，并穿及浆膜下层。中医辨证为脾虚气滞血瘀证。二诊服健脾祛湿之剂，痛反增剧，显然与患者对于手术治疗顾虑，影响情绪所致。故除健脾化湿之外，仿左金法，用肉桂心以代吴茱萸，加素馨花、枳壳协助疏肝，且按摩后痛可缓解，使患者紧张情绪亦得以缓解，为进一步治疗创造良好的条件，以后按这一治疗方法处理，中期曾用黄芪建中汤，后期治疗仍以健脾疏肝为主。最后患者出现头晕，可能与服黄芪建中汤触动肝阳有关，故予养肝肾潜阳兼以疏肝之法。足见李东垣健脾与制相火之论，是以实践为根据的。

（二）清热导滞，兼透外邪治疗消化道出血

周某，男，74岁，1973年11月2日就诊。

主诉：呕血2次伴解黑粪1次。

初诊：患者于昨日曾食丰盛之午餐，下午如厕发现柏油样便，晚餐纳减，只食面条少许。今晨凌晨3时半，觉腹部不适，恶心呕吐，呕出食物残渣及咖啡样液约70ml，大便排出全柏油样便约500ml。被发觉扶起后，又吐出浓血一大口，约20ml，头晕，汗出，肢冷，面白，头倾。即以中指叩击其人迎穴，并擦药油，扶卧床上。患者面色稍好，汗止，要求继续叩击人迎穴，降胃气之上逆，使胃部稍舒适。送就近医院，西医即按溃疡病合并出血常规治疗。会诊：患者久有溃疡病史及肺结核病史，20年前曾作过胃修补术，去年因肺结核咯血住院。脉浮弦

稍数，舌苔厚浊，神疲懒言，周身不适，但无发热。从脉舌及其发病经过分析，此为食滞兼感外邪而诱发溃疡病出血。脉稍数为里有热。西医诊断：消化道出血，胃溃疡；中医诊断：血证之饮食伤胃、胃热郁滞证。治法：清热导滞，兼透外邪。方药：荆芥穗 6g，金银花 12g，连翘 15g，白茅根 30g，白及 15g，侧柏叶 9g，鸡内金 10g，竹茹 9g。3 剂，每日 1 剂，水煎 400ml，分早、晚两次温服。

二诊（1973 年 11 月 5 日）：服上方后，微汗出，全身不适解除，仍困倦乏力，口干，舌质红嫩，苔薄黄而干，脉右虚大，左弦滑。可见表虽解而内热未除，仍拟清热止血消滞法。方药：白及 25g，侧柏叶 13g，白茅根 30g，天花粉 13g，金银花 13g，谷芽 15g，鸡内金 10g，大枣 3 枚。5 剂，服法同前。停用一切西药。

三诊（1973 年 11 月 10 日）：药后精神转佳，胃纳可，仍口干，2 日未解大便，舌红苔黄，脉缓，右脉稍有涩象。二诊方去金银花，2 剂，服法同前。

四诊（1973 年 11 月 12 日）：昨日大便 1 次，便色转黄，软条便，无其他不适，脉左弦右大微涩，舌胖嫩，苔白。继服三诊方 2 剂，服法同前。

五诊（1973 年 11 月 14 日）：昨日大便 1 次，黄色软条便，大便隐血阴性。照三诊方去白茅根加沙参 20g，怀山药 13g。3 剂，服法同前。1973 年 11 月 17 日症状明显缓解。

按语： 出血本忌汗，但患者兼有表证，不能不予疏解表邪，故选用荆芥穗配以金银花、连翘，以透邪外出，得微汗止后服。荆芥穗解表兼能止血，故选用此味，并与其他止血药同用，表里兼施，与纯用解表药不同。二诊时舌嫩红苔黄，是里热未清，阴分受损；右脉虚大，则气分亦有所不足。故去荆芥穗、连翘，增白及之分量，并加天花粉以生津，加大枣以益气。三诊去金银花。五诊加沙参、怀山药以养脾胃。不用输血而血自复。

（三）补气健脾，养阴和胃治疗慢性萎缩性胃炎

吴某，女，47 岁，1978 年 3 月 9 日就诊。

主诉：食欲不振 30 余年，加重伴间歇性呕吐 3 个月。

初诊：患者食欲不振 30 余年，近 3 个月加剧，伴间歇性呕吐，消瘦。胃镜提示：慢性萎缩性胃炎及十二指肠球炎、胃下垂。住院予以补液、解痉止痛、镇静、消炎等治疗，呕吐止，继予助消化药后渐好转，能进半流质食物，但每日进食一两左右，故体重仍在下降，几个月来共减重 12kg。刻下：面色黄滞少华，唇暗，舌暗嫩、齿印、舌边有瘀点瘀斑，苔剥近于光苔，只于舌根部尚有疏落之腐苔，脉左弦细，右虚寸弱尺更弱，低热，大便 7 天未行，背部夹脊有多处压痛点。西医诊断：慢性萎缩性胃炎，十二指肠球炎；中医诊断：胃痞之瘀阻脉络证。治法：补气健脾，养阴和胃，佐以活血通络，兼退虚热。方药：太子参 24g，茯苓 12g，山药 12g，小环钗 9g，丹参 12g，鳖甲（先煎）30g，麦芽 18g，甘草 5g。7 剂，每日 1 剂，水煎 400ml，分早、晚两次温服。另，参须 9g，每周炖服 1 次。

二诊（1978 年 3 月 15 日）：低热退，精神较好，食量稍增，惟大便尚秘结难排，面色由黄滞转稍有润泽，唇暗，舌嫩色暗，苔薄白（中根部），舌边见瘀斑，脉右细弱，左细而弦，稍滑缓。原方加白术 9g、火麻仁 18g，7 剂，服法同前。另炖服参须 9g，每 5 天 1 次。

三诊（1978 年 3 月 22 日）：又见低热，开始有饥饿感，大便仍靠塞露始能排出。舌嫩胖色暗，舌边有瘀斑，苔薄白润，脉缓细弱，右稍弦。方药：太子参 30g，茯苓 12g，山药 18g，小环钗 9g，丹参 15g，鳖甲（先煎）30g，麦芽 18g，百合 15g，甘草 4.5g。7 剂，服法同前。另炖服参须 9g，每 4 天 1 次。

四诊（1978 年 3 月 29 日）：头痛头晕，月经来潮已 3 天，翌日将净，胃纳转佳，每餐能

进半两米饭。唇暗稍淡，舌暗嫩，瘀斑稍减少，苔薄白，尖部少苔，脉细数，右稍弦。三诊方加百合 24g，炙甘草 6g，去丹参（因月事未完），并嘱从第 4 剂起加丹参 18g，改百合为 30g。10 剂，服法同前。仍炖服参须 9g，每 4 天 1 次。

五诊（1978 年 4 月 12 日）：体重比入院后最低时（41kg）增加 3kg，有饥饿感，面色转好，面部较前饱满。舌暗，白苔复长，舌边瘀斑减少，脉细稍弦。方药：太子参 30g，茯苓 12g，山药 18g，小环钗 18g，龟板（先煎）30g，百合 30g，素馨花 6g，麦芽 30g，丹参 18g，大枣 4 枚，炙甘草 6g。7 剂，服法同前。

六诊（1978 年 4 月 18 日）：病况继续好转，4 月 15 日胃镜：慢性浅表性胃炎。活检：慢性炎症细胞。舌质淡暗，苔薄白（全舌有苔），舌边瘀斑缩小，脉缓稍弦。五诊方改小环钗为 15g、百合为 24g、丹参为 15g。15 剂，服法同前。

七诊（1978 年 5 月 3 日）：药后自觉良好，每天可食 3～4 两米饭，面色转润，颧部仍暗。唇淡，舌质淡嫩，有瘀斑，但色变浅，苔薄白，脉左细右稍弦。方药：太子参 30g，黄芪 15g，茯苓 12g，白术 9g，山药 18g，龟板（先煎）30g，小环钗 12g，丹参 15g，麦芽 30g，大枣 4 枚，甘草 5g。患者带药出院，继续到杭州疗养半年后恢复工作。追踪观察 7 年余，未见反复。

按语：慢性萎缩性胃炎实为本虚标实之虚损病。本病之虚，主要为脾胃亏虚，脾亏虚于阳气，胃亏虚于阴液，此为病发的前提和本质。该病成因则多为烦劳紧张，思虑过度，暗耗阳气，损伤阴液；亦有因长期饮食失节，缺少调养，致使后天损伤；亦可由先天不足、后天失养、大病失调所致。本病之实，多为虚损之后所继发，脾气亏虚，血失鼓动，血滞成瘀阻络；脾失健运，湿浊不化，痰湿停聚；瘀阻湿郁加之阴液亏损，则易引致虚火妄动。在治法上，补脾气、养胃阴，是治疗之根本。但标实不除，不能很好地固本，所以活络祛瘀、除湿化痰、清退虚热，亦是不可忽略的重要措施。患者胃病病史 30 余年，长期处于紧张的工作之中，所谓劳倦伤脾是造成脾胃虚损的病因；纳呆、消瘦、体重下降、面色黄滞、唇暗、舌淡嫩、齿印、脉虚弱、胃下垂，是脾脏阳气亏虚的证候；舌苔光剥、呕吐、脉细，是胃之阴津亏损已甚的外候；胃脘疼痛、上腹及背部夹脊压痛、舌边见瘀斑，是脉络瘀阻的见证；低热、大便秘结、脉弦，乃阴虚夹有虚热之故。处方用太子参、茯苓、山药、麦芽、参须、甘草以培补脾胃，健运其气；用小环钗、山药急救已伤之胃阴；用丹参、鳖甲益阴活络、通脉祛瘀兼清虚热。本证以虚损为本，瘀热为标，故遣方用药以培元气救阴津为主，祛瘀清热为辅，方与证合，故能建功。此病是伤于后天，消化吸收之功能甚差，故培补不能急于求成，骤投大温大补之厚剂，只会滞其胃气，灼其胃阴；救护胃阴亦不能过于滋腻，以免壅阻脾脏阳气的恢复；活络祛瘀要防破血太过，清退虚热要防伤阳。治疗本病时，培元宜用太子参、山药、茯苓、炙甘草等，虽补力不及党参、黄芪，但不会滞气助火，再反佐以麦芽使之易于受纳，这对于消化吸收功能甚差、胃阴已伤的本病患者是恰到好处的。邓老在使用参须时是颇有考虑的，脾胃大虚，不求助参力不行，故选用补力稍缓之参须，并根据脾胃渐复的情况逐渐加密投药次数，不图急功，胃阴渐复原后再用黄芪。至于救胃阴，特别是舌苔光剥者，小环钗、山药最为相宜；活络通瘀、清降虚热，丹参配鳖甲较为妥帖；至于化湿浊，宜选用药性较平和之扁豆、茯苓、鸡蛋花、麦芽等，切忌用温燥之品，因为易伤元气与胃阴，胃阴不复，病机不转，则犯虚虚之弊。患病日久，"穷必及肾"，损及他脏，脾胃属土，肝属木，脾虚往往肝气乘之，故治疗时不能忽视与肝、肾、肺的关系，于适当之时加调养肝、肺、肾之品。本病例在治疗中曾用素馨花、龟板、百合等品，就是根据这一思想而为。

（四）益气健脾，涤痰活血治疗冠心病

王某，男，68 岁，2001 年 8 月 10 日就诊。

主诉：反复胸闷 1 年余。

初诊：患者 1 年多以前因"突发胸闷 1 小时"外院诊断为"急性心肌梗死"，冠脉造影提示前降支中段狭窄 80%，建议患者植入支架，患者拒绝。1 年来胸闷症状反复，劳力后诱发，每次持续 2～3 分钟，不伴有恶心呕吐，无冷汗出，无放射痛，舌下含服硝酸甘油片后可缓解。多次外院就诊，胸闷症状未见明显改善。刻下：神清，精神疲倦，口唇淡暗，胸闷，偶有咳嗽，痰多色白，少气懒言，纳一般，眠可，二便调。舌淡暗有瘀斑，舌底脉络迂曲，苔白，脉弦。生命体征平稳，查体未见明显异常。心电图：陈旧性前壁心肌梗死。心脏彩超：EF=52%、左心房 36mm、左心室舒张末 52mm。西医诊断：冠心病，陈旧性心肌梗死，心功能Ⅲ级；中医诊断：胸痹心痛之气虚痰瘀证。治法：益气健脾，涤痰活血。方药（邓氏温胆汤加减）：五爪龙 30g，党参 15g，白术 12g，桂枝 10g，白芍 15g，丹参 15g，三七（冲服）3g，法半夏 10g，竹茹 10g，枳壳 6g，化橘红 6g，炙甘草 6g。3 剂，每日 1 剂，水煎 400ml，分早、晚两次温服。

二诊（2001 年 8 月 13 日）：患者诉精神好转，仍有胸闷，已无咳嗽、心悸等不适，原方再服 7 剂，服法同前。

三诊（2001 年 8 月 20 日）：患者诉胸闷症状明显好转，已不须含服硝酸甘油，原方再服 28 剂，服法同前。停药后多次随访，患者无胸闷不适症状。

按语：本案例患者辨病为胸痹心痛，辨证属气虚痰瘀证。因脾土不健，鼓动无力，则见精神疲倦；脾气虚弱，失于运化，水湿停聚；另岭南之地，土卑地薄，气候潮湿，内外湿邪，相交成痰，痰阻气机，而见胸闷；久病则瘀，而见口唇色暗。正如《黄帝内经》提及"心痛者，脉不通"，可见瘀血和痰浊闭塞皆可致胸痹心痛。邓老认为"痰瘀相关"，痰是瘀的初级阶段，瘀是痰的进一步发展。故治法取益气健脾、涤痰活血，方拟邓氏温胆汤加减。方中用黄芪为本方之要药，但部分患者虚不受补，为避免久用黄芪而致"壮火食气"，邓老善用"南芪"之五爪龙代替黄芪以益气健脾，党参适量益气扶正，白术健脾益气，配合桂枝，四者合用益气补虚，不温不燥，补而不峻，正合"少火生气"之意；如《本草从新》所言："丹参补心，去瘀生新……功兼四物。"丹参具有"补血不滞血，祛瘀不伤正"之功，配合三七共奏活血化瘀之功；善用桂枝，一者少量桂枝配合五爪龙可增强益气之功且不助邪；二者佐以白芍调和营卫，取桂枝汤平调营卫之法。另外，邓老喜用化橘红易陈皮以强开胸之力，弱温燥之弊；轻用竹茹意在除烦宁心；枳壳代枳实，宽中又防枳实破气伤正。全方温土以助营卫，益气以充君火。

第七章　徐景藩

一、人物简介

徐景藩（1927—2015），男，今江苏省吴江盛泽人。徐景藩出生于中医世家，他的祖父和父亲都是当地有名的中医。他幼时就熟读《药性赋》、《汤头歌诀》等启蒙医籍，对中医有浓厚兴趣。1940 年徐景藩小学刚毕业就开始随父亲徐省三学习中医。1944 年他又拜入当地的脾胃病名医朱春庐门下继续学习。学习期间他一边侍诊，一边精心研读医学经典。1947 年行医乡里。1952 年报考卫生部"中医研究班"，录取后在北京医学院（现名北京大学医学部）学习 5 年。1957 年到江苏省中医院（翌年确定为南京中医学院附属医院）工作，参与中医内科教研组的创建，迄后一直以医疗为主，兼教研工作。1983 年担任江苏省中医院院长兼江苏省中医研究所所长。曾任江苏省中医学会（现名江苏省中医药学会）理事、副会长，江苏省委"333工程"选培专家组成员，江苏省药品审评委员会委员兼中医药组组长，江苏省卫生专业技术资格高级职称审评委员会委员、主任委员，南京市中医学会副会长。1990 年被遴选为首批全国老中医药专家学术经验继承工作指导老师。1992 年享受国务院政府特殊津贴。1993 年被评为江苏省中医系统先进工作者。1995 年获全国卫生系统先进工作者称号。1996 年获得"白求恩奖章"。2009 年荣获首届"国医大师"终身荣誉。

徐老曾任《中医杂志》特约编审、《江苏中医药杂志》常务编委、《南京中医药大学学报》编委等职。自 1958 年起，发表的学术论文有百余篇，大部分为以脾胃病（消化系统疾病）为主的专业文章。有的被日本书刊全文转载。《中医治疗肝性昏迷》（《中华内科杂志》1959，4），《胃脘痛 400 例临床证候分析》（《江苏中医》1982，6），《论肝郁气滞及疏肝法的运用》（《中医杂志》1980，6）等论文均在当时的同行中产生了较大的影响。《白及护膜治消化道病》（《中医杂志》1997，5）等经验论文，亦获业内广泛好评。1958 年参与创建南京中医学院附属医院中医内科教研组，兼中医内科课堂、临床教学。培养硕士研究生多人。徐老发表的学术论文中，绝大部分为脾胃病专业性论文。著作有《脾胃病新论》、《脾胃病诊疗经验集》、《徐景藩脾胃病临证经验集萃》等脾胃病专著。参加编写《中医内科学》、《现代中医内科学》、《中医护理病学》等教材。其科研成果曾分别获国家中医药管理局、江苏省中医药管理局、江苏省卫生厅科技进步奖一、二等奖和甲级奖。

徐老从事中医临床教学数十载，擅长脾胃病的诊疗工作。对食管病主张调升降、宣通、润养，创"藕粉糊剂方"卧位服药法；创"连脂清肠汤"内服和"菖榆煎"保留灌肠法；创"残胃饮"治疗残胃炎症。

二、学术思想

（一）首明医理

徐老指出，作为一名称职的临床医生，重要的是"明理"。"理"字含意甚广，泛指一切医理，包括生理、病理、舌理、脉理及病家之心理。对医理一定要精通，且能熟练掌握，若要明理清，非得下苦功。治病不外乎理，推理及病，因病施治，这是中医学的主要精神。"明理"就是要领会和掌握祖国医学的理论并付诸实践，接受实践的检验，不断提高医技水平。

（二）识病宜细

临证识病，徐老认为问诊非常重要，其中"十问歌"要牢牢记于心头，如《景岳全书·传忠录·十问篇》云："十问者，乃诊治之要领，临证之首务也。明此十问，则六变俱存，而万病形情俱在吾目中矣……"问症宜细，指在临床实践采集病史、四诊时，要仔细认真，一丝不苟，注意到症状自身的特点和患者描述的这些症状特点所应用语言之间的差异。只有这样，才能察微索隐，为辨证分析提供可靠的临床资料，否则将可能遗漏关键的症状或症状特点，得出不适当的辨证结论。

（三）析证宜精

析证宜精，指在对临床中通过四诊所收集的症状体征及临床资料进行分析的时候，要选用合适的理论来解释错综复杂的临床表现。只有医理与临床资料相一致，才能使辨证结果符合临床实际，否则将可能得出不适当的结论。辨证求因是中医治病的关键所在，掌握不易。中医学将人看成是一个有机的整体，某个脏器发生病变可累及全身或其他脏器，而全身的状况，又能影响到局部病理的变化过程。只有全面地、辩证地认识和妥善处理这种局部与整体的关系，透过现象，抓住本质，方能正确认识疾病。有时临床上碰到的患者，证候往往错综复杂，并非像书本上所罗列的症状那样典型，故给辨证求因带来一定的困难。此时要巧思善辨，重点在望诊，尤其是舌诊，然后结合病史，四诊合参，如辨证不清，必误治，后果不堪设想。

（四）守法守方

徐老临证十分重视理法方药的一致性，而"法"上以应证，下以统方，故对"法"颇为重视，他认为"法"有活法与守法两端。所谓"活法"，即法随证转；所谓"守法"，即治疗原则相对恒定，适用于病程较长，病情较稳定者。此类患者，病邪或深入脏腑，入于经络；或阴阳乖违，气血亏损。对其治疗，若频改法度，杂施妄投，必欲速则不达。只有谨守病机，持续给药，俾药力渐增，病邪日挫，气血得复，阴阳获调，沉疴痼疾始可拔除。

"守法"，是对治疗原则的坚持，但非一成不变，甚至不排除分阶段诊治。"守法"可法同方异，而"守方"则可一方到底。方具体体现了法，因而对证更具针对性。坚持"守方"，意义有二：①病邪胶着，难以速图，需要持续给药，以积渐收功。②避免药品的毒副作用。轻量久施，以扬药之长。如仲景用葵子茯苓散治妊娠气化受阻。冬葵子利窍，与茯苓同用可通窍利水，使阳气布散、小便通利。而该药有滑胎之弊，不可重用，只好轻量持续服用。

（五）重视素体

素体即人之体质，徐老认为素体在临床中具有重要意义。首先，它与疾病易感性有关，如《医理辑要》云："易风为病者，表气素虚；易寒为病者，阳气素弱；易热为病者，阴气素衰；易伤食者，脾胃必亏；易劳伤者，中气必损。"其次，病后转变受其影响，故陈修园言："所受之邪，每从其人之脏气而为寒化热化。"再次，素体是机体自和力的基础，如壮实之人患小恙可不治自愈。故仲景特举"病发于阳"和"病发于阴"两种不同素体的人，病后的不同治法和转归加以强调。

（六）针药并举，内外并施

针灸与药物同为临床治疗手段，即各有千秋，协同使用更有相得益彰之效。因此，古代医家多针药兼通，临床常针药并用。《伤寒论》不仅有针药同用和独选针灸的条文，在论治坏病时常将药误与针误并提，反映了仲景时代针灸和药物联合运用之普遍。而仲景本身就是既精药治，又精针治，针药并重的典范。

徐老认为，针灸作为一种取效迅速，操作简便的治法，不仅对某些急症具有十分重要的使用价值，是药物和其他治法不能代替的，而且许多慢性疾病也可配合针灸，用之得当，可提高疗效。徐老在诊治消化系统疾病时，常配合针刺治疗，如胃脘疼痛者可选用中脘、足三里等穴位针刺，或结合耳针治疗。可惜在分工较细的今天，内科医生中掌握针灸技术的人是越来越少，失去了一个非常简便实用的治疗手段；针灸也不被年轻医生所重视，这是件非常遗憾的事。

（七）衷中参西，融会新知

徐老常谓，中医精于气化而粗于形质，而西医则精于形质的解剖。参考仪器检查并非要丢掉中医特色，反可增强我们"四诊"的手段，如 B 超、CT 可以让我们的望诊能有"透视"功能，而胃镜检查则让我们的眼睛可直接看到胃黏膜的表面，这些对辨证用药治疗都有帮助。中医学在自己的形成和发展过程中，历来都不是故步自封，它一直在不断吸取着同时代先进的科技成果，今天更应吸取其他学科（包括西医）知识，以不断丰富、发展自己。

徐老在医疗实践中不拘前人之陈说，着重于医疗实践中总结经验。如对喻嘉言曰"上脘多气，下脘多血，中脘多气多血"之论述，能参合现代医学进行分析。认为上脘部包括胃底部位，气体自多，从上腹部切诊叩呈成鼓音，X 线钡餐检查示胃泡气体之影可证实；下脘拟指胃角以下，胃窦与胃幽门等处，存留胃液食糜，液质常存，犹如"浊阴"。将此论点运用于临床，提高了胃病的治疗效果。

再如，《金匮要略》治惊悸之方，立"火邪者，桂枝去芍药加蜀漆牡蛎龙骨救逆汤主之"。心悸与症迥然，为何均用常山、蜀漆（乃常山之嫩枝叶），何以有救逆之效？盖因用量较多时，常致恶心呕吐，出现此反应，也常常是产生效果的标志。临床上常常遇到卒发重症心悸患者，心悸不宁，气短，四肢不温，脉来疾数，往往不易计数（如心率>160 次/分），心电图报告为室性或室上性阵发性心动过速，往往用中西药一般治疗措施未能控制。因无蜀漆，遂用常山，急煎服之，药液入胃，初时恶心呕吐，吐出痰涎及部分药汁，心动旋即恢复正常，心悸顿失，诸症均减。

三、临床经验总结

（一）脾胃病的辨证要点

在脾胃病的诊断过程之中，徐老重视四诊资料与临床资料的一致性；强调整体观和局部的变化；擅长中西互参，利用现代医学的仪器检查来辅助诊断。在辨明病因、病位、病性之时，徐老尤其强调腹部切诊和舌象的表现。

1. 腹部切诊　"切者按也"，包括切脉与医者用手按其病痛之处，徐老诊治每例脾胃病都要在切脉以后，按诊腹部，十分重视"腹诊"，四诊互参，详为辨证。

徐老根据《难经·四十二难》所述胃"横屈受水谷"、"纡曲屈伸"的形态及有关重量的记载，认为古今对胃的大体解剖位置颇为近似。胃居上腹，针灸经穴从体表分上、中、下脘三穴，喻嘉言将胃腑分为上、中、下三脘，有"上脘清阳居多、下脘浊阴居多"、"上脘多气"等论述，也可供临床参考。历年来，徐老初步总结其腹诊的经验为：①患者自诉胃脘痛发作，用中指切诊上脘至下脘部具有压痛，为较典型的胃脘痛，也有助于明确中医病名诊断；②痛时手按得减，喜按者为虚，按之痛甚而拒按者为实；③上脘（剑下、鸠尾）压痛，以气滞为主，大多属于实证；中脘压痛，有虚有实；下脘压痛，痛位固定，每以血瘀为多；④胃中有食滞，上、中、下脘均可有压痛；⑤中脘及右梁门压痛，以中虚气滞占多；⑥自诉胃痛，按上腹无明显压痛点者，以肝胃不和为多，按诊时诉不适，有胀满之感而无压痛者，应考虑以湿阻气滞为多；⑦胃脘各部轻度压痛，右胁下亦有压痛，是以气滞与肝（胆）有关，肝（胆）胃同病者不少。上、中、下脘无压痛，只有右胁下等部位有压痛，病位主要在肝（胆）；⑧以两手中指在两侧梁门、天枢外侧交互用力按击，随按随起，侧耳闻得有辘辘声响者，常为胃中有痰饮，严重者应考虑幽门部有血瘀停阻。

2. 重舌象　"五脏六腑之气皆上承于舌"，故舌质的变化可以反映脏腑的虚实和气血的盛衰；"舌乃胃之镜"，舌苔是由胃气蒸化谷气上承于舌面而生成的，可以反映胃气的盛衰，故望舌对胃病的诊断非常重要。如舌苔黄，多偏热；舌苔白腻，多为湿浊；舌质紫有瘀点、舌下络脉发紫，常有瘀血；舌质干红、少苔，常提示胃阴虚；一侧有厚腻苔，应注意腻苔之上恐有缺齿，是失去经常洗刷作用所致等。在胃病的治疗过程之中，疾病的变化也会明显地表现在舌象的变化之中，如因气滞血瘀，始则淡红舌薄白苔，久则舌质紫暗或有瘀斑瘀点。故有叶天士"诊治胃病皆以察舌"之论。因此在诊断胃病病因病性之时，应注重舌象。

故而，在临证诊疗的过程当中，应当整体与局部相结合、知常达变、辨证求因，方能对症下药、取得良效。

（二）胃阴、胃气联系考虑

养胃应包括养胃气与养胃阴之法。明代王肯堂《证治准绳》有养胃汤、育胃汤等方，治脾胃虚寒之脘腹疼痛、痞胀等症，均用人参、白术、茯苓、甘草、陈皮，前者尚有厚朴、苍术、半夏、藿香等品，后方还有砂仁、豆蔻、荜澄茄、木香、丁香等药。

叶桂《临证指南医案·脾胃篇》中提出"太阴湿土，得阳始运，阳明燥土，得阴自安，以脾喜刚燥，胃喜柔润也"，"若脾阳不亏，胃有燥火，则当遵叶氏养胃阴之法"，叶氏案中治胃阴所用沙参、麦冬、石斛、白芍、乌梅、玉竹等药，治疗胃阴亏虚之证，在脾胃病治疗学方面是有贡献的。

徐老经常告诫吾人，诊治胃病，必须以详细辨证为依据，以脾胃的生理、病理为基础，勿偏执东垣益气或叶桂养阴之法。用润用燥，应根据病情，各人的禀素有阴阳偏胜，所处地域、饮食习惯好恶、四时寒温均有所不同，认为如久病津亏、汗多耗液、郁热伤阴、口干、舌红者，胃喜柔润，自宜养其胃阴。若胃中有寒、痰饮停蓄、泛吐痰涎、脘痞，舌白口黏者，当用辛燥。气虚者当益气，阴亏者应滋养其阴。梨汁蔗浆，胃燥所喜，葱姜韭蒜，胃寒可进，冬月所适。一润一燥，各有相当。从胃腑对食品、药物之属性所需而言，既喜润，亦喜燥。

（三）辨证论治

徐老治疗脾胃系疾病注重辨证与辨病相结合，以法统方，获得了显著疗效。将徐老治疗脾胃系疾病归纳为以下十法：疏肝和胃、健脾和胃、养阴理气、化湿清热、养血活血化瘀、消导解酲、温中祛寒、散结消坚、涩肠止泻、清肝养肝。

1. 疏肝和胃法 适用于肝胃不和证。症见胃脘胀痛，痛及两胁，常因情志不畅而诱发、加重，常伴嗳气，舌淡苔薄白，脉弦。治宜疏和为法。疏者通也，疏泄通畅乃治肝之主要治则；和者顺也、谐也。常用方如柴胡疏肝散。临床应用时，徐老反复指出必须随证加减，方药变通。

疏肝常用药如醋柴胡、苏梗、香附、橘叶等。凡有脘腹痛证者加白芍，解郁则加郁金、合欢花（或皮），久郁心神失养者加百合、炙甘草、淮小麦等。通络如橘络、丝瓜络、炒川芎、当归须、路路通等，胸胁疼痛者亦可酌加旋覆花等。凡肝胆失疏，胆热逆于胃腑或湿热内蕴者，治宜疏肝利胆，药如柴胡、枳壳、黄芩、青蒿、海金沙、金钱草等。胆汁反流至胃者，酌加刀豆壳、柿蒂、代赭石、制大黄等。

胃气不和而上逆者，酌加半夏（姜半夏或法半夏）、生姜、陈皮、茯苓。胃中有热则选加黄连、黄芩、蒲公英。肝热犯胃者加丹皮、山栀。腑行不畅则配大黄、瓜蒌。胃气不和，内有湿浊者，苍术、厚朴、佩兰、藿香、薏苡仁、草豆蔻、石菖蒲等随证选用。胃气久滞及血，或因出血后血瘀内留者，治当和胃行瘀。药如当归、丹参、赤芍等，痛者宜延胡索、五灵脂，兼寒者配加降香、九香虫。

胃与食管相连，胃与食管同病者甚多，治宜和胃利咽。属痰气交阻者，用半夏厚朴汤加减，常用药有法半夏、厚朴或厚朴花、茯苓、苏梗。有热者酌配挂金灯、射干、蚤休、黄连等。每常佐以石斛、麦冬、玉竹等疏润结合。咽管不利者，常加桔梗、枳壳一升一降，畅达气机。木蝴蝶利咽疏肝，亦常作为佐使，随证加减。

2. 健脾和胃法 饮食不节、劳倦过度均为脾胃病常见而主要的病因，脾胃气虚亦是常见的证候。表现为胃脘痞胀、隐痛、食欲不振、大便易溏、乏力神倦、舌质偏淡、舌苔薄白、脉细或濡等症。治宜健脾和胃。常用方如六君子汤、香砂六君子汤等。常用药如炒党参、炒白术、茯苓、炙甘草、炒陈皮、法半夏、砂仁（或砂壳）、煨木香、炙鸡内金、神曲、谷麦芽等。凡有胃脘隐痛者，必加白芍，术、芍同用以甘柔缓急止痛。太子参清养胃气，尤对久病者、妇女适宜，可替代党参。夏季汗出口干，津气易损，一般亦用太子参。

脾胃气虚较著者，添加黄芪、怀山药；兼中气下陷者，加炙升麻、荷叶等以升阳举陷；胃纳减少，食后脘痞较著，消化不良，可加重炙鸡内金、谷芽、炒麦芽等。脾虚者易生内湿，有湿浊者常表现为苔腻。白而薄腻者轻，白而黏腻或白厚腻者湿重，应根据湿浊程度而选用苦温、辛温的化湿药。

脾虚久则可及于肾，脾肾之阳气不足，一般表现如舌质淡白较著，晨起面浮、腹胀、便溏或泄、畏寒乏力或兼腰酸。应兼投温肾之品，如益智仁健脾温肾摄涩，颇为简捷有效。兼有晨泄者，参用煨肉蔻、补骨脂等，并加炮姜或炭。

3. 养胃理气法 素体阴虚之胃病患者，胃阴易虚。久嗜酒者，常食烫、麻、辛辣、油炸食物者，胃阴易损，脾胃气虚经久，饮食少，气虚可及于阴。经手术创伤出血，或禁食多日者，亦易导致脾胃阴虚。癌症经放、化疗者，胃阴亦必不足。

形瘦，食欲不振，常欲进半流食，口干咽燥，胃脘痞胀或兼隐痛，舌红、脉细或兼小数等症，为临床常见胃病阴虚而兼气滞之证。治宜濡养胃阴，兼和胃气。药如北沙参、麦冬、石斛、白芍、佛手片、绿梅花、炙鸡内金、谷麦芽、炙甘草、橘皮等。阴虚显著，可酌加玉竹、百合、生地、乌梅等。山药与太子参兼益脾胃之气阴，亦常可参用。

阴虚若有郁热之证，可加入黄芩、蒲公英、石见穿等，大便干结者，酌加麻仁、瓜蒌。胃阴虚而气滞血瘀，胃脘疼痛较著，重用白芍、甘草，可选加青木香、香附、五灵脂、陈香橼、八月札、当归等药。

4. 化湿清热法 脾胃运化功能失常，往往引起湿浊内生，湿郁可以化热，形成湿热互蕴。

肝胆与脾胃密切相关，胆附于肝，内藏精汁，湿热蕴于肝胆，以致疏泄失常，湿热凝聚结为砂石，阻于肝络或胆道，湿热瘀郁，胆液不循常道，可以发为黄疸。湿热在肠腑，传化失常，可致泄利，甚或泄利与便秘交作。湿困脾运则身重、头昏如蒙。胃湿与痰饮相伍，中焦阳气不振，胃气或滞或逆，可致痞满、呕逆、眩晕、胃中辘辘有声。故诊治脾胃病应重视湿热证，重视化湿、清热的治法方药。

（1）化湿：此法针对湿浊，亦即祛湿法。湿属阴，属寒。祛湿、化湿药性需温，或辛温，或辛苦温，根据湿蕴程度，选择不同程度的温性药。陈皮（或橘皮）、制半夏为脾胃病最常见的化湿药。消胀满、化湿浊，必用制川朴，配用炒苍术，二者味苦、辛温化湿，对舌苔白腻、口黏、食少、脘腹痞胀者，均属常用之品。用此若效不著，舌白滑腻或垢腻不化者，可配用草豆蔻。苍术与草豆蔻燥湿祛浊，湿去十之六七，即可撤去，不可久用。藿香辟秽除湿，鼓舞脾胃，常可据证配用，尤以夏秋之际，更为适宜。佩兰除脾湿，祛"脾疸"，开胃助食，藿、佩二药相合，尤增其效。

（2）清热：阳盛之体，胃热易生，脾胃运化失常，湿自内生，湿遏可以化热。肝胆郁热，与湿相合，亦常酿为瘀热。夏秋之际，湿热外邪入侵，经口鼻而入，阳明为必由之路。肠腑湿热，导致气血失调，以致下利似痢。诸如上述，热证必须清热，有湿自当化湿，湿热交阻者，化湿清热并用，视其孰轻孰重，侧重而又兼顾。黄连苦寒，入心、肝、胃、大肠、脾经，清热又燥湿，实为脾胃疾病热证的常用良药。

食管炎症或溃疡，胸骨后有灼热感，隐痛，舌苔薄黄，口干，黄连配麦冬、杏仁、枇杷叶、木蝴蝶；舌苔薄白或薄黄，咽中不适，有痰不易咯出，寒热兼夹，痰气交阻者，黄连配苏梗、法半夏、厚朴花；吞咽欠利者，通草、王不留行、急性子、石见穿、鹅管石等，随证选用。

治疗脾胃病热证的清热药，除黄连以外，清胃热如黄芩、蒲公英（简方"芩蒲饮"）、知母、芦根等。清肝胆之热如丹皮、山栀、青蒿、黄芩、茵陈、夏枯草、垂盆草、龙胆草、白薇等。清肠腑之热如大黄、败酱草、秦皮、白头翁、马齿苋、苦参、紫草、仙鹤草等。其他如咽管有热者可选用蚤休、射干、马勃、金果榄、挂金灯。肝胆热盛者，尚可选加水牛角、鲜生地、青黛等。

此外，徐老还指出尚有清肺方药，用于肺肝阴虚，肝横侮中，表现为胁胀、胁痛、腹胀、性躁、口干，甚则咳逆、泛恶、胸痹、舌红、脉弦等证，治宜参以清肺药物，"清金以制肝木"，如黄芩、南沙参、枇杷叶、桑白皮等。

5. 养血活血化瘀法 脾胃为人体升降之枢纽。脾胃有病，运行失常，气机不畅，气滞久则常致血瘀。如饮食减少，水谷精微不足，久则营血亏虚，若有出血，亦致血虚。气虚血虚则尤易致血瘀。尚有因病禁食，手术切割，亦常导致气血不足而兼血瘀。李杲《脾胃论·脾胃胜衰论》中早有"脾胃虚弱，乃血所生病……脾胃不足，皆为血病"之说，临床上屡见血虚之人，脾胃易病，脾胃久病，气血不足，可见治脾胃病用血药的重要性。

养血化瘀法，常用方剂如桃红四物汤，据证可加用其他活血化瘀药，如参三七、莪术、三棱等。"久病入络，不通则痛"，行瘀而兼理气定痛的中药有五灵脂、九香虫、延胡索、乳香、降香、广郁金等。

出血而兼血瘀者，治当止血行瘀，常用药如三七、地榆、茅根、藕节、制大黄、山栀、赤芍、丹皮，配以白及粉宁络止血。

石见穿为唇形科紫参的全草，辛苦而平，此药具有清热、祛风、行瘀的功用，治疗胃病虽常用作佐药，凡肝胃气滞，气郁化热，或胃阴不足而郁热内生，瘀热内结，以致胃脘灼痛刺痛，胸骨后嘈痛，痛位较固定者，用之甚佳。

养血之品，除地黄、当归以外，尚有枸杞子、女贞子、首乌养肝血，阿胶养血补血而又护膜宁络（入煎剂亦可用阿胶珠）。

6. 消导解酲法 饮食不当、酒食不节，常是导致脾胃（消化系统）疾患的重要病因。饮食不当包括暴饮、暴食、饥饱失常、食用肥腻过多、嗜辛嗜烟等。除饮食质量异常以外，尚有进食温度过烫过冷或饮食过快，未能细嚼，均可影响消化功能，使胃气窒滞、蠕动失常。胃津不足或有余，尤以酒醒过多，伤胃伤肝，损胃膜，损肝络。气滞津凝，酿湿生热，轻则胃痞、胃痛、胁痛，重者噎证、反胃、黄疸，久则瘀热内留，甚至结成积或酿成膈证。

消化食滞的药物，常用如神曲、山楂、麦芽、莱菔子等。若因食品过冷，寒滞食伤，舌苔白腻者，加炒苍术、草豆蔻。瓜果所伤者，可用丁香、益智仁、肉桂等。豆制品所伤者，宜用莱菔汁（或莱菔子），虚人可用莱菔英。如因食滞而导致脘腹胀痛拒按，腑行不畅，舌苔黄或腻者，可配用大黄、枳实、芒硝等以导滞通腑。

饮酒过度，损伤脾胃肝胆，历来医家均有告诫，并积有丰富的诊疗经验，尤如饮酒致成噎膈者，有"酒膈"之称，饮酒致黄者，称为"酒疸"。黄酒、烧酒，过量或久饮，均可为致病之因，尤以高浓度白酒，辛热而燥烈，常可灼伤食管和胃膜，致成食管炎、胃炎、消化性溃疡，损及肝脏而成酒精性脂肪肝、酒精性肝炎等病损。李杲《脾胃论》早有"葛花解酲汤"治伤酒之证。葛花、枳椇子为主要的解酲之药，一般均可据证参用。

7. 温中祛寒法 胃之主要功能为"腐熟水谷"，腐熟必须温、暖，一旦因外寒尤以冬春寒潮降临之际，气温骤降，容易诱发或加重胃痛、腹痛。此时患者畏寒喜暖，得温则舒，常伴舌淡苔白、大便易溏等证，治宜温中祛寒。若有表寒者，适当予以疏表散寒之法，药如苏叶或苏梗、桂枝、防风之类，并加生姜为引。

脾胃受损，中阳不振，常表现为内寒之证。脘痛之际，喜热饮，喜热物熨腹，治法应据证参用温中方药，常用如良附丸（良姜、香附）、吴茱萸、桂枝（或肉桂）、檀香等。苏梗宽胸利膈，亦为常用之品。其他如甘松、荜茇、沉香，对脘痛寒甚者，亦可短时酌配用之。

据徐老经验，胃病纯属寒证者极少。中虚气滞与肝胃不和证均可兼寒，在调中理气、疏肝和胃方药中，不少药物属辛味、温性，据证参用上述之一二味即可。胃阴不足证，舌红口干、脘痛或有灼热感，患者可能亦诉胃部喜暖怕冷，当从整体考虑，不可擅用辛温燥热之品。待胃阴渐复、胃气得振，症状亦常相应缓解。否则，误以为胃寒，投以桂枝、荜茇等辛温药，可能因动血、损膜而导致络伤出血。

8. 散结消坚法 消化道在生理上要求上下畅通、黏膜濡润、管道滑利无阻，反之则诸病丛生。食管下端为贲门，该部如失去弛缓的正常功能，心下痞胀如塞，欲嗳不遂，得嗳则常伴食物反流，或见呕恶吐涎等症，甚则心痛及背。胃气失于和降，治宜和胃降逆。徐老常参考物理诊断，知其贲门确有痉挛者，可加入通噎之法，药如鹅管石、王不留行、急性子、威灵仙、通草等，常配用白芍、甘草缓急舒挛，参三七、莪术消瘀散结。若伴有食管炎症或溃疡者，可用药液调藕粉，待文火煮开后，调入参三七粉，胸咽部疼痛显著时，再加少量云南白药（一般用0.5g），卧位服下糊剂，服后躺睡，俾药达病所，常可提高疗效。

肝、胆系结石病，如肝内胆管结石或胆总管结石（尤以胆囊摘除术后），主症右胁或上腹疼痛，常连及后背。若已确知有结石内留，可据证在清利肝胆湿热的同时，参用散结消石之法，药如皂角刺、芒硝、急性子、路路通、三棱，配以枳壳（或枳实）、大黄、柴胡、芍药等。服药后取右侧卧位，一小时后轻捶后右下背，行走或上下楼梯，以助结石下行。

结肠息肉而非恶性者，临床上以中老年人为常见，一般以乙状结肠与直肠为多。多枚或蒂基广者，摘除为难，诊疗时应参合四诊，在辨证的基础上，配用薏苡仁、王不留行、鸡内金等以散结消坚，并参用黄芪、丹参、三棱、地榆、仙鹤草等益气、化瘀之品。

9. 涩肠止泻法　大便异常，次多质稀，经久未愈而求治者不少。其中有属慢性泄泻，有的伴腹痛下利赤白、里急后重、状如久痢，或泻或痢，诊断在泻、痢之间。导致上述症状的病位主要在脾，并常及于胃、肝、肾。病因多端，即使是久病者，也每与外感风、寒、暑、湿有关，且常因饮食不当、情志不畅等因素而诱发或加重。当详为诊查，辨证施治。治法方药不一，诚如李中梓所提出的治泻九法，九法之中常须相参兼用，均为医家所熟知，兹不赘述。

大便溏泄，经久未愈者，必然属于脾虚，脾气虚弱，运化失常。伴有腹痛易因情志不畅而诱发加重者，肝脾同病，应同治肝脾。健脾助运的常用药为炒党参、炒白术（或焦白术）、炒山药、云茯苓、炙甘草。气虚下陷者加黄芪、炙升麻、荷叶（或焦荷蒂）。肝郁脾虚者加白芍、炒防风、乌梅炭、合欢花等。

大便有白色黏液较多者，考虑由痰、湿所致，治参化湿祛痰，药如炒陈皮、法半夏、炒薏苡仁、冬瓜子、桔梗等。黏液黄白相兼者，中有湿热，参用厚朴、黄连。

大便带血，提示肠中络损，多由郁热所致，治参清络宁血，药如荆芥炭、地榆炭、槐花炭、仙鹤草、炮姜炭、紫草、丹皮、赤芍等，随症选加。血色污浊，似脏毒之症，可参用炒当归、赤小豆、龙葵、白花蛇舌草等。

赤白杂见者，上述化湿、清络两法据证参用。并可酌加鸡冠花炭、白头翁、秦皮、马齿苋、败酱草、凤尾草、地锦草、红藤、苦参、木槿花等。

10. 清肝养肝法

（1）清肝：清肝和胃，适用于肝经郁热犯胃，主症如脘痞灼痛、口苦、食欲不振、呃逆、泛酸、性躁易怒、脉有弦象，常用药如黄芩（或黄连）、白芍、煅瓦楞、青皮、陈皮、白蒺藜等。清肝解毒，适用于肝经热毒内蕴，传染性肝炎急性或慢性活动期，乏力、食欲不振、右胁肝区不适或隐痛、舌苔薄黄、脉弦，肝功能检查异常，病毒指标检测为阳性，常用药如柴胡、黄芩、茵陈、山栀、夏枯草、垂盆草、鸡骨草、过路黄、败酱草等，肝经郁热者酌配丹皮、水牛角、茅根、紫草、地榆、赤芍、生地、石斛等药。

（2）养肝：肝为刚脏，全赖水涵血濡，故治慢性肝病当重视养肝。如当归、芍药、女贞子、楮实子、生地、首乌、枸杞子、山茱萸、料豆衣、黑大豆、玉竹、石斛、百合等药均有养肝之功用，当据证选用。

以上十法，仅择其要而述。法可相伍，如二法合用或三法参治。选药应恰当，不可过杂过多，按《素问·至真要大论》所言："君一臣三佐九，制之大也"，古以十三味药为大方，迄今仍有指导意义。

四、医案集萃

（一）清化湿热，抑肝扶脾治疗慢性萎缩性胃炎

康某，男，59岁，2004年4月15日就诊。

主诉：上腹胀满、隐痛2年余。

初诊：患者2年多以前无明显诱因出现上腹痞胀不适，曾行胃镜检查提示：慢性浅表-萎缩性胃炎。在门诊服药治疗，疗效欠佳。于2003年4月经检查确诊为胰腺癌，行胰腺癌根治术（胰尾、脾切除）。术后化疗8次，出现肝功能损害（γ-谷氨酰转肽酶127U/L，甲胎蛋白7.7U/L），今春以来上腹胀痛又作。刻下：上腹痞胀，隐痛，畏寒肢冷，午后低热，大便溏泄、1～2次/日，神倦乏力，食欲不振，夜寐欠佳。舌质暗红，舌苔薄腻、黄白相兼，脉小弦而数。西医诊

断：胰腺癌根治术后，慢性萎缩性胃炎；中医诊断：胃脘痛之脾虚肝亢、湿热内蕴证。治法：清化湿热，抑肝扶脾，理气和中。方药：黄连 2g，厚朴 10g，藿香 10g，焦白术 10g，山药 15g，蝉衣 3g，炒防风 6g，陈皮 6g，陈香橼 10g，五灵脂 6g，龙葵 10g，益智仁 10g，高良姜 3g，白芍 15g，白花蛇舌草 15g，炙甘草 5g。7 剂，每日 1 剂，水煎 400ml，分早、晚两次温服。另，三七粉 1g，早、晚两次冲服。

二诊（2004 年 4 月 22 日）：午后低热已退，溏泄未作，脘腹痞胀隐痛未除，畏寒神倦，时有嗳气，苔脉如前。胃镜：反流性食管炎，浅表性胃炎。方药：治以原方加刀豆壳 20g，木蝴蝶 6g，佩兰 10g，青蒿 10g。15 剂，服法同前。

三诊（2004 年 5 月 10 日）：发热未见，畏寒好转，上腹偏左痞胀隐痛，神倦乏力，大便成形、一日一行，舌质微红，边有齿印，苔薄白，脉小弦而数。方药：黄连 2g，厚朴 10g，藿香 10g，焦白术 10g，炒防风 6g，青蒿 10g，白芍 15g，炙甘草 3g，陈香橼 10g，益智仁 10g，建曲 15g，白花蛇舌草 15g，海金沙 12g，谷麦芽各 15g。15 剂，服法同前。另，三七粉 1g，早、晚两次冲服；六神丸 10 粒，早、晚两次口服。

按语： 患者以"上腹胀痛"为主诉，属中医学"胃脘痛"范畴，乃因中阳不振，湿浊内生，湿郁化热，脾运不力，气机不畅，发为本病；复因根治手术与化疗，导致正气受戕，进一步加重气滞血瘀，肝脾失调。本病病位在中焦脾胃，病理性质属本虚标实，脾气（阳）虚弱为本，湿热气滞血瘀为标，治当标本兼治，予以温阳健脾、清化湿热、理气活血之法。温阳祛寒应避大辛大热之桂、附，而选用温脾暖胃、散寒止痛之高良姜、益智仁，二药温而不燥，与白术、山药同用，还可增强补气健脾温中之功；黄连清热燥湿；厚朴理气燥湿；藿香芳香化湿，醒脾开胃；焦白术、山药益气健脾，配陈皮、陈香橼理气和胃；五灵脂、三七、龙葵、白花蛇舌草活血止痛；龙葵、白花蛇舌草还有清热解毒、抗肿瘤的作用；白芍、甘草抑肝和中，缓急止痛；因患者为过敏体质，手掌皮肤易起水疱，故用蝉衣、防风祛风胜湿，兼抗过敏。经过一段时间中药化裁治疗，患者脘腹胀痛缓解，畏寒肢冷消失，大便反偏干，舌质转红，舌苔薄黄，脉象小数。此乃脾阳之气渐复、内寒之症渐消而出现的热盛伤阴证，故转以益气养阴、清热和胃法治疗，并加服六神丸，清热解毒抗肿瘤。因药证合拍，故经调治后临床症状基本消失，食量增加，精神转振。

徐老对于消化道肿瘤患者，在辨证服用中药汤剂的同时，还常选用活血止痛、清热解毒之三七粉、六神丸等，以对抗肿瘤，预防复发。三七粉一般每次 1g，每日 1～2 次；六神丸一般每次 5～10 粒，每日 1～2 次，用时要注意剂量，以防损伤脾胃。另外，徐老在长期的临床实践中还摸索出判断预后的简易诊法，即肿瘤患者原本脉平，如突然转数，为病情加重，病灶有转移之象，当提高警觉；如脉持续呈数象而不缓解，并伴低热、痛增，则预后多不良。

（二）养胃清化，理气和胃治疗慢性萎缩性胃炎

罗某，女，54 岁，2004 年 10 月 18 日就诊。

主诉：反复发作上腹部胀满、隐痛 5 年。

初诊：患者上腹部胀满、隐痛反复发作 5 年，痛无规律。曾做胃镜提示：慢性萎缩性胃炎。间断服中西药物治疗，病情时有反复。于 2004 年 10 月 10 日复查胃镜提示：浅表萎缩性胃炎，伴肠上皮化生（中-重度）。刻下：胃脘痞胀隐痛，不知饥饿，口干欲饮，嗳气时作，大便 1～2 日一行、不黑成形，夜寐不佳。舌尖微红，舌苔薄腻、黄白相兼，脉细。西医诊断：慢性萎缩性胃炎；中医诊断：胃脘痛之脾虚气滞证。治法：养胃清化，理气和胃。方药：麦冬 15g，白芍 15g，炙甘草 3g，草豆蔻（后下）3g，橘皮络各 6g，法半夏 10g，佩兰 10g，佛手花 10g，

刀豆壳20g, 莱菔子15g, 香附10g, 川连1.5g, 首乌藤15g, 合欢花10g, 谷麦芽各30g。14剂, 每日1剂, 水煎400ml, 分早、晚两次温服。服药后端坐半小时。

二诊 (2004年11月1日): 苔腻渐化, 夜寐已安, 惟胃脘隐痛未愈, 尚不知饥。处方: 原方去草豆蔻、首乌藤、合欢花, 加苏梗、鸡内金、绿梅花、白残花、建曲各10g。胃脘痞胀疼痛明显减轻, 调治月余, 胃痛终获痊愈, 随访半年未再发作。

按语: 徐老认为, 患者以"上腹部胀痛"为主诉, 属中医学"胃脘痛"范畴。本例患者辨证既有胃阴不足 (如症见口干欲饮, 舌红脉细) 的一面, 又有湿热内阻、气机不利 (症见舌苔薄腻, 黄白相间) 的一面, 治疗颇为棘手。滋阴不当可助湿, 燥湿太过又伤阴。徐老巧妙地将润与燥相结合, 选用麦冬、石斛以养胃生津, 草豆蔻、佩兰化湿和胃。全方润中有燥, 燥中有润, 既润其阴, 又燥其湿, 刚柔相济, 故获良效。

徐老对于临床阴虚兼有气滞者, 在养阴的同时还常加佛手花、绿梅花、白残花、合欢花、厚朴花等花类理气和胃之品, 因普通理气药性多香燥, 最易伤阴, 而花类理气药微辛而不燥烈耗阴。徐老还指出, 慢性萎缩性胃炎一般病史较长, 病理性质多为虚实夹杂, 治疗当根据虚实的孰轻孰重, 或以扶正为主, 或以祛邪为主, 或扶正祛邪并举。治疗时不能认为萎缩性胃炎就是阴虚, 而一味滋养胃阴, 仍要坚持辨证论治。对有肠上皮化生、不典型增生者, 可加薏苡仁、石见穿、白花蛇舌草、仙鹤草等; 对舌红苔厚腻久治不化者, 当提高警惕以防恶变, 并及时复查胃镜。

(三) 清化湿热, 调气和血治疗溃疡性结肠炎

孙某, 男, 23岁, 2012年6月15日就诊。

主诉: 黏液脓血便反复发作3年, 加重1个月。

初诊: 患者3年前夏季进食烧烤后出现腹痛、腹泻, 进而见少量脓血便, 服用黄连素片后好转。后稍有饮食不慎, 即可见腹痛、腹泻伴见黏液脓血, 服药治疗后可缓解, 但始终迁延不愈。2011年8月肠镜提示: 溃疡性结肠炎 (升结肠为主)。服用复方谷氨酰胺胶囊、巴柳氮片、泼尼松片等治疗后未见明显缓解, 仍反复发作。1个月前少量饮酒后又见反复, 脓血便增多, 3~6次/日。刻下: 面色萎黄, 体倦乏力, 下利脓血, 排便时有轻微肛门坠胀感, 右下腹疼痛, 便后痛稍减, 纳寐一般, 舌暗, 苔薄黄腻, 脉细弦。西医诊断: 溃疡性结肠炎; 中医诊断: 久痢之湿热蕴结证。治法: 清热利湿, 调气和血, 佐以健脾行瘀。方药: 黄芪30g, 苦参10g, 木香炭15g, 地榆15g, 白及3g, 麸炒白术20g, 茯苓15g, 败酱草15g, 大黄炭6g, 炮姜6g, 乌梅炭15g, 焦山楂15g, 神曲10g, 炙甘草6g。14剂, 每日1剂, 水煎400ml, 分早、晚两次温服。嘱患者忌酒, 饮食清淡, 保证作息规律, 情绪舒畅。

二诊 (2012年6月29日): 乏力好转, 大便2次/日, 脓血便减少, 腹痛较前缓解, 苔腻渐化, 治守原法。方药: 炙黄芪15g, 苦参10g, 木香炭15g, 地榆15g, 白及3g, 麸炒白术20g, 茯苓15g, 炒白芍15g, 炙甘草6g, 麸炒山药15g, 仙鹤草30g, 补骨脂10g, 焦山楂15g。续服半个月后大便一日一行, 无腹痛, 脓血便消失, 3个月后随访症情无反复, 无明显不适。

按语: 患者为青年男性, 病程较久, 病情反复, 且发病多与饮食相关, 四诊合参, 诊为"久痢"。患者平素饮食不节, 湿热内生, 气血凝滞, 日久脾胃受戕; 病机为肠道湿热壅盛, 气血凝滞; 治宜清热利湿、调气和血, 佐以健脾行瘀。方中用黄芪补气托毒生肌, 苦参清热燥湿, 两者相伍寒温并用, 通补兼施; 麸炒白术、茯苓、炙甘草、神曲健脾以除湿; 木香行气止痛, 使诸药补而不滞; 地榆止血行瘀, 白及护膜宁络, 大黄泻热行瘀, 败酱草清热解毒排脓, 部分

药物炒炭（木香炭、大黄炭、乌梅炭）以加强止血之功；加用乌梅以敛肝养阴，防诸药通泻太过；炮姜主入脾经，温经止血。徐老强调，清化湿热同时宜佐以消导，杜绝饮食积滞而湿热内生，故选焦山楂，一则消食和胃，二则味酸益肝，使肝能散精，滞下得行。二诊时脓血便明显减少，稍有腹痛，药用炙黄芪、麸炒山药以增强补虚之功，加之白芍、炙甘草调气和血，缓急止痛。考虑患者下利日久，加用仙鹤草补虚止痢，补骨脂温肾火而固本，加用地榆、白及以止血，焦山楂化瘀消积，诸药配伍通补兼施。

（四）清肝泻火，和胃降逆治疗反流性食管炎

张某，女，35岁，2006年3月20日就诊。

主诉：上腹部胀满隐痛伴反酸2年。

初诊：患者2年前出现胃脘痞胀隐痛，嘈杂似饥，烧心，反酸，咽中不适，大便2日一行。2005年11月22日于省人民医院查胃镜提示：食管裂孔疝，反流性食管炎，胃溃疡，胃窦隆起性病变，慢性胃炎。患者自服奥美拉唑已3月余，症状未明显改善。刻下：月经量减少，劳后头痛，头昏，巅顶跳痛，易饥，上腹部压痛，惯久坐，性情急躁。舌苔薄腻微黄，舌尖微红，脉细弦。西医诊断：反流性食管炎；中医诊断：胃脘痛之肝胃郁热证。治法：清肝泻火，和胃降逆。方药：青皮、陈皮各6g，浙贝母10g，黄连2g，半夏10g，重楼10g，木蝴蝶5g，刀豆壳20g，鹅管石15g，厚朴花6g，莱菔子15g，白芍15g，紫苏梗10g，香附10g，甘草3g。20剂，每日1剂，水煎400ml，分早、晚两次温服。

二诊（2006年5月10日）：药后诸症改善，有痰咳出，量较多，知饥，食欲尚可，舌淡红，苔薄白，脉细弦。治参原法。原方加桔梗5g、枳壳6g，去厚朴花。20剂，服法同前。

三诊（2006年9月15日）：药后症状渐除，二诊方巩固治疗2月余，病情得安。

按语：患者情志不畅，肝气郁滞，日久化火伤阴，耗损胃阴，致食管失于濡润。且肝木横逆犯胃，使胃腑和降失常，故见胃中嘈杂、烧心、反酸、咽中不适等。初诊以化肝煎化裁，以解肝气郁结，清肝火而平胃气。二诊时患者痰饮渐生，徐老以桔梗、枳实利气消痰，正如《医学心悟·医门八法》云："当其邪气初动，所积未坚，则先消之而后和之。"

（五）温胃助阳通痹，理气和胃消瘀治疗慢性糜烂性胃炎

汪某，男，56岁，2006年3月30日就诊。

主诉：上腹部胀满伴胸闷3年余。

初诊：患者3年多以前出现左肩背疼痛，胸闷反复，诊断为冠心病，服复方丹参滴丸、硝苯地平控释片、肠溶阿司匹林等治疗，左肩背疼痛改善，胸闷间作，活动后加重，继则出现胃脘痞胀，食后尤甚，时有隐痛，嗳气，无反酸烧心。平素服用奥美拉唑、多潘立酮、胃苏颗粒等，症状时轻时重。刻下：患者自觉胃脘部胀满不适，时感胸闷，伴有隐痛，嗳气恶心时作，大便尚调，舌红苔薄白，根微腻，脉细弦。2005年3月2日胃镜：慢性浅表-萎缩性胃炎伴肠上皮化生，反流性食管炎；2005年4月6日B超：胆囊息肉0.4cm×0.3cm；2006年3月24日胃镜：慢性中度糜烂性胃炎，反流性食管炎；Hp（++）。西医诊断：慢性糜烂性胃炎（中度），反流性食管炎，冠心病，Hp感染。中医诊断：胃心同病之胸阳不展、胃失和降、气滞血瘀证。治法：温胃助阳通痹，理气和胃消瘀。方药（瓜蒌薤白半夏汤加减）：瓜蒌皮10g，姜半夏10g，橘皮6g，橘络6g，娑罗子6g，醋香附10g，紫苏梗10g，佛手10g，丹参10g，乳香5g，丝瓜络15g，炒白芍15g，焦山楂15g，焦神曲15g，鸡内金10g，炙甘草3g。14剂，每日1剂，水煎400ml，分早、晚两次温服。

二诊（2006 年 4 月 13 日）：胃脘痞胀、胸闷、隐痛较前均明显减轻，仍嗳气恶心，有食物反流，便溏不实。舌微红苔薄白，脉细弱。辨证兼有气阴两虚，当标本兼治，佐以益气养阴之法。原方去醋香附、紫苏梗、乳香，加太子参 15g、炙五味子 10g、麸炒白术 10g、姜竹茹 10g。14 剂，服法同前。

三诊（2006 年 4 月 27 日）：患者胸闷脘痞渐除，食物反流不著，大便转实。继服上方 1 个月，胃脘痞胀已解，胸闷少作，无反酸烧心，大便调，随访半年未复发。

按语：本案患者因冠心病长期服药而逐渐出现胃脘痞胀，徐老认为其为"多药伤胃"。脾胃受戕虚弱，气机升降失常，运化无力，而见"腹胀满，不下食，食则不消"（《古今医统大全·心痛门》）；脾胃功能受损，宗气生成不足，灌心行血无力，而见胸闷，活动后加重；脾胃气虚，运化无力，酿生痰饮，痰饮停胃，而见嗳气、恶心；久病入络，胃心脉络瘀阻，故症情迁延。病位在胃、心，证属胸阳不展、胃失和降、气滞血瘀。本案患者病程较长，病机复杂，不能单独针对症状治疗，亦不可面面俱到，须轻重有别。本案以痰饮致病为主，兼有他症，理当胃心同治，治以温胃助阳通痹、理气和胃消瘀。方用瓜蒌薤白半夏汤加减治疗，瓜蒌、半夏化痰降逆，去薤白之辛温太过，改用娑罗子、紫苏梗、香附、佛手等理气不伤阴之品，以橘皮、橘络和胃醒脾，取丝瓜络、丹参、乳香活血化瘀通络之功，再加焦山楂、焦神曲、鸡内金和胃消食，减轻胃体负担，炒白芍养阴护肝。全方共奏温胃助阳通痹、理气和胃消瘀之功。二诊患者胃脘痞胀、胸闷、隐痛症状明显减轻，故去香附、苏梗、乳香；证兼气阴两虚，故加太子参以气阴双补、白术以补气健脾、五味子以酸甘养阴；嗳气恶心仍作，加姜竹茹以降逆止呕。

第八章　周学文

一、人物简介

周学文（1938—2018），男，辽宁辽阳人，中共党员，大学本科学历，辽宁中医药大学附属医院主任医师、教授、博士生导师，辽宁省名中医。

周老1959年步入岐黄，1965年毕业于辽宁中医学院（现名辽宁中医药大学）中医医疗专业，悬壶应诊，一直坚守一线，先后师承于名老中医徐荫堂、孙宜林，国医大师李玉奇。曾经先后任中华中医药学会内科分会、脾胃病分会、中药临床药理分会副主任委员，中华中医药学会脾胃病分会名誉主任委员，第三、四、五批全国老中医药专家学术经验继承工作指导老师，第一批中医药传承博士后合作导师。1992年，享受国务院政府特殊津贴。2004年，被授予"辽宁省名中医"称号。2010年，周学文全国名老中医药专家传承工作室成立。2013年，受聘为全国中医药传承博士后合作导师。2014年，被中华中医药学会授予"中医药学术发展成就奖"。2015年，被中华中医药学会脾胃病分会授予"脾胃病学术杰出贡献奖"。2017年6月被授予"国医大师"荣誉称号。

周老从事中医临床工作50余年，任职期间连续6届受聘于辽宁中医药大学附属医院内科、消化科主任，全面主持各项医疗工作。先后7次任大学及附属医院学术委员会委员、副主任委员、会诊抢救组专家等。忠于职守，勤奋敬业，圆满完成查房、出诊、抢救及院内外会诊等各级各项繁重医疗任务。连续6年下乡到基层医疗、教学，先后2次带队参加辽南抗震救灾、接收并紧急抢救唐山地震重危伤员。虽有长期刻苦的临床积淀和繁重医疗任务的历练，他仍坚持继续学习，参加全国首届中医急症班、西医急症班等继续教育。周老学识渊博，基础与临床理论造诣深厚，在医院主治医师以上中高级人员两次业务全面考试和临床技能考核中，均获得第一名，1985年破格晋升为主任医师。创建并任中医内科博士学科学术带头人，创建并任国家中医药管理局重点学科脾胃病学科学术带头人，为两个临床学科在医疗、科研、中医急症、人才培养等方面做了大量积累性、创造性工作。

周老医风清廉，经验丰富，医术精湛，擅长中医内科，精于脾胃病、肝胆病等消化系统疾病和内科疑难疾病的治疗，疗效显著，深受患者与同仁一致好评与赞誉。周老长期坚守医疗一线，兢兢业业，因业绩突出，获多项政府奖励。中央电视台国际频道中华医药、新华社《经济参考报》及《辽宁日报》、《沈阳日报》均有专题报道。在科研工作上，曾主持了10余项国家、省、部级重大临床应用课题研究，对溃疡病、萎缩性胃炎、慢性肝损伤、血脂异常等进行深入的临床应用研究，逐步建立和完善"溯源求本，内外相济，脏腑并调，尤重于脾"的源于临床、应用于临床的学术思想。周老继承创新、引领学科建设，创建并任中医内科博士学科、国家中医药管理局重点学科脾胃病学科学术带头人，75岁高龄时，仍主持并圆满完成了国家科学技术部"863"计划、"973"计划重大课题研究，荣获多项科技创新成果。在国家核心期刊发表学术论文30余篇，在国际学术会议发表学术论文10余篇，主编3部论著。精心培养出多名省级名中医和全国优秀中医临床人才，呕心沥血，深得学生爱戴。

二、学术思想及临床经验总结

（一）创毒热病因学，以痈论治溃疡病

在中医古籍记载中，胃脘痛最早出现在《黄帝内经》，其中《灵枢·脉度》中载有"六腑不和则留结为痈"，《圣济总录》中也指出"胃脘痈者，由寒气隔阳，热聚胃口，寒热不调，故血肉腐败"，即现代医学所谓之溃疡。《素问·病能》有"黄帝曰：人病胃脘痈，诊当何如"之记载，明确提出胃脘痈一词。而将胃脘痈独立成病，并详细论述其病名、发病机制、诊断依据、治疗方案则最早见于沈金鳌之《杂病源流犀烛》，且同时代的医学著作《医宗金鉴》中也详细地对胃痛进行了阐述。且医家大多认为饮食、情志、外邪而致使胃、脾、肝等脏腑功能失调，气血凝滞而成毒邪，蕴结于胃，不解成痈。

从现代医学角度来看，消化性溃疡在症状上多以反复发作的中上腹疼痛为典型表现，甚至引发出血、穿孔等严重并发症。疼痛性质多以灼烧样为主，少数有胀痛、钝痛，常伴反酸、嗳气、呕吐等，若有化道出血症状则出现黑粪。胃镜下观察，消化性溃疡分为三期，分别是活动期、愈合期及瘢痕期。活动期溃疡面呈圆形或椭圆形，中心常有厚白苔覆盖，且有明显的水肿和充血。愈合期水肿和充血逐渐消失，苔膜较活动期变薄，呈逐渐消退趋势，且可见新生毛细血管。瘢痕期时白苔消失，新生处覆红色黏膜，称为红色瘢痕期，最后从红色转为白色，称为白色瘢痕期。无论是临床症状还是镜下表现，消化性溃疡均与外科的疮疡"红、肿、热、痛"的特点有极高的相似度，根据中医取类比象，周老将其称为内痈，消化性溃疡的病因为毒邪蕴胃，脾不能升，胃不能降，脾胃气机升降失常，久蕴化热，日久可见毒热蕴于胃，胃黏膜腐败成溃疡。这与消化性溃疡活动期的临床表现是一致的。所以提出了毒热蕴胃证是消化性溃疡的常见证型，并且提出了消化性溃疡"以痈论治"。Hp 感染、饮食不节、情志失调、抑郁、吸烟、喝酒、药物等皆可以归属于毒邪的范畴。

周老在治疗患者时，根据该病在镜下的表现及分期的不同，借鉴中医外科学中基本的"消、托、补"治疗方法，使患者从痛苦中解脱出来，取得良好的疗效。中医外科学中的"消"法，就是指根据患者的症状，对症治疗，合理地使用方药，使初期的尚未化脓的患者的痈肿消散，使毒邪不能够蕴结成脓。因为毒邪侵袭机体，邪正相争，久之耗伤人体的正气。中医外科学中的"托"法是指溃疡中期，也就是成脓期，患者机体正气耗伤日久，不能使侵入机体的毒邪外出，我们就需要用补益正气和透脓外出的药物以帮助毒邪外泄，避免了毒邪进一步的内陷。中医外科学中的"补"法是指溃疡后期，毒邪已经被清除，但是人体的正气已经被耗伤，我们就需要使用补益药物去帮助机体恢复正气，从而促使溃疡后出现的创口早日愈合。因为溃疡活动期的镜下表现是溃疡部周围黏膜充血、水肿、糜烂，边界清晰，底覆白苔或黄厚苔，溃疡的初期也就是外科中的未成脓期，周老采用"消"法，根据患者的临床症状辨证用药，使尚未化脓的溃疡痈肿消散。对于处于溃疡中期的患者，则采用"托"法，合理适当地应用药物，四诊合参，补助正气，使机体的毒邪托出，避免毒邪的进一步发展。根据溃疡内镜下的表现，愈合期、瘢痕期即是溃疡疾病的缓解期，也是溃疡的恢复阶段，因为长时间的毒邪侵袭机体，导致机体正气耗伤，损伤脾胃，脾胃虚弱，运化无力，对于这个阶段，我们应该使用"补"法来补益人体的正气，促进溃疡后创口的愈合，使患者早日康复。对处于不同阶段的消化性溃疡患者，我们应采用不同阶段的治疗原则，根据患者在内镜下的临床表现及镜下分期，溃疡的活动期即急性期，毒邪初次侵犯机体，正邪交争；毒邪蕴结于胃，日久化热，毒热腐化黏膜成痈肿，痈肿逐渐化脓，即是溃疡活动期。在治疗上根据患者的症状，辨证治疗，以疏肝清热、活血解毒为

基本治疗原则。而在愈合期，因为毒邪日久蕴结于机体，耗伤正气，损伤脾胃，则应该以益气健脾为基本的治疗原则。

三法需要根据患者不同的病理时期采用不用的方药，可同时应用，亦可以先后用之，应该视患者的病情而定，不能盲目地用药，要学会变通。此外，用药的药量不宜过多，避免药物过多进一步损伤脾胃，不易于病情的好转。

根据患者的病情变化，用药的剂量酌情加减，结合内镜下溃疡的表现，活动期溃疡以"肝胃郁热"为多，周老以辨病辨证相结合，四诊合参。活动期实、热、瘀血等热毒互结，故以"清热解毒活血，化瘀止痛"为基本治疗原则，多采用"消、托"法，即溃疡初期（未成脓期）应用"消"法使初起痈肿消散，防止邪毒结聚成脓，溃疡中期（成脓期）应用"托"法扶益正气，托毒外出，以免邪毒内陷。可选用黄连、苦参、败酱草等药物临证加减，重用黄连，伍用黄芪。愈合期、瘢痕期为溃疡修复阶段，病情趋于缓解期，病机特点多为脾胃虚弱（寒）。后期应处处顾护脾胃之气，促其复健，治疗主要采用"补"法，治以托毒、生肌、健脾，可选用黄芪、白及、砂仁、三七粉等药物临证加减。重用黄芪健脾益气，使疮口早日愈合，佐用黄连。三种方法可以分用，亦可同用，临证遣方用药，药量视病情酌情加减变通。

（二）从脾论治，内清外柔治疗高脂血症

血脂异常是指人体内脂蛋白的代谢异常，主要包括总胆固醇、低密度脂蛋白、胆固醇、三酰甘油升高和（或）高密度脂蛋白胆固醇降低等。周老根据临床大量病例观察与研究，提出"脾虚是本病的始动因素"和"从脾论治，内清外柔"的治疗方法。临床许多无症状的血脂异常患者，仅出现化验指标的异常脂质改变，此时的病机可理解为浊脂充斥于血脉，尚未累积于人体脏腑组织而出现功能失调。如果血中浊脂积留过久则变生痰浊、瘀血，日久导致动脉粥样硬化等疾病状态。

"内清"的含义有二：一是清除人体内的有害物质，如痰浊、瘀血等。二是通过调整气血阴阳和脏腑功能，尤以调理脾的运化功能为主，减少浊脂生成。"外柔"含义亦有二：其一是柔和血脉，即痰浊瘀血壅塞脉道，脉道受损，柔血脉，脉道复则血脉畅；其二是通利脉道，因为痰浊、瘀血内生积聚，络脉不畅。通利脉道，祛除内生之邪，则邪去而脉络通，浊脂不能瘀积。具体方法可以采用化湿、降浊、活血、化瘀、化痰、通络、理气等。

周老在从脾论治、内清外柔理论的指导下创验方"血脂络欣"，该方以黄芪、沙棘、山楂共为君药。黄芪补气健脾，沙棘实脾祛痰，山楂祛痰化瘀，共奏健脾祛痰、化瘀通络之效；槐花、丹参为臣药，助君药活血通络，槐花亦可清肝热、缓络脉之急；三七、竹茹为佐药。诸药同用，从脾论治，内清外柔治疗血脂异常通常取得良好疗效。

（三）肝脾并调，胆胃同治治疗胆汁反流性胃炎

胆汁反流性胃炎临床表现为上腹（胃脘）间断或持续性烧灼样痛，痞满不适，呕吐苦水，嗳气，恶心，口苦，纳呆，大便不畅，可伴见消瘦、失眠等，舌红、苔黄厚腻，脉弦或弦滑数。周老认为，本病病因多为情志失调、饮食不节、劳倦过度等，病位在胆胃，涉及肝脾。病变可由实转虚，也可寒热互化，日久还可由气到血。周老依据"邪在胆，逆在胃"（《灵枢·四时气》）、"肝胆之火逆入于胃"（《医宗金鉴》）的理论，结合现代医学知识认为，胆汁反流性胃炎病机特点可概括为"胆邪逆胃，胃络损伤"。周老认为，正常胆汁于身体有益，而上逆之胆汁如同离经之血全是坏血一样，是为病邪，并直接导致胃络损伤。结合患者胃脘灼热、痞满、呕吐酸苦等临床表现及胃镜所见黄色或黄绿色浑浊的液体，将本病归属为胃脘痛、胃痞之湿热邪气范畴。

周老临证特别强调，中气不足为本病发病的内在因素，也是本病反复发作的根源。脾胃同居中焦，为气机升降之枢纽。脾升胃降，肝气条达，则胆汁随胃气之降，以助脾胃运化水谷精微，营养四肢百骸，即清代黄元御所云："土气冲和则肝随脾升，胆随胃降"。若情志失调，肝气郁滞，或饮食不节，或劳倦过度，损伤脾胃，则中气不足，气机升降失司，胃气不降反升，胆汁随胃气上逆犯胃，灼伤胃络则见诸症。所谓"甲木之升缘于胃气之逆，胃气之逆缘于中气之虚"（《长沙药解》）。同时，结合现代医学认为，本病系由幽门关闭功能减弱、胃排空延迟、胃动力不足所致，中气不足、升提无力是本病发病的内在因素，中气不复则胃肠功能难以恢复，致使病情缠绵难愈。

本病病情复杂，虚实错杂，周老结合病机特点及临证经验，主张治疗应以辨证论治为总则，特别强调"肝脾并调，胆胃同治"思想的重要性。所谓"肝脾并调"，指疏肝健脾宜兼顾，病初肝郁之象明显，以疏肝解郁为主，兼以健脾益气；病久脾虚为主，以健脾益气为主，兼以疏肝；肝郁化热以疏肝泻热为主；脾气虚甚致阳虚，可益气的同时运用温阳之法。所谓"胆胃同治"，指利胆清热除湿的同时，考虑胃络受损加用和胃护膜之品，体现局部微观辨证和整体宏观辨证相结合的优势特点。同时考虑胆随胃降，以降为用，治疗时即使没有便秘症状，也可适当加用通利腑气、顺承胃气下降之品，以求胆汁下降为顺，减少对胃络的伤害。周老临证用药常以柴胡、青皮疏肝解郁，强调中病即止，以免耗伤正气，或易为银柴胡、紫苏梗等；健脾益气首选黄芪，而甘草、白术亦可选用；利胆清热除湿用黄连、苦参、黄芩、金钱草等，但此类药毕竟为苦寒之品，亦不可久服；和胃护膜用白及、浙贝母、海螵蛸、砂仁、白豆蔻等；痛甚多涉及血分，用川楝子、延胡索止痛，丹参、三七亦可，或可合用芍药甘草汤；降逆除满、通利腑气用厚朴、莱菔子、瓜蒌等。总之，临证组方用药遵先后缓急用药之法，祛邪务尽，善后务细，时时体现随机调节的灵活性。

（四）毒损生积，早期防治慢性肝损伤

目前，全世界约有 3 亿多慢性乙型肝炎病毒（HBV）携带者，其中我国约有 1.3 亿，约 1/4 的携带者将发展为慢性肝病。我国现有慢性肝炎患者约 1200 万，每年因肝病死亡人数约 30 万人。

慢性肝损伤临床常见，病程缠绵易生多变。周老认为，慢性肝损伤初为湿热夹瘀，久则"毒损生积"，依此提出"清肝解毒、化湿通络"综合治疗的学术思想。重视毒、湿、热、瘀、积的五毒传变，步步阻截，经多年反复临床验证以卷柏、苦参、黄芪等为主方治疗本病，不仅能改善肝功能和肝的血液状态，同时能改善肝纤维化指标，疗效显著。

"卷苦肝泰"是周老在大量临床观察的基础上，用"清热化湿解毒以泻肝，行气活血以疏肝，益气健脾以养肝"的治疗方法研制出的有效方剂，方中专门选择了入足厥阴、少阳血分的卷柏和味苦性寒的苦参。现代药理研究表明，卷柏内含有黄酮酸性成分，少量鞣质，具有减少肠道细菌的作用，临床上多用来治疗腹痛、胃痛等症，并取得良好疗效。苦参是治疗慢性乙肝的常用药，内含多种生物碱，其主要成分是苦参碱，苦参碱有明显的抗病毒、促进肝细胞修复和免疫调节作用。二药一辛一苦，一温一寒，以防清热利湿再伤脾胃之弊。合用清热除湿、利胆退黄的龙胆草，活血行血之丹参，共奏调肝解毒、补脾益气之功。

（五）"审因求证、因证论治、通古博今"治疗脾胃相关性内伤杂病

周老对内科其他疑难疾病也积累了丰富的临床经验。如喉科急慢性咽炎，其病因除呼吸道自身疾病外，反流性食管炎亦可引起。针对本病咳嗽、咽痛、咳痰不爽、治疗易反复且易被忽

视的临床特点，用肺胃同治的理论，拟"清热降逆利咽法"（以橘络、淡竹叶、川贝母、大青叶等为主方）。经临床验证，疗效良好，现已广泛应用于临床。

周老认为，口疮的发生与脾胃功能失调有关，其病理形态学改变为内痈范畴。周老根据毒热内蕴证的临床特点，提出"以痈论治"的理论思想，以辨证论治为原则，拟定清热解毒、消痈生肌为基本治法，针对不同患者不同病证进行加减。

胃癌前病变是一个病理学概念，一般认为是指胃黏膜上皮中、重度不典型增生及不完全性肠化生。研究已表明，有明显恶变倾向者可演变成胃癌，但需要一个渐进的过程。根据本病的临床特征，多数人将其列入"胃痞"、"胃脘痛"等范畴。周老主张以痈论治，且认为本病的发生多与饮食、情志、素体及邪毒等因素有关，多责之于脾胃虚弱、湿热邪毒、气滞血瘀，且多呈兼夹之势，病位在胃，与肝脾关系密切。在治疗方面脾胃虚弱证予六君子汤加减；肝胃不和证予柴胡疏肝散加减；脾胃湿热证予藿朴夏苓汤加减；胃阴不足证予一贯煎合芍药甘草汤加减。

周老治疗痤疮从"运脾蕴之毒，清解内蕴湿热"入手，用黄芪、砂仁、白术以益气健脾、化湿和中，同时又防寒凉之品伤及脾胃；黄芩、胡黄连、败酱草清利湿热；野菊花、紫花地丁、栀子等祛颜面之热毒；甘草调和诸药，固护胃气。

周老用"眩晕当从肝论治，又不独责于肝"的思想指导眩晕的治疗。脾乃后天之本，脾运化有节则气血生、痰湿祛，平肝风不忘补脾气，风息痰祛则眩晕自平。周老治疗本病以《金匮要略》中"通阳泄浊"为法，以恢复脏腑气化之功能为本，化痰逐瘀通络脉之邪，邪去正安，脏腑气机调和，则病自愈。

对于郁证，周老认为应责之于肝、脾、心。其病机可概括为肝郁脾虚致阴血亏虚，心失所养则心火亢盛，热扰心神故见心烦易怒，夜寐难安，梦多善惊，坐卧不定之症。故以疏肝健脾清心为大法，疗效彰显。

肠易激综合征是一种以平滑肌功能紊乱为主要表现的全身性疾病。病变不仅限于大肠，还涉及食管、胃、小肠、胆囊、膀胱、心血管、支气管等。以胃肠功能紊乱为突出表现的肠易激综合征患者在胃肠道门诊最为多见。中医将这部分患者归于泄泻、腹痛、便秘等范畴论治。周老采用中药"复方石榴皮煎剂"治疗以腹泻为主要表现的肠易激综合征患者，取得了满意的疗效。

三、医案集萃

（一）疏肝清热、理气和胃治疗消化性溃疡

许某，女，50岁，2009年2月5日就诊。

主诉：上腹胀痛2年，加重1周。

初诊：患者2年前无明显诱因出现上腹胃脘部胀满疼痛，反复发作，自服药物（具体用药不详）无明显改善，此后因为劳累过度、情绪激动或是进食后症状时有加重，同时伴随双侧胁肋胀痛，时有反酸、呃逆、口苦，大便可，小便黄，舌质红，苔薄黄，脉弦数。既往健康，无高血压、糖尿病、心脏病病史，无过敏史，无吸烟、饮酒等不良嗜好。专科检查：腹部平坦、剑突下压痛（+），腹膜刺激征（−），振水音（−）。胃镜提示：胃多发溃疡性病变，溃疡底覆白苔，周围黏膜充血、水肿、糜烂。西医诊断：胃溃疡（活动期）；中医诊断：胃痛之肝气犯胃证。治法：疏肝清热，理气和胃。方药：柴胡10g，苦参10g，白芍10g，黄连6g，浙贝母10g，金钱草10g，白及10g，鸡内金10g，乌贼骨20g。14剂，每日1剂，水煎400ml，分早、

晚两次温服。

二诊（2009 年 2 月 27 日）：治疗后胃脘部疼痛、反酸、呃逆、口苦症状较前明显缓解，但生气、进食后仍会偶发疼痛，舌质淡红，苔薄白，脉弦。原方基础上加用三七粉（冲服）2g、延胡索 10g。14 剂，服法同前。

三诊（2009 年 3 月 21 日）：治疗后患者胃部胀痛症状消失，无反酸、呃逆、口苦等症状。嘱患者定期复查胃镜，饮食清淡，多参加一些娱乐活动，转移注意力，调节情志，少食多餐，依病情变化随诊。

按语： 患者初诊时胃部胀痛，脉弦数，苔薄黄，患者每因劳累或者情绪激动后症状加重，内镜下结果是胃多发溃疡活动期，属于肝气旺盛。肝气横逆犯胃，毒邪蕴结于胃，日久化热，热邪久蕴腐化胃部黏膜成痈肿，以痈论治，以"消法"为总的治疗原则，消散溃疡部的痈肿，防止毒邪蕴结于胃再成溃疡。以清热消痈解毒为总的治疗原则，以柴胡疏肝散为基本治疗方药来疏肝理气、和胃止痛，以增强疏肝的作用。方中加用了苦参、鸡内金等药物，此外加上白芍能柔肝止痛，现代药理研究表明，白芍对于溃疡的愈合能够起到很大的作用，白及可以收疮，浙贝母、乌贼骨可以抑制胃酸的分泌，从而可消散痈肿；黄连可以清热解毒、燥湿。二诊患者胃痛、反酸、呃逆、口苦症状较初诊明显缓解，在初诊应用方药的基础上加用三七粉、延胡索等药物可以活血止痛，促进溃疡面的愈合。三诊患者胃痛症状消失，无反酸、呃逆、口苦等症状。嘱患者依病情变化随诊。

（二）疏肝泻热、利胆和胃治疗胆汁反流性胃炎

王某，女，50 岁，2009 年 3 月 4 日就诊。

主诉：反复上腹灼热、胀满不适 1 年，加重半个月。

初诊：患者 1 年前无明显诱因出现胃中灼热、胀满，进食后加重，间断服用多潘立酮，仍时有反复。3 个月前在某省人民医院检查胃镜提示：胆汁反流性胃炎，幽门螺杆菌（-）。半个月前生气后上症复发并加重，自用多潘立酮治疗无好转遂来就诊。刻下：胃脘灼热胀满不适，时伴有胃痛，进食后加重，口苦，嗳气，自觉身体困重，乏力，脐下自觉有一包块，食纳尚可，小便正常，大便略干，舌红，苔黄腻，脉弦滑。腹部彩超检查：未见异常。西医诊断：胆汁反流性胃炎；中医诊断：胃痞之肝胃郁热证。治法：疏肝泻热，利胆和胃。方药：柴胡、青皮、川楝子、延胡索、浙贝母、海螵蛸、苍术、厚朴、当归、白芍、莱菔子各 10g，苦参、黄连各 6g。3 剂，每 2 天 1 剂，水煎服。嘱畅情志，生气勿进食。

二诊（2009 年 3 月 11 日）：胃脘灼热胀满明显减轻，无胃痛，口苦，大便略干，舌红，苔黄，脉弦略滑。初见疗效，仍有腑气不通，前方加瓜蒌 10g 以承顺胃气下行。6 剂，服法同前。

三诊（2009 年 3 月 23 日）：胃脘灼热胀满不明显，多食后有加重，脐下无自觉包块，无胃痛及口苦，二便调，仍身体困重，乏力，舌红，苔白，脉略弦滑。肝郁已解，脾虚未复，酌加益气健脾消食之品。方药：黄芪、浙贝母、海螵蛸、白及、苍术、厚朴、砂仁（后下）、白豆蔻、鸡内金、焦三仙、莱菔子、茯苓、白术各 10g，苦参、胡黄连、甘草各 6g。9 剂，服法同前。

四诊（2009 年 4 月 10 日）：服药后诸症减轻，继服三诊方 9 剂。复查胃肠 X 线钡剂透视：未见异常。随访至今未见复发。

按语： 本例初诊肝郁湿热之象明显，病情系由情志不畅，肝气郁滞，胆汁疏泄失常，上逆犯胃，损伤胃络而致，故用柴胡、青皮疏肝解郁；川楝子、延胡索泻热止痛；黄连、苦参清热

利湿而利胆;浙贝母、海螵蛸解郁泄热、收湿敛疮而和胃;当归、白芍柔肝而理脾;苍术、厚朴、莱菔子行气除满而承顺胃气下行。二诊诸症减轻,唯腑气欠通,故加瓜蒌润肠通便以承顺胃气下行,胃气下降则胆气不逆。三诊肝郁解,湿热之邪衰其大半,故用柴胡、青皮、中病即止,并去当归、白芍、川楝子、延胡索,加黄芪、白术、甘草补脾益气以治发病之源,白及、砂仁、白豆蔻、鸡内金、焦三仙消食和胃,茯苓利湿,胡黄连清余热以善后。四诊效不更方,以图愈病。

(三)清热祛湿、收敛止血治疗溃疡性结肠炎

林某,女,42 岁,2013 年 11 月 24 日就诊。

主诉:反复发作脓血便 1 年余。

初诊:患者 1 年多以前无明显原因出现大便带血,大便呈黏液脓血样,4~5 次/日,里急后重,伴有下腹痛,泻后痛减,纳可,寐可,小便调。曾服用美沙拉嗪、双歧杆菌四联活菌等药物治疗,略有缓解。舌质暗红,苔黄腻,脉滑略数。肠镜提示:距肛门 30cm 以下可见黏膜充血、水肿,呈颗粒样,表面覆有脓性分泌物,血管纹理不清,部分可见黏膜糜烂、浅溃疡及出血点。西医诊断:溃疡性结肠炎;中医诊断:便血之肠道湿热证。治法:清热祛湿,收敛止血。方药:黄芪 10g,黄连 6g,黄柏 10g,地榆炭 10g,侧柏炭 10g,槐花 10g,仙鹤草 10g,陈皮 10g,防风 10g,白芍 10g,三七 3g,苦参 6g,生甘草 6g。30 剂,每日 1 剂,水煎 400ml,分早、晚两次温服。

二诊(2013 年 12 月 24 日):药后症减,大便时脓血明显减少,咽干,无明显腹痛。舌红,苔薄白,脉弦细。原方加白及 10g,白花蛇舌草 10g,砂仁 10g。6 剂,服法同前。

按语:溃疡性结肠炎临床常以腹痛、腹泻、排黏液脓血便为主要临床表现,属中医学"便血""泄泻""久痢""肠风"等范畴。患者腹痛、腹泻,排黏液血便,为湿热下迫大肠之象。湿性黏腻,阻遏气机,则腹痛绵绵,里急后重,缠绵不愈。周老认为,本证属水湿内停、郁久化热、湿热蕴肠、肠络受损、血腐肉败所致之便血。本病在大肠,属实证,湿热蕴结肠道是本病的症结所在。因此在治疗上以清热祛湿、收敛止血为治疗原则。由黄芪、黄柏、黄连、生甘草、地榆炭、侧柏炭、槐花、仙鹤草、陈皮、防风、白芍、三七、苦参等药物组成,其中黄芪益气养元,健脾利湿;黄柏、黄连清解下焦湿热;苦参清热燥湿,清解胃肠郁热;三七活血化瘀,止血定痛;陈皮、防风化湿止泻;白芍、甘草酸甘化阴,缓急止痛;陈皮、防风、白芍可疏肝和胃止痛;地榆炭、槐花、仙鹤草凉血止血;甘草益气缓急,调和诸药。诸药相合,共奏清解肠道湿热、收敛止血止泻之功。二诊病情好转,大便略成形,仍有少量脓血,咽干,无明显腹痛。加用白及,敛疮生肌,《神农本草经》云:"白及主痈肿恶疮败疽,伤阴死肌,胃中邪气。"白花蛇舌草清热解毒,去肠间余热。砂仁宣气化湿,调畅气机。

(四)健脾益气、渗湿止泻治疗肠易激综合征

邵某,男,43 岁,2008 年 12 月 5 日就诊。

主诉:上腹痛、腹泻反复发作 1 年。

初诊:患者 1 年前食生冷后胃中隐痛时作,后又出现腹泻,身体日渐消瘦,多地治疗,未见改善。刻下:胃脘部隐隐作痛,痛时喜按,轻微烧心,泛酸苦水,不思食,略觉腹痛,小便正常,大便溏薄,手脚欠温,面色无华,形体消瘦。舌淡、苔白,脉沉濡。胃肠 X 线钡剂透视:胆汁反流性胃炎,胃窦炎,肠易激综合征。西医诊断:肠易激综合征,胃窦炎,胆汁反流性胃炎;中医诊断:胃脘痛、泄泻之脾虚湿盛证。治法:健脾益气,渗湿止泻。方药:黄芪、

茯苓、白术、陈皮、防风、白芍、浙贝母、海螵蛸、扁豆、木香各10g，干姜5g，太子参、胡黄连、甘草各6g。5剂，每日1剂，水煎400ml，分早、晚两次温服。

二诊（2018年12月10日）：药后胃痛缓解，食纳渐佳，轻微烧心，泛酸苦水，便溏，手足渐温，舌脉同前。初见成效，但仍有泛酸苦水，是胆邪犯胃表现。原方加苦参6g以清胆和胃。6剂，服法同前。

三诊（2018年12月20日）：服药期间曾饮酒1次，酒后胃中略有灼热，觉脘腹胀满，无烧心、泛酸苦水，食纳尚可，大便不稀，手足常温，面色略有光泽，脉濡。二诊方加白豆蔻、香橼各10g，行气除胀以取气行湿化之意。12剂，服法同前。后体重增加，诸症消失未再反复。

按语： 本例由饮食不节、损伤脾胃致中气不足、气机升降失司、胆邪逆胃、脾虚湿胜所致。初诊方中黄芪、太子参、白术补脾益气；茯苓、扁豆渗湿健脾；陈皮、防风、白芍柔肝理脾，祛湿止泻；浙贝母、海螵蛸护膜和胃；木香、胡黄连厚肠止利；甘草、干姜辛甘化阳，以复中焦阳气，中焦阳气得振，则四肢得温。甘草之剂量大于干姜，旨在既扶脾阳又不伤营阴，正如《伤寒心悟》中所说"甘草之量大于干姜，旨在复脾胃之阳"，与参、术相合亦有理中汤之意。用胡黄连而不用黄连，嫌黄连苦寒太过；辅以芍药甘草汤酸甘化阴，以防温燥之品耗伤阴液。二诊胃痛缓解，食纳渐佳，手足渐温，说明脾胃阳气渐复，轻微烧心，泛酸苦水是胆火犯胃表现，依据胆汁反流性胃炎"胆邪逆胃，胃络损伤"之病机特点，治疗辅以清胆和胃之品苦参，并抑制胆汁反流。苦参虽苦寒，但在大队益气味甘药物中，亦无害胃之弊，《名医别录》言其："养肝胆气，安五脏……平胃气，令人嗜食。"三诊时患者饮食不节，因饮酒致胃中稍有灼热感，略觉脘腹胀满，但无胃痛，无烧心、泛酸苦水，食纳尚可，大便已不稀，因酒性湿热，阻滞气机，致脘腹胀满，考虑该证以脾胃虚寒为本，故治疗应慎用清利湿热之品，增用行气除胀之品白豆蔻、香橼以行气化湿，以取气行湿化之意，并嘱勿饮酒。

（五）疏肝利胆、和胃消痞治疗功能性消化不良

赵某，女，30岁，2008年12月5日就诊。

主诉：上腹胀满不适半年余。

初诊：患者半年前因工作原因，出现上腹胀满不适，未予重视，症状反复。刻下：胃脘胀满，嗳气频频，食少纳呆，时有恶心吐苦，无胃痛，舌红，苔薄白，脉弦。胃肠X线钡剂透视：胆汁反流性胃炎，胃动力不足。西医诊断：功能性消化不良；中医诊断：胃痞之肝胃不和证。治法：疏肝利胆，和胃消痞。方药：柴胡、青皮、竹茹、浙贝母、海螵蛸、苍术、厚朴、茯苓、砂仁、白豆蔻、鸡内金、焦三仙各10g，胡黄连6g。3剂，每日1剂，水煎400ml，分早、晚两次温服。嘱畅情志。

二诊（2008年12月12日）：胃脘胀满减轻，无嗳气，食纳渐佳，口苦，舌淡，苔薄白，脉略弦。肝郁渐解，原方去青皮、胡黄连、竹茹，加苦参6g，香橼、当归、白芍各10g以利胆和胃、养血柔肝。9剂，服法同前。

三诊（2008年12月31日）：服药症减，继服二诊方6剂。后诸症消失。

按语： 本例为典型肝胃不和证，病由郁起，故初诊用柴胡、青皮疏肝解郁以治病求本；胡黄连、竹茹、浙贝母、海螵蛸清热除湿利胆，和胃降逆；苍术、厚朴、茯苓消胀除满，行气除湿；砂仁、白豆蔻、鸡内金、焦三仙消食和胃以助运化。二诊胃脘胀满减轻，无嗳气，食纳渐佳，口苦，舌淡，苔薄白，脉略弦，此肝郁渐解，故去青皮、胡黄连、竹茹，加苦参以泻热，香橼理气和胃；考虑肝体阴而用阳，且女性常因生理原因，血海不足，故加当归、白芍以养血而柔肝。三诊效不更方而病愈。

第九章　徐经世

一、人物简介

徐经世，男，1933 年 1 月生，安徽巢湖人，安徽中医药大学第一附属医院主任医师、教授。第二届"国医大师"，首届"安徽省国医名师"。

徐经世出生于世医之家，自幼深受家学熏陶，1952 年起跟随祖父学医行医，为徐氏内科第三代传人。曾任中华中医药学会肝胆病分会委员会常务委员，安徽省中医药学会常务理事，安徽省中医药学会肝胆病专业委员会主任委员，安徽省委保健专家委员会资深专家，被遴选为第二、三、四、五、六批全国老中医药专家学术经验继承工作指导老师，第二、三、四批全国优秀中医临床人才研修项目指导老师，首批全国中医药传承博士后合作导师，享受国务院政府特殊津贴。获中华中医药学会和中国民族医药学会"终身成就奖"、"中医药传承特别贡献奖"，被国家中医药管理局授予"全国老中医药专家学术经验继承工作优秀指导老师"。首届"中国好医生，好护士"称号获得者，安徽省"双十佳"医护工作者称号获得者，安徽省五一劳动奖章获得者。

他从事中医内科临床 60 余年，临证精思善悟，在肝胆病、脾胃病、风湿病、糖尿病、妇儿科病、恶性肿瘤等多种疾病的诊治上富有成效。提出了"杂病因郁，治以安中"、"肝胆郁热，脾胃虚寒"病机理论和"尪痹非风"等学术观点；研制出"扶正安中汤"、"消化复宁汤"、"迪喘舒丸"等多个特效专方。

他主持和指导国家级及省部级科研项目 5 项，获得安徽省科技进步奖三等奖 2 项、科技成果奖 2 项。出版《徐恕甫医案》、《徐经世内科临证精华》、《杏林拾穗——徐经世临床经验集粹》、《国医大师徐经世》、《安徽国医名师临证精粹》5 部临床专著。

二、学术思想

（一）以"肝胆郁热，脾胃虚寒"病机理论统慢病

徐老通过长期临床实践发现很多慢性病在其发生、发展过程中，常见胁痛、口苦、心烦易怒及遇凉则胃胀、胃痛、便溏等寒热并存的症状，于是提出"肝胆郁热，脾胃虚寒"的病机理论，这一病机前贤从未明确提出，只是从一些古方和古代医书中可以看出他们有寒热并用、肝脾同治之意，如仲景半夏泻心汤、干姜黄芩黄连人参汤、黄连温胆汤等，均是寒热并用、肝脾同治的典范。考阅历代医籍，含"肝胆郁热，脾胃虚寒"之意者不乏其书，如《伤寒论》"厥阴篇"中云："厥阴之为病，消渴，气上撞心，心中疼热，饥而不欲食，食则吐蛔，下之利不止……"其中"消渴、气上撞心、心中疼热"责之于肝胆郁热，"饥而不食、食则吐蛔、下之利不止"则责之于脾胃虚寒。李东垣所著《兰室秘藏》中论述"枳实消痞丸"时，言本方主治心下虚痞、恶食懒倦之症，此方不仅仅是苦寒降泻、下气消痞，方中用黄连、干姜相伍，苦辛平木、肝脾同治。到了清代，在《临证指南医案》中"木乘土"门，叶天士反复强调"治肝安胃"之法，在临证用药中叶氏对仲景乌梅丸更是倍加推崇，其酸苦涌泄，辛温散寒，寒热并施，

以制木安土，其中寓意亦不言而喻。

徐老认为临床诸多疾病所表现的"肝胆郁热，脾胃虚寒"，寒热交错并存的病理特点，若单以苦寒之药清解郁热，则恐伤脾胃阳气，有碍纳运；而独以辛温之品健脾暖胃则又惧助热伤阴，以生他患，临床用药较为棘手。唯有寒热并用，方为得法，故古人"辛开苦降"之法是治疗"肝胆郁热，脾胃虚寒"病机的基本法则。"辛"者，有辛温、辛香之别，辛温可健脾暖胃，燥湿散寒；辛香则可疏肝理气，行气解郁。而"苦"者，有酸苦、苦寒之分，苦寒既可清泻肝胆郁热，亦可通降胃腑；酸苦则能直折肝胆郁火且养肝阴。从具体的临床实践来看，用辛开苦降之法治疗具有"肝胆郁热，脾胃虚寒"病机的诸多疑难杂病，其疗效多较为显著。

徐老吸取古人制方特点并结合个人临床体会，拟定治疗"肝胆郁热，脾胃虚寒"病机的基本方药：竹茹、陈皮、藿香梗各 10g，炒白术、枳壳、石斛各 15g，清半夏 12g，绿梅花、白芍各 20g，炒黄连 4g，煨姜 5g，谷芽 25g。

此方取半夏泻心汤、黄连温胆汤之意，以枳壳、陈皮、半夏、煨姜、藿香辛温燥湿、健脾暖胃。其中藿香芳香辟秽，临床与石斛、黄连等清热养阴之药相伍，可除口中秽臭；而煨姜温而不燥，既不若生姜辛温宣散，又不如干姜温热伤阴，于脾胃虚寒，肝胆郁热者用之最宜；炒白术、谷芽健运脾胃；石斛养阴生津而无寒中碍胃之弊；黄连、白芍合用，酸苦涌泄，直折肝胆郁火；竹茹清泻肝胆，降逆和胃，脾胃寒甚者可以姜制；绿梅花芳香悦脾，疏肝解郁，较之柴胡有升无降则更切合病机。全方用药体现了温燥有度、苦寒适宜、寒不犯中、温不助热的用药特点。

（二）杂病因郁，治在调中

1. 杂病致因——郁 历代医家普遍将伤寒之外的病证统称为杂病，以内科病为主，涉及多脏腑功能失调、外感内伤互见、上下左右俱病、心身内外失常及一些久治不愈的疑难病等。简而言之，所谓杂病，是指病机错杂的疾病，如寒热错杂、虚实夹杂、多邪致病、多病位受累（如脏腑同病、表里错杂、多脏紊乱）等，这均是复杂病机的体现。因此，杂病的概念不仅是指内伤杂病，或涵盖内、外、妇、儿诸系统的复杂病证，更是强调疾病存在复杂的病机，单一为患的病机临床少见，这也是杂病的病机本质和特点。正因为病机错杂，临床辨证的时候就要重视患者所表现的具体症状、体征，去伪存真，抓住关键点仔细辨证分析，找出错杂的病机。并根据所辨析的复杂病机，判断孰重孰轻，再根据轻重缓急，设立治法。有侧重的，重点治；偏轻的，兼顾治。急则治其标，缓则治其本，这才能更深层次地体现辨证论治。除了我们通常理解的同病异治、异病同治外，在杂病中，即便病机相同，但由于病机错杂，有偏重不同，在大同的治法之中也必然存在小异，这才是中医个体化治疗的优势和魅力所在。但是，杂病由它的症状繁多，症情深浅不一，病因不明，涉及不同脏腑系统，又寒热虚实交错，很多疾病并没有明显器官的实质性损伤，临床遇到杂病时，医生常常会感到千头万绪，无从下手，而徐老凭借着深厚的理论功底及丰富的临床经验，结合当今社会的特点，总结提炼出"杂病因郁"这一基本病机特点。

所谓"郁"有积滞、蕴结之意，中医"郁"的概念源于《黄帝内经》，以五行生克之理提出"五气之郁"，并指出五郁之治为"木郁达之，火郁发之，土郁夺之，金郁泄之，水郁折之"。此后《金匮要略·妇人杂病脉证并治》中明确提出"梅核气"和"脏躁"两种因"郁"致病的证候，并提出治疗方药，如"半夏厚朴汤"、"甘麦大枣汤"等。《诸病源候论》云："结气病者，忧思所生也……故结于内。"指出了忧思会导致气机郁结，此论点对后世发展因郁致病，具有很强的指导意义。至金元时期，《丹溪心法·六郁》中提出了"气血冲和，万病不生，一有怫郁，诸病生焉。故人身诸病，多生于郁"的观点，指出气、血郁滞为引起诸多疾病的重要因素，提出了六郁学说（气、血、火、食、湿、痰），创立了"越鞠丸、六郁汤"等诸多方剂，丰富了中医对郁证的认识。时至明代，在《医经溯洄集》中王履指出，"凡病之初多由乎郁。郁者，滞而不通之义。或因所乘而为郁，或不因所乘而本气自郁，皆郁也"，进一步发展了朱丹溪对于郁的认识。新安医家徐春甫在《古今医统·郁证门》指出："七情不舒则郁，郁之久则变病端。"而张景岳在《景岳全书·郁证篇》中云："凡五气之郁则诸病皆有，此因病而郁也。至若情志之郁，则总由乎心，此因郁而病也。"把五气之郁称为"因病而郁"，把情志之郁称为"因郁而病"，并列方34则以治疗郁证。明代以后的医籍中记载的郁病，多单指情志之郁而言。从《临证指南医案·郁》叶天士所记载的医案来看，均属情志之郁，书中对于六郁之间的关系提出了"郁则气滞，气滞久必化热，热郁则津液耗而不流，升降之机失度，初伤气分，久延血分"的论点，同时认为"郁证全在病者移情易性"，强调要注意精神及心理治疗，扩充了对心理学方面的研究，用药较清新灵活，启发颇多。其后王清任所著《医林改错》对郁证中血行郁滞的病机，提出当用活血化瘀法，血府逐瘀汤就是郁久血瘀证的有效之剂，他认为"平素和平，有病急躁，是血瘀"，但由于历史的局限性，历代医学家对由郁所致的疾病也只是泛泛所谈，没有提出更多新的内涵。

随着现代社会的高速发展，特别是当今社会生活、工作节奏加快，以及社会环境正往外向型发展，人们欲求也随之增加，如欲而不达，则久而成郁，人之内伤杂病由郁所致者多见。就临床所见内科杂病来说，无论是由寒转热，寒热错杂，还是由实变虚，虚实交错，其演变和归宿虽有不同，但均寓"郁"于其中。

2. 杂病的治则——调中 徐老在这里讲的"中"不是单纯指中焦，而是包含肝胆脾胃。徐老认为肝胆脾胃关系密切，无论是生理还是病理上都是密不可分的。从脏腑生理功能来看，肝胆脾胃四者相互协调，相辅相成。肝主疏泄，调畅气机，促进脾胃气机升降，增强脾胃对水饮食物的纳运功能，促进消化吸收；胆居肝之下，肝胆互为表里，胆汁为肝之余气所化，而胆汁的正常分泌与排泄有赖于肝之疏泄的调节。只有肝之疏泄功能正常，胆汁才能正常分泌与排泄，并能协助脾胃正常运化，水饮食物则得以正常消化吸收。如清代唐容川《血证论·脏腑病机论》曰："木之性主于疏泄，食气入胃，全赖肝木之气以疏泄之，而水谷乃化。设肝之清阳不升，则不能疏泄水谷，渗泄中满之症，在所难免。"肝之疏泄，既能够调畅气机，又能促进脾胃气机升降，以共同维持全身气机的协调平衡。反之，脾胃运化水谷，为气血生化之源，为肝胆的正常运行提供营养支持，可见肝胆助脾胃运化，脾胃助肝胆疏泄，四者关系密切，相辅相成，密不可分。从病理演变来看，肝胆脾胃关系更显密切，《难经》及《金匮要略·脏腑经络先后病脉证》中均有"见肝之病，知肝传脾，当先实脾"之言，肝脏病变多与脾胃有关，且多反映于中焦部位。《灵枢·胀论》云"肝胀者，胁下满而痛引小腹"；《灵枢·本脏》言"肝偏倾，则胁下痛也"。肝失疏泄，不仅可导致局部气滞不畅，而且还会影响脾胃之功能，终致脾胃升降失常，影响消化吸收，出现肝气乘脾或肝气横逆犯胃之证。反之，若脾胃有病，常常累及肝胆，如脾胃湿热，可蕴蒸肝胆，则见口苦胁痛，或目睛黄染。只有明确徐老所言的"中"包含肝胆脾胃，才能理解"调中"治郁之意义重大。其一，若肝胆脾胃关系得以调和，气机升降功能正常，则气机郁滞自然得解；其二，在针对内科杂病的辨证论治之时，既要注意调肝解郁，又要顾护脾胃，故用药宜平和而不宜过于偏颇。

调中之机要在于调气机，气机调畅则木郁得解，脾胃为气机运行之枢纽，胃以降为顺，脾以升为宜，脾胃之升降，主一身之升降，欲调气机须以脾胃为要，正如《格致余论》云："脾具坤静之德，而有乾健之运，故能使心肺之阳降，肾肝之阴升，而成天地之交泰，是为无病之人。"所以重视脾胃气机的升降协调，使其清升浊降、纳运正常当为治病之先。然而脾胃之调，其制又在肝胆，脾胃之升降，全赖肝之生发，胆之顺降作用，方可达到运化如常，保持协调状态。脾胃肝胆四者之间升降相因，息息相关。

徐老认为气机调和本质即是气机升降有"度"，调气机关键在于掌握"升"、"降"的程度，才可使之平衡，恢复常态。临床疾病症状缓解的程度是衡量升降之"度"的标准，譬如胃气上逆，见反酸、嗳气，如药后症减，说明降已到位，如果出现神疲乏力、少气懒言、小腹坠胀等，则提示降已经过位；如头昏乏力，少气懒言，使用升举之法而得解，则说明升已应效。"以效为度"才是评价中医疗效的标准，远非实验室指标所能及。

内科杂病因郁而致，治以"调中"，具体而言，就是"论治于脾胃，调之于肝胆"为主的原则，其治当分两途：一则健运脾胃，一则疏调肝胆。健运脾胃以使气血生化有源，疏调肝胆以使气机升降如常，而二者又是相辅相成，不能分开的。

如何调理脾胃，需要掌握好两点：首先要掌握证治规律。按脾胃之生理特性，遵循"理脾宗东垣，和胃效天士"之旨，叶天士提出"脾宜升则健，胃宜降则和"，"脾喜刚燥，胃喜柔润"，"太阴湿土得阳始运，阳明燥土得阴自安"，别开生面，独树一帜，并创立了甘凉、甘平濡养胃阴之法，使调理脾胃之法更臻完备。概括起来，在治疗时须遵循"益脾重理气、养胃用甘平、补不峻补、温燥适度"之原则，即可运筹帷幄，立法有度，理好脾胃。其次要掌握方药的选择。历代先贤所创立的调理脾胃的方药颇多，如何选择则是关键。尤其是随着人们生活条件的改善，膏粱厚味已成日常，易伤及脾胃而化生湿邪，湿浊内生，热化者多见，致气血瘀阻，胃阴损伤亦不少。因此治疗用药不能克伐太过，恐伤于脾，应选用平和多效之方药，并采用双向调节，使脾胃升降恢复平衡，则五脏六腑随之而安。

关于如何条达肝木，历代医家总结出很多行之有效的治法，徐老对清代医家王旭高的"治肝三十法"颇有领悟，通过数十年临床，将其归纳总结为四句话，即"疏肝理气，条达木郁，方选逍遥散、四逆散、温胆汤之类；理脾和胃，和煦肝木，方选归芍六君汤、芍药甘草汤等；补益肾水，清平相火，方选魏氏一贯煎、三才封髓丹等；燮理阴阳，活血化瘀，方选三阴煎、燮枢汤之类"。就杂病论之，无论病在何脏，认为由郁所致者均应以此调之，以和缓中州，转枢少阳，从而达到抑制木郁反克取胜，使邪去正安。徐老认为用药最忌矫枉过正，多是中病即止，在选方用药上，徐老用具有双向调节作用之方药，尤喜用黄连温胆汤加减，以其作为调和肝胆脾胃之基本方，升降相兼，四者同调，同时根据自己数十年临床经验，以黄连温胆汤化裁出"消化复宁汤"用于临床。

三、临床经验总结

（一）调理脾胃"三原则，四要素"

徐老在长期的临床实践中，对脾胃病治疗有独到的理解和观点，提出了理脾"三原则，四要素"。三原则：护脾而不碍脾、补脾而不滞脾、泄脾而不耗脾；四要素：补不得峻补，温燥要适度，益脾重理气，养胃用甘平。这些对临床治疗脾胃病有重要的指导作用。从徐老以调理脾胃为治则的大量验案中，究其变化规律，可发现其始终贯穿着同病异治、异病同治的辨证观点。针对疑难杂症的治疗，徐老认为杂证的病种颇多，其病因病机实属复杂，但就临床所见而言，由脏腑功能紊乱、气血失调或器官受损为多见。这说明杂证乃阴及阳、由阳及阴、从脏及腑、一脏受病他脏受累等，而风（内风）、湿、火、气滞血瘀等又是致病的具体因子，它的产生当然归咎于阴阳脏腑失调。故在临床上需要析其属性，辨明虚实寒热、诊断方可准确无误。

但要看到杂证之中有不少病程较长、时起时伏、缠绵难愈，病因病机可谓错杂，虚虚实实、实实虚虚的情况有时变化莫测，若不细致分析，有可能会出现判断有误，或未及其主要矛盾，致使治疗效果不佳。再说杂证由内伤所及，病程演变，往往不是脾胃直接受病，而是他脏有病所累及。故治疗应着眼于脾，使胃受纳，即可得顺受药，且中病位，则收到应有之效。可谓脾胃的功能在整体运动中的作用是他脏所不能替代的。因为脾胃在转化水谷过程中，胃气下行，由小肠"受盛"经脾胃作用后的水谷，进行泌别清浊，大肠传导糟粕，膀胱排泄尿液，胆藏胆汁，并主决断，这正说明消化系统的内在作用。按杂病的变化规律，把理脾和胃贯于始终是非常必要的。

《黄帝内经》指出，胃为五脏六腑之海，五脏六腑之气皆禀于胃，脾为胃行其津液，输布水谷之精微，故曰："安谷则昌，绝谷则死"，"胃气少则病，无胃气则死"；《金匮要略》则认为"见肝之病，知肝传脾，当先实脾"，并强调"四季脾旺不受邪"。两者互为补充，共同阐明了脾胃在生理、病理方面都具有重要意义。故明代李士材称它为"后天之本"；金代李东垣进一步指出"脾胃之气既伤，而元气亦不能充"是产生各种内伤病的主要原因，并创制了一系列补脾升阳等名方；清代叶天士针对东垣长于治脾略于理胃的偏向，以临床正常出现的胃有燥火证为据，倡用濡养胃阴一法，遂使脾胃学说趋于臻善。上以脾胃立论，正是辨治杂病的基本原则所在。所以徐老在应用调理脾胃治法时，紧扣其证，随证予以峻补或平补，急投或缓图。据《临证指南医案》中脾胃虚寒的例证所述病情已有 3 年之久，治宜理中丸以缓图治，连服 3 年，诸证消除，恢复正常。可见方药虽统一，而制作有异，则收效有缓急之分。医者均知理中丸出自《伤寒论》，"假之以焰，斧薪而腾阳气"（《名医方论》），是温补脾胃之要方。理中丸加附子，更增腾阳之力，食物能补脾胃之力。但炼蜜成丸，则其存猛而挫其锐，以此调补久病伤脾阳，阳虚生内寒的证候，颇为适宜。功到自然成，欲速则不达。由此及彼，更说明徐老调理脾胃时是严格掌握分寸，区别予以对待。

（二）肿瘤治疗，扶正安中

近年来肿瘤的发病率明显增加，手术虽为去除肿瘤病灶的重要方法，但对人体也有较大的创伤，而通过中医调理可使患者恢复体质，带瘤生存，生活如常，也可提高术后或放化疗患者的生存质量、延长寿命，在一定程度上可防止复发。肿瘤及肿瘤术后患者多表现为体质虚弱、体力下降、不思食、焦虑、失眠等症状。对此徐老指出，手术、放疗、化疗及肿瘤毒邪本身等因素均可导致气阴两伤，脾胃受损，致使中州不和，心神受扰，而呈现出正衰或邪盛之势。故徐老认为肿瘤患者尤其是肿瘤术后或接受放化疗者勿再使用猛峻之剂攻伐，而宜用扶正安中的方法，以助患者脏腑调和、阴阳平衡，从而达到"正气存内，邪不可干"的状态。中医治病并非单纯从病位考虑，而是从整体出发，调理内环境，增强机体抵抗力。因此，如何使邪去正安，机体处于常态，当有赖于脾胃肝胆的功能调和与健全。故徐老提出治疗肿瘤应以扶正为基点，以"安中"之法为着力点，这一观点对于临床治疗肿瘤具有指导意义。

1. 扶正　徐老认为肿瘤对于宿主而言为邪气，而人之五脏六腑及奇恒之腑的气血、津液、营卫、元阴元阳、经络运行等属于"正气"范畴，而现代医学的神经、体液、免疫功能、网状内皮系统等也可谓之"正气"。因此肿瘤和正气的关系，实质上就是邪与正的关系。正气虚弱，抵御外邪的能力下降，外邪就乘虚而入，变生诸多疾病，为肿瘤的发生、发展提供了条件。《外证医编》就有"正气虚则成积"的记载。又如《医宗必读》言："积之成也，正气不足，而后邪气踞之。"徐老在肿瘤的治疗过程中时刻不忘扶正，扶正可以增强机体的抵抗力，为祛邪创造条件，尤其病至晚期，出现脏腑功能失调，气血亏败，当以平衡内环境，调补气血以扶正，切不可再应用攻逐峻烈有毒之药，试图一举收功，急于求成。或肿瘤术后的患者瘤体已经祛除，疾病本身加上手术的创伤多呈现气阴两虚的表现，如果还一味地采用清热解毒甚至使用"以毒攻毒"的药物，使患者本已十分虚弱的身体犹如雪上加霜，可致病情迅速恶化。但也并非遇见肿瘤只考虑扶正，肿瘤对于机体来说是邪，要彻底治疗当然要祛邪，但要切记祛邪是为扶正服务的，祛邪要以不伤正气为原则，方可达到邪去正安的目的。扶正与祛邪的法则是根据机体不同的病理状况、疾病的不同阶段而制定的，其目的是纠正邪正盛衰的状态，调整机体脏腑功能，恢复阴阳平衡，从而达到治疗目的。其关键就在于掌握邪正之间的关系，同时还要关注病位与各脏腑之间的直接与间接关系，因此在治疗时应灵活掌握扶正的先后及扶正的力度，确定是先攻后补还是攻补兼施抑或是以补为主。在临证时要具体分析，既要看到整体，又要注意到局部，掌握演变，权衡缓急，统筹兼顾，不可囿而不变，如果掌握得当可有效延长肿瘤患者寿命、提高患者生存质量。

2. 安中 "安中"一法有其深刻的内涵，清末民初著名医学家彭子益以"人与天地圆融相参"为论点，治病强调"中气"，指出"人身上下左右俱病，不治上下左右，只治中气"，认为"人身中气如轴，四维如轮，轴运轮行，轮运轴灵"。可见"中气"者，脾胃二经中间之气也，而人身之十二经气机升降变化，皆以中气为轴心。"安中"即调理肝胆脾胃，以恢复气机的升降，五脏六腑之中尤以肝胆脾胃为重中之重。脾胃为后天之本、气血生化之源，脾胃健旺，可以灌溉四旁，生心营，柔肝血，养肺气，填肾精。周慎斋云："诸病不愈，必寻到脾胃之中，万无一失。"张景岳言："凡先天不足者，但得后天培养之功，亦可居其强半。"《医方考》曰："若治重症者，宜以脾胃为主。"临床所见肿瘤患者的病理演变，不是脾胃直接不能受纳，就是由他脏所累及，常见症状有胃脘痛胀、纳谷不香、反酸、嗳气、大便稀溏或干燥秘结等。此时如若不从中调治，脾胃不能受纳，则无法服药或所投药物不能有效发挥作用，但脾胃功能的正常实现常受肝胆的制约，只有肝胆脾胃四脏的生克制化正常，脾胃才能正常的升清降浊；只有肝胆脾胃四脏功能协调，才能真正达到"安中"的目的。肿瘤术后出现后遗症的患者，最主要表现为体质虚弱、胃肠紊乱、不思饮食、心神不安等。针对主症，首先应予扶正，但扶正不等于蛮补，关键在于安中，徐老临证之时尤为重视"安中"之法，提出"扶正安中"，通过"安中"而求扶正，达到扶正以祛邪的目的。

3. 扶正安中 徐老在治疗肿瘤时，每以扶正安中为先，然补气不唯四君，补血不任四物，重在调整五脏六腑之功能，而五脏六腑之中，尤以调理肝胆脾胃的功能最为关键。肿瘤手术及放化疗后，每见有纳呆、腹泻、呕吐、腹胀等脾胃受损之象，故当先调其脾胃，方可言之扶正。而调理脾胃，徐老提出了自己独到的见解：一要掌握证治规律，依据脾胃生理特性，倡导理脾守东垣，和胃效天士，治疗时掌握益脾重理气、养胃用甘平、补不峻补、温燥适度的原则；二要掌握方药选择，用药不能克伐太过，恐伤脾胃，同时又要适度掌握方药配伍及剂量大小，针对不同病情，因时而异，因地而异，因人而异，常以平和多效之方药，并善于采用双向调节，使脾胃恢复升降平衡，五脏随之而安，如景岳所言："善治脾胃者，即可以安五脏。"

徐老在选方用药方面并非仅以四君、归脾、补中益气等物补益中气，若湿阻则重予宣化，气滞则先予理气，阴伤则须甘寒养阴，唯有气弱方可进以参芪大补中气，同时重视对肝胆的调理。肿瘤患者，每有忧思惊恐过度而致肝郁，医者须及时予以调治，使肝条脾健，制木以安中。徐老据"安中"之理念，并结合临床实际，创扶正安中汤（生黄芪、仙鹤草、怀山药、橘络、石斛、灵芝、绿梅花、无花果、酸枣仁、姜竹茹、炒谷芽）施用于临床，获效颇丰。方中以黄芪为君，补气升阳，其补气之功非他药所能替代，黄芪不宜炙取，宜生用，因生用补中有消，补而不滞，炙则滞之，有碍于脾；方中仙鹤草既养血又调血，具有双向调节的作用，配黄芪可补气血，提升白细胞更为益彰，常用于肿瘤化疗后白细胞下降者；怀山药健脾固肾润肺，填精，益脑，补阳消肿，补气除滞，同时现代药理研究还发现其有抗肿瘤、增强免疫功能的作用；石斛性轻和缓，补虚除烦，有生津止渴、开胃健脾、厚理肠胃、养阴不助湿的特点，为徐老喜用；绿梅花、谷芽芳香开郁，和胃醒脾，直以安中；无花果收涩止泻，润肠通便，有双向调节作用，现代药理研究证实其具有抗癌的作用；灵芝可提高免疫，有抗肿瘤的作用；酸枣仁宁心安神、安五脏；竹茹、橘络以降逆和中，护胃和络，同时竹茹还有清化痰热、开郁宁神的作用，并可调和诸药，使胃受纳，功过甘草。全方药虽平淡，但简而不繁，紧慢有序，治养结合。然临证取方，可随证加减，若出现肝气横犯、呃逆、嗳气，或咽膈不利等症状，则须加用赭石以降逆和胃，并酌情配用诃子以收纳，使降不过位，升降平衡；若大便阻滞不畅，可加大黄、杏仁、桃仁宽肠导滞，以通为顺。治在灵活变通，不可拘泥。

四、医案集萃

（一）温中散寒、行气止痛治疗慢性胃炎

王某，男，34岁，2009年12月20日就诊。

主诉：上腹部冷痛半月余。

初诊：患者半个多月前因受凉出现上腹冷痛不适，遂来就诊。刻下：上腹部疼痛，局部热敷痛势可减，不思饮食，多食或饮服凉水则胃感不适，舌淡暗，苔白，脉缓。患者素有慢性胃炎史5年余，面黄形瘦，畏寒怕冷，常觉胃脘隐痛不休，近来症状逐渐加重。西医诊断：慢性胃炎；中医诊断：胃脘痛之脾胃虚寒证。治法：温中散寒，行气止痛。方药：熟附子9g，白术15g，陈皮10g，枳壳15g，川朴10g，藿香梗10g，砂仁10g，沉香9g，姜半夏12g，煨姜5片，焦红枣3枚。10剂，每日1剂，水煎400ml，分早、晚两次温服。

二诊（2010年1月2日）：自诉上腹部疼痛已缓解，余症亦有改善。原方去附子、藿香梗，加党参15g、谷芽25g。调治月余诸症渐平，上腹部疼痛未发。饮食渐增。

按语：方中以附子为君，陈皮、姜半夏健脾燥湿；枳、朴合二香升降脾胃气机，和胃止痛；煨姜、焦枣合用一以调和脾胃阴阳，二以温中健脾。全方辛温以散寒，辛散苦降以转枢中焦气机，中焦虚寒得散，气机得运，痛自当而止。本方验于临床，对于中焦虚寒，寒湿中阻较甚者，加减施用，效如桴鼓。但因个体差异，若服此药后出现胃脘部嘈杂不适者，应仿附子粳米汤意，原方加入粳米，甚者加石斛、白芍等柔润胃阴之品。

（二）扶土泻木、开郁醒脾治疗抑郁性神经症

患者，男，46岁，2017年6月23日就诊。

主诉：心情郁闷7年余，腹痛腹泻3年。

初诊：患者有"抑郁性神经症"病史7年，服用帕罗西丁，1片/日。腹泻3年，大便夹不消化物，2次/日，便前腹痛，泻后痛减，腹部发冷，右上腹痛。夜眠良好，舌质暗，苔白微腻，脉弦。腹腔B超：脂肪肝，胆囊炎。西医诊断：抑郁性神经症；中医诊断：郁病之肝脾不和证。治法：扶土泻木，开郁醒脾。方药：姜竹茹10g，白术15g，陈皮10g，防风10g，杭白芍20g，绿梅花20g，焦山楂15g，柴胡10g，延胡索15g，枳壳15g，炒薏苡仁30g，谷芽25g。10剂，每日1剂，水煎400ml，分早、晚两次温服。

二诊（2017年7月3日）：服药后，心情郁闷改善，腹痛缓解，大便日解1次，后段稀软，夜尿多，多汗，活动后明显，舌暗红，苔薄白，脉弦。方药：姜竹茹10g，白术15g，橘络20g，

防风 10g，杭白芍 20g，柴胡 10g，绿梅花 20g，淮小麦 50g，覆盆子 15g，怀山药 20g，炒薏苡仁 30g，焦山楂 15g。10 剂，服法同前。

三诊（2017 年 7 月 13 日）：连续服用以上方药，痛泻大为缓解，大便转硬，惟性情急躁易怒，汗多，饮食不慎或引起大便稀溏，纳眠皆可，拟用前法加减继服，以资巩固。方药：姜竹茹 10g，白术 15g，陈皮 10g，防风 10g，炒白芍 20g，合欢 20g，酸枣仁 25g，炒川黄连 3g，淮小麦 50g，绿梅花 20g，怀山药 20g，谷芽 25g。15 剂，服法同前。药后随访，病情未见复发。

按语：本案为郁证，治从肝脾。《金匮要略》载有"见肝之病，知肝传脾，当先实脾"一语，从中揭示了肝和脾在临床的密切联系。肝主疏泄，脾主运化，脾胃运化功能的健旺有赖于肝胆的疏泄，若肝失疏泄，则脾病，所谓"木乘土位"、"木贼土虚"皆为言此。本案有痛泻一症，实因肝气郁结致脾运失健所致。此外，脾病亦可及肝，赵羽皇曾云："肝为木气，全赖土以资培，水以灌溉，若土虚则木不生而郁"，若土虚不能荣木，则肝郁而病。《黄帝内经》谓"肝苦急，急食甘以缓之"及仲景云"夫肝之病……益用甘味之药调之"，其中甘味之药即为补脾而设，说明补脾治肝在临床上的重要性。由此观之，治郁之理，除须知治肝诸法之外，健中理脾一法亦须明了。

（三）扶土抑木、降逆和胃治疗糜烂性胃炎

戴某，男，34 岁，2007 年 2 月 1 日就诊。

主诉：反复腹痛腹胀 1 年余。

初诊：患者因长期体力劳动，不避寒暑，饮食冷热不均，1 年多以前出现胃脘痛胀，嗳气吞酸，食少，便燥，面容暗黑有泽，舌红，苔黄，脉细弦。胃镜：糜烂性胃窦炎伴 Hp 感染。西医诊断：糜烂性胃窦炎伴 Hp 感染；中医诊断：胃脘痛之肝郁脾虚证。治法：扶土抑木，降逆和胃。方药：姜竹茹 10g，生苍术 15g，陈皮、枳壳各 12g，广橘络 20g，姜半夏 10g，绿梅花 20g，川朴花 10g，乌贼骨 15g，蒲公英 20g，代赭石 12g，炒丹参 15g，白檀香 10g。10 剂，每日 1 剂，水煎 400ml，分早、晚两次温服。

二诊（2007 年 2 月 12 日）：药进旬日，症状悉减，余无不适，故不更方为宜，原方继服 20 剂，服法同前。

三诊（2007 年 3 月 9 日）：经诊两次，投药 30 剂，诸症均减，胃镜复查：胃窦黏膜未见明显糜烂，蠕动柔顺，幽门圆形、开闭良好，Hp 为阴性。可见病已转好，继服二诊方半个月，若无不适之感，即可停药观察。时隔年余，并无不适，生活如常。

按语：邵新甫所谓"阳明乃十二经脉之长，其作痛之因甚多，盖胃者囊也，乃冲繁要道，为患最多……"，徐老分析其病机病因，病初在气，进而则出现气滞血瘀，病虽在胃或由肝所及，或脾失健运、湿邪阻滞等所致。治宜理气和络、和胃调中，但要理气而不破气，燥湿而不伤阴，活血而不动气，调经而不伤络，提出"平衡升降"、"双向调节"的治疗方法，收效良多。本例证属脾胃不和，湿邪阻滞，肝气横逆，首当理气，故取苍术二陈，而配丹参、檀香、乌贼骨以理气活血、和络止痛；药用代赭石以降逆和胃，此理在"降"，因胃痛以降则和，所以代赭石质重性降，用于肝气犯胃最宜，同时起到保护胃黏膜的作用，灵活应用，虚实皆可。徐老还提出 Hp 感染乃由脾虚内湿、湿邪阻滞、胃气不和所致，治宜健脾燥湿、清化湿热、降逆和胃，使脾升胃降、和煦肝木则可起到杀菌的作用。

（四）健脾温中、降逆和胃治疗呕吐

童某，女，72 岁，2007 年 8 月 13 日就诊。

主诉：进食后呕吐 1 年余。

初诊：患者近 1 年以来，食后多呕吐，食少，情绪不遂，抑郁多虑，遇寒则胃脘不适，大便偏干，小便时黄。舌淡红，苔薄白，脉虚而微弦。胃镜检查未见异常。西医诊断：呕吐待查；中医诊断：呕吐之脾胃虚寒、肝气横逆证。治法：健脾温中，降逆和胃。方药：炒潞党参 12g，焦白术 15g，云茯神 20g，广陈皮 10g，姜半夏 12g，绿梅花 20g，老蔻仁 6g，香谷芽 25g，代赭石 12g，煨姜 6g，炙甘草 5g。10 剂，每日 1 剂，水煎 400ml，分早、晚两次温服。

二诊（2007 年 8 月 23 日）：药进未见呕吐，二便亦转正常，其他无不适之感，故守原方再进数剂，反馈颇好，呕吐未再出现。

按语：呕吐一证，有外邪与内伤之别，外邪多因寒、湿、暑、热，内伤则有饮食、情志、脾胃虚寒等因所致。《素问·至真要大论》曰："诸痿喘呕，皆属于上"、"诸逆冲上，皆属于火"、"诸呕吐酸，暴注下迫，皆属于热"。《金匮要略》对呕吐脉证治疗阐发更详，不仅提出一些现在仍然行之有效的方剂，而且指出虚则应止，实不止呕，如在"呕吐哕下利病"篇中说："夫呕家痈脓，不应治呕，脓尽自愈。"唐代王冰认为："内格呕逆，食不得入，是有火也；病呕而吐，食入反出，是无火也。"徐老析之，治呕须明辨虚实寒热，以"反出"为寒、"不入"为火。本例实属脾胃虚寒、肝气横逆之证，治用六君合代赭石加减，以暖中和胃、镇逆止呕。因夹有肝气上逆，故加赭石取效，并佐以煨姜，以缓其苦寒之性有伤于胃而恰到好处，可谓全方合力，一举而起沉疴。

（五）降逆和胃、调畅气机治疗胆汁反流性胃炎

周某，女，68 岁，2005 年 8 月 9 日就诊。

主诉：反复嗳气吞酸 10 余年。

初诊：患者嗳气吞酸 10 多年，时轻时重，选用多方，未见好转，故求于中医治疗。患者形体虚弱，宿有冠心病和脂肪肝病史。胃镜：胆汁反流性胃炎。舌暗淡苔黄，诊脉细弦而右大于左。西医诊断：胆汁反流性胃炎；中医诊断：吞酸之肝气乘脾证。治法：降逆和胃，调畅气机。方药：姜竹茹 10g，陈枳壳 12g，云茯神 20g，广陈皮 10g，姜半夏 12g，炒川连 3g，红豆蔻 10g，代赭石 15g，明天麻 15g，炒丹参 15g，白檀香 6g。10 剂，每日 1 剂，水煎 400ml，分早、晚两次温服。药后症状消失，一年后随访，未再复发。

按语：吞酸一症，昔河间主热，东垣主寒，虽一言其因，一言其化，但主要仍因寒则阳气不舒，气不舒则郁而为热，热则为酸，所以酸者尽是木气郁甚，熏蒸湿土而成。徐老析之，其因正由胃失通降，胆随胃降的功能失权，遂出现胆汁反流。故《灵枢·四时气》有云"邪在胆，逆在胃……"和后世"肝随脾升、胆随胃降"之理均说明脾胃升降与肝胆有直接关系，所以治疗吞酸拟用镇逆和胃、转顺气机之剂较为切体。方用黄连温胆汤以清化痰热，并以红豆蔻散寒燥湿、醒脾和胃，佐黄连以辛通苦降、抑制肝木，而赭石与檀香同伍则可行气降逆，使胆胃和谐，则收全功。

第十章　杨春波

一、人物简介

　　杨春波，男，1934 年 1 月生，福建莆田人，中共党员，国医大师，原福建中医药大学附属第二人民医院名誉院长，主任医师，教授，博士研究生导师，上海中医药大学中医内科学专业（师承）博士研究生导师，福建中医药大学中医内科学专业（师承）硕士研究生导师，广州中医药大学客座教授，享受国务院政府特殊津贴专家。从事医疗、教学、科研 60 余年，对脾胃学说、温病学有较深研究，擅长内科，尤精于消化系统、发热性疾病的诊治。

　　杨老曾任第八、九届全国人大代表，福建省政协第六届常委，世界中医药学会联合会消化病专业委员会会长中华中医药学会内科分会和脾胃病分会顾问,中国中西医结合学会消化系统疾病专业委员会顾问,《中国中西医结合消化杂志》高级顾问,《世界华人消化杂志》总顾问,福建省中医药学会内科分会顾问,福建省中医药学会脾胃病分会委员会名誉主委,福建省中西医结合学会消化病分会顾问，第二、四批全国老中医药专家学术经验继承工作指导老师，原卫生部临床重点专科（中医专业）脾胃病科、国家中医药管理局重点专科脾胃病科和福建省中医重点专科脾胃病科学术带头人，国家"十五"科技攻关课题"名老中医学术思想及经验传承"研究对象，国家中医药管理局首批"全国名老中医药专家传承工作室"建设对象，1992 年被国家卫生部、中医药管理局、人事部授予"全国卫生系统模范工作者"称号，1992 年被福建省卫生厅授予"优秀中医药工作者"称号，2006 年被中华中医药学会授予中华中医药学会首届"中医药传承特别贡献奖"，2013 年被福建省卫生厅、福建省公务员局、福建省人力资源开发办公室评为福建省名中医。2017 年 6 月 29 日，被人力资源社会保障部、国家卫生和计划生育委员会和国家中医药管理局授予"国医大师"荣誉称号。

　　杨老为推进中医药的发展出谋划策、不遗余力地贡献自己的力量，在国内中医消化病学领域有很大的影响力和号召力。1992 年，他牵头组建了福建省中医药学会脾胃病分会、福建省中西医结合学会消化病分会，兼任两分会主任委员 20 余年，汇聚八闽中医脾胃专家，论道脾胃、播种传薪；2005 年他开创"八闽岐黄论坛"，探讨中医药的发展，谋划中医药发展的思路；2008 年当选首任世界中医药学会联合会消化系统疾病专业委员会会长。

　　杨老在临床和研究方面建树颇丰，主持科研课题 16 项、参与 3 项，在慢性萎缩性胃炎、慢性胃炎和流行性乙型脑炎辨证分型施治的研究方面取得显著成果，分获福建省科技进步奖二等奖 1 项、三等奖 2 项，中国中西医结合学会科技奖三等奖 1 项，福建省医药卫生科技奖一等奖 2 项。临床上，杨老擅长内科，尤精于消化系统、发热性疾病的诊治，讲究辨证论治、巧配方药，创制了胃炎Ⅰ号、胃炎Ⅱ号、清化饮、清化肠饮、灌肠Ⅰ号、灌肠Ⅱ号等院内制剂，广泛应用于临床，且疗效显著。

二、学术思想

（一）主继承重创新，依临床求真知

杨老认为，中医学是先进的医学思想，正确的医学理念，体现着医学发展的方向，必须认真继承。中医学术的发展，要在继承的基础上加以创新。杨老主张发挥中医药学术特色优势，用传统和现代相结合的科学方法，从临床入手，以提高疗效为着重点，进一步发展中医。

杨老指出辨证论治是中医学术特点和优势的重要体现，即整体观念、恒动观点、辨证分析和调节平衡的方法，中医研究首先必须依据这些特点和优势来设计，否则就违反了事物发展的规律，违背了辩证法的精神，其结果也必然南辕北辙。对于其切入点，杨老认为必须从临床入手，因为中医学的形成以临床实践为基础，中医药理论的产生和发展也是直接来自临床；对各家学说的验证、疗效的观察、新病的诊治和理论的研究等，都必须在临床的指导下进行；至于研究的方法，杨老则强调在继承传统的同时，要积极引用现代科学技术和知识，通过临床去发现宏观规律、提示微观变化，把中医理论从宏观深入到微观，做到有所发现、有所创新、有所前进。

（二）诊病立四思维，治疗创四面

杨老认为，面对疾病的变化，科学在发展，中医学也在发展。主张整体与局部结合、宏观与微观结合、功能与形态结合、机体与环境相结合的四位一体诊疗思维。而疾病的治疗，以获得最优疗效为目标，包括从证治、从症治、从因治、从理治四个方面。

从证治：即按证论治，它具有调理周身和依个体对疾病反应的不同区别处理的优点，即个体化治疗。

从症治：即按症状进行治疗，消除症状，常用成药或复方中药，以及针灸、外治等方法。

从因治：就是根据疾病发生的原因进行治疗，可获得较好的效果，不易复发，有药物、食物、体育和精神调养等方法。

从理治：即按病理进行治疗。病理有功能性、器质性、已知性、未知性、有症状、无症状等，可依据这些变化，按病理状态或理论推演进行治疗。

（三）外感先察传变，内伤慎审虚实

杨老指出，不同的外邪可以引起各异的表证，但有表证未必都有表邪，临床中也存在因里热而致表者，如《伤寒温疫条辨》言："在温病，邪热内攻，凡见表证，皆里证郁结，浮越于外也，虽有表证，实无表邪。"杨老将此理论应用在热淋、肺热、暑热等疾病的治疗中，若上述疾病出现恶寒、发热等表证而又兼具口渴、溲赤、便干等里证，均用直清里热之法，效果较循先表后里或表里同治更佳。杨老指出里热怫郁而使阳气不能达表与外邪郁表、卫气被遏的病机截然不同，治法亦有天壤之别，主要判断依据舌脉。故外感证应先察病机，为由表而里或因里而表，而内伤疾病不仅要分清虚实或虚实夹杂，还要分清其产生的先后，是因虚致实，还是因实致虚，如脾胃湿热的问题，是因脾胃虚弱、脾不化湿而致湿阻蕴热，还是湿热内阻，碍脾运化，以致脾虚。虚实的立论不同直接决定了组方之不同，有以祛邪为先，有以补虚为首，有以补虚祛邪兼用，临证自当详审。

（四）力倡多技配用，注重情食护理

杨老认为，中医治疗技术内容丰富，除各种剂型的口服药物外，还有熏法、针灸、推拿、按摩、刺络、拔罐、运动、食疗等，应依治疗需要，综合应用。如在治疗流行性乙型脑炎（简称乙脑）伴抽搐、呼吸及循环衰竭时，药针合治；对慢性结肠炎疾病患者，配用中药灌肠治疗效更佳。对于脾胃病的治疗，强调饮食调摄尤显重要。杨老认为，脾胃病者饮食宜慢、宜节、宜清淡、宜易消化；忌口则因证候而异，如脾胃湿热当忌寒、忌热、忌补益；脾胃虚弱当忌冷、忌硬、忌过度。护理方面，杨老指出护理在脾胃病康复中的作用不可小觑，当遵循"四思维"，以患者为中心，围绕病、症、证、因、理，从系统、整体的角度开展，其中情志护理尤为关键，应善于利用七情互制关系，是以激发一种情志来制约另一种情志的方法，达到调畅情志的目的。

（五）温病新识

1. 温病分三类，再辨温热和湿热　对温病的分类，历代有众多的方法，有按时令主气、发病类型、临床特点等不同分法。杨老认为，虽然各种分类方法对认识温病和指导临证都有一定的意义，但都未能科学地反映温病的内容，尚还存在着混乱现象。他提出温病的分类，要从临床实际出发，要利于辨证和治疗。首先应从临床发病的特点出发，分为时温（四时温病：含风温、春温、暑温、伏暑、秋燥、冬温）、瘟疫、温毒三类；其次在每种温病下，按病的性质又分温热和湿热两类。以上分类，既可掌握各种温病的基本特征、病理特性和转变规律，又可避免不必要的重复和病名众多、含义不清的纠葛，也才能较全面、较合理地反映温病的全貌，以利于教学、科研与医疗。这种分类在1965年被福建中医学徒班采用，并选编入福建中医学院温病参考教材。

杨老指出，不同病邪的临床表现各异，温热为阳邪，呈热势盛、阴津伤、易动风、常陷营的病理反应，病变以肺胃为重心，病理过程表现着卫、气、营、血的变化，治疗当以卫气营血辨证为主，以清热为大法，忌辛温发汗、淡渗利尿，慎用滋补和苦寒药；湿热具阴阳二性，症状矛盾、偏热偏湿、热化寒化等病理反应，病变以脾胃为中心，治疗当以三焦辨证为主，以清热和祛湿为总则，忌大汗和滋阴，慎用通下。

2. 辨治乙脑为疫暑温，分两型证治　乙脑的中医命名，曾有过争议，杨老总结其有病急、传快、变多、症重和热势甚、常夹湿、易窜心、频动风、伤气阴等特点，认为它是一种特殊类型的温病，既有暑温病的共性，又有疫毒病的特性，故命之曰"疫性暑温"。经临床实践，分卫气同病（轻型）和气营两燔（重、极重型）两个证型，分别以清热解毒、清营解毒为治疗大法，疗效明显，治疗后乙脑死亡率仅为2.46%，且患者无后遗症。

3. 热入营舌未必绛，舌淡脉弱示演变　叶天士在《温热论》中云："再论其热传营，舌色必绛。"杨老在乙脑的中医药治疗过程中，发现绛舌在乙脑这种温病中，主要是反映阴液耗伤，未必提示邪热入营，而邪已传营舌则多呈淡红，所以提出邪入营的判断，主要还是靠症状，在乙脑治疗的过程中，舌质变淡在毒陷入营中更为明显，且多数出现在"邪盛正虚"（呼吸衰竭、心力衰竭）的患者中，而脉象以滑数、细数占多数。

还有两种现象值得注意。一种是心搏、寸口脉尚正常，而太溪、冲阳脉先现不整或消失，随后心搏和寸口脉也出现异常或消失，显示"三部候脉"的意义；一种是随着病程的进展，脉转虚数的渐多，特别是毒陷型更为明显，也是多数见于"邪盛正虚"的患者，常与淡红舌并见，故而杨老对于乙脑的治疗，提出了"热入营，舌未必绛"、"舌淡脉弱示演变"的观点，对古人的立论有新的补充。

（六）胃炎证治

1. 确定胃痞病名，分析证候关系　杨老经过对慢性萎缩性胃炎的临床调查，并对中医文献"痞满"进行研究，首先提出该胃炎中医学可称"胃痞"，从痞论治。1987 年在全国中医内科学会第四次脾胃病学术会议上被采纳，1994 年发布的"国标"《中医病证分类与代码》被确定，1997 年"国标"《中医临床诊疗术语》被确认。他依证候调查统计分析证候间的关系，以气虚与气阴虚、湿热与燥热鉴别，研究虚实相兼的气虚（脾肾）湿热（气滞血瘀）与气阴虚（胃肾）燥热（气滞血瘀）两个证型，分析 153 例中，属前证型的占 79.74%，属后证型的占 20.26%。观察治疗后证的演变，表明虚证易复、血瘀可消、湿邪能祛，热郁和气滞尚多。

2. 重健脾倡益肾，补养调理重清化　从胃病证候调查入手，发现有 22 个症状、9 种舌象和 7 种脉象，涉及脾、胃、肾、肝、心，气、血、阴、阳、湿、热、寒等。治疗用药中，要十分注意脾的病理特性及其变化特点，首先提出益肾的作用。本病病变中心在脾胃，但多涉及肾，约有 70%，这可能与本病的病理损伤程度有关。所以主张脾肾同治。此外，两个补虚方中，都辅加清热、祛湿、理气和化瘀药，使之发挥对本病治疗的尽善作用。

3. 胃酸缺少分气阴，肠化癌变多痰瘀　胃酸少或缺乏有脾肾气虚和胃肾阴亏两种病理现象，气虚而津无以化，阴亏则液难生。前者用健脾益肾补气法，后者用养胃滋肾育阴法等治疗，可促使胃酸分泌恢复。用健脾益肾、补气养阴、理气化瘀等法治疗，似有促使胃黏膜再生或胃黏膜不典型增生灶消失的可能。而中度以上的胃萎缩，伴有中度以上的上皮内癌变或肠上皮化生，为痰凝、血瘀所致，多选用僵蚕、莪术等化痰祛瘀之品。

4. 创制胃炎新药，综合疗效确切　杨老创制的两个治疗合剂为胃炎Ⅰ号、胃炎Ⅱ号。在总结以往病例辨证论治的基础上，分析了 31 个治疗脾胃病古方的结构，参考 26 个全国各单位治疗慢性胃炎的方剂，结合分两证型施治的原则，创制了胃炎Ⅰ号（健脾益肾、清化湿热、理气活血），适用于气虚湿热证；胃炎Ⅱ号（养胃滋肾、清热润燥、疏气化瘀），适用于气阴虚燥热证。两个胃炎合剂已在临床广泛使用。治疗 93 例慢性萎缩性胃炎，依中医学术要求，制定了综合疗效判断标准。包括主要症状、舌象、体重和胃镜象、胃黏膜病理、胃分泌功能及其他实验项目等，使疗效结果可信度更高。疗效结果明显优于西药组，且无毒副作用。中药组胃镜、胃黏膜病理随访 38 例（1～4 年，平均 1 年 10 个月），远期有效率为 63.2%。

（七）脾胃湿热证研究

1. 脾胃病湿热多，涉多系统疾病　随着人们生活水平的提高，饮食结构的变化，药物的滥用和工作节奏的加快，以及地球的转暖、环境的污染和人群流动的增多，使本证的发生呈上升、扩展之势，正如朱丹溪所言"六气之中，湿热为患，十之八九"。杨老组织了福建省 18 所中医医院内科人员，采用流行病学的方法，对脾胃湿热证进行临床调查，了解其分布规律。结果表明：400 例中，该证涉及中医病 43 种、分属 7 个系统，西医病 72 种、分属 11 个系统，其中主要是脾胃系消化病（其中慢性胃炎所占比例最高），其次是肺系呼吸病、肾系泌尿病、肝胆和心血管病等。

2. 订标准辨规范，金指标黄腻苔　400 例临床调查发现，脾胃湿热证有 29 种症状、14 种舌脉，从而制定了本证的辨别标准，并被中华中医药学会脾胃病分会及中国中西医结合学会消化系统疾病专业委员会采纳。确立脾胃湿热证主症：舌苔黄腻、胃脘胀或痛、食欲不振、小便黄、大便溏。次症为口苦、口黏、口渴喜温饮、身热不扬或恶寒发热、舌淡红或红、脉滑或弦、细、缓。兼症为：①溢肌肤：水肿、肢倦、白痦、湿疹、脓疱疮；②着筋骨：肢麻、筋急、关节重着或重痛；③扰清窍：头重如裹、耳鸣、目眩、咽痛、喉肿、口舌溃疡；④蒙心神：欲寐、神志时清时寐；⑤熏肺脏：胸闷、咳嗽、多痰；⑥蒸肝胆：右肋胀痛，黄疸；⑦注下焦：小腹胀或痛、大便黏滞或夹脓血、肛门灼热、小便欠清、带下黄白。

　　热偏盛，症见舌红、苔黄腻干，脉数，口干苦喜饮，小便黄，大便干；湿偏盛，症见舌淡红或淡，苔白腻而黄，脉缓，口苦而淡，小便清，大便软或溏。诊断脾胃湿热证，主症为必备，再有 1 个次症或 1 个兼症即可。湿热偏胜的判断，舌象必备，再加两兼症方是。黄腻苔是判断的金指标。

　　杨老认为，证是一种病理表现，它是机体对病因的综合应答，具有不同的范围、层次和水平。本证多指标，研究揭示其具有一定的生物学基础，主要呈亢进性、失调性和代偿性的综合病理反应。杨老认为，中医的脾胃与消化系统关系密切，但与其他系统也有关系。它包括一定的器官、组织、特有的病理变化、某些病发展过程的中间型或病情的中等程度。

　　3. 创清化胃肠饮，治胃肠炎显效　　杨老创制了"清化胃饮"、"清化肠饮"，分别用于脾胃湿热证的慢性浅表性胃炎和慢性溃疡性结肠炎。用清化胃饮治疗慢性浅表性胃炎脾胃湿热证39 例，显效以上占 61.54%，退黄腻苔有效率为 71.39%。口服清化肠饮、配合灌肠 Ⅰ 号治疗溃疡性结肠炎 33 例，总有效率为 93.94%，较西医巴柳氮钠口服加灌肠对照组具有显著意义。

三、临床经验总结

（一）荡邪首推清化

　　《素问·至真要大论》言："正气存内，邪不可干，邪之所凑，其气必虚。"杨老认为，每种疾病发病之始皆因正气虚弱，但针对具体某一疾病，又因为病程不同以致病因病机各异。从临床来看，慢性胃炎大多数是由于长期的饮食不节以致脾胃内伤，其病程动辄数月，甚则十数年，其根本病机则以本虚标实、虚实夹杂多见。而要明确具体的病因病机，则须从脾胃发生学角度进行探讨。这一点在《黄帝内经》中早有记载，《素问·经脉别论》言："夫饮入于胃，游溢精气，上输于脾，脾气散精，上归于肺，通调水道，下输膀胱，五经并行。"如此则脾胃功能（胃主受纳，脾主运化）、脾胃关系（脾为胃行其津液）、脾肺关系（土生金）一目了然。当脾胃内伤，脾的运化功能（即"脾气散精"功能）异常时，常使脾胃气机升降失调，水谷精微输运障碍。气机升降失调则"浊气在上则生䐜胀，清气在下则生飧泄"（《素问·阴阳应象大论》）；水谷运化障碍则水液内停，聚湿成邪。湿邪一旦形成，就会成为一种新的致病因素，湿邪壅滞则化热，湿热相搏则疾病迁延难愈。湿热注于下则便溏、溲黄；蒸于上则清窍失聪以致头晕头重、卧寐不安、梦魇连连；瘀于表则汗出渍渍，触之黏手；阻于中焦则碍脾运，脾不能为胃行其津液则胃纳受阻，食滞而为邪，外症则以少食不饥、食欲不振为主。湿热之邪，循经归肺则酿痰成饮，"肺为贮痰之器，脾为生痰之源"即此之谓也，临床常见咳嗽、胸闷、心慌等症。另外，湿浊阻碍气机运行则致气滞，气滞则行血无权，故气滞常伴血瘀。因此，对于慢性胃炎而言，其病机起于虚，止于实，而其实际则表现为脾虚兼夹湿热、食滞、气滞、瘀血，诸实当中又以湿热最为关键。故而，慢性胃病虽以虚为本，但治病之始，不在补而在清化，湿热不除，胃难受补，只有在湿热已化、气机畅达、血行通顺的情况下，言补才有意义，行补才能建功。

（二）调养须分脏腑

　　1. 补益当分"先"、"后"　　杨老认为，慢性胃病外邪一祛则各脏腑间内在的矛盾立刻上升为主要矛盾，而其病机多为脏腑的阴阳气血失衡。然阴阳气血违和，虽涉五脏，亦有偏重，经多年的临床观察总结，杨老认为慢性胃病后期主要以脾、肾两脏为主。脾为后天之本，脾虚是发病之基，虚则邪至，湿热相扰以成诸证，而湿热一化则脾虚立现。临床常见胃脘轻微闷痛，时发时止，无饥饿感，食欲不振，少食易饱，便溏，面色晦暗不华，舌质淡，边尖有齿痕，苔薄白或薄黄，脉细缓。治疗上则以健脾为主，佐以清化散瘀、解热安神、降逆止呃等法，用药上多以党参、白术、生黄芪、炙黄芪益气健脾；用生扁豆、佩兰、白豆蔻清化湿热、醒脾和胃；选厚朴、木香、枳壳宽中行气；以赤芍、莪术散瘀活血；以麦芽、谷芽、神曲、山楂健脾消食。肾虽为先天之本，却需要后天脾胃滋养，正如东垣在《脾胃论·脾胃虚实传变论》所言："历观诸篇而参考之，则元气之充足，皆由脾胃之气无伤，而后能滋养元气，若胃气之本弱，饮食自倍，则脾胃之气既伤而元气亦不能充。"故慢性胃病后期脾气亏虚常致肾虚。但通过临床观察，杨老发现此种肾虚并非单纯的肾阳或肾阴亏虚，而是以阴阳失调，浮阳上越多见，临床常见周身烘热汗出，腰膝酸软，手脚心发热、汗出，舌质淡，苔薄或无苔，脉沉细缓等症。针对这一病机，杨老以益肾潜阳为主，兼以健脾理气、清化和中。用药常选黄精、菟丝子、淫羊藿、益智仁等调理元阴、元阳，以党参、白术、黄芪健脾益气，用怀牛膝、龙骨、牡蛎、琥珀、茯苓等潜降浮阳。

2. 治病必求于本　慢性胃病后期，调理上虽以脾、肾两脏为主，但五行的相生相克使得脾胃与肺、肝两脏关系密切，临床中常相互影响，一病俱病。对于此类疾病的治疗，杨老遵"治病必求于本"的原则，常在补益脾胃的基础上，随证治之。如肺、脾两脏，《素问·经脉别论》言"脾气散精，上归于肺"，但当脾气亏虚时，水谷精微不能上承肺脏以养肺金，土不生金则肺失其荣、疏于宣肃。临床上常见咳嗽、胸闷、心慌等症，此时治疗，若仅仅以咳嗽而归肺病，以心慌而归心病，治疗上"头痛治头，脚痛治脚"，则治标而不治本。杨老每遇此证常依"培土生金"之法，在补脾的基础上加用厚朴、枳壳、生枇杷叶等开宣肺气，畅中顺气，如此则脾旺而肺自平。另外，脾土亏虚，肝木必乘，正如《素问·五运行大论》言："气有余，则制己所胜而侮所不胜；其不及，则己所不胜侮而乘之，己所胜，乘而侮之。"临证中，肝气横犯脾胃则脘腹胀满，呃气连连；肝经循经不畅则两胁不舒，或单见右胁不舒，或女性经前双乳胀痛；肝郁化火则夜寐不安，少眠多梦。杨老对于此证的治疗，常在补脾肾的基础上加北柴胡、木香、厚朴以疏肝行气，加龙骨、牡蛎、琥珀以重镇安神，加炒白芍（或生白芍）以柔肝止痛，故药到病除。

（三）用药贵在轻灵

1. "调"贯始终　杨老治疗胃病，既不推崇温补，亦不快意攻伐，而是崇尚王道。杨老认为，脾胃位居中州，具有枢机之能，故其治不在补，不在泻，而在调。"调理"的思想，贯穿于杨老治疗慢性胃病之始终，然在具体应用中又有气机、阴阳之别。

《临证指南医案》言："太阴湿土，得阳始运，阳明阳土，得阴自安。"此句一出，即为后世医家所推崇，奉为圭臬。而杨老认为，脾胃湿热证，若用温阳之品，则易化燥、化热，以致病情加重，出现大便秘结难解等症；若用阴柔之品，则湿得阴助，迁延难愈。同为叶天士之言，杨老却推崇"纳食主胃，运化主脾，脾宜升则健，胃宜降则和"，脾胃位处枢机，脾升胃降为其生理特性。脾升则水谷精微得以传输，胃降则腐熟之水谷得以传化。若脾胃升降失调，则"浊气在上则生䐜胀，清气在下则生飧泄"（《素问·阴阳应象大论》）。且气机失调则传化失司，瘀阻中焦则化湿、化热，故杨老治疗脾胃湿热证，强调清化湿热要以行气为基础，临证中常加厚朴、枳壳、木香、合欢以行气畅中；加半夏、竹茹等以降气止逆；加瓜蒌以泄气通便。对于头目耳鼻之病，杨老常加葛根、柴胡以升其阳；对于胃下垂、脱肛、久泻等中气下陷证，亦用葛根、黄芪、升麻、柴胡以升阳益气、固脱止泻。

《素问·生气通天论》曰："阴平阳秘，精神乃治；阴阳离决，精气乃绝。"凡病之所得皆由阴阳之失衡，慢性胃病亦不例外。但由于脾胃与其他脏腑关系密切，故慢性胃病所表现的阴阳失衡，不仅仅局限于脾胃，还包括了肾中之阴阳失衡、脾胃与肝脏之间的阴阳失衡。临床中常见到一些患者，夜寐难眠，多梦易醒，口干，目涩，自觉火气很大，喜饮冷饮，但每食凉则腹泻无度。杨老认为此证在病机上属"胃冷肝热"，此证在治疗上存在用凉则伤胃、用温则助肝热的矛盾，而杨老每以茵陈泻肝胆之热，以白芍敛肝益阴，用藿香、苍术等微温醒脾、助阳止泻，疗效颇显。

另外，许多处于围绝经期的女性患者，由于"（女子）七七，任脉虚，太冲衰少，天癸绝"（《素问·阴阳应象大论》），肾中阴阳失衡，元阴亏虚，浮阳上越，以致周身烘热汗出，烦躁易怒，腰膝酸软，手脚心发热汗出，舌淡，苔薄白或黄，脉细沉。在治疗上，杨老常以黄精为君，益阴补肾；用益智仁、菟丝子、淫羊藿温肾助阳；用龙骨、牡蛎、怀牛膝以潜浮阳，收效甚显。

2. 药用轻灵　临证用药上，杨老常将脏腑本身特点与病邪有机结合，针对脾胃本身"清阳不升，则谷气下流"之特点，用药上常选辛味升散之品，如葛根、升麻、柴胡等，既升脾阳又散外邪。针对湿热一证，杨老认为湿热相搏如油入面，很难祛除，因湿为阴邪，热为阳邪，两邪一旦结合，则非"寒者热之，热者寒之"之治疗总纲所能涵盖。因此治疗上单纯应用寒药或热药，都很难中的。杨老治疗湿热，别出心裁，运用轻清之品，芳香醒脾、辛化祛邪。临证中，常用佩兰、藿香、草果、白豆蔻等药。另外，茵陈，味苦性寒，能除湿祛热，又因其长于三月独得春升之气，故入肝经兼能上行；生扁豆，味甘性微温，能醒脾化湿。两者相配，寒温相制，宣散相合，能醒脾、化浊、升阳、疏肝，故杨老常以此为君臣之药，领诸药以荡外邪。在药物的用量上，杨老取量甚轻，如茵陈用 10g，扁豆用 12g，佩兰、草果、藿香、白豆蔻常用至 4.5~6g，琥珀用 4.5g，黄连用 3g，厚朴、枳壳常为 6~9g，杨老用药质虽轻清，量虽微少，但轻可去实，疗效显著。

四、医案集萃

（一）理脾清化、调气疏络治疗慢性胃炎、十二指肠球部溃疡

钟某，男，30 岁，2004 年 6 月 24 日就诊。

主诉：反复上腹部疼痛 10 年余。

初诊：患者患胃病 10 年余，平素反复上腹部疼痛。曾在外院行胃镜检查提示：慢性胃炎，十二指肠球部溃疡。刻下：饥时胃痛，少灼热，得食则舒，知饥纳可，寐差，多梦，咽痒，口干渴，少痰，二便正常，舌质红，苔黄腻，咽红，脉细缓。西医诊断：慢性胃炎，十二指肠球部溃疡；中医诊断：胃痛之脾胃湿热证。治法：急则治标，治宜理脾清化，调气舒络，散瘀安神。方药（清化饮加减）：茵陈 10g，生扁豆 12g，黄连 3g，龙牡各 15g，生苡仁 15g，琥珀 3g，赤芍 9g，茯苓 15g，厚朴花 6g，佩兰叶 9g，白豆蔻 4.5g，马勃 4.5g。7 剂，每日 1 剂，水煎 400ml，分早、晚两次温服。另予新癀片 5 片/日，溶于 200ml 凉开水中，漱咽，每日 3 次。

二诊（2004 年 7 月 1 日）：咽痒已除，饥时胃脘稍痛，夜寐多梦，知饥纳少，二便正常，舌质红，苔薄黄腻，脉细缓。守原方去马勃，连服 24 剂，服法同前。

三诊（2004 年 7 月 25 日）：上腹痛时发时止，知饥纳可，夜寐多梦，小便正常，大便时不成形，小腹闷胀不舒。舌质红，苔薄黄腻，脉细。此乃脾胃湿热，下注大肠。治疗在理脾清化的基础上佐以清敛，二诊方基础上加仙鹤草 20g、地榆炭 12g。服用 34 剂，服法同前。

四诊（2004年8月28日）：饥时胃痛复作，得食稍舒，知饥纳少，寐可多梦，时大便不成形，2次/日，小便正常。舌质红暗，苔薄黄腻，脉细缓。2005年1月6日胃镜提示：胃十二指肠球部复合性溃疡A2，即胃窦小弯侧、大弯侧多发性溃疡：0.4cm×0.6cm；十二指肠球部0.4cm。病理：窦小浅表胃窦黏膜间质中量慢性炎症及少量炎症细胞浸润，窦大中度慢性萎缩性胃炎，腺上皮轻中度肠化，慢性胃溃疡改变。治法：理脾清化，调气散瘀。方药：茵陈10g，生扁豆12g，黄连3g，龙牡各15g，生薏苡仁15g，赤芍9g，厚朴花6g，佩兰叶9g，白豆蔻4.5g，仙鹤草20g，莪术10g，苍术10g，地榆炭9g。10剂，服法同前。

五诊（2004年9月7日）：胃痛好转，知饥，纳寐尚可，多梦，大便已成形，小便正常，舌质红，苔黄腻，脉细缓。守四诊方去仙鹤草、苍术、地榆炭，加琥珀3g，改生薏苡仁为20g。10剂，服法同前。

六诊（2004年9月17日）：时上腹闷痛，知饥，纳寐尚可，大便不成形，2～3日一行，小便正常。舌淡红，苔黄少腻，脉细缓。五诊方去龙牡、琥珀、茯苓，加仙鹤草20g、地榆炭9g。14剂，服法同前。

七诊（2004年10月8日）：药后上腹痛少，有时胃脘不舒，知饥纳可，口苦，寐可多梦，大便不成形，2日一行，肠鸣，小便正常，舌质红，苔黄腻，脉细缓。复查^{14}C呼气试验（-）。六诊方去生扁豆，加龙牡各10g、琥珀3g、茯苓15g、苍术10g、防风3g。继服10剂，服法同前。

八诊（2005年4月8日）：上腹痛基本缓解，偶尔胃脘不舒，口不干苦，知饥纳可，胸闷喜叹，寐可多梦，时头晕，畏寒，肢冷，大便1～2日一行，小便正常，舌质红，苔薄根腻，脉细缓。血压：110/60mmHg。治法：益气清化，散瘀安神。方药：绞股蓝15g，生黄芪9g，龙牡各10g，琥珀3g，茯苓15g，茵陈9g，生扁豆12g，生薏苡仁15g，赤芍10g，厚朴花6，佩兰叶9g，白豆蔻4.5g，莪术10g。服药10剂后诸症减，上腹痛缓解。2005年4月22日复查胃镜提示：浅表性胃炎，Hp（±）。病理诊断：中度浅表性胃炎。继予七诊方加减治疗半个月以巩固疗效。

按语： 清化饮为杨老的自拟方，由茵陈、白扁豆、黄连、薏苡仁、茯苓、白豆蔻、赤芍、厚朴等药物组成。方中茵陈、黄连清热化湿；白扁豆、薏苡仁、茯苓淡渗利湿健脾；白豆蔻、厚朴行气燥湿；赤芍清热凉血活血。诸药合用，共奏理脾清化，调气疏络的功效。临证用于治疗脾胃病湿热证效果显著。本例患者胃痛10年，素体脾虚，运化失常，导致湿阻热生，湿热中阻，气机郁滞，故见胃脘疼痛，苔黄腻。四诊合参，诊断为胃脘痛之脾胃湿热证。针对病因病机，先予理脾清化、调气疏络、散瘀安神之法，在清化饮的基础上加龙牡、琥珀，使胃痛减轻，夜寐好转而获初效。之后出现大便不成形，乃为湿热下注大肠所致，用清化饮加地榆、仙鹤草以加强清热收敛之功。胃痛基本缓解，舌质红，苔薄根腻，说明湿邪渐退，此时应补泻兼施，用清化饮加绞股蓝、黄芪增强健脾益气之力以固本，使脾健湿除，热清瘀化而善其后。此外，脾胃湿热证或兼外感时，常见咽痛、咽痒或咽红。杨老认为，咽为胃之外窍，二者常相互影响，因此非常重视对咽炎的治疗。口服清热解毒药虽能治疗咽炎，但此类药性味多苦寒，易伤脾碍胃，故常用外治法局部治疗，予新癀片5片/日，溶于200ml凉开水中漱咽，以清热解毒利咽而不伤脾胃，临床效果显著。

（二）理脾清化、开胃散瘀治疗溃疡性结肠炎

郭某，女，55岁，2005年8月24日就诊。
主诉：大便次数增多伴脓血便2年余。

初诊：患者 2 年多以前无明显诱因出现腹痛，痛则欲便，便后痛减，大便不成形，脓血便，2～3 次/日，纳呆，口苦欲呕，神疲，寐可，小便黄。舌淡红，苔薄黄根少腻，脉细缓。肠镜提示：直肠、乙状结肠黏膜弥漫性糜烂，蠕动正常。活检质软，余结肠黏膜充血水肿明显，大量分泌物，扩缩正常。病理：（直肠）黏膜慢性炎症，上皮糜烂，间质充血及中性粒细胞浸润。便常规：白细胞（+++）；红细胞（+++）；隐血为强阳性。西医诊断：溃疡性结肠炎；中医诊断：泄泻之脾胃湿热证。治法：理脾清化，开胃散瘀。方药（白头翁汤合清化肠饮加减）：仙鹤草 30g，地榆炭 12g，侧柏叶 15g，赤芍 12g，当归 6g，白头翁 10g，黄连 3g，厚朴 6g，生薏苡仁 20g，白豆蔻 4.5g，焦山楂 12g，炒槐花 10g，麦谷芽各 15g，佩兰叶 9g。10 剂，每日 1 剂，水煎 400ml，分早、晚两次温服。

二诊（2005 年 9 月 4 日）：药后口苦欲呕好转，知食纳可，泛酸，腹痛，肠鸣，大便不成形，2～3 次/日，脓血减少，寐差多梦。舌红苔黄少腻，脉细缓。治守前法，佐以安神。方药（白头翁汤加减）：白头翁 10g，秦皮 9g，苍术 9g，莪术 12g，龙牡各 15g，琥珀 4.5g，茯苓 15g，黄芩 4.5g，黄连 3g，佩兰叶 10g，赤芍 10g，仙鹤草 30g，炒蒲黄 10g，地榆炭 12g。10 剂，服法同前。灌肠方：鱼腥草 30g，苦参片 9g，赤芍 10g，白及 10g，侧柏叶 15g，炒槐花 12g，生薏苡仁 30g，甘草 6g，当归 6g，锡类散 1 支。10 剂，水煎煮，每日 1 剂，灌肠液温度约 38℃，睡前用 100ml 保留灌肠。

三诊（2005 年 9 月 14 日）：大便成形，2 次/日，小便黄，晨起口苦，胃时痛时胀，不知饥，纳少，寐差多梦。舌形大，质暗红，苔黄腻，脉细弦缓。复查便常规：黏液（++），隐血（-）。治法：理脾清化，散瘀安神。方药（清化肠饮加减）：茵陈 10g，苍术 6g，生扁豆 12g，黄连 3g，厚朴 6g，佩兰叶 9g，龙牡各 10g，琥珀 4.5g，茯苓 15g，莪术 10g，生薏苡仁 15g，白豆蔻 4.5g，合欢皮 12g，神曲 12g，麦谷芽各 15g，赤芍 10g。14 剂，每日 1 剂，水煎 400ml，分早、晚两次温服。灌肠方：败酱草 15g，仙鹤草 30g，黄芩 6g，赤芍 12g，当归 6g，甘草 6g，生薏苡仁 30g，锡类散 1 支。14 剂，用法同前。

四诊（2005 年 9 月 28 日）：之后诸症好转，效不更方，药味略有增减，坚持治疗半年后复查肠镜示：肠镜循腔进入回肠部，见唇形回盲瓣。所见升结肠、横结肠、降结肠、乙状结肠黏膜未见明显异常，直肠黏膜见少量点片状糜烂。镜检诊断：溃疡性结肠炎。病理诊断：（距肛门 5cm）黏膜慢性炎症。治疗继以健脾清化巩固疗效。

按语：慢性溃疡性结肠炎属中医"肠澼"、"痢疾"、"泄泻"等范畴。其临床表现轻重不一，反复发作，病程颇长，症状出现持续与缓解交替，治疗较为棘手。清化肠饮是杨老的自拟方，方中茵陈、黄连、佩兰叶清热化湿；苍术、生扁豆、茯苓、生薏苡仁健脾燥湿；厚朴、白豆蔻行气燥湿；赤芍凉血活血；仙鹤草、地榆炭清热收敛，凉血止血。诸药合用，共奏理脾清化、行气收敛、凉血止血的功效。白头翁汤出自《伤寒论》，能清热解毒、凉血止痢，是治疗热毒痢疾的良方。杨老常用清化肠饮和白头翁汤治疗慢性溃疡性结肠炎属脾胃湿热下注大肠者，临床疗效确切。对于病灶在乙状结肠和直肠的患者，在内服中药的同时，可配合中药灌肠，使药物直达病所，进一步增强疗效。本例患者因饮食不节，损伤脾胃，纳运失常，湿浊中阻，郁久化热，下注大肠，气滞血瘀，热蕴肉腐成脓，故见腹痛、大便次数增多、脓血便、不知饥、纳差、口苦欲呕等脾胃湿热、气滞血瘀之证候，与清化肠饮、白头翁汤证相合，故用之收效显著。

（三）清热祛湿、疏肝和胃治疗慢性浅表性胃炎

江某，女，40 岁，2002 年 5 月 15 日就诊。

主诉：反复上腹部胀痛半年余。

初诊：患者半年前始出现上腹部闷胀，时痛引右胁，不知饥，纳差，嗳气频作，口苦干喜温饮，寐差多梦，性急易怒，小便淡黄，大便偏软，月经正常。舌尖红，质淡红暗，苔黄腻，脉细弦缓。胃镜提示：慢性浅表性胃炎。病理：胃窦大弯活动性炎症，重度，Hp（+）。西医诊断：慢性浅表性胃炎；中医诊断：胃痞之湿热肝郁证。治法：清热祛湿，疏肝和胃，佐以安神之品。方药（杨氏清化胃饮合四逆散加减）：茵陈蒿 10g，佩兰 10g，半夏 10g，柴胡 6g，赤芍 10g，白扁豆 10g，茯苓 15g，合欢皮 10g，麦芽 15g，谷芽 15g，薏苡仁 15g，厚朴 6g，琥珀 4.5g，白豆蔻 4.5g，黄连 3g。7 剂，每日 1 剂，水煎 400ml，分早、晚两次温服。配服保和丸 6g，每日 2 次，餐前温开水送服。

二诊（2002 年 5 月 23 日）：药后胃脘仅纳后闷胀，嗳气已平，知饥欲食，寐好时梦，小便淡黄，大便成形。舌质淡红，苔薄黄腻，脉细弦缓。守原方去半夏、麦芽、谷芽、合欢皮，改琥珀为 3g，茯苓为 10g。14 剂，每日 1 剂，水煎 400ml，分早、晚两次温服。保和丸易胃乐宁 1 片，每日 3 次，餐前温开水送服。

三诊（2002 年 6 月 8 日）：患者因伤冷食，胃脘胀痛，嗳气又作，知饥纳可，寐安。苔见黄腻，脉细弦缓。方药（清化胃饮加味）：茵陈蒿 9g，半夏 9g，藿香 9g，厚朴 9g，赤芍 9g，黄连 3g，白豆蔻 4.5g，薏苡仁 12g。胃乐宁续服。10 剂，服法同前。

四诊（2002 年 6 月 19 日）：诸症悉除，知饥纳可，舌质淡红，苔转薄黄根少腻，脉细缓。复查胃镜提示：轻度浅表性胃炎，Hp（-）。改以健脾清化、理气疏络为法，选参苓白术散加减调理善后。

按语：该患者为慢性浅表性胃炎伴 Hp 感染，以脾胃湿热、肝郁气逆为主证，杨老以理脾清化、疏肝和胃为主论治，用杨氏清化胃饮加减。方中茵陈蒿、白扁豆、黄连、薏苡仁、白豆蔻、佩兰清热祛湿；柴胡、厚朴、赤芍疏肝理气疏络；继以健脾清热为主善后。药后病显轻，症悉除。

第十一章　李乾构

一、人物简介

李乾构，男，1937年12月生，江西人。1958年9月考入广州中医学院（现名广州中医药大学）医疗系，学制六年。1964年分配到北京中医医院以后，一直从事中医医疗、教学、科研和管理工作。1980年开始从肝病组调到消化组从事内科消化病的研究。主任医师，教授，第三届"首都国医名师"。曾任北京中医医院院长，全国人大代表，北京市人大常委，全国省会城市中医医院管理研究会会长，国家中医药管理局脾胃病急症协作组组长，中华医学会理事，北京中医药学会副会长，中华中医药学会脾胃病分会专业委员会主任委员，中央保健委员会会诊专家，中国保健协会中医药保健工作委员会名誉会长，北京市卫生技术资格系列（中医）高级专业技术资格评审专家，北京中医药学会终身荣誉理事。

李老从事中医临床、教学数十载，擅长脾胃病的诊疗工作。2003年被确定为全国老中医药专家学术经验继承工作指导老师。"羊角资源开发与利用"等科研课题先后获部级、市级、局级科技成果奖8项，多次参加国际学术会议，进行中医学术交流，并应邀先后赴德国、日本、荷兰等地进行讲学，受到各界的好评。于1990年获北京市中医管理局一九八九年度科技成果奖二等奖，1991年获北京市中医管理局一九九0年度科技成果奖一等奖，1992年获北京市科学技术进步奖二等奖，1998年获北京市科学技术进步奖二等奖，1999年获国家中医药管理局中医药基础研究奖三等奖，2000年获北京市科学技术进步奖三等奖。2007年国家中医药管理局授予研修项目优秀指导老师。2013年获《中国中西医结合杂志》终身成就奖。

李老主编了我国第一部中医胃肠病专著《中医胃肠病学》，以及《实用中医消化病学》、《中医脾胃学说应用研究》等，任《中国中西医结合脾胃杂志》等主编。在国内外发表学术论文有《治胃15法》、《治脾15法》、《急症胃痛诊疗规范》、《口腔溃疡证治体会》、《五子育春丸治疗男性不育症的临床研究》等50余篇。

二、学术思想

李老认为，中医脾胃学说始于《黄帝内经》，运用于仲景，发挥于东垣，完善于叶天士，是中医藏象理论的核心内容，认为脾胃为气血生化之源，脏腑经络之枢，为后天之本，并将脾胃功能失调视为疾病发生的重要原因之一。

（一）脾胃健，气血旺，营卫通

1. 生命以水谷为本　人体的各种生命功能无不以气血为基础，正如《素问·调经论》所言"人之所有者，血与气耳"。而气血由水谷之精气，自然界之清气，人身先天之元气三者共同化生而成。然三者之中以水谷为要，因先天之元气来自父母，自然界之清气来自天气而且呼吸又出于自然，可人为进行调节的唯有水谷之精气。从这个意义讲，水谷之精气是决定清气与元气在生命活动中发挥作用的关键，生命以水谷为本。故李东垣在《脾胃论》中深刻总结："真气又名元气，乃先身生之精气也，非胃气不能滋之。"

2. 脾胃为仓廪之本 脾胃化生气血，主要依靠脾胃的运化功能。在五行中，脾属土，土生万物。胃与脾，一阳一阴，互为表里，共同参与饮食的消化吸收。《素问·灵兰秘典论》曰："脾胃者，仓廪之官，五味出焉。"《素问·经脉别论》言："……饮入于胃，游溢精气，上输于脾，脾气散精，上归于肺，通调水道，下输膀胱，水精四布，五经并行……"概括了脾胃是受纳水谷，运化精微营养物质的重要器官，更强调脾胃输出精微营养物质以供全身之用的功能，即脾胃为仓廪之本。

3. 脾胃为营之居 脾胃化生之水谷精微，是营卫气血的主要物质基础。其精微上输于肺，化生营气，注之于脉，以营养脏腑及诸经百骸，另一部分循皮肤肌肉之间，至于胸腹，散于胸腹之中，为卫，以温分肉而充皮肤，肥腠理而司开阖。故《灵枢·营卫生会》云："人受气于谷，谷入于胃，以传于肺，五脏六腑皆以受气，其清者为营，浊者为卫，营在脉中，卫在脉外"。《灵枢·五味》亦云："谷始入胃，其精微者，先出于胃之两焦，以灌五脏，别出两行，营卫之道。"而《灵枢·本神》提出"脾藏营"，以及《素问·六节藏象论》提出的"脾胃……营之居"更是充分体现了维护人体生命活动的气血与脾胃关系至为密切。

"左右上下，四脏居焉。脾者土也，应中为中央，处四脏之中州，治中焦，育营卫，通行津液，一有不调，则营卫失其育，津液失其行"，"胃者卫之源，脾者营之本，脾胃健，而营卫通"，充分体现了脾胃和营卫气血关系紧密。

（二）脾胃为气机升降枢纽

1. 人之气道贵乎清顺 人体各种生理活动中尤以全身气机通畅最为关键，为各种生理功能和生理联系之基础。倘若升降失调，出入障碍，则发生病理现象，甚至有升无降，有降无升，而两极分化，出入停顿。正如《素问·六微旨大论》云："出入废则神机化灭，升降息则气立孤危，非出入无以生长壮老已，非升降无以生长化收藏。"且"人之气道贵乎清顺"，气行则不郁，各个脏腑的生理功能得以正常发挥，气血津液等精气充沛，元气才能充沛，生机才能洋溢活跃。

2. 脾胃之枢——机体的重要调衡机制 脾胃居人体之中，脾主升清，脾升则健，胃主通降，胃降为和，脾胃是机体气机升降之枢纽。五脏本身及五脏之间的升降，皆以脾胃升降正常为前提，而脾胃又具有"冲和"之德，因此脾胃升降之枢，又具有调节、平衡作用，维持各脏本身及脏与脏之间升降运动的相对平衡，以防止其脏气的过与不及，达到"气归于权衡"、"以平为期"的生理要求，即脾胃是维持机体相对平衡的重要调节机制。中焦气机通畅，不但滞无所成，湿无所生，邪无处藏，生化自行，而且可使肺气得宣，肝气得疏，心火得下，肾水得上，即心肺之阳降，肝肾之阴升，而成天地交泰。若脾胃升降失常，不仅表现在自身，并且常累及相关脏腑的升降运动，故恢复脾胃的升降功能是治疗的关键。

（三）脾为五脏之本

《素问·玉机真脏论》谓："五脏者，皆禀气于胃。胃者，五脏之本也。"概括出五脏功能有赖胃气的支持。胃气指人体的脾胃功能和营卫气血。五脏中任何一脏的功能正常发挥都要以充足的气血为物质基础，如脾生血，心主血，脾气足则生化气血功能旺盛，心血充盈；脾气虚则化源不足，心血亏虚。脾为后天之本，肾为先天之本，先天与后天相互滋生、相互促进，肾阳可以温煦脾气，以发挥其运化功能；脾所运化的水谷精微，又可资助肾的藏精。肝为体阴用阳之脏，疏泄与藏血的生理功能均需以营血作为物质基础。脾为肺之母，若脾胃虚弱，则宗气生成不足而引起肺气虚证；若脾胃虚弱，宣降失常，水湿内停，聚为痰饮而咳喘，即脾为生痰之源，肺为贮痰之器。可见从生理角度，五脏中皆有脾胃之气，正如《景岳全书》所言"脾为土脏，灌溉四傍，是以五脏中皆有脾气"，故言脾胃为五脏之本。病理情况下，当脾胃功能异常时亦容易影响其他脏腑，正如《周慎斋遗书》所言："脾胃一伤，四脏皆无生气。"

李老认为，脾胃润燥相济，纳运协调，升降相因。脾胃功能健旺，则气血旺，营卫通，脏腑、四肢、百骸、九窍等全身器官组织得到濡养。反之脾胃失健、元气虚弱则是内伤外感疾病的主要成因。在临床实践中重视脾胃功能，治疗疾病抓住健运脾胃、调畅气机这一中心环节，临证内伤外感常用补益脾胃大法调治五脏，包括治疗人体各系统诸如消化、循环、呼吸、神经、泌尿、生殖、运动等属功能低下之慢性疾患。

三、临床经验总结

（一）立足脾胃，善治疗慢性病和疑难杂症

1. 治标为先　慢性病日久，多有正虚的一面，在较长时间的治疗过程中，外邪的入侵，内邪的滋生，随时都可能发生。在治疗过程中，应当随时注意这些新邪的出现，即标证的出现。治疗上先于治标或标本同治，否则入里，扶正之品可留邪助邪。特别是对于专病专方的使用，需掌握好时机，同时在使用过程中，必须根据病机的变化而灵活变通，忽略治疗过程中任一标证（症）的存在和出现，都有可能造成治疗无效或病变的缠绵难愈。《金匮要略》中明确指出："夫病痼疾，加以卒病，当先治其卒病，后乃治其痼疾也。"但这一点在慢性病的治疗中，多易被专科医生所忽略。

2. 治病求本　有些慢性病患者长期就医服药，每服多能有效，但病终不愈，甚或身体渐衰，病势久必渐重。此多因"见咳止咳"、"见血止血"而未能治其根本。"肾为先天之本"，中医有"病入肾"之论，寻到脾胃之中，治慢性久病倡"从肾论治"。脾为后天之本，周慎斋云："诸病不愈，方无一失……治病不愈，寻到脾胃而愈者颇多。"慢性久病多宜从脾、从肾论治，治其根本，标象自愈。

3. 复方投治　部分慢性久病，治疗上若采取经络相传，脏腑同病，气血阴阳俱受波及，导致病机复杂而症状纷杂，"各个击破"之策多收效不佳，每愈此而彼起，愈彼而此起。宜采用综合复方疗法，即裘沛然所谓"复方治大病"也。此时李老常用四君子汤合四逆散，四君子汤合桂枝汤、旋覆代赭汤等复方投治。

4. 善治病调脾胃　脾胃居中土，是脏腑的中心，与其他脏腑关系很密切，脾胃有病很容易影响其他脏腑，正如《周慎斋遗书》所云："脾胃一伤，四脏皆无生气。"例如，脾生血，心主血，脾气足则生化气血功能旺盛，心血充盈；脾气虚则化源不足，心血亏虚。脾为后天之本，肾为先天之本，先天与后天，相互滋生，相互促进，肾阳可以温煦脾气，以发挥其运化功能；脾所运化的水谷精微，又可资助肾的藏精。脾胃病上波心肺，下累肝肾，治疗时，应注意调理脾胃发挥其"万物之一母"的作用，祛除其他脏腑的疾病，肺病日久，进甘药充养脾胃，冀胃土日旺，柔金自宁。肾病水肿，用健脾消水肿法，寓培土制水之意，肾病虚损用治中法，期肾气得胃气的滋养，虚损渐复。心病用健脾益气法缘其"血化中焦"滋化血生，血养神。肝病延久，亦可补脾益胃，血充足，木自荣，即"厥阴不治，求之阳明"之谓。若五脏皆有见症，治疗时，顾此失彼，攻补殊难下手，此时宜抓住脾胃论治，即"三焦受病，以从中治"，善治病治脾胃就是这个意思。李老不仅治脾胃病用补益脾胃法，就是治哮喘、失眠、肿瘤等慢性病，亦以四君子汤补益脾胃为基础方，结合辨证施治，每获良效。

（二）调畅中焦气机是治疗脾胃病的关键

李老主张补脾重在运，重视调畅中焦气机。脾胃同居中焦，是全身气机升降的枢纽，脾升胃降功能正常是全身气机升降的基础。倘若升降失调，出入障碍，则发生病理现象，甚至有升无降，有降无升，而两极分化，出入停顿。正如《素问·六微旨大论》云："出入废则神机化灭，升降息则气血孤危，非出入无以生长壮老已，非升降无以生长化收藏。"而中焦气机调畅，则滞无所成，湿无所生，邪无处藏，生化自行。故恢复脾胃的升降功能是治疗的关键。临证时李老重视脾胃肠同治，肝脾同治。

1.重视脾胃肠同治 李老除常用四君子汤作为升脾的基础方外，非常重视胃与大肠异常的治疗，即二阳病的治疗。历代医家对因胃肠功能异常影响到心脾或心脾功能异常影响到胃肠的认识有所不同。《素问·阴阳别论》曰："二阳之病发心脾，有不得隐曲，女子不月。"《万氏妇人科》言："夫二阳者，手足阳明胃大肠也。惟忧愁思虑则伤心，心气受伤，脾气失养，郁结不通，腐化不行，胃虽能受，而所谓长养灌溉流行者，皆失其令矣。故脾虚弱，饮食减少，气日渐耗，血日渐少，斯有血枯，血闭及血，色淡，过期始行，数月一行之病。"而《女科经论》中论："肠胃既病则不能受，不能化，心脾何所资，心脾既无所资则无以运化而生精血。"李老谙熟历代医家对"二阳之病"的不同见解，结合长期的临床实践，对其有自己的认识，认为心脾和肠胃可互为病因，虽主张脾气虚是脾胃病的常见基础病机，但是随着现代人经济收入的提高，生活水平的提高而过食肥甘厚味、辛辣不节，会助湿生热，使人体长期处于湿热条件下，当遇到其他因素影响时，如外部环境气温升高，工作生活节奏加快，容易造成人的情志急躁，乃至恼怒（气有余便是火）。即由于生活的节奏加快及饮食成分的变化更增加了二阳病的内热病机，从而导致大肠失于传化，胃腑受困。日久气耗，中气虚弱，脾胃升降失调，气机受阻而血行不畅，气滞血瘀又伤胃气。久而久之，胃阴受伤，虚热内生，如此反复，更加重胃气、胃阴的耗伤。

因此，近年来李老主张脾、胃与大肠同治。在诊治各种消化病时，必问及患者饮食与大便情况，更是参考舌脉之象，判断脾胃肠之虚实，以增强用药的针对性。故症见纳呆、口臭、食后腹胀、大便干或黏滞不爽、舌苔黄厚或苔白不洁、脉沉滑有力或滑数者，多用黄连、黄芩、茵陈、连翘、荷叶、土茯苓、熟军等药以清胃泄热，化浊通腑；症见食多善饥、唇红干裂、大便数日不解、舌红体瘦、苔白而干或中心无苔、脉细数者，多用生石膏、瓜蒌、石斛、玉竹、芦根、生石膏、元参等以养阴清胃，润肠通腑；症见纳少、便溏、乏力、畏冷、舌质胖嫩、脉细无力之人，为脾胃虚寒，可用干姜、白术、砂仁等以健脾和胃温中以防止湿阻肠胃，气血不行。

2.重视肝脾同治 李老治疗慢性脾胃病，重视肝脾关系，认为病位虽在脾胃，但与五脏相关，犹系于肝脾。人体气机的升降开合，转枢在脾，调理在肝。肝胆之于脾胃，在正常生理情况下，一方面肝木疏土，助其运化之功；另一方面脾土营木，成其疏泄之用，即"木生于水而长于土，土气冲和，则肝随脾升，胆随胃降"。

治肝有多法，但平肝药、伐肝药过频则人身之气化必有所损伤；疏肝药多升散，能升发条达，但易伤气耗阴。肝气贵在调畅，对肝气横态者，若强制之，容易激发其反动之力。故李老治肝主张养肝柔肝，慎用伐肝之法，因肝体阴而用阳，肝阴肝血常不足。肝气犯脾胃，其脾胃虚而肝来侮者，自宜主治脾胃；其肝郁肝旺者，郁者疏肝，郁而热者清肝，郁而亢盛者平肝。清肝则如龙胆草、栀子；平肝则如石决明、龙齿之属。肝阳之亢由肝阴不足者，轻者柔肝，重者养肝，柔养之药多养血补血之品，此盖源于肝藏血，所藏不足，阳自浮动，此时升疏肝气之品，自宜慎用，用宜当居佐使之位，否则弊在耗阴。

李老除常用当归、白芍来柔肝养肝外，还善于通过治脾来补肝。前人有所谓"厥阴不治，求之阳明"、"调其中气，使之和平"之论。张锡纯亦有"欲治肝者，原当升脾降胃，培养中宫，俾中宫气化敦厚，以听肝木之自理，即有时少用理肝之药，亦不过为调理脾胃剂中辅佐之品"的治法。据此，李老在治疗慢性胃炎时，对肝郁血虚证常用逍遥散健运脾气以调理肝气。

（三）审证必求因，当在气血寻

中医有"百病皆生于气"、"血为百病之始"之说。气为血帅，气行则血行，气虚气滞则血滞血瘀。气病血必伤，血病必及气，疾病的发生及其发展转归，都离不开气血的充实与亏虚、气血的条达与瘀阻。气血失调则可出现气虚、气滞、气逆、气陷、血虚、血瘀、出血等病证。气血失调又可导致人体脏腑器官濡养不足，影响五脏六腑的生理功能，出现各种不同的病理表现，并与表里出入、寒热进退、邪正虚实、阴阳盛衰等一系列病理变化和临床症状息息相关。李老认为，病程短者多治在气分，久病多气血同治。如胃痛初起病在气分，久则气滞、气虚、湿热、虚寒与阴虚等因素均易导致血液运行不畅，瘀血内生，络脉不通，病入血分，即"病初气结在经，久病则血伤入络"。临床治疗根据瘀血产生的原因辨证灵活运用活血化瘀法，可以提高临床疗效，所以治胃病不仅要调理气分，还要调理血分。活血化瘀中药种类繁多，据李老经验，要根据药物的四气五味来遣方选药。在辨证论治的基础上，偏寒者用辛温类活血药，如当归、川芎；偏热者用凉性的活血药，如丹皮、丹参；气病及血者，治以理气活血，如香附、莪术；血瘀为主者治宜活血，用桃仁、红花。另外，李老尤其喜用丹参和莪术。丹参味苦微寒，入心、肝、心包经，具有活血祛瘀、凉血消肿、清心安神之功效；莪术性温，味辛苦，功能健脾和胃、行气活血、消积止痛，是治疗瘀血疼痛的要药。莪术用 3～9g 可健脾开胃，用量 10～15g 可行气活血消滞，用量 20g 以上可破血消积。李老认为，丹参、莪术相须为用，行气化瘀而散结，可奏"辛以散结"之效。

李老注重通过调和营卫来调和气血。临床中致营卫不和的原因不一，调和营卫的具体治法也不同。李老常用桂枝汤以治太阳中风之营弱卫强之证。其意在"营行脉中，卫行脉外"。更常用小建中汤，和阴阳调营卫，以治血痹虚劳之证，意在"营出中焦，胃为卫源"。桂枝加龙骨牡蛎汤养心安神，调营卫用治烦躁，意在"损其心者，调其营卫"。

（四）脾虚气滞为脾胃病基本病机

李老恪守《黄帝内经》"正气存内，邪不可干"、"邪之所凑，其气必虚"的发病观，认为脾胃虚弱是慢性脾胃病的基础病理，它主要包括脾胃气虚和脾胃气阴两虚，而脾气虚最为常见。在脾气虚的基础上，或气机失畅而滞，或脾虚湿蕴，或湿痰交阻而闭阻气机，或土虚木乘或木旺克土而肝脾（胃）不和，或脾虚中寒而中阳不运，或病久而络脉瘀阻等不同病机可形成脾虚夹实之复杂证候。但基本病机是脾胃虚弱、升降失常，强调虚是本质，滞是核心。故脾虚气滞为慢性脾胃病基本证型，虚则邪聚，临床上以虚实夹杂证多见。李老在几十年脾胃病临床实践中，一贯重视祛邪与扶正的关系，他遵守《黄帝内经》中"正气存内，邪不可干"、"邪之所凑，其气必虚"的宗旨，把扶正祛邪视为根本，认为现代人"腑实脏虚"证占大多数。为此，在治疗脾胃病中，常用健脾理气法，首推四君子汤，强调顾护脾胃之正气，恢复脾胃之正常运转机制。除此之外，六腑以通为顺，治疗用药以证从之，如疏肝理气法、消导化滞法、清热燥湿法、养阴润下法、健脾温中法、和胃宽中法、清毒行气法、活血化瘀法等。其目的是使脾胃运化正常，以通畅消化系统为其标准。李老抓住脾胃气虚是脾胃病的根本原因，治病补益脾胃法贯穿整个治疗始终。

（五）顾护中气，慎用寒凉药物

李老治病顾护中气，不仅体现在姜、枣、草、参组合的补中益气方面，亦体现在通过驱邪外出，恢复脾升胃降功能，如常用五泻心汤，使中焦得平，邪气得除，胃气得保；又以小承气汤、调胃承气汤祛燥热内结，顺承顾护胃气。另外，更体现在慎用寒药方面。李老治疗脾胃病立法用药的特点是，重在甘辛温补，慎用寒凉。通过学习李东垣"阴火"理论，从中找到了甘辛温补药应用的理论根据，理解阴火为中焦脾胃之气不足，不能升浮外达，以中焦为中心的上、中、下三焦气机郁滞化火。故寒者温之、热者清之的原则固然没错，但要首先辨清虚实，针对火的成因辨证论治，如李东垣所言："脾证始得，则气高而喘，身热而烦，其脉洪大而头痛，或渴不止，其皮肤不任风寒而生寒热。"应该如何治疗呢？"惟当以辛甘温之剂，辛补其中而升其阳，甘寒以泻其火则愈矣"。即补中、升清、泻阴火治疗脾虚内热。阴虚胃热证使用沙参麦冬汤加减；对湿热中阻证，治宜化湿清热，用药根据湿与热的偏胜而定，气郁化热证使用化肝煎或连朴饮加减。对胃镜病理所见，可供辨证参考。若有热证，胃黏膜充血，糜烂显著者，适当加用清热之品。如证属脾胃气虚者，虽病理提示炎症病损，亦不可过多运用性味寒凉的清热药物，免致损伤脾胃，加重寒凝气滞；否则会出现罗天益所言的"今火为病而泻其土，火固未尝除而土已病矣"现象。

（六）辨证经验

1. 强调先辨病然后进行辨证论治　病是在一定因素（外感或内伤）作用下，人体脏腑经络功能失常而表现为具有一定临床特点及其自身发生、发展与变化规律的阴阳失和的反映过程，是一个动态的、复杂的、有规律的过程。证则是在疾病过程中某一特定时期具有特征性病机变化的机体整体反映状态。所以，证出现于疾病过程之中而不能独立于疾病之外。在疾病过程中出现了不同的证，正是反映了疾病的发展变化及复杂的表现形式。任何离开了具体的病的证都是不可思议的。蒲辅周先生指出："辨证论治的精神实质，是理法方药的一套完整治疗体系。忽视辨证论治而执一方以治一病，守一法以临一证，则未有不为错综复杂之病变所困惑。"李老认为，能辨证而不识病，在诊断上缺乏全局观点，在治疗上会毫无原则地随证变法；当然只识病而不辨证，可能导致诊断上虚实不分，治疗上实实虚虚，损不足而益有余。因此强调临证时先辨病然后进行辨证论治，并认为这是中医辨证论治固有的体系与特点。

2. 辨证论治要抓主要证候，抓主要症状　李老认为，疾病在不同的阶段有不同的证候表现，临证时要抓主要证候进行辨证论治。主要证候是病机的最典型反映，它也代表了病势的趋向。而辨证析机，因机立法，因法施方是中医诊疗的程序。临床辨证论治实践中，李老善于抓主要证候，抓主要症状。虽不能依据主诉一症（即主要症状）确定证候，尚要参考次症、舌象和脉象来确定证候。常见证型有脾胃虚弱证、脾胃虚寒证、肝胃不和证、肝胃湿热证、寒凝气滞证、气滞血瘀证、胃阴不足证等。李老临证时根据患者求医的最痛苦的主诉，即主要症状，作为辨证的主要依据及切入点。胃部胀痛多考虑气滞证，胃部隐痛多考虑虚证，胃部针刺样或刀割样疼痛多考虑血瘀证，胃部灼痛多考虑阴虚证。脾虚气滞是胃痛的基本病机，脾虚治宜用四君子汤补气健脾，气滞宜用四逆散疏肝理气，以四君子汤合四逆散为治胃脘痛脾虚气滞证的基础方，然后随兼证候、兼症状进行加减，如兼夹血瘀证，加丹参、三七；兼见寒凝证，加干姜、桂枝；兼见食积证，加鸡内金、神曲；兼见阴虚证，加沙参、玉竹；兼见湿热证，加茵陈、虎杖；兼有失眠，加枣仁、首乌藤；兼有便秘，加火麻仁、芒硝；兼有反酸，加乌贼骨、瓦楞子；兼有嗳气、呃逆，加旋覆花、代赭石等。

3. 重视体质辨证 《黄帝内经》、《伤寒论》等经典中早有关于体质的论述，体质常常影响疾病的发生发展和转归。病因相同或疾病相同，若体质不同，则可出现不同的证候。李老认为，体质是形成"证"的生理基础之一，辨体质是辨证的重要根据。故辨证论治中考虑体质因素是很重要的，可开拓我们的辨证思路，对提高辨证的准确度有益。李老临证时常通过望体形、望神、望面色等定体质。如木形人形体瘦长，面长，肤色苍，敏感，多才，喜忧劳于事，易生风动之相，易于中气不足或相对不足，多从肝脾论治。

体质辨证有一定的难度，尤其疾病和体质都是通过中医的四诊搜集资料，进行归纳分析及判断，以阐明机体的生理病理状态。何者属于疾病辨证项目，何者属于体质辨证项目容易混淆，造成误诊。李老认为，体质虽是可调的，但相对稳定，疾病出现之前或平时就有的不适症状有助于判别体质。

4. 四诊合参，尤其重视舌诊 四诊合参首倡于《黄帝内经》。《素问·阴阳应象大论》云："善诊者，察色按脉，先别阴阳。审清浊而知部分，视喘息、听音声而知所苦，观权衡规矩而知病所主，按尺寸、观浮沉滑涩而知病所生。以治无过，以诊则不失矣。"《难经·六十一难》更明确指出："望而知之谓之神，闻而知之谓之圣，问而知之谓之工，切脉而知之谓之巧。"四诊的参合运用是为了最大限度地获取与疾病发生、发展、变化有关的各种信息。

李老在四诊合参的基础上，非常注重望诊，除了前述的望体形、望神、望面色而定体质外，尤其重视望舌。舌为脾之外候，舌与脾胃的关系最为密切。舌质与舌苔最能反映脾胃病寒热虚实、燥润纳化的情况。李老在舌诊方面有丰富经验，如见舌苔淡灰考虑里气阴寒；见黑苔不仅考虑严重里气阴寒证，亦要与胃热实证相鉴别，鉴别在于前者苔润，后者苔燥，且黑在舌中心。湿热病舌苔除典型厚腻苔外，舌苔满黄不燥，亦不少见，另湿热聚久灼伤津液，苔亦可干黄。判断是寒湿证还是湿热证，以及湿与热孰轻孰重，尚要结合口渴和脉象综合判断。

5. 辨证论治的中西医结合 如何发展辨证论治，李老认为，在科技快速发展的今天，中医现代化是必然的，但西医诊病与中医辨证的简单机械结合，并以之作为病证结合的基本模式是不可取的。但纯辨证论治也是有局限性的，而衷中参西是可取的。采集临床资料时，除了搜集传统四诊资料外，还要通过现代检测手段，诸如测血压、理化指标、B超、内镜、CT检查等搜集相关的资料，以扩展我们的四诊范围，可以借鉴西医疾病的相关知识，扩展中医病因和病机认识的深度与广度。但临床诊治疾病还是要牢牢坚持在中医理论指导下的辨证论治，即坚持用中医思维诊治疾病，只有这样才能产生不同于西医的治疗方法，同时促进中医的发展。

四、医案集萃

（一）健脾益胃，理气活血治疗慢性萎缩性胃炎

于某，女，58岁，2010年7月1日就诊。

主诉：上腹痛半年余。

初诊：患者半年多以前无明显诱因出现上腹痛，伴烧心，经抑酸治疗后症状仍时有反复。曾行胃镜检查提示：慢性萎缩性胃炎。刻下：上腹痛，伴见痞满，矢气多，烧灼感，食欲差，大便1~2次/日，脐周发凉。月经婚孕史：14岁初潮，经期为5~7日，周期为30天，45岁绝经；育有1女。舌质红苔薄黄，脉弦。西医诊断：慢性萎缩性胃炎；中医诊断：胃脘痛之脾胃虚弱、气血瘀阻证。治法：健脾益胃，理气活血。方药（六君子汤加减）：党参15g，莪术15g，茯苓15g，生甘草10g，陈皮10g，炒半夏曲9g，枳壳10g，厚朴10g，鸡内金15g，降

香 10g，吴茱萸 3g，黄连 3g，桂枝 10g，酒白芍 20g，延胡索 15g，三七粉（冲服）3g。14 剂，每日 1 剂，水煎 400ml，分早、晚两次温服。

二诊（2010 年 7 月 15 日）：患者诉药后诸症减轻，仍略感胃脘胀满堵闷，时有烧心，大便 2 日一行，质可，纳眠可。舌质红苔薄黄，脉细弦。方药：党参 15g，莪术 15g，茯苓 15g，生甘草 10g，陈皮 10g，炒半夏曲 9g，枳壳 10g，厚朴 10g，木香 10g，焦三仙 60g，吴茱萸 3g，黄连 3g，桂枝 10g，酒白芍 20g，延胡索 15g，三七粉（冲服）3g。7 剂，服法同前。

按语：脾胃运化功能恢复正常，气血才能生化无穷。根据"久病入络"的中医理论，临床上以四君子汤健脾益气、扶正固本，同时佐以莪术健脾行气活血。莪术味微苦，气微香，微有辛意，为化瘀血之要药，性非猛烈而功效甚速。《医学衷中参西录》曰："莪术能治心腹疼痛，胁下胀痛，一切血凝气滞证，若与参、术诸药并用，大能开胃进食，调血和血。"现代研究提示，莪术既有行气健胃之功，还具有活血化瘀之效，对肠腺化生、异型增生有逆转作用。脾气虚者多运化无力，湿邪内生，故常合用六君子汤以健脾化湿；反酸、烧心者合用左金丸，治肝经火郁，吞吐酸水。患者脾虚畏寒，调整两药的比例为等份。延胡索活血行气止痛，三七增强活血化瘀之效。

（二）疏肝理气，和胃降逆治疗胃食管反流病

耿某，女，77 岁，2010 年 1 月 19 日就诊。

主诉：反酸烧心 2 年余。

初诊：患者 2 年多以前无明显诱因出现反酸、烧心，曾行胃镜检查诊断为反流性食管炎，经抑酸治疗，症状缓解不明显。刻下：反酸、烧心，时有胸骨后不适，口吐黏液，饭后症状减轻，平时性情急躁，二便调，纳眠可，舌红苔薄白，脉细弦。西医诊断：反流性食管炎；中医诊断：吞酸之肝郁气滞、胃失和降证。治法：疏肝理气，和胃降逆。方药（六君子汤加减）：党参 10g，炒白术 10g，茯苓 15g，生甘草 10g，陈皮 10g，清半夏 9g，海螵蛸（先煎）15g，瓦楞子（先煎）30g，柴胡 10g，郁金 10g，酒炒白芍 20g，枳实 10g，吴茱萸 3g，黄连 3g，干姜 5g，降香 10g。14 剂，每日 1 剂，水煎 400ml，分早、晚两次温服。

二诊（2010 年 2 月 3 日）：反酸烧心较前减轻，口中黏腻减轻，偶有烧心，便调，眠可。舌红，苔薄黄，脉弦略滑。方药：党参 10g，炒白术 10g，茯苓 15g，陈皮 10g，清半夏 9g，海螵蛸（先煎）15g，瓦楞子（先煎）30g，柴胡 10g，郁金 10g，酒炒白芍 20g，枳实 10g，木香 10g，旋覆花 10g，煅赭石（先煎）10g，降香 10g，生甘草 10g。10 剂，服法同前。

三诊（2010 年 2 月 13 日）：无明显反酸、烧心，略感口中黏腻，纳眠可，便调。舌苔薄黄，脉细弦。方药：党参 10g，炒白术 10g，茯苓 15g，陈皮 10g，清半夏 9g，海螵蛸（先煎）15g，茵陈 10g，柴胡 10g，郁金 10g，酒炒白芍 20g，枳实 10g，木香 10g，旋覆花 10g，煅赭石（先煎）10g，降香 10g，生甘草 10g。10 剂，服法同前。

按语：患者平时情绪急躁，肝气郁结，横逆犯胃，肝胃不和，胃失和降，故见反酸、烧心、胃胀；肝气郁结，不通则痛，故见胸骨后疼痛。舌质淡红，苔薄白，脉弦，为肝郁之象。本病病机为肝胃不和、胃气上逆。病位在食管，涉及肝、脾、胃等脏腑。治疗大法以和胃降逆、调节气机升降为主。故本病案以四君子汤健脾益气，以柴胡、郁金、枳实、厚朴等疏肝理气；黄连、吴茱萸为左金丸，清肝和胃，收敛制酸。诸药合用共奏健脾益气、和胃降逆、抑酸止痛之功。二诊加旋覆花、代赭石等以和胃降逆。李老经验：经治主症消失后可用有健脾疏肝、和胃制酸功效的复方陈香胃片继续服一个疗程以巩固疗效，防止复发。

（三）活血化瘀，行气导滞治疗顽固性便秘

王某，男，60岁，2006年8月8日就诊。

主诉：反复发作便秘10余年。

初诊：患者自诉便秘反复发作10余年。大便2～3日一行，质干呈球状，排便困难，曾长期服用通便药，现已效果不佳，伴有口干口苦，渴喜热饮，时有头晕，口中异味，嗳气频作，纳呆，神疲乏力，无明显腹胀痛，失眠多梦。舌淡暗，苔薄黄，脉细滑。西医诊断：慢性便秘；中医诊断：便秘之脾虚肠燥、气滞血瘀证。治法：活血化瘀，行气导滞通便。方药（四君子汤加减）：玄参30g，丹参30g，生白术30g，茯苓10g，炙甘草3g，火麻仁30g，桃杏仁各10g，枳实10g，紫菀15g，槟榔10g，酒大黄5g，元明粉（冲服）5g。7剂，每日1剂，水煎400ml，分早、晚两次温服。嘱其每日多食新鲜蔬菜、水果，饭后进行适量活动，养成定时排便的习惯。

二诊（2006年8月15日）：大便可，1～2日一行，且较前易解出，仍纳差，原方加用鸡内金10g、焦四仙各15g，以行气、消食导滞。7剂，服法同前。

三诊（2006年8月22日）：大便可，一日一行，但量偏少，改用麻仁润肠丸、六味安消胶囊，继续调理。

按语： 根据老年习惯性便秘的病机特点，李老在治疗上以健脾润肠为原则，以四君子汤为基本方，标本同治，扶正祛邪，临床上可随症加减调理气血、润燥通便之品，疗效满意。方中四君子汤，是补气健脾的代表方剂，也是治疗脾胃病的基本方剂。治疗便秘时李老习惯用玄参代替人参，白术生用、重用。其中玄参养阴清热，益胃生津，增液行舟；生白术补气健脾，益气通便又不致泻；茯苓健脾祛湿；炙甘草温中健脾益气。患者兼见大便涩滞不通，伴有嗳气频作，纳呆，以枳实、槟榔理气消导、润肠通便；湿热内盛，伴有口干口苦、口中异味、失眠多梦用酒大黄，以清热化湿、通腑泻热；并以元明粉冲服，以缓泻大便，解其标实；火麻仁、杏仁、桃仁养血润肠治其本虚。诸药共奏活血化瘀、行气导滞通便之功。

（四）益气养阴，清热解毒治疗唇风

患者，女，60岁，2004年4月21日就诊。

主诉：口唇干裂疼痛2个月余。

初诊：患者2个多月前因食辛辣食物及坚果引起嘴唇干裂疼痛。先为唇尖疼痛，起泡，继则化脓，破溃干裂肿胀。唇肿如猪唇，语言及进食困难，胃胀纳可，呃逆不反酸，矢气多，大便不畅，口干，饮水不多。北京某医院诊为"唇炎"。多方求医，口服及外用"口炎清，红霉素软膏"和中药汤剂等，均未见效。体重减轻约10kg，不发热。刻下：双唇肿胀，黏膜干裂，结痂，外翻，双颌下淋巴结肿大，如蚕豆大，按之疼痛。舌尖红，苔黄，脉细滑。西医诊断：慢性唇炎；中医诊断：唇风之气阴两虚、热毒内盛证。治法：益气养阴，清热解毒。方药：元参20g，麦冬15g，生地20g，黄芩15g，黄连5g，酒军3g，赤芍15g，白芍15g，白芷15g，白及15g，野菊花10g，苦参10g，延胡索15g，丹参20g，当归10g，生甘草5g。7剂，每日1剂，水煎400ml，分早、晚两次温服。另予黄连膏外用涂唇，3～4次/日。

二诊（2004年4月29日）：口唇干裂好转，语言及进食困难减轻。仍有上唇干痛，口干欲饮，大便不成形，有不消化食物，2～3次/日。舌苔黄，脉细弦。方药：沙参30g，丹参30g，麦冬15g，生地15g，酒黄芩15g，黄连5g，酒军3g，白芷10g，白及10g，当归10g，野菊花10g，延胡索15g，生黄芪20g，鸡内金10g，生甘草5g。14剂，服法同前。药后口唇干裂基本痊愈，颌下淋巴结肿大消失，有时午后唇干胀痛，偶有胃胀，肠鸣，大便时溏，自汗乏力，

舌苔白,脉细弦。继以黄芪四君子汤加减巩固治疗,历时 3 个月后痊愈。

按语:唇风又称唇疮、唇肿,以唇部红、肿、热、疼痛、日久破裂流水、脱皮结痂为主症。西医诊断为慢性唇炎(包括剥脱性唇炎、糜烂性唇炎)。李老认为,本病的发生多因食辛辣厚味,脾胃湿热内生,复感风邪,以致湿热与风邪相搏,凝结于口唇;或胃火炽盛,烁耗阴血津液,以致阴津亏损,血虚生风,上犯口唇。治宜养阴润燥、清热解毒。方用增液汤合黄连解毒汤加减。在此基础上,李老喜欢配用白芷、白及、野菊花、黄芪等药。白及收敛止血,消肿生肌;白芷散风止痛,消肿排脓,芳香通窍,有祛腐生新、生肌长肉之功效,为外科常用药;野菊花疏散风热,解毒疗疮,本品气芳清疏,善祛风热之邪,引药上行,《随息居饮食谱》言其"清利头目,养血息风,消疗肿";黄芪补气摄血,益气固表,利水消肿,托疮生肌。全方共奏益气养阴、清热解毒之功。

第十二章　单兆伟

一、人物简介

单兆伟，男，1940年10月生，江苏南通人，主任医师，教授，博士生导师，首届"全国名中医"，享受国务院政府特殊津贴，全国老中医药专家学术经验继承工作指导老师，全国优秀中医临床人才研修项目指导老师，全国卫生系统先进个人。1965年至江苏省中医院工作，师从中医内科博士生导师张泽生教授；1980年参加上海举办的全国高等医学院校中医内科师资进修班；1991年师从全国中医脾胃专家、"白求恩奖章"获得者徐景藩教授。20世纪80年代后，单老先后出访英国、比利时、荷兰、越南等国家讲学、授课、会诊、巡回医疗和学术交流。曾任中华中医药学会内科分会专业委员会委员，中华中医药学会脾胃病分会专业委员会副主任委员，国家药品监督局（原）药品评审委员会委员，江苏省药品监督评审委员会委员，江苏省中医药学会内科专业委员会副主任委员，江苏省中医药学会脾胃病专业委员会主任委员，江苏省医师协会副主任委员，南京市中医药学会副理事长。现任中华中医药学会脾胃病专业委员会名誉主任委员。先后发表论文120余篇，主持及参与编撰专著18部，包括《中医内科学》、《张泽生医案医话》、《实用中医消化病学》、《中医胃肠学》、《中医临证与方药应用心得》等。获得的科研成果奖有国家中医药管理局科技进步奖二、三等奖各一次，江苏省科技进步奖二、三等奖各一次，江苏省中医药管理局和北京市中医药管理局科技进步奖一等奖各一次。"中医药治疗幽门螺旋杆菌相关性胃病的临床与实验研究"获1994年国家中医药管理局科技进步奖二等奖、1994年江苏省科学技术进步奖四等奖；"益气清热活血法逆转胃癌癌前病变的基础和临床研究"获2002年江苏省科技进步奖二等奖；"幽门螺旋杆菌相关性胃、十二指肠疾病复发机理及非损伤性检查方法的研究"获得1999年江苏省中医药科技进步奖一等奖；"张泽生教授脾胃病诊疗与教学应用软件"获1990年江苏省科技成果奖四等奖等。

单老在脾胃病理论、临床和科研方面取得了令人瞩目的成果，临证注重辨证与辨病、宏观辨证与微观辨证、中医理论与现代医学理论相结合，擅长慢性萎缩性胃炎、胃癌前期病变、幽门螺杆菌相关性胃病、功能性消化不良、炎症性肠病、消化道肿瘤等疾病的诊治。

二、学术思想

（一）医崇和缓，学归醇正

单老之学渊源于孟河，崇尚和缓醇正及归醇纠偏的学术思想。医崇和缓，"和"则无猛峻之剂，"缓"则无急切之功，"和缓"乃孟河学派之特色。"立论以和缓平正为宗，治法以清润平稳为主"。单老谨遵古训，其在治疗脾胃病的处方用药上，大都以轻、灵、巧见长，纵观其治疗脾胃病的方药具有以下特点。

1. 处方轻清简约，方药平和　单老遵循性平药轻、不失和缓的制方准则，其认为辛热少用温运脾阳之剂，过量则伤及胃阴；苦寒少用健胃之剂，过量则败胃。脾胃既伤，则用药更勿伐生生之气。吴鞠通曰"中焦如衡，非平不安"，单老亦认为处方整体配伍也要平，不能过偏于寒热温燥之一端，且药量不宜太重，处方不宜太大，否则药过病所，徒伤胃气，应中病即止。常以平淡之品，收奇效之功，每张处方 8～9 味药，不超过 12 味，常选药性平和、口感较好且不伤脾胃之药以缓图其效，使患者能够接受长期治疗。《素问·五常政大论》云："大毒治病，十去其六；常毒治病，十去其七；小毒治病，十去其八，无毒治病，十去其九；谷肉果菜，食养尽之。无使过之，伤其正也。"因而认为治疗不可完全依药物攻治，以求所谓祛邪勿尽，而当以饮食调养，待脾气旺，正气复，余邪自去也。

2. 化湿慎勿过燥伤阴，清热须防苦寒败胃　单老芳香化湿惯用藿香、佩兰；利湿则用滑石、薏苡仁、茯苓皮等；清热喜用金银花、连翘、竹叶；调中和胃则多用砂仁、白扁豆、白豆蔻等，慎用过于辛燥或苦寒之品。

3. 用药量轻，中病即止　单老认为，处方用药，所用药物多则三钱，少则五分，生姜加一片，荷叶取一角，中病即止，清热化湿解毒喜用黄芩、白花蛇舌草、半枝莲等，而不用大黄、栀子等大苦大寒之品，以免损伤胃气。

4. 活血通络慎用破血逐瘀之品　单老认为活血通络慎用破血逐瘀之剂，当兼顾和血养血之品，选药如当归、丹参等。

5. 理气"忌刚用柔"　单老认为理气"忌刚用柔"，喜用佛手、绿梅花、玉蝴蝶理气而不伤阴之品。

在学术上单老崇尚学归醇正、归醇纠偏的学术风格。费伯雄曾言"医学至今，芜杂已极，医家病家，目不睹先正典型，群相率而喜新厌故"，为"明白指示，庶几后学一归醇正，不惑殊趋"而著《医醇賸》。单老认为其言在当今仍有重要的现实意义，针对当今一些医家攀附权贵，贪图荣华富贵，一味在处方用药上趋奇立异，华而不实，不注重分析病情、辨证论治，使中医学术发展至今医风浮华，深恶痛绝。其认为，临证处方必须执简驭繁，救弊纠偏，以使后学者一归醇正。"醇"者纯也，醇正指用药不以炫奇、猛峻求功，而在义理得当。但轻淡求醇，决非不求有功，但求无过。为此他投入一生精力孜孜不倦地摸索，一切从临诊实际出发，博采古今，虽学术渊源自孟河，但不掺杂门户偏见，努力探求立论平允不偏的醇正医风。

（二）斡旋升降，勿使壅遏

单老认为，脏腑的生理功能无非是升其清阳，降其浊阴，排出所存，摄其所需，升清降浊，出入交换的过程。只有升者有度，降者有约，入者适量，出者适时，脏腑功能才能井然不乱、协调有序。就脾胃病而言，多由运化失职、气机升降失司所致，因此斡旋升降、宣畅三焦就成为治疗脾胃病的基本原则和重要手段。脾气不升可引起胃气不降，同样胃失和降亦可影响脾气升清，所以在和降胃气时根据病情酌加升提脾气之品，如升麻、柴胡、荷叶、葛根等，方可取得事半功倍的效果。在选择和降胃气之品时，主张药性较为平和的药物，如苏梗、陈皮、厚朴花、佛手、旋覆花等，代赭石等重镇降逆之品当收效即止。用药讲究轻灵快捷，轻可去实，慎用重剂以免加重脾胃负担。再者，肝与气机升降关系密切，脾胃气机升降失调不仅与脾胃本身有关，而且与肝肺关系较为密切。《血证论》云："木之性主于疏泄，食气入胃，全赖肝木之气以疏泄之，而水谷乃化。"肝之疏泄功能失常多见肝胃不和、肝胃郁热、肝郁脾虚等。治当疏肝以燮理中焦气机之升降。《素问·至真要大论》曰："太阴不收，肺气焦满，诸气愤郁，皆属于肺。"宣肺气，伸其治节，是调升降枢纽的重要方面，所以在调理脾胃升降失常时，单老有时加入宣肺的桔梗、杏仁、紫菀，宣通肺气，以降上逆之胃气，且寓"升"之意，如此降中有升，升降相因，则逆气可降。此外，单老在辨证的基础上善用药对调节脾胃升降功能，如白术配百合，白术甘苦温，益气升清，百合甘平濡润，使胃气下行，通利二便，升降相施，配合得宜，每收良效；枳壳配桔梗，桔梗辛苦而平，俾清气上升，通利胸膈，枳壳苦微寒，降逆散满，两药配伍合用于屡用理气药效微的患者。

（三）润燥清化，更加消补

单老认为脾胃病纷繁复杂，治法亦不少，但归纳其要者，无外乎润燥、清化、消补诸法。至于脾胃升降失常，也皆由胃失濡润、脾胃湿蕴而不燥，或中焦湿蕴或湿热内阻无以运化，或脾胃食滞不消，或脾胃中虚不运而致。所以在斡旋升降的同时，须助之以润燥、清化、消补诸法。润法为滋养脾胃之阴，适用于消化道阴虚干燥证，润养胃腑喜用南北沙参、麦冬、石斛、玉竹等清养之品，少用地黄、黄精等厚味重浊、滋腻之品。润养脾经常用怀山药、扁豆、莲肉等。也常以乌梅、生山楂、白芍、五味子配甘草，以求酸甘化阴。

单老认为，补脾胃之气温中焦之阳、化脾胃湿浊之品，均属燥法。其一为燥脾湿，由于脾病运化失司，湿浊内蕴，一般可在健脾益气基础上或配以祛风燥湿之品，如防风、羌活和苦温燥湿之陈皮、半夏等；其二是燥胃湿，胃病有湿，湿阻气滞，脘痞不饥，舌苔白腻，一般选用苦温燥药治疗，如平胃散。又如胃中有痰饮常选苓、桂、术、甘与姜、夏之类，均为燥剂温药。

清化之法，清即清热，化即化湿。清化之法适用于中焦湿热互结之证，此法单老常用二陈汤、平胃散。清热一般用黄芩、蒲公英、仙鹤草等；化湿常选芳香或清香之品，气香轻清宣透，引邪外出，升发清阳，醒脾运湿，宣透醒脾，其常用药物有佩兰、藿梗、大豆卷、荷叶、荷蒂等。为使湿邪有出路，常常辅以淡渗利湿之药，常用药物有茯苓、薏苡仁等。

消补之法即消法，消导食滞，去胃中宿食，助其消化，常用神曲、山楂、麦芽、谷芽、莱菔子等。临床根据所伤饮食不同，选用相应药物，如乳制品所伤可用山楂、藿香；瓜果冷饮所伤，可用丁香、肉桂、益智仁等；豆制品所伤用莱菔子等；酒食所伤用葛花等。

补法即针对中焦脾胃亏虚，虚者补之。单老强调须遵循"脾以运为健，胃以通为补"，脾贵在运而不在补，主张平补、运补，不能峻补、壅补，治当甘平助运。脾得健运而气行，胃得通而能和降，益气应以健运脾胃为先，如《类证治裁》曰"脾运则分输五脏，荣润四肢……脾气以健运为能"，处方用药以甘平微温之品健运中气，常用党参、太子参、白术、薏苡仁、山药、半夏、麦冬、扁豆等。常用太子参、白术相伍，取四君子汤之义，健脾益气治其本；法半夏配麦冬取麦门冬汤之义，和胃降逆，调脾胃升降之气机，方药选轻清活泼灵动之品，少用重浊厚味、刚劲燥烈之属，补脾以健运为本，益气以健脾为先，用药以调气复平为要。

（四）宏微统一，衷中参西

传统的辨证论治也称整体辨证，即宏观辨证；所谓微观辨证，即用微观的理化指标判别患者机体结构和功能的变化，辨病别证。单老精于中医宏观辨证，且能结合现代医学科学的各种检查方法，形成宏、微观统一的辨证思想与体系。如慢性萎缩性胃炎癌前病变，胃镜下见胃黏膜颜色呈灰白色，黏膜变薄，血管透见等如同草木之萎，认为脾胃虚弱、胃络失养或久病入络、气虚血瘀可导致胃黏膜萎缩，以此指导临床遣方用药，取得了良好的临床疗效。幽门螺杆菌感染相关性胃病所出现的一系列症状主要是湿热内蕴、气机不畅、瘀血阻络、升降失常的结果，据此，单老确立了益气清热活血法作为治疗幽门螺杆菌感染的主要原则。此外，单老还注意辨病辨证相结合，衷中参西，在辨证论治的基础上，针对现代医学疾病而施治。如消化性溃疡，急性活动期多属肝胃郁热，治疗常合用清肝泄热之剂；愈合期及瘢痕期以气虚血瘀为主，主张配以益气活血化瘀之品，可提高溃疡的愈合质量，减少溃疡的复发。对消化性溃疡或反流性食管炎，单老认为，胃酸是主要的致病因素，须制酸以减轻或消除胃酸对黏膜的损伤。其常用中和法制酸，如海螵蛸、白螺蛳壳、煅瓦楞子、煅海蛤壳、鹅管石、珍珠母、珍珠层粉、煅龙骨、牡蛎等都有制酸作用，现代药理认为，其主要成分是碳酸钙等，能中和胃酸并覆盖在胃黏膜的表面形成保护膜，从而缓解由于胃酸过多引起的临床症状，尤其是可以快速缓解疼痛。针对胃酸对胃和食管黏膜造成的损害，单老认为，还可配合"保护黏膜"即护膜法，以增强胃及食管黏膜的屏障功能，抵御外界的酸碱刺激，减轻胃及食管损伤或促进损伤后的修复。其常用凤凰衣、白及粉、三七粉、贝母粉、鸡子清等加入适量藕粉或山药粉调成糊状睡前或饭后缓缓服下以发挥其局部护膜作用。

三、临床经验总结

（一）治疗胆汁反流性胃炎的经验总结

胆汁反流性胃炎临床表现为上腹部不适、恶心、嘈杂、口苦等。胆汁反流引起的中上腹持续性烧灼痛、胆汁性呕吐等症状对患者的健康及相关生活质量有显著的负面影响。目前西医治疗本病主要采用抑制胆酸药、促动力药和胃黏膜保护药等联合治疗措施，虽可取得一定的疗效但远期疗效不理想，停药后易复发。

单老根据《伤寒论》条文"血弱气尽，腠理开，邪气因入，与正气相搏，结于胁下，正邪分争，往来寒热，休作有时，默默不欲饮食，脏腑相连，其痛在下，邪高痛下，故使呕也，小柴胡汤主之"及"少阳之为病，口苦、咽干、目眩也"，认为本病的发病、临床表现与少阳病具有相关性。少阳为三阳之枢机，主升发、和降、开合，胆与胃经脉上互为络属，若少阳枢机不利，疏泄失司，则上逆犯胃。因此，单老根据本病病机特点以小柴胡汤加减治疗本病。组成：柴胡10g，黄芩5g，姜半夏6g，枳壳10g，桔梗5g，甘草5g，白术10g，太子参10g，乌贼骨15g，蒲公英10g。加减：胃寒者加干姜5g，配伍黄芩，辛开苦降；腹胀甚者加枳壳10g、槟榔10g；反酸、嘈杂者加左金丸；脾虚甚者加党参10g；胃阴虚者加麦冬15g、百合20g；苔黄腻者加苍术10g，厚朴5g；嗳气，呕吐甚者加旋覆花6g、代赭石20g；纳差者加鸡内金10g；大便秘结者加莱菔子10g、决明子30g，通腑降逆；胃黏膜糜烂或出血，加浙贝母10g、木蝴蝶3g，抑酸护胃，减少胆汁或胃酸对胃黏膜的损伤。

（二）治疗慢性萎缩性胃炎的经验总结

单老认为，慢性萎缩性胃炎的基本病机以脾胃虚弱为本，瘀血阻络为标，滞为核心。本病发病之源，皆为"脾常不足"，即脾胃虚弱为其发病之本。太阴脾土，阳明胃土，此二者同属中焦，一阴一阳，一脏一腑，一表一里，共司水谷精微之运化转输。李东垣云："内伤脾胃，百病由生"、"百病皆由脾胃衰而生"、"脾胃健，则气血调和，疴疾不起；脾胃伤，则气机窒塞，百病丛生"。《临证指南医案》云："初病在气，久必入血。"单老结合多年临证经验指出：瘀血不去则新血不生，脏腑失养，脾胃益虚。如此恶性循环是导致慢性萎缩性胃炎向肠化、不典型增生，甚至胃癌转化的症结所在，且慢性萎缩性胃炎大多病势迁延，所谓"久病必瘀"，这种长期的病变过程更为内伤、外邪等诸多因素导致瘀血阻络奠定了基础。滞是慢性萎缩性胃炎的另一个主要病理特点。脾以升为健，胃以降为和。若胃失和降，脾运不健，则水反为湿，谷反为滞。气滞、湿阻、食积、痰结等相因为患，伤阳者滞而不运，伤阴者涩而不行。

西医辨病，慢性萎缩性胃炎可有轻、中、重、肠化、不典型增生之分，而中医辨证强调四诊合参。临证之际，单老主张衷中参西，善于将临床症状与内镜检查结果结合，并以中医理论阐释之。然四诊之中，尤重望舌，舌象能客观地反映正气的盛衰、病邪深浅、邪气性质、病情进退，正如徐灵胎言："舌为心之外候，苔乃胃之明征，察舌可占正之盛衰，验苔以识邪之出入。"对于萎缩性胃炎的诊断，仅凭舌象，恐难加以明确，故而舌镜互参，取长补短，以综合判断。如舌苔黄腻，胃黏膜可见红白相间，以白相为主者，多为萎缩性胃炎活动期；舌苔薄黄、脉弦，伴性情急躁者，镜下常兼有胆汁反流；舌质暗，或有瘀斑，舌下静脉青紫、迂曲者，常为肠化、不典型增生。辨病观镜，辨证察舌，二者相伍，相得益彰。

单老将萎缩性胃炎分为湿热中阻证、肝胃不和证和胃阴不足证三个主要证型。湿热中阻证：症见胃脘胀痛，恶心呕吐，口苦口黏，不思饮食，舌红，苔黄腻，脉滑或滑数；治宜清化湿热；方以平胃散加减。肝胃不和证：症见胃痛连及两胁，性情急躁，舌淡，苔薄白或薄黄，脉细弦；治宜疏肝解郁，理气和胃；方以柴胡疏肝散加减。胃阴不足证：症见胃脘灼痛，口干欲饮，舌红，苔少或剥，脉细数；盖胃为阳土，喜润恶燥，故治宜滋养胃阴；方以一贯煎化裁。同时，单老强调，因瘀血阻络乃慢性萎缩性胃炎贯穿始终之标实，且单纯血瘀者较少，故当随证兼顾。倘若多证夹杂，虚实寒热错综复杂，直须审其虚实，别其寒热，随证变通，不可拘泥。如是，则大可执简驭繁，疏而不漏也。

（三）治疗慢性腹泻的经验总结

慢性腹泻指排便次数增多，每日3次以上，排便量增加，粪质稀薄，病程在4周以上者。本病与禀赋、情志、饮食、环境等多种因素有关，迁延难愈，治疗较为复杂。

单老认为，慢性泄泻以脾虚湿盛为本，湿热为标，病与脾、胃、肝、肾相关。脾居中焦，与胃相合，为后天之本，气血生化之源，若脾失健运，则水反为湿，谷反为滞，清浊相混，水走肠间而为泄泻。张景岳谓"泄泻之本，无不由于脾胃"。本病病程较长，病久无不损伤正气，患者多见面色萎黄、少气乏力、形瘦纳呆等症。《素问·阴阳应象大论》云："湿胜则濡泻。"湿邪是致泻的主要病理因素。湿为阴邪，前人治泻多以温化。但单老认为，现在人们的生活水平普遍提高，饮食结构与古人大有不同，今人多食肥厚油腻，或嗜好烟酒，皆可酿湿生热；现代社会竞争激烈，人们思想压力过大，所谓"思出于心，而脾应之"，思虑伤脾，脾虚不运，水湿内停；思则气结，气郁化火（热），湿与热合，相合为病；全球气候变暖，天人相应，现今人们的体质以"阳常有余而阴常不足"为多见。故本病患者兼夹湿热之邪者较多。同时，脾之正常运化还赖肝、肾二脏的协调。因脾属土，其运化升清须赖肝之疏泄，故有"土得木而达"之说，而木土又是相克关系，如肝木不调，易克犯脾土，或脾虚土郁，易为肝木所乘，均可导致脾胃功能失常。肾脾为先后天之本，肾阳能温煦脾土，维持其运化功能的正常。如《素问·水热穴论》所云："肾者，胃之关也，关门不利，故聚水而从其类也。"部分患者可在脾虚的基础上出现肝木乘脾、脾病及肾的病理变化，久则病机错杂，脾、肝、肾三脏相互影响，最终导致三脏同病。因此，单老认为，治疗慢性泄泻当标本兼顾，治法以健脾清化为主，佐以疏理肝气、温肾固涩。

四、医案集萃

（一）疏肝和胃、行气止痛治疗胆汁反流性胃炎

周某，女，62岁，2012年11月19日就诊。

主诉：上腹部胀痛不适2年余。

初诊：患者2年多前始出现上腹部胀痛，食后益甚，食少，嗳气，无泛酸，右胁下疼痛，每因情绪变化而症情加重。2012年8月30日胃镜示：浅表性胃炎伴胆汁反流。口干口苦，夜寐尚可；大便干结，2～3日一行。舌红，苔薄黄，脉细弦。西医诊断：胆汁反流性胃炎；中医诊断：胃脘痛之肝胃不和证。治法：疏肝和胃，行气止痛。方药（柴胡疏肝散加减）：醋柴胡5g，炒白芍15g，炒白术10g，法半夏6g，黄芩10g，薏苡仁15g，莱菔子15g，决明子10g，合欢皮15g，仙鹤草15g，炒谷芽15g。14剂，每日1剂，水煎400ml，分早、晚两次温服。嘱畅情志，禁食生冷、油腻、辛辣刺激食物。

二诊（2012年12月3日）：患者诉药后上腹部胀痛时作，右胁下疼痛缓解，食欲稍改善，大便正常，后又转为偏干。舌红，苔薄白，脉细弦。守原方去黄芩，加大腹皮10g以行气除胀，肉苁蓉10g温肾润肠以通降。14剂，服法同前。

三诊（2012年12月17日）：患者诉药后上腹部胀痛减轻，右胁疼痛不著，食欲可，睡眠欠佳，大便正常。舌红苔薄白，脉细微弦。守二诊方去炒谷芽，加百合、首乌藤各15g以养心益胃安神。后随症加减连续服用3个月。复查胃镜示：浅表性胃炎，胃镜内黏液糊清，无胆汁。患者诉诸症缓解，嘱畅情志，禁食生冷、油腻、辛辣刺激食物。

按语：患者老年女性，以"上腹部胀痛不适2年余"为主诉，因平素性情急躁、情志不遂，致肝失疏泄，气机阻滞，横逆犯胃。胃气郁滞，不通则痛，表现为胃脘胀痛、右胁下疼痛；肝气久郁，化火伤阴，见口干口苦、大便干结；舌红、苔薄黄、脉细弦均为肝郁气滞之象。四诊合参，证属肝胃不和；治当疏肝解郁、理气止痛；以柴胡疏肝散加减。方中柴胡辛苦而微寒，归肝、胆二经，具疏肝解郁、透表泄热之功；白术苦温刚燥，味甘补脾，能助脾之健运以促生化之源；白芍酸寒柔润，微苦能补阴，略酸能收敛，收肝之液，敛肝之气，而令气不妄行，为养肝柔肝之要药；白术、白芍二者合用，一阴一阳，刚柔相济，柔肝安脾，乃治疗本病的最佳配伍。法半夏燥湿运脾，黄芩清热燥湿，二者同用，可使中焦湿热得化、脾胃功能复健；薏苡仁健脾渗湿，莱菔子辛、甘而平，善入肺、胃二经，功在下气定喘、消食化痰、通降胃气；决明子苦、甘、微寒，入肝、肾二经，清肝明目，利水通便，现代药理研究发现其主要成分为大黄酚、大黄素、大黄酸等，与大黄相近，然与大黄比较，则通便之力缓，且无大黄甘寒败胃而致洞泄之弊，二者相配，下气通便而无伤正之虞，又有促进胃肠动力之效；合欢皮甘平，入心、肝经，古有"萱草忘忧，合欢蠲忿"之说，能解郁安神、调节情志；仙鹤草苦、涩、平，除能清热、和血外，还能健胃补虚。临证运用可根据病情适当加减，如食欲不佳加炒神曲、炒谷芽、炒麦芽；夜寐不安加百合、首乌藤等。

（二）疏肝解郁、健脾止泻治疗慢性腹泻

刘某，男，43岁，2004年5月9日就诊。

主诉：反复腹泻6年。

初诊：患者6年前因肝功能异常入院治疗，治疗后肝功能转至正常，出现腹泻稀溏便，4～5次/日，初以健脾止泻法尚能见效，短期内复发后，叠进健脾、清利、渗湿、补肾等法，疗效不显。腹泻时轻时重，曾查B超（肝、胆、脾、胰、腹腔）、肠镜、大便培养等，均未见异常。刻下：时渐消瘦，腹时隐痛，伴有肠鸣，面黄肢乏，心情抑郁，焦虑恐慌，胸胁苦满，性欲减退。苔薄白，舌质淡，脉细弦。西医诊断：慢性腹泻；中医诊断：泄泻之肝郁脾虚证。治法：疏肝解郁，健脾止泻。方药（痛泻要方加减）：炒防风5g，炒白术10g，炒白芍15g，陈皮5g，醋柴胡5g，合欢皮10g，山药15g，炒薏苡仁15g，云茯苓12g，仙鹤草15g，生甘草

5g。7剂，每日1剂，水煎400ml，分早、晚两次温服。嘱畅情志，禁食生冷、油腻、辛辣刺激食物。

二诊（2004年5月17日）：患者诉服原方后前3日，便次有所减少，先干后溏，4日后又复原状。细辨之乃肝虚不能疏泄，加之脾虚运化不健，故久泻不愈。遂调整治则，敛补肝气，健脾助运而止泻。方药：生黄芪10g，党参10g，怀山药15g，炒白术10g，炒白芍15g，茯苓12g，乌药5g，炙升麻5g，醋柴胡5g，菟丝子15g，沙苑子15g，枳壳10g，荷叶10g，生甘草5g。3剂，服法同前。药后症情大有改善，便次明显减少，便质初硬后溏，肠鸣亦减少大半，腹痛已除。

三诊（2004年5月21日）：原方合宜，更服7剂，症情近愈。以二诊方稍事调节，连服近3个月，诸症除而痊。

按语：此案由肝功能异常病后所起，表现为肠鸣、腹泻等症，以脾虚、湿阻、湿热、肾虚等辨之，均未得缓解。单老结合病史，初从肝郁脾虚治疗，继则细审临床症状而综合分析：①肝病后肝脏本虚，肝气不足，疏泄失常，不能运脾，脾失健运，脾气不升，可见清阳失养而致头昏或晕，再则出现肠道传导失司致肠鸣、腹泻；②具有气虚的一般特征，如精神疲乏无力；③具备肝气调节不及之表现，如情志抑郁、焦虑恐慌、性欲减退等；④具有肝经所布部位之征象，如胸胁苦满、少腹拘急等。遂辨为肝气亏虚，盖木虚不能运土，则脾土运化水谷不健，如唐容川《血证论》所云："木之胜，主于疏泄，食气入胃，全赖木之气疏泄之，而水谷乃化。设肝之清阳不升，则不能疏泄水谷，泄泻中满之证在所难免。"治疗上主以益气升阳、温补肝肾，俾肝气疏达、脾运得健，则泄泻自愈。

（三）益气养血、温阳通便治疗慢性便秘

谷某，女，46岁，2016年3月6日就诊。

主诉：大便秘结3年余。

初诊：患者自述3年多前大便秘结如粟，4~5日一行，间断自服番泻叶，时有嗳气，胃胀，多食或者受凉后明显，口有干苦，体重减轻15kg，消瘦，畏寒。2017年5月至某医院行胃镜提示：浅表性胃炎。西医诊断：功能性便秘，慢性浅表性胃炎；中医诊断：便秘之脾胃虚弱证。治法：益气养血，温阳通便。方药（济川煎合四君子汤加减）：党参10g，炙黄芪15g，全当归10g，云茯苓12g，制附子（先煎）3g，生白术10g，炒莱菔子15g，蜜紫菀10g，肉苁蓉10g。14剂，每日1剂，水煎400ml，分早晚两次温服。

二诊（2016年3月21日）：药后尚可，自述大便改善不明显，但是食量增多，嗳气改善。舌淡，苔黄腻，脉弦。原方继续服用。14剂，服法同前。

三诊（2016年4月4日）：药后大便2日一行，嗳气消失，面色无华，口干苦，舌淡，苔薄黄，脉细。原方改制附子为6g、生白术为15g，加槟榔10g，升麻5g。14剂，服法同前。

按语：患者为中年女性，产2子，刮宫4~5次，古人云：流产如青藤摘瓜，对身体损伤极大，是本病发病的根源。患者自述大便如粟，4~5日一行，结合消瘦、畏寒、舌淡、脉细，考虑为气血亏虚、阳虚不足，不能推动大便运行，故医嘱给予济川煎以温阳通便、当归补血汤以益气养血、附子理中丸以温中健脾，共同温阳通便。三诊方中附子加肉苁蓉温阳，当归合黄芪调补气血；另外需要注意，生白术通便，炒白术健脾止泻，故本方中运用生白术。方中加用升麻，法宗"欲降先升"之理。

（四）益气养阴兼清化治疗慢性萎缩性胃炎

郭某，女，28 岁，2015 年 3 月 6 日就诊。

主诉：反复发作上腹部堵闷胀痛 3 月余。

初诊：患者诉 3 个多月前无明显诱因出现上腹部堵闷胀痛，时有隐痛，嗳气，反酸，形体消瘦。舌偏红，苔薄，脉细弦。2015 年 3 月 1 日查胃镜提示：胃窦小弯窦型黏膜，可见黏膜全层轻度慢性萎缩性胃炎；急性活动：重度；淋巴滤泡形成（3 个）；肠上皮化生：轻至中度；局灶腺上皮中度不典型增生。有胃癌家族史。西医诊断：慢性萎缩性胃炎伴局灶中度不典型增生；中医诊断：胃痞之脾虚湿热夹瘀证。治法：益气养阴兼清化。方药：太子参 10g，炒白术 10g，法半夏 10g，麦冬 15g，黄芩 10g，仙鹤草 15g，白花蛇舌草 15g，半枝莲 15g，莪术 10g。14 剂，每日 1 剂，水煎 400ml，分早、晚两次温服。

二诊（2015 年 3 月 20 日）：药后尚合，胃脘胀缓，嗳气，反酸，形体消瘦，夜寐欠佳。舌淡红，苔薄，脉细弦。原方加炒白芍 15g，百合 15g。原方加减服用 1 年后，诸症不显，于 2016 年 6 月 14 日复查胃镜：胃窦大弯侧轻中度慢性非萎缩性胃炎，伴淋巴滤泡形成（2 个）；胃窦小弯侧中度慢性非萎缩性胃炎，急性活动，伴淋巴滤泡形成，幽门螺杆菌（－）。

按语：单老在处理以上病例时，都明确指出了患者的病因、病位、主证、次证、兼证，在制定治疗原则和选方用药时均严格根据患者的病情、病性辨证施治，选方紧紧瞄准病位、病性之所在。太子参、炒白术乃健脾益气之药，以固脾胃之根本；仙鹤草又称"脱力草"，有清热止泻、补虚活血之功，此三药培补中州，充实仓廪，方能有抗敌之资。麦冬养阴益气；半夏辛温，消痰涎、开胃健脾；黄芩味苦性寒，"可治脾之湿热"（《本草纲目》），此三者养胃生津，化痰降逆。白花蛇舌草、半枝莲具有清热解毒之效，现代药理报道在一定程度上可逆转萎缩、肠化、异型增生，防止癌变；莪术有行气活血之功，此三者乃截病之法。

（五）健脾益气、升清降浊、化滞和胃治疗慢性浅表性胃炎

王某，男，42 岁，2014 年 6 月 19 日就诊。

主诉：口臭 5 年余。

初诊：患者 5 年多前与朋友吃火锅后腹泻 1 周，经治疗后腹泻已止，然出现口中异味，认为伤食，即予多潘立酮、四磨汤等助消化药物治疗，证未减，渐成口中臭秽，与人交谈时常以手捂住口鼻，甚是苦恼。曾经多方医家诊治，多以脾胃积热、食滞不运等论治，取效甚微。刻下：口中臭秽，无热腥味，无口干，时嗳气，腹部痞满，纳谷欠馨，面黄乏华，大便溏薄，形体瘦削，夜寐不实。舌质淡红，苔薄白微腻，脉细弱。辅助检查：血常规、血生化等无异常；胃镜提示慢性浅表性胃炎，幽门螺杆菌（－）。西医诊断：慢性浅表性胃炎；中医诊断：口臭之脾胃虚弱证。治法：健脾益气，化滞和胃。方药（异功散加味）：太子参 10g，麸炒白术 10g，仙鹤草 15g，炒薏苡仁 15g，炒扁豆 10g，炒枳壳 10g，首乌藤 15g，茯苓 12g，茯神 12g，陈皮 5g，法半夏 6g，炒防风 5g，炒谷芽 15g，炒麦芽 15g，炙鸡内金 6g，生甘草 6g。7 剂，每日 1 剂，水煎 400ml，分早、晚两次温服。并以佩兰叶、丁香少许泡水频频含漱。

二诊（2014 年 6 月 26 日）：口臭减轻不明显，然夜寐好转，纳谷稍增。方药：原方加煨葛根 10g，荷叶 10g。再配 7 剂，服法同前。仍以佩兰叶泡茶频频漱之。

三诊（2014 年 7 月 3 日）：告之病证霍然。后用参苓白术散调治月余。

按语：口臭一证，世医多认为由脾胃积热所致，正如《医学入门》所言："脾热则甘或臭……

口臭者，胃热也。"然单老诊断本案口臭非热所致，系由思虑过度，中阳不振，升清不得，浊气不降，化而为腐臭，正如《景岳全书·口舌》谓："口臭虽由胃火，而亦有非火之异……若无火脉、火证，而臭如馊腐，或如酸蚌，及胃口吞酸、饮食嗳滞等证，亦犹阴湿留垢之臭，自与热臭者不同，是必思虑不遂及脾弱不能化食者多有之。"此案羌延 5 年余，尽投泻脾清胃、化滞消食等法，病证不减，乃未得肯綮也。单老认为，此证乃中焦阳虚所致，阳气不振、清阳不升、浊阴不降之故，标为口臭，本为脾虚，故标本兼顾，乃制健脾益气、升清降浊、化滞和胃之法。脾气健、清阳升则浊气自降，口臭自除矣。方用异功散加味，药虽平和，但平中见奇，尽显孟河医派之精髓。太子参、茯苓、白术、薏苡仁、扁豆、仙鹤草、甘草健脾；陈皮、枳壳和中理气；谷芽、麦芽、鸡内金化滞；茯神、首乌藤养心安神；炒防风、煨葛根、荷叶升清，清气升则浊气自降；少用法半夏以降浊。全方合用，治本为主。复取少许佩兰叶、丁香泡茶，口中含漱以辟秽，佩兰芳香化浊，治口中甜腻、口臭，丁香治口气，能走窍除秽浊，用二药芳香化浊之性除口中臭秽。诸药合用，故而药后患者病证霍然而解。

第十三章　马骏

一、人物简介

马骏，男，1940年5月生，安徽六安人，主任医师，教授，博士生导师，首届"全国名中医"，国家中医药管理局第二、三、四、五、六批全国老中医药专家学术经验继承工作指导老师，全国优秀中医临床人才研修项目指导老师。并先后获得全国首届"中医药传承特别贡献奖"和全国老中医药专家学术经验继承工作优秀指导老师。以马骏老先生学术思想临床治疗经验为研究对象的"十一五"国家科技支撑计划立项课题和"十二五"期间"马骏全国名老中医药专家传承工作室"的研究任务均以优秀的成绩完成，并获得安徽省科学技术奖三等奖。继续承担的"马骏全国名中医传承工作室"的研究项目进展顺利。马老幼即立志从医，以救死扶伤为己任，15岁时即拜师于六安名医王焕章门下，历经多年寒暑，悉心研习中医经典，后又拜诸多皖西中医名家为师。1975年马老经省内选拔赴中国中医研究院（现名中国中医科学院）广安门医院进修深造，先后师从蒲辅周、路志正等大师。通过学习，博采众长，由理论到实践，再由实践到理论的不断深化。数十年来马老始终坚持在临床一线，勤学多思，精于医理，不断探索，善于总结，形成了一整套独具特色的学术思想，倡导脾胃病的根本病机是"中焦脾胃升降失衡"，治以"调和致中"的理念，创立了"治胃八法"和"泄泻证治八法"。马老认为内科杂症致因多在"郁"，提出论治也应基于"调和"的观点，指出用药须注重润燥刚柔和寒热温凉的搭配，唯求和谐以增其效。

马老常以医学大家王清任举例，王清任曾言"余少时遇此症，始遵《灵枢经》《素问》、仲景之论，治之无功；继遵河间、东垣、丹溪之论，投药罔效。辗转踌躇，几至束手。"他认识到一味地遵从书本有时是行不通的，必须要走创新的道路。于是"凡遇是症，必细心研究，审气血之枯荣，辨经络之通滞"，他在全面研究继承古今各家学说并积极结合临床创新实践之后，"五十年来，颇有所得"。有人说中医保守、难于传人，马老毕生热爱并献身于祖国医学事业，更懂得人才培养是发展中医事业之关键。马老拥有多年基层及中医学高等院校医疗教学工作的实践经验，数十年来不遗余力，言传身教，诲人不倦，倾囊相授，扶掖后学。为继承和发展祖国医学含辛茹苦，为培养和造就中医人才呕心沥血。他通过师徒传承方式培养出一大批杰出人才，培养出弟子近300余人，特别是近十余年来，马老五批共带教国家级名老中医学术经验继承人9名，指导全国优秀中医临床人才4名；学生中有3人获评"江淮名医"，4人获评"安徽省名中医"，2人成为第六批全国老中医药专家学术经验继承工作指导老师，4人成为安徽省名老中医学术经验继承人导师，1人成为安徽省中医药领军人才。马老还培养了一大批中青年中医工作者，许多已经成为中医临床、科研、教学的骨干，在各自的工作岗位上发挥了较大的作用。马老鼓励学生在临床实践中把经典著作之精髓与各科临床实践紧密结合，灵活运用，"只有这样，才能在继承的基础上有所发展，有所创新"。马老治学严谨，一丝不苟，学而不厌，对青年教师、研究生、本科生都谆谆教诲、诲而不倦，以全心全意为人民服务的高尚医德和献身祖国医学的坚强信念，激励师生们在中医事业中不断奋进。

马老从长期的临证中深深体会到：临证时医者可发现病有多变，若要提高医术，应多临证多实践，以经方为基础，活学活用，指导临床。马老活用古方加减治疗多种疾病，如运用吴茱萸汤加味治疗神经性呕吐、慢性胃炎、血管紧张性头痛；运用通关丸加减治疗肾盂肾炎、膀胱炎等。"中医之学，贵在实践"，马老善于将书本与临床相结合、中西医结合治疗疾病。如治疗血分病的常用药物"当归"，因能使血各归其所，故名"当归"。马老用药，常以当归配黄芪；党参补气生血，配大黄、牛膝破下部瘀血，配川芎、苏木、红花、桔梗促上部血行，配桂枝、桑枝、路路通、丝瓜络活血通络以通达四肢。又如，现代医学认为，急性胆囊炎是化学刺激与细菌感染，化学刺激是引起炎症病变的主要原因，而细菌感染则是继发因素。祖国医学有关类似急慢性胆囊炎的记载较早，但少有专著，一般散见于《金匮要略》"胁痛脉证并治"、"黄疸病脉证并治"篇，其发生是饮食不节、精神抑郁等多种因素互相作用的结果，其发生机制则与湿热内盛、肝胆气滞，或气郁化热有关。马老认为，对本病的诊断，应采取辨病与辨证相结合的方法进行。临床所见急性单纯性胆囊炎及慢性胆囊炎初期、间歇期及恢复期以气滞型较多；急性化脓性胆囊炎、梗阻性胆囊炎、胆总管结石梗阻伴感染多属于化热型或湿热蕴结型。

马老在临证时处方用药精准，尤其对中药的运用，见解独到。例如，柴胡，此药为治疗肝胆疾病的常用药物，因其有疏肝利胆、退热、镇痛的作用，近些年来也常用于发热性感染性疾病。多年来，临床医家一直把柴胡作为少阳经证的要药，肝胆相为表里，由于肝失条达影响胆的疏泄功能所导致的肝胆病证，以柴胡疏肝利胆，可使气机得畅，从而恢复胆的正常疏泄，有助于调节机体功能紊乱。马老经多年的临床观察认为，此药对于解除胆囊炎的发热、胁痛、口苦、泛恶、呕吐等症状，效果是比较理想的。另外，从现代医学感染学的角度考虑，引起急性胆囊炎的细菌以大肠埃希菌为主，约占 70%，而柴胡对大肠埃希菌有较好的抑制杀灭作用。金钱草为清热利水、通淋化石之药，其利胆作用的机制认为是能促进肝细胞胆汁分泌，使得肝胆管内胆汁增多，内压增高，能使胆道括约肌松弛而排出胆汁。蒲公英、紫花地丁均为清热消炎抗感染药物，其中蒲公英有疏肝清胆健胃的作用。半边莲一般多作为利尿药，而胆囊炎的病理特点中，湿热瘀结是重要因素之一，故用清热利尿的半边莲，使湿热之邪从小便排出，有助于致病因子的解除。马老认为，急慢性胆囊炎临床发病率较高，常易被误认为消化不良或胃病，为了正确观察中医对胆囊炎的疗效，必须充分运用现代医学的各种检查手段，明确诊断，在辨病的前提下，进行辨证施治。临床实践使马老体会到对多数胆囊炎患者可以采取中西医结合的非手术疗法治愈，急性期出现湿热蕴结症候群时，可采用清泻疗法为主，通便利胆，促使病理代谢产物的排出，缩短疗程。

马老以研究脾胃病为主，兼及外感热病、中医急症及内科、妇科、儿科诸病，也有人称其为"杂家"。马老认为，具备了脾胃病学这个基础，就能运用自如，触类旁通，各科杂病也多能迎刃而解。脾胃病学是攀达其他专科专病之巅的基础。马老精通医典，善于学习，勤于思考，勇于创新，师古而不泥古，精益求精，如善用活用苓桂术甘汤治疗慢性胃炎、慢性咽炎、慢性肾炎、梅尼埃病、病毒性心肌炎、老年肺心病，疗效卓著。治疗痛经闭经，善用"经前理气调经、经期引血归经、经后补气疏肝健脾，养血调经"之法。又如马老治疗疮疡，也注重脾胃的调理。清代唐芹洲《外科心法》云："盖疮全赖脾土调理。必要端详。"宋代陈自明《外科精要》则云："大凡疮疡，当调脾胃。盖脾为仓廪之官，胃为水谷之海，主养四旁，须进饮食，以生气血。"马老在疮疡治疗期就注重脾胃的调理，如加用茯苓、陈皮、焦山楂、神曲等以健脾化痰消积；疮疡消散后更是加白术、茯苓、薏苡仁、半夏、陈皮等以益气健脾化痰。马老临证擅治内、外、妇、儿各科杂病，其临证处方以运用经典方剂为特色，但对经典方剂的临证运用多有灵活变通之意。以王清任活血化瘀方剂应用为例，他强调治瘀必求于气，治瘀还须重补气，更应辨病位。曾以通窍活血汤治愈情绪紧张的青壮年斑秃，以血府逐瘀汤治愈气滞血瘀之心中烦热患者，以膈下逐瘀汤治愈触撞左腹外伤疼痛患者，以少腹逐瘀汤治愈嗜食生冷的女子痛经不孕，以身痛逐瘀汤治愈类风湿之腰背身腿疼痛及产后身痛等。马老灵活运用经典方剂的临证经验，来自他对方剂医理的透彻领悟，也来自他对临证表现的细致观察。如《金匮要略》中大温经汤原为女性调经之祖方，但马老观察到大温经汤可以明显改善睡眠障碍患者的睡眠质量，而大温经汤之调补冲任功能与睡眠为阴气所主亦有共通之处。因此，临证辨证运用大温经汤治疗睡眠障碍，也能取得很好的临床疗效。拓展经方应用范围的同时，马老精研药物的特殊作用，如台乌药解痉排石，六月雪保肝降酶，马钱子健胃，鬼箭羽活血降糖，天南星治骨痛等，皆为其独到的用药经验。

二、学术思想

（一）证辨寒热虚实气血

临床中马老擅于抓主要症状、主要证候，抓主要病机和主要矛盾用药，注重辨别寒热、虚实、气血的转变，大大提高了诊断速度和诊断准确率，提高了临床疗效。马老常言道：临床诊察疾病就像审理案件一样，必须搜集证据，抓住主症，兼顾次症，层层深入，摸清底情，然后给予适当处理。在诸多辨证方法中，马老更着重证的辨别，以及寒热、虚实及气血的变化。

1. 寒热 马老在辨别脾胃病病因中尤注重寒热的变化。脾胃病常见的寒证有实寒证、虚寒证，常见的热证有实热证、虚热证，亦可有寒热夹杂的复杂病变，其中较常见的有上热下寒及上寒下热两种证候。马老认为，脾胃病还经常发生寒热转化及各种形式的转化，其机制与病邪的"从化"有重要关系。即病邪侵入机体后，能随着人之体质差异、邪气侵犯部位，以及气候时间地域等各种变化而发生性质的改变，形成与原来病邪性质不同而与机体的素质一致的病理反映，如阳盛阴虚体质，易热化、燥化；阴盛阳虚体质，则易寒化、湿化。其中，尤其是兼有湿邪者，常可随体质而生转化，如湿邪所伤，若其人为阳虚阴盛之体，常从阴化寒而成寒湿困脾证；若其人素体阳热偏盛，常常从阳化热而成湿热中阻证；长夏季节多成湿热证；长江中下游地区多见湿证。马老临床用药，针对不同的病因病机，分析其因果先后，标本缓急，制定不同治法，既有寒凉又有温热，寒热并投，相反相成，以恢复阴阳之间的生理平衡以消除寒热失常。

2. 虚实 马老在辨别病机中更注重虚实的变化及气血的盛衰。其中虚实的内涵，马老认为是包括多方面的，如正气盛衰分虚实，邪盛正衰分虚实，病与不病分虚实，病变微甚分虚实，寒热分虚实，虚与实是一个广泛而相对的概念。从证的角度来说，无论是"虚证"，还是"实证"，是对疾病状况所表现出的证候的概念。《素问·五脏别论》曰："五脏者，藏精气而不泻也，故满而不能实；六腑者，传化物而不藏，故实而不能满。"马老根据这种生理特点，认为脾病多虚，胃病多实，亦有脾胃俱虚者。脾胃病常见虚证主要有脾气虚、脾阳虚、脾阴虚、胃阴虚等。脾胃病常见实证主要有寒湿困脾、寒邪犯胃、胃热炽盛、湿热蕴脾、胃停食积、胃肠燥热、瘀血凝滞、虫积内扰等。马老在临床实践中，对脾虚者，常用益气、温中、升举、养阴、固涩等法，擅用六君子汤、参苓白术散、补中益气汤等。马老认为，脾胃病的病机以纯虚纯实少见，而寒热错杂、虚实夹杂为多，因此症状表现常错综复杂。当脾胃同虚时，应用甘味，扶正以补虚，慎用苦寒，需要时亦当中病而止，应以时时保护胃气为治疗原则。如可见胃中灼热、口气臭秽，同时并见下利清谷，此胃热而肠寒也。此时如果一味清胃热而不顾肠中有寒，或虽寒热并进，补清同用，而其间药量有偏，病皆不得愈。另外，马老强调食补，若平素脾胃虚寒的人，或表现为寒证的胃痛、腹痛、泄泻等，应多食性味辛热的葱、姜、韭、蒜、胡椒等；

脾胃虚弱的人，宜食用红枣、山药、扁豆、芡实、莲子肉等；而胃热素盛的人，宜食梨、藕、甘蔗、蜂蜜等甘寒生津之品。总之，马老强调，在临床上不能以静止的、绝对的观点来对待虚和实的病机变化，而应以运动的、相对的观点来分析虚和实的病机。

3. 气血　马老强调，气血是人体脏腑、经络等一切组织器官进行生理活动的物质基础，而气血的生成与运行又有赖于脏腑生理功能的正常。因此，在病理上，脏腑发病必然会影响到全身的气血，而气血的病变也必然影响到脏腑。气血的病理变化总是通过脏腑生理功能的异常而反映出来。由于气与血之间有着密切关系，所以在病理情况下，气病必及血，血病亦及气。马老总结：脾胃之气病，常见的有气郁证、气陷证，病变多在脾；有气滞证、气逆证，病变多在胃；脾胃之血病，常见的有血瘀证、血热证，以实证居多；气血同病，气和血相互依存，相互为用，在脾胃病中气血同病者不少见，常见的有气滞血瘀、气虚血瘀、气不摄血等证。气滞血瘀是气机郁滞而致血行瘀阻所出现的证候，临床以脘腹胀痛或刺痛连胁、刺痛拒按、胁下痞块、舌质紫暗或有紫斑、脉细涩为主症。气虚血瘀是气虚运血无力，血行瘀滞而表现的证候，可见于胃痛、积聚等病证中，临床以身倦乏力、少气懒言、疼痛如刺、痛处不移、拒按、舌质淡暗或有紫斑、脉沉涩等为主要表现。气不摄血是气虚不摄、血虚不统而致出血的证候，临床以吐血、便血或黑粪、气短倦怠、舌淡、脉弱为辨证要点。在临床治疗方面，马老独树一帜地着重补脾升阳、疏肝理脾，善用升麻、柴胡等升提之品，黄芪、党参等健脾之药，香附、枳壳等理气之类，以补中益气汤、升阳益胃汤、四逆散等为代表方剂。

（二）权衡润燥升降通补

马老认为脾胃病病证多样，病情反复，病程延久。辨证中要权衡脾胃之虚实寒热、气血之荣盛虚衰、肝肾等脏腑之关联影响。在治疗中权衡调阴阳、和气血、安脏腑、扶正祛邪、标本兼治。治疗上必须权衡利弊，分清轻重缓急，无论是攻是补，是润是燥，是升是降，是通是补，必须综合考虑，用之有度。

1. 润燥　马老据"脾喜燥而恶湿"，在临床上，对脾生湿、湿困脾的病证，一般强调健脾与利湿同治，所谓"治湿不理脾，非其治也"，常用醒脾化湿之剂，少用甘润滋腻之品，以免助湿。"胃喜润而恶燥"，如《医学求是·治霍乱赘言》所言"胃润则降"，治胃病时，当注意燥热易伤胃阴，故马老常用甘凉滋润之剂。临床上针对脾湿太过、运化呆滞，见呕吐、恶心、纳呆、腹胀、苔腻者，宜燥湿健脾，方用平胃散配砂仁、白蔻仁之属，口黏腻予佩兰化湿醒脾，口臭苔腻加草果化湿和中。水湿轻者从脾治，用胃苓汤利水渗脾湿。脾湿甚者，水湿内生，表现为痰饮水肿，从补脾益肾寻法。胃燥太过，多因胃阴不足，胃络涸涩，在慢性萎缩性胃炎中表现为胃脘隐痛，灼热，口干，饥不欲食，舌红少津等，马老常用养阴益胃汤滋养胃阴，作用很好，尤其胃有灼热感时用石斛功最殊。兼咽干、口唇燥为肺胃阴虚，用沙参、玉竹作用好。阳明燥结，"无水行舟"，大便干结难解，用增液汤滋润阳明燥土以缓通大便；燥结甚者配入调胃承气汤；腹胀排便不畅，配枳实、槟榔、炒莱菔子通降腑气以导其滞。脾湿与胃燥并见多出现在慢性胃炎湿热伤阴证中，临床既见胃脘痞满、灼热、反酸、嘈杂、口苦、苔黄腻等湿热表现，因幽门螺杆菌多为阳性，而又有口干不欲饮、饥不欲食、舌红少津等胃阴虚证候。湿热内蕴与胃阴不足相兼者，用左金丸配半夏、栀子、白蔻仁清化湿热，养阴益胃汤滋养胃土阴津之亏，润燥相济以收良效。

2. 升降　马老临证强调脾气主升、胃气主降，脾以升为健、胃以降为和，治脾勿忘调胃，治胃勿忘健脾的原则。治脾病时常用健脾、益气、升提之品；治胃病时多用和中、清利、降逆之药。处方用药时，马老十分重视药性的升降沉浮，讲究药对的配伍、份量的轻重，以升中有降，降中有升，谨防升之不足、降之有余。脾为阴土，体阴而用阳，病则水湿壅盛而阳气易亏，阳气亏虚则其气不升甚则下陷。"辛甘入脾，辛苦入胃"，辛甘之药性多温燥，有补脾益气、升阳举陷之功效，故以甘味之品补脾，辛味之品升阳。凡是味辛性散的药物均具有升清的作用，如辛温之苏梗、藿梗、苏叶、荆芥、防风，有内湿困脾者选苏梗、藿梗、苏叶，无湿者选荆芥、防风。有热者选用辛凉之荷叶、荷梗、荷叶蒂等。马老特别喜欢使用荷叶，荷叶味苦辛微涩、性凉，归心、肝、脾经，清香升散，具有消暑利湿、健脾升阳、醒脾和胃、清利头目的作用，在夏季湿邪困脾、胃纳呆滞、头目不清时使用荷叶最为合拍，即使在秋冬季节，凡有湿困之征出现头昏、头沉、头晕、昏蒙不清者恒用之。胃为阳土，体阳而用阴，胃为燥土，病多燥热亢盛，辛苦性寒之药为必用之品。辛苦之品，具有通降胃气、清解胃热之功效。辛苦之药有性温、性寒之不同，性寒者又分辛寒和苦寒两类。辛寒之品如生石膏、知母，苦寒之品如大黄、黄芩、黄连、黄柏之属，使用上述诸药，可达到降浊的作用。马老还善用药对调节脾胃升降功能，如白术配百合，白术甘、苦，温，益气升清；百合甘，平，濡润，使胃气下行，通利二便，升降相施，配合得宜，每收良效。莱菔子配决明子，莱菔子辛、甘，平，长于利气，《滇南本草》谓其"下气宽中，消膨胀，降痰"；决明子苦、甘，凉，清肝明目，利水通便，二药配伍，通降胃肠气机，药性平缓，尤适合于胃肠动力障碍而致的大便不畅者。枳壳配桔梗，桔梗辛、苦而平，使清气上升，通利胸膈；枳壳苦，微寒，降逆散满，两药配合用于屡用理气药而不见效的患者。马老强调，治脾当用温升，但亦须佐以降胃，胃失通降，积湿生浊常伴随脾不运化；治胃当用通降，但亦须佐以升脾，若脾虚运化无力，易积湿生浊，脾湿郁滞常影响到胃而致胃气不降、受纳失常。降胃常选辛苦通降之品，虽与甘温升脾之药性味相反，但同奏祛湿化浊、恢复脾运之功，有异曲同工之效。马老常在益气升脾方药中，少佐顺降开泄之半夏、陈皮、枳实之类，以疏通湿浊之壅塞，畅利脾气之运行。亦常用五味异功散、六君子汤或香砂六君子汤等。

3. 通补 马老认为，要广义理解运用通补之法，正如《医学真传·心腹痛》所言：调气以和血，调血以和气，通也；下逆者使之上行，中结者使之旁达，亦通也；虚者助之使通，寒者温之使通，无非通之之法也。若必以下泄为通，则妄矣。又如《伤寒论》"阳明病"篇的应用，从广义上言，纠正人体气血、阴阳、脏腑、经络偏损偏衰、寒热虚实，甚至阴阳亡绝等，都属于"补"法之列，通即为补，通补为用，以通为补，以补为通，寓补于通，通补合一。马老指出理气药、降气药、消导药、清热药、泻下药等，均有通下作用，如苏子、莱菔子、代赭石、旋覆花、青皮、枳实、厚朴、槟榔、沉香、降香、广木香、大黄等。马老常用八月札、枳实、厚朴、槟榔、广木香、绿萼梅和陈皮等，厚朴、广木香偏温，八月札和焦槟榔偏凉，可根据不同的情况选用。马老在一般情况下，治疗胃病不使用过补，即使出现脾虚要缓补、慢补、行补，要补中有行，动静结合，升中有降。就是其他慢性病需要补药者，也须适当加入和胃理气药，以防补而壅滞，补而碍胃。但是，对于胃肠急性气滞、阻滞、食滞类疾病，使用纯动药，一旦胃气通畅，自当脾胃同治，如二陈汤中茯苓健脾祛湿，即取脾胃同治之意。

（三）分辨标本，急则治标

急则治标，缓则治本，是临床辨证论治的应变治则，与治病求本的原则是相辅相成的，是疾病治疗的先后治则。急则治标是先治，缓则治本是后治。疾病是复杂的，其标本之间存在着缓与急的关系；疾病又是多变的，标病与本病可依据急与缓而相互移位。当标病急于本病时，本病的主要地位即被标病取而代之，从而转变为次要地位，此时应先治标病，待标病缓解后，本病复原为主要地位，再治本病。

1. 症急因缓 对疾病而言，症状为标，病因为本。一般情况下应针对病因治本，本因除则标症自愈。但在某些情况下，标症甚急，不及时解决可危及患者生命，则应采取先治标症的应变措施。如胃疡病，因胃疡而见呕血，胃疡是病因为本，呕血是见症为标，治病求本当以治胃疡为常法。但当胃疡病呕血有生命之危时，则标症便上升为主要矛盾，应先采取紧急止血措施，待血止后，病情缓和，此时，胃疡病因仍是其主要的本质所在，病因不除，呕血难以避免而再发，故缓则治本，虽属后治，但为彻底治疗疾病的根本之图。

2. 表里同病 在外感病的发展过程中，病邪的传变一般是由表及里。当表邪入里出现里证，而表证尚未罢时，便是表里同病的证候。由于表证是病之源，为本，里证是病之变，为标，治疗时一般应先解表，待表证解除后再治里。但在某种情况下，里之标证甚急，不及时解决可使病情恶化，则应采取先治里标的应急措施。如《伤寒论·太阳病》91条曰："伤寒，医下之，续得下利清谷不止，身疼痛者，急救里；后身疼痛，清便自调者，急当救表。救里宜四逆汤，救表宜桂枝汤。"病在表，而误下之，伤其脾胃，以致表证（本）之身体疼痛未除，里证（标）之下利清谷不止又起，权衡表里轻重，此时以里证（标）为急，应移作本来权宜处理。因下利清谷不止，正气已经虚弱，不但不能抗邪，进一步将致阳气欲脱，当急用四逆汤以救里（标）之危。若此时以为表证（本）未解，而误用汗法更虚其阳，则会导致上下俱脱的危候发生。当里证（标）基本解除，"清便自调"时，再救表证（本），用桂枝汤以祛其邪，治疗"身体疼痛"。否则表证（本）不解，势必再传变入里，引起其他变化。

3. 新久同病 新病、久病同病，久病发病在先故为本，新病发病在后故为标，按一般常理，应先治久病，后治新病。但是由于久病势缓，根深难拔，不易急除；新病势急，病浅易治，如不早治，稍缓即起变化，且可影响久病的病情和治疗。根据这些情况，马老将新病（标）移作本来对待予以先治，待新病解除后，再治久病（本）。例如，中气虚弱，内脏下垂患者，复感热痢，当用白头翁汤治其热痢，待湿热除而下利止，再用补中益气汤治中气下陷之证。此即《金匮要略》"夫病痼疾加以卒病，当先治其卒病，后乃治其痼疾也"之训。

根据新久同病的缓急治则，临证中，马老对于外感急性病常采取急祛其邪的果断措施；对于内伤慢性病常采取缓扶其正的长远策略。急性病，多属邪气盛实，发病急骤，传变迅速，若不急除，则生变证；慢性病，多属正气已衰，病邪胶固，若不缓图，欲速则不达。此外，在处方用药上的剂量与剂型上，也要根据这一原则适当运用。

（四）注重未病，已病早治

脾胃病的发生主要是由外感邪气、饮食不节、劳倦内伤等所致，均可影响脾胃功能，使脾阳不振、脾失健运；或者郁怒忧思，肝气失调、横逆犯胃犯脾而出现脾胃运化失调，气血生化乏源，不能充养人体五脏六腑、四肢百骸及皮毛筋肉，使之不能发挥正常的生理活动，影响食物的消化和精微物质的吸收输布，从而产生一系列消化系统的病变及气血生化不足的表现。故治疗脾胃病应始终贯穿健运脾胃"顾护胃气"的治疗原则，体现"治未病"防治脾胃疾病的思想。

1. 注重未病 治未病源于《素问·四气调神大论》，"是故圣人不治已病治未病，不治已乱治未乱，此之谓也"，首次将"治未病"引入疾病的防治中，以此逐渐确立了以"治未病"为核心的中医预防医学体系。其核心内涵为：①未病先防，养生固本；②已病早治，扶正祛邪；③既病防变，标本兼治；④愈后防复，择时防发等。既提倡"未病"先防，又要求"既病"防变，防中有治，治中有防，引导疾病沿"未病防发→既病防变→病愈防复→未病防发"良性循环发展，体现着对疾病发病、发展的密切监测及根据其演变的不同阶段施予相应干预的认识。

马老强调饮食养生，必须遵循一定的原则和法度。概括地说，大要有四：一要"和五味"，即食不可偏，要合理配膳，全面营养；二要"有节制"，既不可过饱，亦不可过饥，食量适中，方能收到养生的效果；三要注意饮食卫生，防止病从口入；四要因时因人而异，根据不同情况、不同体质，采取不同的配膳营养。饮食物的种类多种多样，所含营养成分各不相同，只有做到合理搭配，才能使人得到各种不同的营养，以满足生命活动的需要。

2. 已病早治 《金匮要略》指出"治未病者，见肝之病，知肝传脾，当先实脾"，指出肝病"实脾"谓之上工之举。针对本病，发病早治的重点应该放在对平素脾虚之人的情志调理。《临证指南医案》曰："情志之郁，由于隐情曲意不伸……郁证全在病者能移情易性。"可以通过适当的运动、旅游、听音乐等多种形式来改善患者的情绪以移情易性，以达到"治未病"的效果。"人有五脏化五气，以生喜怒悲忧恐"（《素问·天元纪大论》），因此情志与五脏息息相关。古人云："思出于心，而脾因之"，故脾在志为思，《素问》中记载"脾藏意"。马老认为，思作为脾的情志变化，对喜、怒、悲、恐的情志变化均有影响，愉悦之思则气缓而喜，情感急迫则气上而怒，消极之思则气消而悲，惊乱之思则气下而恐。情志过极，或直接损伤脏腑，或导致气血失和、升降失常。脾胃作为气机升降之枢纽，必然受情志过极所伤。肝主疏泄，情志的调畅责之于肝。情志失调，肝失疏泄，则容易横逆犯脾。情志过极，无论直接间接，最终必将影响脾胃功能，故"怡情志"必然成为调理脾胃过程中重要的一环。张仲景在阐述治未病理论时指出，"治未病者，见肝之病，知肝传脾，当先实脾"（《金匮要略》）。反之，见脾之病，也当疏肝解郁，抑木扶土来促进脾胃病的康复。

病在脾者，多病久，虚者为多，即"阴道虚"是也，以温补为要。病在胃者，多病短，实者为多，即"阳道实"是也，以消积导滞为要。胃主受纳功能失常，水谷、糟粕不得下行，出现饮食停滞胃脘诸证；食积胃脘易化热而成胃热壅盛证；胃热日久，耗伤胃阴，又可见胃阴虚证；胃气壅塞不通，进而出现胃气上逆证。脾主运化功能失常，气血生化乏源，出现脾气虚、脾阳虚之证；脾失健运，不能升清，则出现脾气下陷，在上不能濡养头目、心肺，在下出现内脏下垂等证；水液代谢失常，则出现痰、饮、水、湿等病理产物滞于体内。纳化常，即保持胃的受纳、脾的运化功能的正常。纳化常则气血得养，五脏得滋，肌肉得长，机关得利，孔窍得通，脉络得畅。治疗上马老善用香砂六君子汤、四逆散为主方加减，伴喜太息、心烦易怒等肝郁气滞症状者以四逆散合越鞠丸加减；伴有疲乏无力、嗳气等脾虚症状者则多以香砂六君子汤合甘麦大枣汤加减，从而恢复到脾健胃旺的状态，脾胃健则诸症自除。

三、临床经验总结

（一）脾胃病治疗十法

马老在长期的临床实践中，针对脾胃病"脏腑同病、虚实夹杂、寒热错综"等病理特点，提出脾胃病治疗"温、清、消、补、和、疏、润、升、降、通"十字法则，临证时强调急则治其标，务求其通；缓则治其本，务求其平，即所谓"胃病贵在平衡通顺"，用药轻清流动，滋而不腻，稍佐行气之品，以动中有静，适其升降之性。用药量轻，宁可再剂，不可重剂。该十字法则提纲挈领，执简驭繁，切合临床。其自创的"清胃和中汤"、"醒胃汤"、"十三味和中方"在临床应用广泛，效如桴鼓。十字法则中，马老特别擅用"疏、和、补"三法治疗脾胃病，临床可一法独施，也可数法兼用。例如，将"升"、"降"二法合用为马老常用之升降并调法，因脾气主升而胃气主降，脾胃升降失调则致纳化失常，表现为脾阳不振与胃气上逆之证兼见者。此当守"脾升则健，胃降则和"之法则，以升清降逆、升降并调为大法。方用升阳益胃汤合香附旋覆汤等化裁，则清阳之气得升，胃逆之气得降。寒温相配法则为"清"、"温"二法之合用，适用于寒热错杂证，症见胃脘痞满或胀痛，喜温喜按，得温痛减，口苦咽干，或时有大便溏泄，肠鸣腹痛。此多因寒邪犯胃，气机阻遏，气闭热郁，然寒邪未尽，是为寒热错杂之证，选方用药时，过寒过热均不宜，此时当寒温相配、辛开苦降、健脾和胃，方能和其阴阳、调其升降，常用半夏泻心汤、四逆散、左金丸、二陈汤、金铃子散等合方化裁，如此则寒热自除，气机得畅，胀痛则解。若大便溏薄伴腹痛者，可加乌梅丸化裁；胃脘胀满甚者可加苏梗、沉香曲、枳壳、厚朴等。如此常收卓越之效。使用"疏"法时，马老擅用行气之品，认为脾胃病常以气滞为主要病机，行气之品不仅疏畅气机、运脾和胃、除胀止痛，还兼有解郁、调中、化痰、燥湿之功。

（二）调理脾胃，护胃当先

马老在治疗脾胃病的过程中，始终强调"调理脾胃，护胃当先"。胃主纳，脾主化，是脾胃的主要功能。"纳"就是摄取食物，"化"就是运化精微，胃纳和脾化互为因果。胃的受纳和腐熟，可为脾之运化奠定基础；脾主运化，消化水谷，转输精微，可为胃继续纳食提供能源。两者密切合作，方能完成消化饮食、输布精微的功能。在治疗他脏疾病之时，马老亦从调补中焦脾胃入手，重用护胃气、健脾胃之品，如山药、白术等。治疗慢性虚损性疾病，其证候错综复杂，脏腑阴阳气血皆有亏损，补之恐虚不受补，攻之又恐伤其正气，唯有从调理脾胃、恢复气血生化之源、重建中气入手，待胃气渐旺、气血充足后，方可缓缓见效，以收全功。

马老的观点是保胃气在疾病的早期就须使用，并贯穿于疾病治疗的整个阶段，特别是祛邪，尤先当顾护胃气。祛邪常采用化痰软坚、清热解毒、活血化瘀等治法。治疗肿瘤性疾病时结合现代药理研究成果，根据肿瘤所发部位，选择有明确抗癌作用的中药，治疗消化道肿瘤常用野葡萄藤、藤梨根、红藤、生薏苡仁；肺癌用石上柏、石见穿、鱼腥草、生薏苡仁、八角莲；泌尿生殖系肿瘤多用土茯苓、苦参、龙葵；头颈部肿瘤用山豆根、白花蛇舌草；脑部肿瘤用蚤休、白花蛇舌草；肝癌用漏芦、半枝莲；肿瘤伴胸腔积液常用猫爪草、椒目；肿瘤见淋巴结肿大或者实性肿块用夏枯草、生牡蛎、海藻、昆布、山慈菇；生南星、生半夏在食管癌中常用。这些具有苦寒之性和辛热有毒的中药久服常可伤及脾胃，出现食欲减退、胃脘痛、恶心呕吐、腹胀、腹泻等症。因此，要求在辨证论治的基础上，在方中加鸡内金、谷麦芽、甘草、大枣缓和药性。鸡内金升发胃气，健脾消食；谷麦芽疏肝解郁，启脾开胃；甘草和大枣健脾益胃，补中益气。诸药相伍，健脾养胃，促进其他药物的吸收而发挥药效，升发胃气而运化五谷精微以滋养五脏。

淡味之品最合中土脾胃之性，为顾护胃气之佳品。脾主湿，湿气太过最易伤人之脾胃，因而用苦温之药以燥湿，佐用甘淡之药以泄湿邪，且淡味之药可护胃气以防苦温之品伤及胃阴也，最终达到恢复脾主运化水湿的目的。所以在临证用药中，马老多用甘淡之品以恢复脾胃的功能，顾护胃气。马老善用山药养脾胃之阴，"阴虚之甚者，其周身血脉津液，皆就枯涸。必用汁浆最多之药，滋脏腑之阴，即以溉周身之液"。生山药，味甘性平而归脾胃，所含汁液最厚，能滋润血脉、摄气化、强志育神。其他常用的药物如薏苡仁、麦冬、石斛、菟丝子等，均为淡味之品，可顾护胃气。

（三）治脾胃重在化湿

1. 湿为阴邪，故非温不化　治疗湿证用辛温燥热之剂本无可非议，但因湿兼多性，因此世人多用清化法治疗湿热证，用温化法治疗寒湿证。对于湿证，尤其是湿热证忌用慎用温热、温补之品，因为有助热化燥伤阴之弊。然《温病条辨》在治疗三焦湿热的方药中，无论是治疗上焦湿热的藿朴夏苓汤、三仁汤，还是治疗中焦湿热的连朴饮、人参泻心汤，抑或是治疗下焦湿热的枳实导滞汤等，都不乏辛温、苦温或温补之品。马老治疗中老年人阳气虚衰、寒湿内生所致之脾胃病，多用温化寒湿之法，如在二陈汤基础上酌情选用吴茱萸、桂枝、干姜等温热之品以助之，而厚朴、苍术、白术、砂仁、白豆蔻等更是常用。临床上马老根据寒湿程度而辨证施用温补之法，如湿内蕴明显者，以大剂温燥为主，或加入一味连翘、知母；如湿邪日久蕴而化热者，则在温燥的基础上酌情选用蒲公英、黄连等。

2. 健脾运湿宜行而不滞 脾以运为顺，胃以纳而通降为顺。湿邪致脾胃病的根本原因就在于湿邪困脾、脾失健运，故临床应以健脾祛湿助运通降为其治疗大法，马老临床常用的祛湿药物如白术、茯苓、苍术、厚朴、藿香、佩兰、薏苡仁、白豆蔻等，旨在通过淡渗、苦燥、芳化等方法祛湿醒脾。健脾不等于补脾益气，健脾之法不在补而贵在健运，此为"运脾"思想，马老临床喜用佛手以疏畅脾胃阻滞之气，菖蒲醒脾开胃，枳壳以理气宽中、消胀行气。正所谓"脾以运为健，以运为补"、"健脾先运脾，运脾必调气"。只有脾气行，胃气通，则湿邪得化，精微四布。所以只有运脾而不壅滞、祛湿而不伤正，方能达到健脾祛湿治病求本的目的。

3. 健脾祛湿偏用苓术 茯苓、苍术、白术在临床上作为健脾祛湿药是比较常用的，但临证时须灵活辨证方可运用自如。马老认为茯苓淡渗健脾，不燥不寒不泄，性较平和，扶正祛邪，标本兼顾，但凡临证脾虚有湿者，皆可用之。茯苓可与多种药物配伍使用，如脾气虚者，可与参、芪配伍以益气健脾；湿邪盛者，可与薏苡仁、泽泻配伍以增强利水祛湿之功；湿痰咳嗽、恶心呕吐者，可与陈皮、半夏合用以祛湿化痰和中；心神不安，寒饮内停者，可与桂枝、白术等配伍以温阳祛饮。苍术与白术，两者均有健脾燥湿之功，不同之处在于前者偏于燥湿，后者偏于健脾，临床用于治疗脾虚湿盛之胃脘痞满、泄泻、臌胀等症。但苍术药性偏燥，唯湿盛者用之，否则易化燥伤阴；而白术健脾燥湿，既用于治疗泄泻，亦可治疗便秘，临证用之可通过配伍和剂量的变化以达治疗目的。

4. 灵活运用二陈汤祛邪扶正 水湿困阻中焦，导致脾胃升降功能失司，治疗必须化湿助运，理气祛邪。尽管湿有寒热虚实之别，皆可通过助其转运促其升降而治之。二陈汤药少力专，标本兼顾，健脾而不壅滞，燥湿而不助热。正如《医方考》云："是方也，半夏辛热能燥湿，茯苓甘淡能渗湿，所谓治病必求其本也；陈皮辛温能利气，甘草甘平能益脾，益脾则土足以制湿，利气则痰无能留滞，益脾治其本，利气治其标也"，明确指出本方制湿理气、祛邪扶正的组方原则。马老常用二陈汤合平胃散加味配合白术、白豆蔻、枳壳、泽泻等健脾理气祛湿药物治疗湿邪所致各种疾病，虚证明显者可加补益气血之味，痰浊蕴盛者重用祛湿化痰之品，寒湿明显者重用温化寒湿之药，湿热明显者加入清热化湿之剂。通过二陈汤化裁演变可成温胆汤、导痰汤、涤痰汤、半夏白术天麻汤等。所以虚实寒热皆可用二陈汤加减治之。

（四）"治脾胃必先治肝"，肝畅则脾安

临床上，调肝之法是马老治疗脾胃疑难病的常用治疗大法。选方用药上，马老常用柴胡，取其解郁疏肝之效，升发脾胃之阳气。《神农本草经》载"柴胡主肠胃中结气，饮食积聚，推陈致新"。用量不宜大，常为佐使，防其劫阴耗气之弊。柴胡入肝解郁，调畅情志，配佛手、香橼、厚朴理气降逆之品，升降调顺，理气和中，气和则志达，郁结得散，中土得安。马老还擅于灵活运用四逆散化裁治疗脾胃病，以疏肝解郁、条达肝气。若久病化热，出现肝胃郁热之证，则用四逆散和左金丸，疏肝清热，辛开苦降，条达气机；若兼有瘀血之证，则合用金铃子散以疏肝活血、理气止痛。正如《素问·六元正纪大论》云"木郁之发，民病胃脘当心而痛"。另因脾虚水湿失运，必生痰生湿，而痰又易与气相合，形成痰气阻遏气机之证，故可酌用二陈

汤。这些化裁组合之法的应用，非常符合脾胃病的病理特点，体现了马老在对脾胃病生理病理的深刻理解基础上，对疾病本质的准确把握，充分展示了他对"和"法的深刻体会与灵活应用。

四、医案集萃

（一）清胆和胃、降逆止呕治疗膈肌痉挛胃神经症

王某，男，58岁，2006年12月19日就诊。

主诉：反复呃逆1年余。

初诊：患者反复呃逆1年岁就诊，既往有心房颤动病史，行射频消融术后出现呃逆，频繁发作，多处求医，诊治无效。刻下：呃呃连声，声洪而频，不能自制，口干喜饮，小便黄，大便稍干，纳食可，眠差，烦躁多疑；舌红苔根腻黄，脉滑数。西医诊断：①癔症；②膈肌痉挛胃神经症。中医诊断：呃逆之胆胃不和、痰热内扰证。治法：清胆和胃，降逆止呃。方药（橘皮竹茹汤、竹皮汤合方加减）：姜半夏9g，茯苓神各20g，陈皮9g，枳实9g，竹茹10g，炒川黄连9g，苏荷梗各9g，砂蔻仁（后下）各6g，炒吴萸3g，柿蒂15g，丁香3g，党参8g，丹参18g，川贝母6g，郁金9g，生麦芽20g，代赭石（先煎）12g，香附9g，旋覆花（包煎）9g，甘草3g，生姜3片，红枣4枚。7剂，每日1剂，上药以武火煎开后，再以文火慢煎40分钟，共煎煮2次，取汁约300ml，分早、晚两次温服。

二诊（2006年12月26日）：患者自述呃逆次数显减，呃逆声洪，口干喜饮减，时有口苦不甚，二便尚调，焦虑感强，舌红苔腻，脉沉细。证候分析：呃逆声洪，口苦表明气郁内热仍盛，故去川贝母和温燥的丁香，继续理气化痰。治法：调肝理气化痰。方药在初诊方的基础上去丁香、川贝母，加炙枇杷叶15g、柴胡6g、赤白芍各20g、青皮9g。4剂，每日1剂，煎服法同上。

三诊（2006年12月30日）：患者自述呃逆次数明显减少，时有几声，声短而不连续，口舌干燥，夜间时有烦躁而卧不安，纳食一般，二便尚调，舌红苔黄，脉沉细。证候分析：辨证属胆胃不和，胃阴已伤。治法：降逆化痰兼养胃阴。方药：姜竹茹10g，姜半夏9g，青陈皮各6g，茯苓神各20g，枳壳9g，党参10g，代赭石（先煎）12g，旋覆花（包煎）9g，香附9g，丹参15g，砂蔻仁（后下）各6g，檀香6g，郁金9g，苏荷梗各10g，炒川黄连8g，绿梅花15g，炒吴萸4g，炙甘草5g，麦冬12g。7剂，每日1剂，煎服法同上。

四诊（2007年1月6日）：患者述呃逆基本消失，夜间睡眠时偶有几声呃逆，且有恶心感，大小便基本正常，舌淡苔白，脉沉细。证候分析：马老认为，凡病之发生莫不与脾胃有关。故察病者，必先察脾胃强弱，治病者，必先顾脾胃盛衰。对此患者，虽症状缓解，仍须进一步顾护胃气。方药：在三诊方的基础上去苏荷梗、炒吴萸，加柿蒂10g，另改丹参为20g。再服7剂后，呃逆症状消失，纳谷香，眠可，二便正常。

按语：呃逆一证，轻重差别极为明显，如偶然发作，大都轻浅，常可自行消失。或刺鼻取嚏，或突然给以惊恐，或闭气不令出入，皆可取效。若持续不断，则须根据寒热虚实辨证，及时给予适当的药物治疗，始能渐平。若在其他急慢性疾病之严重阶段，又每为病势转向危重的一种表现，谓之"土败胃绝"，预后欠佳，更应加以注意。《金匮要略·呕吐哕下利病》把它分为3种类型：属于寒呃者，如"干呕哕，若手足厥者，竹皮汤主之"；属于虚者，如"哕逆者，橘皮竹茹汤主之"；属于湿热者，如"哕而腹满，视其前后，知何部不利，利之愈"。本方即是马老合橘皮竹茹汤、竹皮汤而用之。另加生麦芽，一可健胃消食，二可疏肝解郁，因胃主和降，胆胃调和，则胃气降，呃逆止。另痰饮病的特点为阳衰阴盛，当以温药和之之理，加用砂仁、

蔻仁。另马老在用药上敢于突破陈规，大胆创新，对畏药的药对经验应用收到很好疗效，对此患者运用丁香、郁金，也是马老用药的一大特色之处。

（二）温中补虚法治疗胃溃疡

刘某，女，45岁，2005年6月15日就诊。

主诉：上腹疼痛2年余，加重1周。

初诊：患者2年多前无明显诱因出现上腹胃脘部疼痛，曾口服"雷贝拉唑"、"胃复春"等药物后症状缓解。近1周胃脘部疼痛复发，吃冰冷食物后痛甚，食后加重，喜热食，伴有呃逆、反酸，口服西药无果。胃镜示：胃溃疡。近2年形体日渐偏瘦，面色少华，疲倦乏力，少气懒言，纳差，睡眠可，二便调；舌淡苔薄黄，脉沉细弦。西医诊断：胃溃疡。中医诊断：胃痛之脾胃虚寒、肝胃不和证。治法：温中健脾，和里缓急。方药（黄芪健中汤合丁香柿蒂散加减）：饴糖20g，赤白芍各15g，黄芪15g，延胡索15g，郁金10g，桂枝8g，干姜6g，黄连3g，丁香10g，吴茱萸7g，砂仁8g，白豆蔻8g，当归10g，川芎10g，白术10g，生甘草6g，大枣4枚。7剂，每日1剂，水煎400ml，分早、晚两次温服。

二诊（2005年6月22日）：患者服药7剂后，疼痛较前明显好转，食量增加，仍有乏力、呃逆，此时患者寒象已去，脾气未复，肝胃不和。上方去延胡索，加旋覆花15g、柿蒂8g。水煎服，每日1剂，连服7天。

三诊（2005年6月29日）：患者诸症显减，时有乏力，后期予香砂六君子汤图治而愈。随访1年未复发，复查胃镜示浅表性胃炎。

按语：患者中年女性，病程日久，常言久病必虚，中焦脾胃虚弱，气血不足，虚寒内生，久则土虚肝犯，而成中焦虚寒、肝脾不和之证，如清代凌晓五言："饥饱失常，劳倦内伤，厥阴肝气横逆，扰动胃中留伏痰饮，痰气交阻，肝胃气失通调，胃脘当心而痛。"临床应之胃脘疼痛，遇凉加重，少气乏力，形体消瘦，脉沉细弦等证。对胃溃疡患者，辨为本案之证，马老常予以黄芪建中汤为主方加减，温中补虚、和里缓急。黄芪建中汤由小建中汤加减而成，所谓建中，成如《绛雪园古方选注》云："建中者，建中气也……桂枝佐芍药，义偏重于酸甘，专和血脉之阴。芍药、甘草有戊己相须之妙，胶饴为稼穑之甘，桂枝为阳木，有甲己化土之义。使以姜、枣助脾与胃行津液者，血脉中之柔阳，皆出于胃也。"方中加入黄芪，补脾益气，以助脾气恢复。马老依据本方证，临证加减，疗效显著。

第十四章　牛兴东

一、人物简介

牛兴东，男，1946 年生，主任医师，第四、五批全国老中医药专家学术经验继承工作指导老师，牛兴东全国名中医传承工作室指导老师，内蒙古名中医。曾任内蒙古中蒙医院副院长，中华中医药学会脾胃病分会专业委员会副主任委员，内蒙古中医药学会名誉副会长，内蒙古医院管理协会常务理事，内蒙古中医药学会常务理事，内蒙古中医药学会内科专业委员会委员，内蒙古医学会医疗事故技术鉴定专家库成员，《内蒙古中医药杂志》副主编。

从业以来，公开发表学术论文 30 余篇，参与编写《古今奇症妙治揭秘》、《中医消化病诊疗指南》、《消化病特色专科实用手册》等专著及中华中医药学会脾胃病分会第 19～26 届全国脾胃病学术交流会论文汇编；承担内蒙古科委课题"调气活血解毒法治疗慢性萎缩性胃炎的临床研究"、"消疹止痒汤治疗荨麻疹临床研究"及内蒙古卫生厅课题"益肺汤治疗呼吸系统传染病临床研究"。

牛老长期从事中医消化科疾病的诊疗工作，在脾胃病的治疗上经验丰富，擅长治疗慢性萎缩性胃炎、慢性非萎缩性胃炎、胆囊炎、消化性溃疡、溃疡性结肠炎、慢性结肠炎、肠易激综合征、胃肠息肉、反流性食管炎及便秘等，尤其在慢性萎缩性胃炎及溃疡性结肠炎的中西医结合研究方面造诣颇深，提出以"调气、活血、解毒"为主要法则治疗慢性萎缩性胃炎，且在临床上取得显著效果。

二、学术思想

（一）中医治病，脾胃为先

《素问·灵兰秘典论》曰："脾胃者，仓廪之官，五味出焉。"《素问·五脏别论》云："胃者，水谷之海，六腑之大源也。"这些均强调了脾胃的重要性，指出脾胃是全身能量的来源，是五脏六腑气机活动的有力保障，是气血生成的起始阶段和发源地。若脾不运化，胃不受盛，则出现如《素问·平人气象论》所言："平人之常气禀于胃，胃者平人之常气也，人无胃气曰逆，逆者死"。

牛老认为，《黄帝内经》为人体正常新陈代谢作了精彩阐述，强调了脾胃的核心地位，但与此同时五脏六腑也是一个协调的机体，共同协作才能完成水谷化精微的代谢过程。正如李东垣在《脾胃论》中提到的"内伤脾胃，百病由生"，牛老同样也赞同"人以胃气为本"的观点。故而，牛老认为在疾病的诊疗上，当以脾胃为基本点，即"中医治病，脾胃为先"。

（二）重视脾胃气机的升降

《素问·六微旨大论》云："非出入，则无以生长壮老已；非升降，则无以生长化收藏。"从理论上提出人体全身气机的运行规律，同理，脾胃之气也遵循升降理论。李东垣在《黄帝内经》理论的基础上明确提出脾胃之气的升降运动，特别强调"升散"的重要性。《脾胃论·天地阴阳生杀之理在升降沉浮之间论》曰:"盖胃为水谷之海,饮食入胃,而精气先输脾归肺,上行春夏之令,以滋养周身,乃清气为天者也;升已而下输膀胱,行秋冬之令,为传化糟粕,转味而出,乃浊阴为地者也。"李东垣从人法自然的角度指出:春夏之气主升,秋冬之气主降。而脾胃之气运化水谷为精微物质,完成新陈代谢,使能量的产生、输布及糟粕的下行、排出全过程顺利完成。叶天士更进一步完善了脾胃的升降理论,他提出脾和胃有不同的升降规律:脾主升,胃主降。《临证指南医案》指出:"纳食主胃,运化主脾。脾宜升则健,胃宜降则和。"这为脾胃分治奠定了理论基础。牛老认为,脾胃气机的升降是中焦运化的主要气机运动形式,临床中恢复患者脾胃气机升降功能是治疗脾胃病的主要方法。

(三)治疗脾胃病应五脏同调

《难经·七十七难》言"见肝之病,则知肝当传之于脾,故先实脾气"的论述,是肝脾之间疾病传变理论的重要基础。故而,牛老在临床中特别强调脾胃与其他脏腑,尤其与肝脏的关系,指出:"健脾不疏肝,如撒种不犁田,白费功夫。"

张景岳认为"脾为中土,灌溉四旁",脾胃内含五脏之气,五脏亦含脾胃之气,治五脏可以安脾胃,主张:"善治脾者,能调五脏即所治脾胃也。"牛老把张景岳这一思想与李东垣的"调脾胃以安五脏"相联系,他认为张景岳把局限的脾胃病治疗扩展到全部脏腑调理的高度,从另一个侧面反映出脾胃的重要性和核心地位,故而脾胃病的诊治,不仅仅局限于脾胃,应该五脏同调,重视脏腑之间的关系,正所谓"治脾胃之法,应在脾胃外寻"。

(四)强调脾胃分治

在巢元方的《诸病源候论》中提到"脾者,脏也;胃者,腑也。脾胃二气,相为表里。胃为水谷之海,主受盛饮食者也;脾气磨而消之,则能食"。胃主受纳,脾主消磨。"胃受谷而脾磨之,二气平调,则谷化而能食。若虚实不等,水谷不消,故令腹内虚胀,或泄,不能饮食,所以谓之脾胃气不和,不能饮食也"。强调脾与胃的功能要互相配合协调,否则就会产生疾病。

李东垣《脾胃论·脾胃胜衰论》言:"饮食不节则胃病,胃既病,则脾无所禀受,脾为死阴,不主时也,故亦从而病焉。"李东垣指出:胃病常见病因为饮食不节,论述了由此导致的病理变化及常见症状,同时提出胃病后导致脾的病理变化。可见李东垣虽然倡导脾胃要分治,但他更强调脾胃生理病理的紧密联系,在脾胃分治方面未提出创新性的治疗方法。医家缪希雍云:"世人徒知香燥温补为治脾虚之法,而不知甘寒滋润益阴之有益于脾也。"提出脾阴不足的观点。叶天士更特别强调胃阴不足,治疗大法为甘寒润降,清养胃阴,以沙参、麦冬、玉竹、石斛组方。叶天士不但提出脾胃分治的学术思想,并且给出了具体的治疗方法,验之临床,效果突出,也反证了理论的正确性。

牛老认为,脾胃既是密切相关的整体,也有各自不同的生理功能。他指出:脾胃不能混为一谈,脾胃同为中焦,应强调分治。但分中有合,合中又有分,观其脉证,随证治之,既要甘温健脾升阳,又要顾护胃阴,防止伤阴。在《伤寒论》中就有"保胃气,存津液"的思想,应当继承发扬。但健脾与滋胃阴要相互协调,强调养胃阴,但不能损伤脾阳。药物使用应以甘寒为主,慎用苦寒之品。

(五)治疗脾胃病时重视"祛除痰饮",提出"痰去脾胃安"之观点

痰饮之病名见于《金匮要略·痰饮咳嗽病脉证并治》"夫饮有四,有痰饮、有悬饮、有溢饮、有支饮"。在这里的痰饮是狭义的痰饮,指胃肠道为"痰饮"病邪侵袭产生的一系列"脾

胃病"症状。朱丹溪云："百病多有兼痰者"。其"诸病皆因痰而生"的致病理论受到了后世医家的广泛阐发，使痰病理论不断得到完善。在对痰饮病机的认识上，朱丹溪汲取了前人的经验，认为脾虚、气郁是痰饮化生的关键。《丹溪心法》曰："善治痰者，不治痰而治气，气顺则一身之津液，亦随气而顺矣。"朱丹溪以二陈汤为治疗痰饮的基础方，此方宽中理气、调气机升降、健脾燥湿、化湿消痰，为实脾燥湿的治本方，而且也体现了"治痰先治气"的思想。

张景岳认为，痰饮的生成主要是由于元气虚衰，治痰的方法则以扶正为主。张景岳有言"痰涎之作，必由元气之病"、"血气日削，而痰涎日多矣"。指出痰饮的生成与元气虚衰有关。人体血气俱盛，脏腑功能正常，则津液不得凝聚为痰。反之，人体元气亏虚，若为外邪所侵，或内伤七情、饮食劳倦，则易导致人体脏腑损伤，水谷不化精微，凝聚为痰。而五脏之中，张景岳认为脾、肾两脏最为关键，"脾主湿，湿动则为痰，肾主水，水泛亦为痰"。痰饮的生成必与脾、肾两脏相关，故治痰之法宜"温脾强肾以治痰之本，使根本渐充则痰将不治而自去矣"。叶天士对于痰饮的成因见解独到："阳盛阴虚，则水气凝而为痰。阴盛阳虚，则水气溢而为饮。"其治痰用药拘泥于温药，痰火之证不忌寒药，是为对仲景治疗痰饮的补充与发展。

牛老在继承以上先贤的理论及临床经验后提出："非独脾为生痰之源，肺为贮痰之器；五脏皆可为生痰之源，五脏皆可是贮痰之器。"故而，脾胃痰邪为患较为常见，痰浊之邪胶结于脾胃，阻塞运化，影响气血运行，可导致一些慢性顽固性脾胃疾病。牛老在继承张仲景"痰饮当用温药和之"的治疗大法基础上，提出"痰去脾胃安"这一思想，以化痰散结涤浊之法治疗此类顽固性脾胃疾病，临床效果显著。

（六）治脾胃，重调气血

《黄帝内经》曰："疏其血气，令其调达而致和平"，首次提出气血应该用疏导的方法使其平衡。《伤寒论》首创"六经辨证"，为调治人体气血阴阳总结了辨证论治的规律。《丹溪心法》中朱震亨创立"气常有余，血常不足"的理论，提出滋阴降火，调气养血，擅用四君、四物汤调治气血，认为"气血冲和，百病不生。一有怫郁，诸病生焉"，使气血学说的内容更加丰富。叶天士提出"卫气营血"辨证是医学史的一大理论创新，突破了传统上对气血的认识，认为气、血是疾病发展过程的不同阶段。王清任在《医林改错》中提出"气虚血瘀"理论，治以补气活血法。

同时，牛老指出气、血也反映了脾胃病的病理过程。在气分阶段，病较轻浅，处于功能失调阶段；血分阶段，病较重，处于器质病变阶段。牛老在继承前人的基础上提出脾胃为多气多血脏腑，治当调气活血，调气：行气、补气、清气、升气、降气、破气；活血：补血、滋阴、活血、凉血、止血、宁血。

三、临床经验总结

（一）治疗慢性萎缩性胃炎的经验总结

慢性萎缩性胃炎属中医学"胃脘痛"范畴。主要临床表现有上腹胀满、疼痛、烧心及消化不良等。现代医学认为，本病的发病主要与幽门螺杆菌（Hp）感染、胆汁反流等多种因素有关，与肠上皮化生、异型增生等胃癌癌前病变相关。

Hp 感染是一个世界性问题，慢性胃炎、消化性溃疡及胃癌等消化道疾病的发生、发展与它关系紧密，根除 Hp 是防治上述疾病的重要环节。近年来大量的临床研究表明，中医药对 Hp 耐药性的防治有积极作用。牛老反对使用某个单味中药抗 Hp 感染，他认为任何一味中药的抗 Hp 感染能力都不如西医的四联疗法确切，中医的优势不在于直接杀灭 Hp，而在于调整人体的状态，使正气恢复，调整人体内环境，使之不适合 Hp 生存，不杀菌而菌自灭。同时配合正规西药四联疗法治疗，可有效减少 Hp 耐药性的发生。西药疗程结束后应继续口服中药 3 周，以稳定内环境，预防复发。

牛老善用调气活血解毒法来治疗慢性萎缩性胃炎。牛老认为本病多为本虚标实之证，本为脾虚，标为湿热、食积、瘀血、气滞、寒凝等。调气活血解毒法就是在补益脾胃的基础上祛除病邪，一般采用行气、活血、清热利湿、化积导滞等方法。方中多见党参、白术、黄芪、山药等培补脾胃元气的药，在补益药之中，酌情配伍理气活血及消导之品以调畅气机，使补而不滞、通而不伤正气。

（二）治疗 Barrett 食管的经验总结

Barrett 食管是食管下段的鳞状上皮细胞被胃的柱状上皮细胞所取代的一种病理现象，是反流性食管炎的并发症之一。临床主要表现为胸骨后或剑突下烧灼感或疼痛，吞咽困难、反酸等，严重者可并发食管溃疡或狭窄，也可有非心源性胸痛、支气管哮喘、慢性咽喉炎等食管外的表现。中医认为本病的主要病机是胃失和降、浊气上逆。食管的脏腑归属应归于脾胃，且与胃的关系更为密切。

本病的发生初期主要由饮食不节、情志不遂所致，与脾胃虚弱、肝气犯胃、痰滞血瘀等有关。因此，本病的病位在脾胃，与肝胆关系密切。胃失和降、胃气上逆为基本病机。但发展为 Barrett 食管后，它的基本病机转化为痰浊、瘀血阻于食管，牛老善用破血逐瘀、软坚散结之剂治疗。在健脾益胃的基础上使用三棱、莪术、丹参、海藻、昆布、夏枯草、柴胡、鳖甲、穿山甲（代）、半枝莲、山慈菇、半夏等药，随证加减。

牛老指出，补益与攻邪的比例应该根据患者的具体情况确定。如果正气尚足，则以攻邪为主，可以四补六攻；如果正邪相当，可以五攻五补；如果正不胜邪，可以七补三攻。牛老认为，正气的充足和气机的通畅是本病良好预后的关键，顾护正气，不可一味攻邪。

食管疾病，药物往往不能直接作用于病所，给治疗带来一定难度。牛老倡导中医剂型的改革，使用中药含片剂型，使药物徐徐作用于食管，加强疗效，减少不良反应。中药汤剂健脾疏肝，调节整体；含片破血软坚散结，治疗局部，效果更加明显。

（三）治疗湿秘的经验总结

便秘是指以排便时间延长，大便干燥硬结，排出困难，或排便后有残留感，或排便艰涩不畅为主要表现的一种病证。宋代《济生方·便秘》提出："凡秘有五，即风秘、气秘、湿秘、冷秘、热秘是也。"除湿秘外，其他四类便秘均有详细理论研究及临床实践，但湿秘古今论述较少，临床医案不多，没有系统研究。

牛老在其 50 余年的临床工作中发现，近年来湿秘的患者比例在逐渐增加，究其原因可能是生活节奏加快，工作压力加大，热量摄入增多，而体力活动减少。过食肥甘厚味，影响脾之运化；工作压力加大，致思虑伤脾；过度安逸，体力活动过少，则气机不畅，水湿内停产生便秘。病机关键是湿邪阻滞气机、肠道传化失司。牛老根据此病因病机结合临床，形成了自己治疗湿秘的独特思路。牛老指出，湿秘临床上常有以下证候特点：大便排出不畅，排便不爽，有排不尽之感；便质不干硬，或虽前半部分偏硬，后半部分细软稀散，甚或溏泻，但粪质黏腻，如有油脂；多见脘腹胀满或痞闷感，时有便意急迫感，或虽数日不大便也无明显便意；舌苔厚腻，脉濡；常见于体肥多脂之人，面色黄滞，食后脘腹胀满加重，头身困重，口渴不欲饮。

牛老认为，在湿秘的治疗上要遵循以下四点：①不可过用寒凉药物。湿为阴邪，须温药除之。过用寒凉，易导致湿邪凝滞，损伤脾阳，病反加重。治疗以除湿为先，解热在后，湿去热自除。②湿秘较为顽固。湿性黏滞，故治疗周期相对较长，应有足够耐心抽丝剥茧，使病一步步转愈。《兰室秘藏》云："大抵治病，必求其源，不可一概用巴豆、牵牛之类下之，损其津液，燥结愈甚；复下复结，极则以致导引于下而不通，遂成不救。"临床不可拘泥于"六腑以通为用"而见秘即泻，使用泻法，也应审时度势，中病即止，或采用补泻兼施，或采用先泻后补，以免变生他病。大便长时间秘结而初头便质较硬者，可适当加生大黄以通下，但须中病即止，便通之后还须以祛除湿邪、宣通气机为治本之法。③调气机为重。《素问·灵兰秘典论》云："大肠者，传导之官，变化出焉"，而湿秘正是因为湿邪阻滞气机、肠道传化失司导致。因此，牛老强调，治疗湿秘，调气机是第一重要法则，贯穿于治疗的始终。④饮食调理，加强运动。饮食要清淡，易于消化，不助湿邪，有利于疾病的恢复；适当加强户外运动，使体内气机通畅，有利于湿邪的排出。

（四）肠易激综合征的经验总结

肠易激综合征是一种较为常见的慢性肠功能紊乱性疾病，其临床特点为持久存在而间歇发作的腹痛、腹胀、排便习惯及大便性状的改变，经检查无器质性病变证据的综合征，其病因和发病机制至今尚不太清晰。牛老对肠易激综合征有独特的见解，他从古代先贤处汲取理论精华，从西医处吸取现代医学的认识，融于一炉，对本病的病因病机和治疗有了更新的认识。牛老指出，本病病位在大肠，与肝、脾、肾关系密切；病因有外因、内因和不内外因：外因为人体感受风、寒、湿、热而发病；内因是精神神志方面导致疾病发生；不内外因是饮食劳倦所伤。本病本质上是本虚标实，本虚乃初期脾气不足，运化无力，之后发展为脾阳虚，久病及肾，导致肾阳虚衰。标实是指外侵的邪气和正气不足导致代谢产物堆积形成病理产物。牛老认为，腹泻型肠易激综合征的主要病因病机是风邪侵犯肠道，故提出"祛风调气化水法"治疗肠易激综合征。

四、医案集萃

（一）柔肝健脾、温肾升清治疗肠易激综合征

宋某，男，49岁，2003年8月25日就诊。

主诉：腹泻10年余。

初诊：患者10多年来每因受凉或精神紧张，情绪变化而出现腹泻，2～3次/日，伴有便前腹痛，肠鸣，腰酸，饮食尚可，口干不明显，饮水不多，睡眠一般。舌苔薄白，舌质淡红，脉沉滑。既往史：有高血压、心肌供血不足史。西医诊断：腹泻型肠易激综合征；中医诊断：泄泻之肝脾不调、肾阳不足证。治法：柔肝健脾，温肾升清。方药（痛泻要方加减）：炒白芍20g，炒白术15g，防风10g，陈皮12g，炮姜15g，肉桂10g，柴胡10g，煨乌梅12g，补骨脂15g，肉豆蔻6g，煅龙牡（先煎）20g。7剂，每日1剂，水煎400ml，分早、晚两次温服。

二诊（2003年9月1日）：服药后大便正常，1次/日，质软，小便正常，饮食、睡眠较好，精神情绪稳定。原方基础上加五味子12g，巩固疗效。7剂，服法同前。后电话随访，患者饮食、二便、睡眠、情绪均正常。

按语：此病例中医诊断为泄泻，西医诊断为腹泻型肠易激综合征。牛老认为，此患者每因受凉加重，舌质淡，晨起即泻为肾阳不足的表现；而精神紧张，情绪变化时病情加重，是肝脾

不调的结果，故肝郁、脾虚是其病机的关键。因此，在疏肝健脾法的基础上随症加减，既体现了中医"治病求本"的基本理念，也体现了辨证施治个体化治疗的基本原则。本方以痛泻要方化裁，方中炒白术健脾燥湿和中；白芍养血柔肝，缓急止痛；陈皮和中化湿，理气醒脾；防风散肝舒脾。诸药合用，泻肝补脾，调和气机，故痛泻可止，同时结合汪昂"久泻皆由肾命火衰，不能专责脾胃"的观点，选取中医经典方四神丸加减，治疗腹泻型肠易激综合征脾肾阳虚证。方中补骨脂辛苦性热而补命门，为壮火益土之要药；肉豆蔻温脾肾而涩肠止泻。再配以痛泻要方调和肝脾，全方既能温补脾肾，又能疏肝理脾，使寒邪去，气血通畅，肝脾调和，诸症消失。牛老认为，肠易激综合征的治疗要重视疏肝健脾温肾，而且久泻必伤津液，导致肝阴不足；肝阳相对亢盛，疏泄太过，易导致腹泻和情志障碍。在药物使用上应该加入柔肝之品，但又不能助脾湿。因此，在二诊中加入五味子巩固疗效，收效显著。

（二）健脾理气、清热解毒、活血化瘀治疗慢性萎缩性胃炎

杜某，女，35岁，2013年8月14日就诊。

主诉：上腹部胀痛3年余。

初诊：患者于3年多前因紧张、情绪变化、饮食不规律出现吞咽不畅，上腹部胀满疼痛，偶尔泛酸，服枸橼酸铋钾1年，奥美拉唑肠溶胶囊、荆花胃康灵、葵花胃康片等各2周无效。刻下：胃脘部胀痛，泛酸，饮食尚可，口干口苦，不欲饮水，大便不成形，2日一行，小便正常，睡眠尚可。舌苔薄黄，舌质正常，脉沉滑。胃镜提示：慢性萎缩性胃炎（轻度），幽门螺杆菌（+）；活检（胃窦）：慢性浅表性萎缩性胃炎伴淋巴滤泡形成，部分腺上皮增生。西医诊断：慢性萎缩性胃炎伴部分腺上皮增生；中医诊断：胃痞之脾虚气滞、热壅血瘀证。治法：健脾理气，清热解毒，活血化瘀。方药（消痞萎胃汤）：生黄芪15g，太子参15g，生白术15g，醋柴胡12g，炒枳壳15g，炒白术15g，姜半夏15g，黄连10g，蒲公英20g，醋莪术15g，丹参15g，九香虫10g，延胡索10g，半枝莲15g，生甘草6g。28剂，每日1剂，水煎400ml，分早、晚两次温服。药后随访，诸症消失。

二诊（2013年12月27日）：当日复查胃镜：慢性浅表性胃炎。活检（胃窦）：慢性炎症（中度）伴淋巴滤泡（胃体）：黏膜炎症（中度）伴萎缩（轻度）及间质灶性出血。原方加白及12g，继服1个月，巩固疗效。随访症状未复发。

按语： 本例患者病程3年余，曾多次服药治疗无效，久病脾胃虚弱，中焦气机阻滞，上下壅塞不通，故胃脘部胀满疼痛。胃气上逆，则泛酸。热壅于内，则见口苦，舌苔黄，脉滑。瘀血阻滞，不能上承津液，则口干，不欲饮水。治疗用生黄芪、太子参、白术健脾益气；柴胡、枳壳、炒白术疏肝理气；丹参、醋莪术活血化瘀；黄连、蒲公英、半枝莲清热解毒；姜半夏降逆止呕。诸药合用，共奏调气活血解毒之功。患者诊断为慢性萎缩性胃炎伴部分腺上皮增生，调气活血解毒法治疗4月余腺上皮增生消失，由慢性萎缩性胃炎逆转为慢性浅表性胃炎，症状明显改善，治疗效果明显。

（三）健脾温肾、宣肺通腑、理气导滞治疗肠功能紊乱

文某，女，55岁，2012年5月5日就诊。

主诉：反复便秘3年，加重1年。

初诊：患者3年前因纵隔淋巴瘤放化疗后出现便秘，近1年来症状加重，大便4~5日一行。刻下：腹胀严重，矢气不畅，口不干，饮水饮食一般，常服芦荟胶囊，可暂时缓解症状。服大黄类含蒽醌泻药则反酸、烧心、怕冷，经常出现咳嗽、咯白痰而不利，全身乏力，小便正

常，睡眠一般。舌苔薄白，舌质胖，脉沉弱。既往有 2 型糖尿病病史 2 年。西医诊断：肠功能紊乱，纵隔淋巴瘤放化疗后；中医诊断：便秘之脾肾虚寒、气机郁滞证。治法：健脾温肾，宣肺通腑，理气导滞。方药（自拟三焦通便灵汤）：党参 15g，生白术 50g，炒枳实 15g，炒莱菔子 30g，肉苁蓉 30g，当归 15g，火麻仁 30g，川牛膝 15g，全瓜蒌 20g，杏仁 15g，桃仁 15g，炙紫菀 12g，桔梗 10g。7 剂，每日 1 剂，水煎 400ml，分早、晚两次温服。1 周后矢气通畅，大便正常，再服 1 周，诸症消失。

按语：本案为纵隔淋巴瘤骨髓移植放化疗后，虽肿瘤消失，但是出现身体极度虚弱，消化功能紊乱，肺部疾病，2 型糖尿病。临床症状以腹胀、便秘、咳嗽、乏力为主，辨证属肺、脾、肾同病。治以党参、生白术，益气健脾，润肠通便，配合枳实，取枳术丸之意，攻补兼施；肉苁蓉、当归、牛膝、桃仁取济川煎之意，温补肾阳，强阴益髓，养血活血润肠；杏仁、紫菀、桔梗宣通肺气，合用降气达下，辛而不燥，润而不寒，补而不滞，咳嗽、便秘同治。尤其紫菀性味辛苦温，有辛开苦降之功。紫菀通便作用与其清肺宣降，大肠传导有关。再加全瓜蒌、火麻仁配合杏仁润肠通便；莱菔子消食导滞、理气化痰，肺、脾、肾、肠三焦并治。药证紧扣，疗效显著。

（四）清利湿热、利胆排石、行气化瘀治疗胆结石及胆囊炎

文某，男，78 岁，2004 年 5 月 3 日就诊。

主诉：右上腹胀痛伴畏寒发热 5 天。

初诊：患者 5 天前因进食油腻后出现右上腹胀痛，痛处拒按，畏寒发热伴恶心、纳差、口干口苦不欲饮水，大便干燥 3～4 日一行，小便黄赤，面目黄染呈橘黄色，皮肤发痒，精神萎靡。舌苔黄腻而干，舌质红暗，脉滑数。既往病史：2001 年 6 月行胆囊结石、胆总管结石手术切除胆囊，胆总管取石。2002 年 10 月进行第 2 次胆总管取石。B 超、CT 显示：胆总管扩张 18mm，肝内胆管扩张，胆总管下端扫描可见 14mm 强回声团；血常规：白细胞 $12.0×10^9/L$，中性粒细胞计数 $0.85×10^9/L$；肝功能：总胆红素 97.5mmol/L，直接胆红素 5.7mmol/L，丙氨酸氨基转移酶 181.5U/L，γ-谷氨酰转肽酶 240.2U/L，碱性磷酸酶 550U/L。西医诊断：胆石症术后并胆总管结石，胆管炎；中医诊断：黄疸（阳黄）之肝胆湿热、瘀毒阻滞证。治法：清利湿热，利胆排石，行气化瘀。方药：柴胡 15g，黄芩 20g，生大黄（后下）15g，金钱草 50g，醋郁金 20g，鸡内金（冲服）20g，海金沙（另包）15g，茵陈 30g，生山栀 15g，赤芍 20g，丹参 20g，生黄芪 15g，炒枳壳 20g，蒲公英 30g，延胡索 12g。14 剂，每日 1 剂，水煎 400ml，分早、晚两次温服。2 周后临床症状、体征，实验室、B 超、CT 检查均恢复正常。嘱患者改变饮食习惯，忌烟酒，吃素食，番泻叶泡茶饮，随访 1 年未复发。

按语：本病属于祖国医学"黄疸"范畴。与《伤寒论》所载"结胸发黄"相似，属于热毒瘀滞之阳黄重症。本病的病因病机是嗜食肥甘、肝郁气滞、湿热生毒蕴阻，影响肝的疏泄和胆腑的通降功能。胆汁排泄不畅而瘀积，胆汁与湿热邪毒凝结，相互煎熬，日积月累而成结石。结石积于肝胆，气机阻闭，不通则痛。肝气横逆，乘脾犯胃而有胆胃不和与脾虚等见证。湿热熏蒸肝胆，胆汁不循常道而泛溢发为黄疸。热结阳明则腑气不通。胆石症常因治疗不及时或不彻底形成慢性过程，并可因情志失调、寒温不慎、过食油腻等诱发疼痛、胀闷。胆为中清之腑，根据胆石症的病因病机和六腑的生理功能以通为用的原则，结合胆囊切除术后复发胆石症的临床特点，拟定柴金芪黄汤为基础方。方中柴胡、郁金、金钱草、鸡内金、海金沙为君药；柴胡入肝胆经，疏肝理气，清热解郁；金钱草清热利胆、排石退黄，为肝胆结石必用之品；郁金辛开苦降，行气活血，利胆排石；鸡内金消积化石；海金沙清热化湿，利胆排石，五药合用，共

奏疏肝利胆、清热化湿、消积排石之功。方中以黄芩、大黄、茵陈、山栀、蒲公英、生黄芪为臣药；重在清热解毒，通腑导滞，益气化湿，其中大黄泻下通腑，荡涤六腑实热积滞，有利于胆道通降下行功能的恢复，为排石创造条件。因患者术后或久病体弱，再加禁食治疗而体虚，选用黄芪益气扶正，顾护脾胃，佐以枳壳、延胡索、赤芍、丹参理气活血，化瘀止痛。柴胡同时又可作为使药，引诸药入肝胆经。全方配伍可起到疏、通、清、降、化的治疗作用，使脏腑气机通畅，肝胆胃肠疏泄协调，从而收到治疗效果。

（五）健脾升清、和胃通降治疗呕吐

杨某，女，15岁，1984年10月15日就诊。

主诉：反复呕吐半年，加重2个月。

初诊：患者半年来饮食饥饱冷热不均，每天饭后半小时呕吐食物，近2个月来症状加重，伴有纳差、消瘦、脘腹不适。曾服中、西药（中药以旋覆代赭汤服20余剂），效果不显。舌质稍淡，苔白腻，脉沉弱。西医诊断：功能性呕吐；中医诊断：呕吐之脾失健运、胃失和降证。治法：健脾升清，和胃通降。方药（香砂六君子汤加味）：党参10g，炒白术10g，茯苓12g，陈皮10g，半夏10g，砂仁6g，藿香10g，柿蒂10g，木香10g，柴胡6g，炙甘草6g，生姜6g。7剂，每日1剂，水煎400ml，分早、晚两次温服。药后诸症渐减，半年后追访再未复发。

按语：本例患者因长期饮食不节，内伤脾胃，学习负担过重，劳伤心脾，情志不快，肝失疏泄，从而导致脾胃虚弱、升降失和的证候。治当健脾升清，和胃通降，脾胃兼顾。不可见到吐食而单纯的给予和胃降逆之品。遣方用药上，配伍灵活，分清主次，多用轻灵之品，使升不太过，降不过猛，以调整脏腑阴阳的偏盛偏衰，恢复脾胃升降之常度，诸症方能相因而愈。

第十五章　唐旭东

一、人物简介

唐旭东，男，1963 年生，江苏沭阳人，中共党员，1982 年毕业于扬州医学专科学校，1993年毕业于北京中医药大学，获得医学博士学位。主任医师，教授，博士研究生导师，第六批全国老中医药专家学术经验继承工作指导老师，中国中医科学院首席研究员，第十三届全国政协委员，中国中医科学院副院长，兼任中药临床疗效与安全性评价国家工程实验室主任、北京市中医脾胃病研究所所长、国家中医药管理局脾虚重点研究室主任。担任国家中医药管理局全国脾胃病重点专科协作组组长、中国中西医结合学会副会长、中国医师协会中医师分会常务副会长、中华中医药学会脾胃病分会专业委员会主任委员、国家药典委员会委员、药监局（原）中药保护品种专家委员会委员、国务院深化医药卫生体制改革领导小组专家咨询委员会委员。先后获得卫生部（原）有突出贡献中青年专家、国务院政府特殊津贴、"百千万人才工程"领军人才并入选国家万人计划、国家中医药管理局中医药传承与创新"百千万"人才工程（岐黄工程）岐黄学者、中央保健工作先进工作者等。

我国著名脾胃病专家，长期从事中医、中西医结合消化内科临床、科研和教学工作，擅长诊治慢性胃肠疾病、肝胆疾病，在学术界有很高声誉。主要研究方向：中西医结合消化系统疾病基础与临床。主要研究领域：①功能性胃肠病；②慢性胃炎及其胃癌前病变；③脾胃病理论。主持国家自然基金科学项目、重大新药创制、国家重点研发计划等项目近 20 余项，发表学术论文 300 余篇，其中 SCI 28 篇。主编《肠易激综合征基础与临床》、《中华脾胃病学》等学术著作 14 部。获得中华中医药学会科学技术奖一等奖 3 项、管理人才奖 1 项、三等奖 1 项，中国中西医结合学会科技进步奖一等奖 1 项，北京市科学技术进步奖二等奖 1 项、三等奖 2 项，计算机软件著作权 3 项，实用新型专利 1 项。

二、学术思想

（一）继承董建华教授的脾胃"通降论"思想

脾胃学说的理论主要来源于《黄帝内经》，董建华教授在集成前人理论的基础上，结合自身数十年临床实践与潜心研究，进行补充和深化，提出了脾胃"通降论"。唐旭东教授通过跟随董老学习，深化归纳，将老师董建华院士的脾胃"通降论"学术思想总结为三个要点。

1. 胃病认识的三要素

（1）生理上以降为顺：胃为水谷之腑，六腑者传化物而不藏，以通为用，以降为顺，通降是胃生理特点的集中体现。

（2）病理上因滞为病：若为邪气犯胃，胃失和降，脾亦从而不运。一旦气机壅滞，则水反为湿，谷反为滞，形成气滞、血瘀、湿阻、食积、痰结、火郁等，相因为患，邪正交结，气道闭塞，郁于中焦，属于实滞；若为脾胃虚弱，传化失司，升降失调，清浊相干，郁滞从中生，则属虚中夹滞。

（3）治疗上以通祛疾：胃病虽有寒热虚实之别，立法用药亦有温清补泻之分，但总以开郁滞、调升降为目的。"通"可以调畅气血，疏壅塞，消郁滞，并承胃腑下降之性推陈出新，导食浊瘀滞下降，使上下畅通无阻，血络流畅，从而恢复正常的脾胃功能。

2. 治则上的二点论　脾胃同居中焦，在生理上，运纳协调，升降相因，燥湿相济，共同调节着饮食物的消化吸收；在病理上，胃病脾病每多互传，最后形成脾胃同病的转归。然二者又同中有异：脾属脏，藏精气而不泻，胃属腑，传化物而不藏；脾主升，胃主降；脾喜燥，胃喜润，故在治疗时，既要"脾胃合治"，于补脾之剂中辅以开胃之品，常在通降之方中佐以升清之味，使治法方药更切合胃宜降、以通为补，脾宜升、以运为健的生理特点；又要"脾胃分治"，意有侧重地区别对待。胃疾主病在胃，胃之病理环节至要之点乃"郁滞"二字，且胃又为多气多血之腑，故调理气血、行畅气机、疏通血络是对应大法。胃之病理结果及表现为通降失常，甚至及脾，故治疗总以复其通降之性为最终目的。

3. 治法上的一轴线

胃病有温、清、补、泻等众多治法，但调理气血如同其中心轴线，贯穿其他，抓住调理气血这一环节，也就抓住了恢复胃气通降功能的整个治法。

（二）脾胃病辨证新八纲

唐旭东教授师承董老，传承和发扬了董老"通降论"的学术思想，并以传统辨证的八纲"阴、阳、表、里、寒、热、虚、实"为基，创建了脾胃病辨证新八纲："脏、腑、虚、实、气、血、寒、热"。

1. 辨脏腑　以明确发病病位为辨证基础：唐旭东教授认为脾胃系疾病在病位上层次有三，一为胃本腑自病、胃病及脾，二为胃（脾）病及他脏，三为他脏及胃（脾）。以脏腑为纲，可将胃病治法分为单纯治胃法、脾胃合治法、从他脏他腑调治脾胃法三类，临床上根据病位以选择相应治法。以脏腑为纲，不仅是明确病位，更是指导治疗的重要手段。

2. 辨虚实　以明确病证特性为辨证要点：由于脾与胃不同的生理特性及病理特点，胃病多实，脾病多虚，同时因虚致实，因实致虚，虚实夹杂证在脾胃系疾病中尤为常见。故临证时当以明辨虚实、明确邪正盛衰为要点。虚实辨证准确，补泻方能无误，轻重恰当、平衡补泻才不致犯"实实"、"虚虚"之诫。

3. 辨气血　以明确在气在血为辨证中心：胃为多气多血之腑，以气血调畅为贵，其病证亦有一个由气及血的演变过程，临证当明辨病证之在气在血。唐旭东教授认为以气血辨证运用于临床，对于气病、血病、气血同病而见气虚血瘀或气滞血瘀证候者，治疗时均须注重调气活血。调畅气机以复其通降，既能使气滞消而免生血瘀之变，又可因气行则血行而助血瘀消散。同时，应视证情而决定调气与活血的孰轻孰重，或调气以和血，或调血以和气。

4. 辨寒热　以明确机体状态为辨证要素：脾为太阴，其气易虚，虚则生寒；胃为阳明，其性易实，实则生热。寒热辨证可将脾胃系疾病分为单纯寒证、单纯热证和寒热错杂证，而寒热错杂证尤为多见。治疗方面，面对寒热错杂之病证，寒热药物同处一方时，当审寒热之主次、辨寒热之部位、察寒热之真假，以指导处方用药。

（三）学术成果与贡献

1. 规范胃癌前病变诊疗关键技术，树立中医药胃癌前病变研究新标杆　唐旭东教授及团队运用脾虚理论、通降理论、湿热理论，建立脾胃病中医辨证新八纲，控制萎缩性胃炎等癌前疾病的癌变风险，规范为癌前病变的早期诊断及治疗关键技术，创立系列方药逆转胃黏膜萎缩背景下的异型增生；运用中医药辨证论治及其协定处方联合四联疗法提高 Hp 根除率、降低 Hp 复染率。唐旭东教授参与主持制定了中华中医药学会脾胃病分会《慢性胃炎中医诊疗专家共识意见》（2017），国家中医药管理局医政司《胃脘痛（胃癌前病变）中医诊疗方案与临床路径》（2012）。承担科技部"十一五"国家科技支撑计划：《胃癌前病变早期诊断早期治疗的关键技术研究》、国家中医药管理局中医药行业科研专项：《慢性胃炎中医药防治技术及规范的转化应用研究》。其相关学术经验：中医虚证理论与通补理论科学应用于中医膏方技术，在中央保健工作中成绩卓著，并已转化为协定方：治疗萎缩性胃炎伴见的异型增生（癌前病变）系列方药（协定方）。2019 年 3 月，欧洲胃肠道内窥镜学会联合欧洲螺杆菌和微生物研究组、欧洲病理学会、葡萄牙消化内镜学会在内镜国际权威期刊 *Endoscopy* 发表了《胃上皮癌前疾病及病变的管理》（Management of epithelial precancerous conditions and lesions in the stomach，MAPS Ⅱ），MAPS Ⅱ是欧洲全面管理胃癌前病变的最新指南，治疗部分引用了唯一一篇中医药研究：《摩罗丹治疗慢性萎缩性胃炎伴异型增生的随机对照临床试验》[2016 年发表在 *Chinese Journal of Integrative Medicine*（简称 *Chin J Integr Med*）第 22 卷第 1 期]。指南中引用内容：摩罗丹，一种草药制剂，在一项纳入 196 例慢性萎缩性胃炎伴异型增生患者的随机对照试验中，报道显示该药可降低异型增生评分，异型增生消失率达 24.6%。该研究也曾被《中国慢性胃炎共识意见（2017，上海）》引用。团队致力于进一步规范胃癌前病变诊疗关键技术，针对胃癌前病变的内镜及病理组织学诊断偏倚制约中医药防治慢性胃炎及其癌前病变研究取得突破性进展的现状，努力解决胃癌前病变活检前后不一致等关键问题，着眼于萎缩性胃炎等癌前疾病癌变风险的控制，促进该类患者生活质量的提高。

2. 系统深化功能性胃肠病研究，形成有效方药，开展大规模 RCT 研究，提高功能性胃肠病循证证据等级　唐旭东教授及其团队长期致力于功能性胃肠病的临床及基础研究，针对功能性胃肠病广泛存在胃肠症状重叠，伴发抑郁与焦虑状态的临床难题，结合肠易激综合征、功能性消化不良、功能性腹泻等病变特点，建立中医辨证论治系列方药，广泛提高了功能性胃肠病的临床疗效，解决了单靶点化学药物存在的问题，研发了脾虚 1～5 号方、肠安Ⅰ～Ⅱ号方。主要学术思想及影响：①将董建华院士通降理论与现代胃肠动力学、胃肠病生理学知识融会贯通，针对质子泵抑制剂强力抑酸的依赖问题，研发了国内第一个治疗非糜烂性反流病的复方中药"通降颗粒"，现已完成新药研发与企业转让，相关成果获北京市科学技术进步奖三等奖 2 项、中华中医药学会科学技术奖一等奖。②以临床问题为导向，建立了反映中医药临床特点的疗效指标评价体系：以结构式电子病历、网络数据采集等信息平台为支撑，相继开展了 9 个大样本 RCT（随机对照试验）临床研究，促进了中药复方临床研究水平的整体提升。首次创建了涵盖反流等 6 个维度的慢性胃肠疾病 PRO 量表，填补了国内外空白；率先构建了肠易激综合征等疾病的病证结合疗效评价指标体系，相关论文入选中国精品科技期刊顶尖学术论文，在行业起到了引领示范作用。③构建了能反映中药复方辨证论治特色与作用特点的多个功能性胃肠病病证结合动物模型及药效学评价体系，打破了脾胃病中药复方作用机制研究无载体的瓶颈，以促进中药药理学的发展。研究成果获北京市科学技术进步奖三等奖 2 项，国家专利授权 2 项。④引领制定脾胃病中医药临床技术标准化工作，牵头制定了多项国家药监局（原）、国家中医药管理局行业标准、学会协会标准，如国家药监局（原）新药评审中心《中药新药用于肠易激综合征的临床研究技术指导原则》（2017）；中国中西医结合学会消化系统疾病专业委员会《肠易激综合征中西医结合诊疗共识意见》（2017）。实现学术经验成果转化：①基于通降理论建立脾胃病辨证新八纲，制成院内制剂通降颗粒，已经实现成果转让；形成协定方健脾清化颗粒，已申报专利。②基于脾虚理论、湿热理论，建立功能性胃肠病辨证治疗方案，已获批专利肠安Ⅰ号（ZL20120514077.1），形成协定系列方——脾虚1～5号方。承担多项国家级课题，国家中医药管理局国际科技合作项目《中德合作中医药治疗腹泻性肠易激综合征的临床研究》、科技部"十二五"国家科技支撑计划《病证结合治疗腹泻型肠易激综合征的临床示范性研究》、科技部国家重点基础研究发展计划（"973"计划）《脾失健运致功能性胃肠疾病从脾论治证治规律及机制研究》、北京市科学技术委员会北京市科委G20工程支撑保障项目《治疗腹泻型肠易激综合征的中药复方肠安Ⅰ号方的开发研究》、国家自然科学基金委员会国家自然科学基金面上项目《基于系统生物学探讨功能性消化不良脾虚证的生物学基础》。

三、临床经验总结

（一）治疗慢性萎缩性胃炎的临床经验

慢性萎缩性胃炎及其癌前病变属于中医学"胃脘痛"、"胃痞"范畴。胃脘痛是以上腹胃脘部近心窝处疼痛为主症的病证。胃痞之"痞"，是指"痞塞不开，胀满不行"。唐旭东教授通过多年临床经验积累，将慢性萎缩性胃炎主要分为以下四个证型：肝胃不和证、湿热中阻证、脾虚气滞证、胃阴不足证。肝胃不和证多用香苏饮加减：苏梗、香附、陈皮、黄连、吴茱萸、乌贼骨、砂仁、生甘草、三七粉等；湿热中阻证多用半夏泻心汤加减：半夏、黄芩、黄连、茯苓、苍术、厚朴、白蔻仁、滑石等；脾虚气滞证多用香砂六君子汤加减：生黄芪、炒白术、茯苓、木香、砂仁、陈皮、佛手、炙甘草、三七粉等；胃阴不足证多用麦门冬汤加减：太子参、麦冬、生白芍、百合、乌药、佛手、三七粉等。唐旭东教授针对本病气滞血瘀、虚实夹杂的病机特点，在临床筛选用药上，除根据证型选择相对应的主方外，同时根据本病病机演变规律及临床表现特点，将行气活血法贯穿临床治疗的始终，常用丹参饮、瓜蒌皮、槟榔、大腹皮、枳壳、枳实、厚朴、生白术、川楝子、延胡索、生蒲黄、炒五灵脂、丹参、当归、三七粉等。

（二）治疗功能性便秘的临床经验

功能性便秘是指原发性、持续性，缺乏器质性、生化学等异常，结肠、直肠及肛门功能失调导致的便秘，是临床上的常见病和多发病。唐旭东教授认为，便秘的病机特点是失去胃肠"更虚更实"、从上而下通降的正常生理状态，亦即胃气不降，则糟粕不得往下传递，在下则致便秘。此外，胃气不降长久必致脾升失调，即可出现脾阳不升或不降两种情况。若脾胃虚弱，运化无力，脾阳不升则不能运化水谷精微，化源不足，不能化生气血，至气血两亏，气亏使大肠传送无力，血亏使津液干枯，肠道失去濡润，则导致便秘。唐旭东教授临床治疗中一般将便秘患者分为六种常见证型，依次为肠道气滞证、肝郁脾虚证、脾虚气滞证、肝胃不和证、脾胃湿热证、肝肾阴虚证。在治疗胃肠病时强调一个"通"字，擅长使用通降之法。唐旭东教授辨证治疗功能性便秘的常用治法为疏肝、行气、养血、益气、导滞。常用药物为柴胡、枳实、白芍、瓜蒌皮、当归、党参、厚朴、炒神曲、陈皮、甘草、黄连、党参、法半夏、生黄芪、火麻仁、炒栀子、牡丹皮等。肠道气滞证以顺气导滞为治法，常用药物为枳实、柴胡、白芍、木香等；肝郁脾虚证以疏肝健脾为主，最常用的药物为柴胡、白芍、枳实、党参、木香、陈皮等；脾虚气滞证治疗以健脾益气为主，常用药物为党参、黄芪、甘草、茯苓、枳壳、瓜蒌皮等；肝胃不和证治疗以疏肝和胃药物为主，常用的药物有柴胡、白芍、枳实、党参、黄芪、当归、甘草等；肝肾阴虚以补益肝肾药物为主，常用党参、黄芪、生地、沙参、熟地、山茱萸、火麻仁等药物。在遵循辨证施治大法的前提下，再根据患者自身体质、症状做出相应调整加减，临证多可获得较好的疗效。

（三）治疗功能性消化不良的临床经验

功能性消化不良（functional dyspepsion，FD）是以餐后饱胀、早饱、上腹痛、上腹烧灼之一或多个为主要症状，常规临床检查不能解释的胃、十二指肠疾病。本病病程长、易复发，严重影响患者的生活质量。罗马Ⅳ标准将 FD 分为餐后不适综合征和上腹疼痛综合征。功能性消化不良属中医学"胃痞"、"胃脘痛"、"嘈杂"的范畴，唐旭东教授认为功能性消化不良患者大多为脾虚气滞证，并兼加湿邪，故在临证时经常使用香砂六君子汤加减进行治疗，多以党参健脾益气、生津养血，白术健脾益气燥湿，茯苓健脾渗湿，陈皮、半夏行气化湿。同时在方中多加入行气药物，在补脾益气的同时兼以行气，补而不滞，行气而不伤气。行气药物多用木香、砂仁、枳实、苏叶、枳壳等。若患者脾胃气虚不甚，兼有阴虚时，则党参易为太子参，太子参性平偏凉，补益脾肺之力虽不如党参，但兼能养阴；若患者舌苔黄腻，则改白术为苍术，因苍术燥湿之性更强，治疗湿浊内阻者效果更好；若患者大便偏溏，则用炒白术；如患者兼有怕凉症状时，则加入干姜、炮姜等以温胃散寒；若患者大便偏干，则用生白术。一般脾虚气滞者，多伴有纳谷不香、食欲不佳，唐旭东教授多将炒谷芽、炒麦芽、神曲三药合用，可助患者食欲增加。唐旭东教授在治疗患者时，不仅予以汤药服用，且会嘱咐患者配合运动、饮食调理。以使气机调畅，对精神压力有所缓解，降低内脏敏感性。

（四）治疗肠易激综合征的临床经验

肠易激综合征是一种功能性肠病，表现为反复发作的腹痛，与排便相关或伴随排便习惯改变。典型的排便习惯异常可表现为便秘、腹泻，或便秘与腹泻交替，同时可有腹胀的症状及腹部膨胀的体征。唐旭东教授临证之时，患者只要出现腹部胀满或隐隐作痛，或大便溏而不成形，即会借以痛泻要方"抑肝扶脾"之思路来遣方用药以缓其不适，却其病痛，不必"痛"、"泻"兼见。有些肠易激综合征患者长期以来有腹痛或腹部胀满不适等症状不定期发作，却不伴有明显的泄泻，仅表现为大便不畅、黏滞不爽或粪质略为稀溏。唐旭东教授在治疗时指出，患者出现腹痛或腹部不适症状基本病机即"不通则痛"，是气机郁滞不畅所致，主要责之肝，治疗当以"疏肝"、"抑肝"为主，应加大理气药的用量，如枳实、枳壳、香附、香橼、佛手等，亦可合用柴胡疏肝散、四逆散等疏和之剂，如遇胀气明显，湿象不甚，大便不畅者，可去陈皮，合用柴胡疏肝散；遇食后不堵，脾虚不著，但仍腹部不适、大便稀溏者，可去白术，合用四逆散。除此之外，唐旭东教授强调"见肝之病，知肝传脾，当先实脾"，在疏肝之时切不可忽视健脾，可加用生炙黄芪、党参、茯苓等中药以健脾护胃，增强疗效。有些患者以泄泻为主要临床表现，腹痛或腹部不适症状则不甚明显，这多是由于脾虚所致。治疗之时，唐旭东教授强调三点：一则健脾止泻，直中病位，快速见效；二则佐以疏肝、敛肝之药，因土虚木乘可加重泄泻；三则注意慎用芍药等养肝阴之药，尤遇腹部隐痛不适、大便溏薄不畅、舌苔厚腻者，则多不用芍药，因其易滋腻碍脾，令事倍功半。

四、医案集萃

（一）疏肝健脾治疗肠易激综合征

贺某，女，66 岁，2009 年 10 月 18 日就诊。

主诉：腹痛、腹泻 10 年余。

初诊：患者腹痛、腹泻 10 年余，平素大便 3～5 次/日，每日前两次尚成形，后则溏稀，大便夹不消化物，便前伴脐周隐痛，便后缓解。平素饭前知饥，饭量较少。自觉上半身热，下肢畏寒。脾气急躁，乏力，困倦，气短，眠差，易醒。舌略胖，舌淡红苔薄略少，但润，脉细弦。西医诊断：腹泻型肠易激综合征；中医诊断：泄泻之肝郁气滞、脾肾阳虚证。治法：疏肝健脾。方药（痛泻要方加减）：生黄芪 12g，炙黄芪 12g，炒白术 20g，防风 10g，柴胡 10g，白芍 20g，陈皮 12g，木香 12g，砂仁（后下）6g，干姜 6g，肉桂 3g，姜炭 6g，枳壳 12g，延胡索 12g，大腹皮 15g，炙甘草 6g，马齿苋 20g，炒神曲 20g。7 剂，每日 1 剂，水煎 400ml，分早、晚两次温服。配地衣芽孢杆菌活菌胶囊口服。嘱少食辛辣、生冷、油炸食物，多参与集体活动（如跳广场舞），放松身心。

二诊（2009 年 10 月 25 日）：患者服药 1 周后诉症状明显缓解，大便 1～2 次/日，成形色黄，腹痛已解。效不更方，守上方继续服用 2 周巩固疗效。

按语：该患者可诊断为腹泻型肠易激综合征，根据其症状可辨证为肝郁气滞，脾肾阳虚，上热下寒。治法为疏肝理气，补益脾肾，平调寒热。方以痛泻要方为底方疏肝健脾，患者有畏寒，加干姜、姜炭以温中，肉桂温补肾阳以止泻。患者平素乏力、困倦、气短，加生炙黄芪、炒白术以健脾益气，木香、砂仁、延胡索、大腹皮行气活血止痛。方中还加入马齿苋以佐制热性药物、炒神曲以和中开胃、炙甘草调和诸药。诸药合用，疏肝健脾，温阳止泻，相得益彰。

（二）健脾益气和胃治疗功能性消化不良

云某，女，40 岁，2016 年 8 月 25 日就诊。

主诉：腹胀不适 3 月余。

初诊：患者因伤食而致腹胀不适 3 个多月。刻下：食后腹胀，纳谷欠馨，腹不痛，大便 2～3 次/日，略溏，多餐后解，咽部有不适感。舌略红，苔薄略少，脉细弦。西医诊断：功能性消化不良；中医诊断：胃痞之脾胃气虚证。治法：健脾益气和胃。方药（参苓白术散加减）：生黄芪 12g，太子参 10g，炒白术 20g，云茯苓 20g，怀山药 30g，川黄连 3g，炮姜 3g，枳壳 10g，苏叶、荷叶各 10g，木香 6g，砂仁（后下）6g，神曲 15g，川芎 6g，炒谷麦芽各 30g，马齿苋 15g。10 剂，每日 1 剂，水煎 400ml，分早、中、晚三次温服，餐后 0.5～1 小时后服用。并嘱其进行体育锻炼，多参加集体性锻炼活动。服药后患者症状皆减轻。

二诊（2017 年 1 月 19 日）：患者诉服药后症状减轻，因家里有事后未来复诊，停药一段时间后症状出现反复，仍纳呆，纳谷不香，食少早饱，食后腹胀感。大便 2 次/日，软便。舌红苔薄少，脉细滑。方药：太子参 15g，党参 15g，麦冬 15g，五味子 6g，炒白术 15g，云茯苓 30g，怀山药 30g，枳壳 10g，木香 10g，砂仁 6g，川黄连 3g，神曲 20g，炒谷麦芽各 30g，佩兰 12g。14 剂，服法同前。

三诊（2017 年 8 月 3 日）：服药后好转，之后未反复，近期因饮食不注意，又出现纳呆，纳谷不香，大便 2 次/日，质软。舌红苔薄，脉细滑。二诊方去五味子，加鸡内金 15g。14 剂，服法同前。后诉症状好转，注意饮食及进行锻炼情况下未再复发。

按语：患者因饮食不节损伤脾胃，脾胃不能正常运化水谷表现为饭后腹胀，纳谷欠馨，便溏。唐旭东教授予参苓白术散加黄芪以健脾益气，用木香、砂仁、枳壳、苏荷叶以行气化湿，加神曲、炒谷麦芽以消食增加食欲。二诊在一诊的基础上增加生脉饮，在健脾益气的基础上增加养阴之力，加佩兰以增加化湿之力。

（三）清热化湿，疏肝健脾治疗胃食管反流病

徐某，男，71 岁，2011 年 4 月 21 日就诊。

主诉：反复反酸、烧心 1 年余。

初诊：患者 1 年多前无明显诱因出现反酸、烧心。胃镜提示：Barrett 食管，慢性胃炎伴糜烂。活检病理：被覆鳞状上皮及柱状上皮黏膜，慢性炎症伴淋巴细胞增生。经服埃索美拉唑镁肠溶片 20mg，每日 2 次，半年余未见明显改善。刻下：空腹饥嘈，上腹隐隐不适，食纳可，食后不胀，嗳气反酸，大便 2 次/日，溏软，大便不爽。舌质淡红，苔薄黄，脉弦滑。西医诊断：胃食管反流病；中医诊断：吐酸之肝郁脾虚、湿热内蕴证。治法：清热化湿，疏肝健脾。方药：党参 18g，炒白术 18g，茯苓 15g，黄连 6g，干姜 6g，乌贼骨 30g，枳壳 15g，砂仁（后下）6g，槟榔、大腹皮各 15g，延胡索 12g，川楝子 9g，滑石 10g，炙甘草 6g。14 剂，每日 1 剂，水煎 400ml，分早、晚两次温服。

二诊（2011 年 5 月 5 日）：药后饥嘈不适减轻，口干唇干，痰多，性急易怒，左上腹隐隐不适，大便 2 次/日，成形，排气增多。舌苔薄、中根薄黄腻，脉弦细滑。守原方改干姜为炮干姜 4g，加芦根 24g 以清胃热、生津止渴，加浙贝母 15g 以化痰浊。14 剂，服法如前。

三诊（2011 年 5 月 19 日）：饥嘈明显减轻，无嗳气反酸，大便转实，1～2 次/日，张口睡眠，口干咽干，性急，时牙痛，头皮生疖，脉细弦。方药：柴胡 19g，黄芩 12g，龙胆草 9g，马齿苋 20g，法半夏 9g，滑石 10g，黄连 6g，炮干姜 4g，干姜炭 4g，乌贼骨 10g，苍术、白术各 15g，茯苓 15g，砂仁 6g，延胡索 12g，赤芍 15g，炙甘草 6g。28 剂，服法如前。

四诊（2011 年 6 月 18 日）：诸症好转，纳佳，大便 1～2 次/日，基本成形。舌质淡红，苔薄黄，脉细弦。继服三诊方 28 剂，服法如前。3 个月后随访，病证无反复，疗效巩固。

按语：患者初诊见上腹饥嘈不适，大便溏软，解时不畅，舌薄黄，脉弦滑，此为虚实夹杂之候，故用党参、白术、黄芪、干姜、茯苓、砂仁、甘草以振脾阳益中州；黄连、滑石清湿热；乌贼骨制酸止痛；配伍枳壳、槟榔、大腹皮、延胡索、川楝子等疏肝和胃降气药物，增强了抗反流逆势之力量，恢复了胃以和降为顺之生理，故药后饥嘈明显减轻。脾胃之症状不显，而肝火之象毕露，可见急躁易怒，口干唇干，时牙痛，头皮生疖，左上腹隐隐不适，"见肝之病，知肝传脾，当先实脾"，由此可知，病本在肝，故予黄芩、龙胆、黄连、滑石以清肝胃之湿热；柴胡、枳壳、延胡索等疏肝行气；党参、白术、砂仁、炮干姜、干姜炭、茯苓、炙甘草健脾化湿；半夏、乌贼骨抑酸降气和胃。经月余调理，胃镜示 Barrett 食管、食管炎及糜烂已消除，收效良好。

（四）疏肝行气，和胃止痛治疗慢性浅表性胃炎

王某，女，45 岁，2012 年 6 月 7 日就诊。

主诉：反复发作上腹痛 2 年余。

初诊：患者 2 年多前无明显诱因出现上腹痛，疼痛反复，进食后加重。胃镜提示：慢性浅表性胃炎。多次治疗后症状未见明显好转。刻下：胃脘部疼痛，进食后加重，餐前饥嘈，食入即胀，堵闷不下，晚餐后明显，时有嗳气，不泛酸，大便 1～2 日一行，质干，眠差，梦多，有时心悸，夜间无不适，乏力倦怠，月经半年未行。舌淡红略暗，苔略薄腻，脉细滑。西医诊断：慢性浅表性胃炎；中医诊断：胃脘痛之肝气犯胃证。治法：疏肝行气，和胃止痛。方药：柴胡 10g，炙黄芪 12g，白芍 15g，当归 12g，枳壳 15g，生黄芪 20g，川黄连 6g，吴茱萸 2g，乌贼骨 30g，瓜蒌皮 12g，清半夏 9g，肉苁蓉 12g，珍珠母 30g，蒲公英 20g，延胡索 12g，砂仁 8g，生甘草 6g。14 剂，每日 1 剂，水煎 400ml，分早、晚两次温服。

二诊（2012 年 6 月 21 日）：药后诸症悉减，但自觉四肢酸胀而痛，稍咳，药后稍感喘气不畅，大便 1 次/日。舌苔转薄，脉细滑。原方去珍珠母，加浮小麦 30g、蝉衣 9g、炙黄芪 12g

改生黄芪 12g。14 剂，服法同前。

三诊（2012 年 7 月 5 日）：大便 1 次/日，仍如羊屎球，不烧心反酸。口干，舌淡红苔薄。方药：柴胡 10g，白芍 15g，当归 12g，枳实 12g，枳壳 12g，生黄芪 30g，桑椹 30g，清半夏 9g，瓜蒌 15g，黄连 6g，瓦楞子 30g，熟地黄 15g，生地黄 15g，火麻仁 20g，厚朴 12g，砂仁 6g，炙草 6g，炒神曲 15g。服药近 1 个月，后愈。

按语：《读医随笔》云："脾者，升降所由之径；肝者，升降发始之根也。"仲景治胃惜字如金，除承气类泻胃实、吴茱萸类温肝寒外，四逆散为通降气机之名方。"少阴病，四逆，其人或咳或悸，或小便不利，或腹中痛，或泄利下重者，四逆散主之"（《伤寒论·辨少阴病》）。清代张志聪倡"土郁说"，但大多数医家崇尚阳气内郁，无以宣通之气厥，四肢为诸阳之本，须臾不离阳气温煦，而人身之阳气，贵在流通不息，如稍有阻滞，少阴转枢不利，即不得宣达阳气温养四肢，因而厥逆。清代吴谦云："今但四逆，而无诸寒热证，是既无可温之寒，又无可下之热，惟宜疏畅其阳，故用四逆散主之。"唐旭东教授在其通降法指导下，在四逆散基础上，结合疏肝之香附、苏梗、青皮、橘叶之类及散肝之逍遥散，发展为四逆散加味。此患者属肝气郁滞横犯胃土，有化热之象，治疗应该以疏肝行气、和胃止痛为法，这与唐旭东教授通降理论相符合，临床用之，行之有效。

第十六章 张声生

一、人物简介

张声生，男，1964年11月生，江西人，教授，主任医师，医学博士，博士生导师、博士后合作导师，享受国务院政府特殊津贴。现为首都医科大学附属北京中医医院首席专家、消化中心主任，国家中医药管理局重点专科全国脾胃病协作组组长，国家中医药管理局脾胃病重点研究室主任，国家临床重点专科及国家中医脾胃病重点学科、重点专科、继续教育基地带头人，北京市中西医结合消化重点专科、北京市中医消化特色诊疗中心带头人等。先后入选全国百名杰出青年中医、新世纪"百千万人才工程"、北京市卫生系统高层次人才学科带头人、北京市优秀人才、北京市科技新星计划、北京市中医药人才培养计划（简称"125计划"）一类人才等。

现兼任世界中医药学会联合会消化病专业委员会会长，欧美同学会医师协会中西医整合消化病分会专业委员会主任委员，中国医疗保健国际交流促进会中西医结合消化病学分会专业委员会主任委员，第一、二届中华中医药学会脾胃病分会专业委员会主任委员（2006~2018年），北京市中医药学会脾胃病分会专业委员会主任委员，中华中医药学会内科分会专业委员会副主任委员，世界中医药学会联合会消化专业委员会副会长，中国民族医药学会脾胃病分会副会长，《中国中西医结合消化杂志》主编等。主编新中国成立以来容量最大的、内容最丰富的、国家出版基金支持的重点图书《中华脾胃病学》等专著10部，牵头制定和发布了我国脾胃病行业的17个《常见脾胃病中医诊疗共识意见》。这也是我国脾胃病行业迄今共识度最高、影响较大、临床最实用的纲领性临床指导文件。

张声生教授致力于中医、中西医结合防治消化系统常见、疑难疾病临床疗效的提升及中医药治疗科学内涵的研究。在萎缩性胃炎癌前病变、溃疡性结肠炎、消化不良、胃食管反流病、慢性便秘、肠易激综合征等疾病治疗上，有自己的独特见解，临床收效显著。发表论文200余篇（包括SCI论文15篇），获得科技成果奖9项，获得国家发明专利6项。

二、学术思想

1.提出"肝脾失调"是脾胃病的重要病机，"调肝理脾法"是脾胃病治疗的基本方法 张声生教授领导的团队是国家中医药管理局唯一的"脾胃病调肝理脾重点研究室"。团队以多年临床经验为基础，并先后承担了20项相关课题（其中4项国家级课题、10余项市局级课题），对"肝脾相关"理论进行了大量研究，研究发现"肝脾失调"是脾胃病发病的基本特点，并提出了"调肝理脾法"是脾胃病治疗基本方法的观点。

张声生教授认为，肝五行属木，脾胃五行属土，在正常生理情况下，一方面肝木疏土，助其运化之功，即"土得木以疏通"；另一方面脾土营木，成其疏泄之用，即"木生于水而长于土，土气冲和，则肝随脾升，胆随胃降"。肝脾失调包括肝木乘脾土、脾土侮肝木、肝脾不和、肝脾湿热等证型。因怒伤情志所致者，多肝气太盛，乘克脾土，其病机特点以肝实为主；由饮食劳倦伤脾者，多脾土虚弱，招致木胜乘土，其病机特点以脾虚为主。临床上根据脾胃病所表现不同的肝脾失调证候类型，常采用不同的具体治疗方法，如疏肝健脾法、泻肝补脾法、补脾养肝法、柔肝滋脾法、暖肝温脾法等。

2.创新提出"调肝十五法"，丰富了调肝法的中医内涵　张声生教授基于肝之特性，提出肝脏为"气血之脏"、"气机之脏"，并提出从气、血、阴、阳以调肝，总结出"调肝十五法"，其核心在于调理气血，调畅气机。调理气血指根据气血之虚实、寒热以调肝，调畅气机指顺应木喜条达的特点，从气机的升降以调肝。在临床中，当根据肝脏的生理病理特点，灵活运用调肝诸法，又可兼而合用。

（1）疏肝法：指顺应肝气、疏导肝气。肝气郁滞表现为情志抑郁等，方可选用四逆散、柴胡疏肝散、四七汤；药可选用柴胡、生麦芽、青蒿、香橼、佛手、青皮、香附、川芎、薄荷等。肝郁又多影响脾胃功能，致脾气亏虚，当疏肝健脾，可选用逍遥散，于疏肝药物中配伍健脾之品。

（2）镇肝法：指重镇沉降乖戾之肝气。肝气虚则恐，可选用矿石类、贝壳类药物以重镇降逆，如代赭石、磁石、石决明、煅龙骨、煅牡蛎等。肝气横逆犯胃则可见呃逆、呕吐、泛酸等症，则可选用旋覆代赭汤以降逆和胃。

（3）泻肝法：指清泻肝脏寒湿和湿热。治疗上当清泻肝之湿证，可选用茵陈五苓散、茵陈蒿汤、龙胆泻肝汤，药可选用泽泻、车前子、金钱草、茵陈、木通、通草、玉米须、冬瓜皮等。

（4）化肝法：指化肝之痰浊。可选用地龙、僵蚕、佛手、山楂、香橼、虎杖、半夏曲等药物。化肝法多与健脾化痰法相配伍，以增加运化痰湿的作用，又可绝痰源。

（5）清肝法：指清肝经之热。可选用龙胆泻肝汤、金铃子散以清肝泻火，药物以龙胆草、川楝子、黄芩、栀子、鬼箭羽、夏枯草、槐花、石见穿为主。肝火犯胃可选用左金丸。

（6）平肝法：指平肝息风。治疗在平抑肝阳、补益肝血的同时配合平肝息风治法，可用天麻、钩藤、全蝎、蜈蚣、菊花、荆芥、薄荷、槐花等药物。

（7）凉肝法：指清血热以凉肝。可用赤芍、水牛角、玄参、生地、丹皮、八月札、侧柏叶、郁金、地榆、血余炭、藕节等药物。其中大多凉肝药物又兼有活血、止血之用。

（8）养肝法：指补养肝之阴血。可选用当归、鸡血藤、阿胶、柏子仁等药物。

（9）散肝法：指散肝之瘀血。可选用三七、丹参、赤芍、丹皮、延胡索、川芎、香附、檀香、酒大黄、五灵脂、蒲黄、地龙、鸡血藤、王不留行、桃仁、红花等药物。其中三七、丹参活血养血，为虚实并用之药物；檀香、延胡索、川芎、香附行气活血，为血中之气药、气中之血药；赤芍、丹皮为凉血活血药，尤宜散血热离经之血。

（10）破肝法：指破肝之癥积。可用大黄䗪虫丸，用药以乳香、没药、郁金、莪术、三棱、全蝎、蜈蚣、䗪虫、穿山甲（代）为主。破肝法与散肝法比较，以破有形之癥块为治法，其药物活血之力强于散肝。

（11）软肝法：指软肝散结。可见肝之痰结、瘀结而形成肝之痞块，可选用鳖甲软肝散，药选鳖甲、夏枯草、生牡蛎、浙贝母、三七、丹参等。软肝法又多与化肝法、散肝法、破肝法合用，以增强软坚散结作用，其中三七、丹参既能软肝之痰结又能散肝之血瘀。

（12）滋肝法：指滋养肝肾之阴。可选用一贯煎、六味地黄丸等，药物可用生牡蛎、天花粉、玄参、知母、生地、熟地、旱莲草、山萸肉、女贞子、首乌、鳖甲、黑芝麻等。其中生牡蛎、天花粉、玄参、知母、生地甘寒以润之，既能滋肝，又能凉肝。

（13）柔肝法：指通过甘味药物以柔缓暴戾之肝气。可选用柏子仁、当归、丹参、白芍、炙甘草、五味子、大枣等药物。常与疏肝法合用，疏肝柔肝，治法上刚柔并济，体现肝脏体阴而用阳的特点。

（14）敛肝法：指用酸味药物收涩肝魂。可选用白芍、五味子、酸枣仁、乌梅、木瓜、山萸肉等药物。敛肝法与柔肝法不同：敛肝法以酸味药物为主，以收涩魂神为治法；柔肝法以甘味药物为主，以缓肝之疏泄太过。白芍、五味子具有酸甘药性，既能柔肝，亦能敛肝。

（15）暖肝法：指温肝经、散寒滞的治法。可选用暖肝煎、天台乌药散，药物可选用乌药、吴茱萸、小茴香、干姜、橘核、荔枝核、山楂核等。

3.创新提出"理脾十法"，丰富了理脾法的中医内涵　张声生教授临床擅从脾论治病证，归纳出"理脾十法"；提出脾以气虚为本，以气郁为先，以气滞为渐，以湿困为标，以气机升降失司为常态。理脾以理气为核心，理脾之功能、理气血阴阳之虚实、理脏腑之寒热，故理脾以补脾气为基础，配合疏肝行气、消积导滞、运脾化湿、芳香醒脾诸法，旺脾以恢复脾脏功能，斡旋中焦以调畅全身气机。

（1）补脾气法：即健脾益气法。以四君子汤为代表，可选用人参、茯苓、白术、炙甘草、黄芪、山药、党参、太子参等药物。又脾虚气弱，气机易郁滞于中，故可加陈皮、砂仁等以行气导滞，有助于脾气恢复，如六君子汤、香砂六君子汤等。

（2）滋脾阴法：即滋润脾阴法。张声生教授提出，脾有气、有阴，而临床中脾阴不足症状多与胃阴虚类似，以益胃汤、麦门冬汤等为代表，可选用玉竹、黄精、石斛、葛根、麦冬、沙参、天花粉等药物。而脾为至阴之脏，其不足者可表现为阴不敛阳，出现失眠、口疮、健忘等症，以酸枣仁汤、百合知母汤为代表方。

（3）温脾阳法：即健脾温阳散寒法。适用于脾胃虚寒证，以理中汤、黄芪建中汤、吴茱萸汤为代表方。理中汤强于温中散寒，黄芪建中汤强于和中止痛，吴茱萸汤强于和胃散寒止呕。可选用桂枝、干姜、附子、吴茱萸、白豆蔻、肉豆蔻、补骨脂、荜茇、高良姜、川椒、丁香等药物。又有阳虚出血者，忌用大辛大热之品以防动血，又不可予大寒之品以防凝血，当温脾止血，选用黄土汤。

（4）升脾气法：即补中益气、升举阳气的治法。以补中益气汤、升阳益胃汤为代表方剂，可选用升麻、柴胡、葛根、黄芪等药物。同时又有补脾以降逆胃气之意，以旋覆代赭汤为代表方。

（5）醒脾困法：即芳香醒脾法。鼓舞脾脏以"醒阳"，增强脾脏的益气行气化湿之功。可选用木香、陈皮、沉香、香附、砂仁、佩兰、娑罗子、苏梗、藿香、香橼等药物。

（6）运脾滞法：即运脾导滞法。滞有气郁、气滞、湿蕴、食积之分。气郁于内，情志不遂，腹满胀痛等，以柴胡疏肝散为基础方，选用柴胡、枳实、白芍、佛手、香橼等药物。气机壅滞于中焦，胃肠气滞，以枳术丸、枳实消痞丸为代表方，选用枳实、白术、莱菔子、厚朴、陈皮、大腹皮、旋覆花、化橘红等药物。气机郁滞，内生痰湿，可以二陈汤、温胆汤为常用方，选用半夏、胆南星、石菖蒲、浙贝母、瓜蒌等药物。饮食不节，食积于内，以保和丸为代表方，选用连翘、焦神曲、生山楂、鸡内金等药物。运脾滞之法关键在于行气、通腑，使有形实邪从肠腑排出，而促进气机运行，故可加通腑药物。

（7）消脾积法：此处针对脾虚寒积，瘀血内积证。寒积证治以大建中汤、温脾汤为代表方，选用附子、花椒、干姜、党参、白术、厚朴、大黄、甘草等药物；瘀血内积证可加丹参、檀香、三七、郁金等药物。

（8）化脾湿法：指运化中焦水湿法。以平胃散、参苓白术散、七味白术散为代表方，可选用苍术、薏苡仁、白扁豆、半夏、佩兰、泽兰、茯苓、白术、六一散、竹叶、木瓜等药物。又有水液代谢失常而出现水肿者，以五苓散、苓桂术甘汤为代表方。痰湿内蕴者，以石菖蒲、浙贝母、竹茹等为主药。

（9）泻脾热法：指益气健脾消阴火法。治疗当"以辛甘温之剂，补其中而升其阳，苦寒以泻其火"，以升阳散火汤、补脾胃泻阴火升阳汤为代表方。而又有清脾热以安胎者，多用黄芩、白芍等，可加用益气固摄之品，如黄芪、炙甘草等药物。

（10）固涩法：指固涩人体气、血、精、津等的治法。可予归脾汤益气养血止血，玉屏风散益气健脾止汗，桑螵蛸散固精，缩泉丸止遗，完带汤健脾渗湿止带，参苓白术散健脾渗湿止泻。

4. 阐述了"脾胃气郁"和"脾胃络病"理论，强调调畅气机法和活血化瘀法在脾胃病中的运用

（1）脾胃病"气郁"为重要病机，早期调畅气机为治则。气郁致病的临床共性有胀满、疼痛、二便不通和发热。根据不同气机郁滞病机，予以疏肝解郁、健脾行气、行气通腑、行气化痰、行气消食导滞、行气活血化瘀、温阳散寒行气宽中。又有中焦气滞、气机郁滞而逆乱者，当辛开苦降调理中焦气机，和胃降逆调畅气机升降。

肝气郁滞者以情志不畅为主要表现，选用柴胡疏肝散、四逆散为主方，兼有脾虚者选用逍遥散；脾虚气滞表现为上腹胀、呃逆等，选用香砂六君子汤为主方；气滞于肠，大便不通者，选用四磨汤为主方；气滞痰阻，咽喉不利多见，如梅核气，可选用半夏厚朴汤；气滞食积者，嗳腐吞酸，选用二陈汤为主方；气郁化火，以升阳散火汤为基础方；寒凝气滞，可选用良附丸、瓜蒌薤白半夏汤等；寒凝气滞见呕吐者，可选用吴茱萸汤；气滞血瘀以血府逐瘀汤为主方；中焦气滞，辛开苦降调畅气机可选用半夏泻心汤、苏连饮等；胃气上逆呃逆者，可选用旋覆代赭汤、小半夏汤等。

（2）脾胃病"诸证皆夹瘀"是常态，全程活血化瘀治脾胃络病。在脾胃病的发展过程中，血瘀证可以作为一个独立证候，也可以作为病理产物，或者作为兼夹证。张声生教授在脾胃病的临床诊疗中发现，将活血化瘀与调肝理脾、疏肝和胃、益气健脾等治法联用，借助活血化瘀之品通行气血的功效可以提高治疗脾胃病的疗效。

肝郁气滞血瘀者，宜以疏肝理气为主，辅以活血化瘀，临证中可将柴胡疏肝散、四逆散之类理气方与丹参饮、桃红四物汤等活血化瘀方剂合方加减使用。气虚血虚，因虚致瘀的脾胃病，则当注意补法的运用，以四君子汤、四物汤等方加减治之。此外，对于脾胃气虚不能摄血所致的瘀血证，可益气活血并用，如可选用黄芪桂枝五物汤及补阳还五汤。脾胃病日久、久病入络者，在补益气血的同时，还要注意活血化瘀药的使用，平衡补与消。

三、临床经验总结

（一）标本兼治，扶正祛邪，补虚泻实为脾胃病的治疗原则

从发病上看，张声生教授认为脾胃虚弱是脾胃病的起病之源、致病之本，病因、邪气是脾胃病发生的重要条件、致病之标。脾胃虚弱是言其本、言其正、言其虚，病因、邪气是言其标、言其邪、言其实，标本、正邪、虚实分则为三，合则为一。临证之时须兼顾疾病的本和标、正与邪、虚与实。强调治本，但不忘治标；强调扶正，但不忘祛邪；强调补虚，但不忘泻实。张声生教授提出标本兼治、扶正祛邪、补虚泻实是治疗脾胃病必须遵循的基本原则。针对疾病之本，张声生教授提出补益脾胃的治疗思路，这是扶正补虚的具体体现，据脾胃虚弱的不同程度，灵活选用补益脾胃的药物及药物剂量，常用药物有党参、太子参、黄芪、白术、茯苓、薏苡仁等。针对疾病之标，临证之时张声生教授重视直接病因、明辨内生邪气。针对直接病因，无论在疾病的治疗还是预防调护当中，都应提醒患者注意：适时避免寒热、暑湿等外邪的侵害，保

证饮食适宜，勿过饥过饱；节律失宜、寒热失宜；调畅个人情绪；保证情绪舒畅；适当运动，适时休息，勿过劳过逸；助气血流通，增强体质。针对内生邪气，据具体病邪的不同灵活选用理气、活血、化痰、祛湿、清热（滋阴）、消食、散寒（温里）等方法及相应药物进行治疗。无论是针对直接病因的预防调护措施，还是针对内生邪气的不同治法及药物，都是祛邪泄实的具体体现，并可达"邪祛则正自安"的效果。

（二）健脾益气，降气和胃为脾胃病的治疗大法

张声生教授认为，脾胃升降、纳运失常是脾胃病的基本病理变化，如何恢复脾胃正常的升降、纳运功能是治疗的关键。本虚标实是脾胃病病机的根本特点，而脾胃虚弱是脾胃病的起病之源、致病之本。张教授认为，脾胃虚弱在脾胃病的发生发展及转归当中具有主导作用，故在临证之时张教授重视从扶助正气的角度入手治疗脾胃病，所谓"正气存内，邪不可干"、"正胜则邪却"是也，并根据"脾主运化而升清，胃司受纳腐熟而降浊，脾宜升则健，胃宜降则和"的生理特性，提出"健脾益气，降气和胃"是脾胃病的治疗大法。同时，张教授指出，补益脾胃不可呆补，应顺应脾胃升降纳运的生理特性，须以通为补，以化为用，故药物选择上在选用补益脾胃药物（党参、太子参、黄芪、白术、茯苓、薏苡仁等）的同时，还选用通降胃气的药物（旋覆花、枳壳、枳实、木香、厚朴、莱菔子、苏梗等）配合使用，组成治疗脾胃病的基础方，然后根据病情的需要及邪气的不同随证加减。需明确的是，强调从扶正的角度入手治疗脾胃病，同时亦不能忽视邪气的存在，因为邪气是疾病发生的重要条件。所以临证之时，通过辨证辨别邪气的不同，认识并了解影响疾病发生的病因及邪气，针对性的配合使用理气、活血、化痰、祛湿、清热（滋阴）、消食、散寒（温里）等方法及相关药物进行治疗，如此以达"邪祛则正自安"的目的，并最终达到恢复脾胃正常的升降、纳运功能的目标。

（三）脾虚气滞方为张声生教授治疗脾胃病的基础方

张声生教授在其脾胃病发病观及治疗观的指导下，临证之时治疗脾胃病的基础方——脾虚气滞方，方药如下：党参 15～25g，炒白术 10～15g，茯苓 10～15g，三七粉 3～6g，枳壳 10g，木香 10g，莱菔子 15～25g。该方由四君子汤加减而来，取四君子汤健脾益气以遂脾宜升则健，并于方中加入枳壳、木香、莱菔子以降气和胃、助纳消食以遂胃宜降则和，如此配伍则契合张教授补益脾胃以通为补、以化为用的原则。方中加入一味三七以活血化瘀，脾胃为人体气机升降之枢纽，脾胃升降失常导致人体气机运行障碍，气机运行障碍必然导致血的运行障碍，张教授常言"气虚则气必滞，气滞则血必瘀"即是此意。活血化瘀不仅有治病求本之意，更有未病先防之妙，可以截断病变发展趋势，瘀血已成者可去之，临证之时再据具体病情需要随证加减。

1. 妙用四君，升降并用，灵活变通 方中党参味甘性平，专于补中益气且不温燥，常用于气虚而寒热不显者，其用量为 15～25g。气虚甚者常改用黄芪，用量 15～45g；气虚而易自汗、盗汗者多用生黄芪 15～25g，取其益气固表之效；气虚更甚而疲乏无力、头晕眼花，甚至气虚下陷、脏器脱垂者则用炙黄芪 25～45g，取其补气升阳之效，并配以升麻 6g，柴胡 6g 以增加升提之力，取补中益气汤之意。小儿或气阴两虚之人则选用太子参 15～25g 以清补气阴。方中白术，据炮制方法不同分为生白术与炒白术，其味甘苦性温，具有健脾益气燥湿之效，被前人誉为"脾脏补气健脾第一要药"。炒白术长于补气健脾复脾运，且能燥湿利水除湿邪，适用于脾虚失健、水湿内生而致的食少、便溏或泄泻、痰饮等症，其用量为 10～15g；魏龙骧提出"白术通便秘"，临证常用生白术，用量为 30～150g，《本草真实》记载"白术多脂，性虽燥而能润，温而能和"。张教授临证善用生白术治疗便秘，用量为 30～60g，并认为重用生白术治便

秘乃取其健运脾阳、多脂而润,脾健而能灌溉四旁以行津液之效,相关文献报道生白术较炒白术有更好的促进胃肠蠕动的作用。张教授还指出,白术与苍术相似,均具有健脾与燥湿功效,临证须辨别使用,白术以健脾益气为主,用于脾虚湿困偏虚证者;苍术以苦温燥湿为主,适于湿浊内阻偏实证者,若脾气虚且湿浊重者可两者同用,苍术用量为10~15g。方中茯苓味甘淡性平,善于健脾利水渗湿,专为脾失健运、湿邪内生而设,且最适于寒热不显者,并契合"脾喜燥恶湿"的生理特性,睡眠欠安者改用茯神10~15g以宁心安神;皮肤水肿者改用茯苓皮10~15g以利水消肿;湿热毒邪内盛而生湿疮疥癣、关节疼痛不利、苔黄厚腻者改用土茯苓20~30g,以清热解毒除湿、利关节。现代药理研究显示,土茯苓所含化学成分以甾体皂苷类为主,具有抗炎、抗肿瘤、抗氧化、利尿、镇痛等作用。张教授还喜用薏苡仁以健脾渗湿,湿热内生者用生薏苡仁25g以健脾渗湿清热;脾虚有湿而热不显者用炒薏苡仁25g以健脾渗湿。现代药理研究表明,薏苡仁所含的薏苡仁酯及薏苡仁油具有抗肿瘤作用,广泛用于胃癌、肠癌、肝癌等的治疗或辅助治疗,张教授常于慢性萎缩性胃炎出现中重度肠化、异型增生时将茯苓改用薏苡仁抗肿瘤以防病情进展。另外,张教授将木香、枳壳、莱菔子三药称为"理气三角",不仅可以降气和胃、助纳消食,而且可以通理胸中膈气、胃脘滞气、大肠腑气,与健脾益气的四君子汤配伍运用契合补益脾胃以通为补、以化为用的原则,使脾虚气滞方具有复脾胃升降、助脾胃纳运之基本功效。其他通降胃气的药物张教授也善于据患者病情的不同灵活选用,如呕恶、嗳气、呃逆、吐酸等以胃气上逆为主要病机者加用旋覆花10~15g,代赭石10~15g以增强通降胃气功效,顽固性呃逆者可配合公丁香10g、柿蒂10g以下气止呃;呕恶明显者加用竹茹10g、枇杷叶10g以降气止呕;便秘者去木香、枳壳,加枳实10g、厚朴10g以增强下气通腑之力。

2. 审证求因,随证加减 气滞、湿阻、食积、痰结、火(热)郁、寒凝、瘀血是脾胃病常见致病邪气。气滞者每与肝相关,所谓"肝为起病之源,胃为传病之所",故张教授临证之时每予疏肝理气之法,常用药物有香附、香橼、佛手、苏梗、柴胡、娑罗子、白芍、郁金、延胡索等。其中白芍、郁金、延胡索三药是张教授常用的"止痛三角",常用于肝胃气滞、肝脾不调之脘腹胀满疼痛诸症。湿阻者每与脾失健运相关,张教授每予祛湿之法,包括淡渗利湿的茯苓、薏苡仁、玉米须、茵陈蒿、冬瓜仁等,芳香化湿的藿香、佩兰、砂仁、蚕沙、白豆蔻等,以及苦寒燥湿的黄芩、黄连、黄柏、龙胆草等。食积者每与胃失受纳腐熟相关,张教授常予消食化积药,常用药物有焦神曲、鸡内金、莱菔子、连翘等。痰结者每因湿聚而成痰,化湿与化痰药常配合使用,张教授常用化痰药物有半夏、贝母、竹茹、前胡、桔梗等。其中半夏据炮制方法的不同可分为清半夏、法半夏、姜半夏、半夏曲,张教授常据不同病情合理选用,清半夏长于化痰,法半夏长于燥湿,姜半夏长于降逆止呕,半夏曲长于消食和胃。因胃为阳明燥土,多血多气,故火热者每见于胃,常用药物如生石膏、知母、天花粉等,因胃喜润恶燥,火热又易伤阴,故常配合麦冬、生地、石斛、北沙参等以滋养胃阴。其他如肝火者张教授每予珍珠母、龙胆草等以清肝火;心火者予黄连、生地等以清心火;还须注意的是脾胃病中每见湿热相兼为患,常用清热化湿药物如黄连、黄芩、蒲公英、连翘、白花蛇舌草、败酱草等。寒凝者每由外寒侵袭及脾胃虚寒、寒邪内生所致,患者恶食生冷、脘腹怕冷,病情遇寒加重、得温缓解,张教授临证每予炮姜、高良姜、吴茱萸、桂枝等以温胃散寒,兼有外寒者配合苏叶、藿香、防风等以疏风散寒。瘀血者每因气机阻滞、血行不畅而成,张教授认为活血化瘀包括养血活血、活血祛瘀、破瘀活血。常用养血活血药物有当归、丹参、鸡血藤等;活血祛瘀药物有三七、蒲黄、五灵脂、川芎、延胡索、郁金等;破瘀活血药物有三棱、莪术等。脾虚气滞方是张教授治疗脾胃病的基础方,临证之时张教授善于据患者病情的不同及邪气的不同,谨守病机,随证加减。

3. 辨病不同,经验用药 张教授临证经验丰富,善于中西互参,据疾病的不同有其相应的经验用药。如针对胃食管反流病，张教授认为病机关键是脾胃虚寒、肝胃郁热，喜用吴茱萸与黄连相配寒热并用、辛开苦降，并据寒热程度的不同灵活调整吴茱萸及黄连的用量，热重者吴茱萸3g，黄连5g；寒重者吴茱萸5g，黄连3g。针对胃食管反流病出现咽喉不适者，常选用藏青果、凤凰衣、锦灯笼等以清热利咽。针对便秘，除喜用生白术通便外，张教授常配伍当归20g、瓜蒌25g、柏子仁25g以养血润肠，若出现便干如羊粪、腹胀难下、舌红质干者，常短期使用酒大黄6～10g、玄明粉3～6g以泻下攻积，并注意中病即止、及时调方。针对慢性萎缩性胃炎，凡组织病理见有肠上皮化生或不典型增生者，应酌加抗癌散结之品，张教授常用夏枯草、天花粉、牡蛎、煅瓦楞子、白僵蚕、刺猬皮、炮穿山甲（代）等，以及虫类药蜈蚣、全蝎、水蛭等。针对女性，伴有月经不调、经少夹血块、痛经者，张教授常将三七改用当归、白芍、益母草等以养血活血。针对老年人伴有胸痹、心痛等症状者，常将三七改为丹参以活血止痛，现代药理研究显示，其具有扩张冠状动脉、改善心肌缺血等作用。

四、医案集萃

（一）调肝理脾治疗肠易激综合征

丁某，男，69岁，2014年3月23日就诊。

主诉：大便不成形间作3年余。

初诊：患者3年多来反复出现大便不成形，曾于多家医院就诊，既往电子肠镜检查未见明显异常，考虑为"肠易激综合征"。刻下：大便不成形，发作时便前腹痛，便后缓解，便意急迫，时有肠鸣，大便不成形，5～6次/日，情绪不畅可诱发或加重症状，畏寒，纳可，眠尚可。舌暗红，苔白腻，脉弦。西医诊断：肠易激综合征；中医诊断：泄泻之肝郁脾虚证。治法：调肝理脾。方药（痛泻要方加减）：炙黄芪25g，炒白术20g，生薏米25g，三七粉（冲服）3g，白芍10g，防风10g，陈皮10g，苍术10g，延胡索15g，肉豆蔻10g，补骨脂10g，芡实10g，焦神曲15g。14剂，每日1剂，水煎400ml，分早、晚两次温服。

二诊（2014年4月10日）：患者诉药后症状减轻，大便3次/日，仍不成形，原方加白扁豆15g以增强健脾祛湿之效。再服2周，复诊诉症状基本消失。

按语：本病的主要病机为肝郁脾虚，张声生教授强调调肝理脾法在腹泻型肠易激综合征整个治疗过程中的运用，是治病求本的重要体现。方中炙黄芪、炒白术、生薏米、苍术健脾祛湿止泻；白芍、炒白术、防风、陈皮组成痛泻要方，是调和肝脾的经典方；延胡索行气活血止痛；肉豆蔻、补骨脂、芡实益肾固涩；焦神曲健脾和胃、消食调中。张声生教授认为，"气虚则气必滞，气滞则血必瘀"，活血化瘀不仅有治病求本之意，更有未病先防之妙，可以截断病变发展趋势，瘀血已成者可去之，瘀血未成者可防之，选用三七粉即为此意。

（二）健脾理气，化瘀解毒治疗萎缩性胃炎伴不典型增生

陈某，男，57岁，2015年6月23日就诊。

主诉：上腹部胀满伴呃逆1年余。

初诊：患者1年余来反复出现上腹部胀满，遇寒加重，喜揉喜按，呃逆频作，每日8～10次，偶有剑突下隐痛。胃纳差，眠尚可，大便2次/日，成形，夹有未消化食物，小便黄赤。平素脾气急躁易怒，时有乏力。舌暗红，边有齿痕，苔白腻，脉弦滑。胃镜及病理检查提示：慢性中度萎缩性胃炎，中度不典型增生。西医诊断：慢性萎缩性胃炎；中医诊断：胃痞之脾虚气滞、瘀毒交结证。治法：健脾理气，化瘀解毒。方药（萎胃治疗方加减）：党参25g，炒白

术 10g，生薏苡仁 25g，枳壳 10g，紫苏梗 15g，木香 10g，莱菔子 25g，旋覆花（包煎）10g，煅赭石 10g，焦神曲 25g，白豆蔻 10g，连翘 10g，白芍 25g，三七粉（冲服）3g，蜂房 5g，白花蛇舌草 25g。28 剂，每日 1 剂，水煎 400ml，分早、晚两次温服。忌食辛辣油腻食物。

二诊（2015 年 7 月 21 日）：上腹部胀满减轻，呃逆次数减少，剑突下隐痛、乏力缓解，自觉胃中烧灼感，纳转佳，二便调。舌暗红，边有齿痕，苔白腻，脉弦滑。复查胃镜及多部位定标取材病理提示：慢性轻度萎缩性胃炎，轻度非典型增生。原方加煅瓦楞子 25g。20 剂，服法同前。忌食辛辣油腻食物。

三诊（2015 年 8 月 11 日）：上腹部胀满缓解，呃逆减轻，偶有胃中烧灼感，自觉口黏。纳眠可，二便调。舌暗红，边有齿痕，苔厚腻，脉弦滑。二诊方去煅赭石，加柿蒂 10g、玉米须 20g。7 剂，服法同前。

四诊（2016 年 2 月 23 日）：三诊方服用 6 个月。患者上腹部胀满，呃逆缓解，饱食后偶有烧心。纳眠可，二便调。舌暗红，苔白，脉弦滑。复查胃镜及多部位定标取材病理提示：慢性轻度萎缩性胃炎，未见非典型增生。方药：党参 25g，炒白术 10g，生薏苡仁 25g，莱菔子 25g，紫苏梗 15g，木香 10g，延胡索 15g，煅瓦楞子 25g，焦神曲 25g，三七粉（冲服）3g，蜂房 5g，白花蛇舌草 25g。14 剂，服法同前。后诸症皆愈。

按语：本例患者素体脾虚，而脾胃处于中焦，乃气机升降之枢，脾胃虚弱则气机受阻，滞而不行，如朱震亨在《丹溪心法》中述"脾气不和，中央痞塞，皆土邪之所为也……脾气虚弱不能运化精微而为痞者"。脾虚气滞则易表现为脘腹胀满，且喜揉喜按，呃逆频作；脾不运化则纳食差、乏力、大便夹有未消化食物；脾不化湿而兼见舌边齿痕，苔白腻；慢性萎缩性胃炎病久迁延不愈，病初气结在经，久病则血伤入络，血行不畅，胃络瘀滞而出现偶有胃脘隐痛，舌质暗红；湿邪困阻中焦郁而化热则出现烧心，日久热化成毒，而终成瘀毒交结之象。因此，脾虚气滞、瘀毒交结证诊断明确。张声生教授治疗本例患者以健脾理气、化瘀解毒立法，以"萎胃治疗方"为基本方加减，方中党参、炒白术、薏苡仁健脾补中；枳壳、紫苏梗、木香、莱菔子、旋覆花、煅赭石理气降逆消胀；白豆蔻温中化湿，白芍柔肝和营，焦三仙、连翘消食导滞；三七粉活血化瘀，白花蛇舌草、蜂房清热解毒、利湿散结。全方攻补兼施、升降相因，以扶中气、祛毒邪为主旨。二诊时患者胃脘胀满、呃逆好转，胃痛、乏力症状缓解，且复查胃镜结果显示慢性轻度萎缩性胃炎，轻度非典型增生，故效不更方，在原方的基础上加用煅瓦楞子以制酸止痛。三诊时患者胀满缓解，呃逆减轻，遂去苦寒重镇之代赭石以避免其克伐中阳，代以性平微苦之柿蒂以下气止嗝。患者口中发黏，且自觉胃中烧灼感，此为湿热之象，加用玉米须以清热利湿。四诊时患者症状较前明显好转，复查胃镜示轻度萎缩性胃炎，未见非典型增生。故精简处方，巩固疗效。

第十七章　魏玮

一、人物简介

魏玮，男，1963年2月生，山西阳城人，主任医师，教授，博士生导师，博士后合作导师，中国中医科学院望京医院脾胃病科主任，国家中医药管理局中医药传承与创新"百千万"人才工程（岐黄工程）岐黄学者，享受国务院政府特殊津贴，国家"百千万人才工程"国家级人选，国家有突出贡献中青年专家，功能性胃肠病中医诊治北京市重点实验室主任。中国中医科学院首席研究员，中国中医科学院中青年名中医。国家中西医结合临床重点学科、国家临床重点专科学科带头人，国家中医药管理局"辛开苦降法"重点研究室创始人。现任中国中西医结合学会消化内镜专业委员会主任委员，中国中医药研究促进会消化整合医学分会会长，中华中医药学会理事，欧美同学会医师协会第一届理事会理事，中华中医药学会脾胃病分会专业委员会副主任委员，中国医师协会中西医结合医师分会第一届消化病专家委员会副主任委员，世界中医药学会联合会消化病专业委员会副会长，北京市中医药学会脾胃病专业委员会副主任委员，北京医师协会消化内科医师分会专业委员会理事，中华医学会北京分会（北京医学会）消化病学分会委员会委员，国家自然科学基金委员会、国家科学技术奖励工作办公室、中华中医药学会科技奖励办、北京市科学技术奖励工作办公室等评审专家并多次参加评审。创立两个国家临床重点专科、一个国家中西医结合临床重点学科及功能性胃肠病中医诊治北京市重点实验室。主持"国家自然基金重点国际（地区）合作研究项目——不同途径'调枢通胃'干预功能性消化不良的'脑-肠-微生态'效应机制研究"课题。先后承担及指导国家或省部级课题34项，发表核心及SCI论文158篇，主编著作6部，其中《消化系统西医难治病种中西医结合诊疗方略》获2015年中华中医药学会学术著作一等奖。发明专利2项。2018年获得国际胃肠电生理协会最高奖"阿尔瓦雷茨奖"。2019年获得中国中医科学院科学技术奖二等奖、中国中医药研究促进会科学技术进步奖一等奖。

魏教授承袭国医大师路志正教授"持中央，运四旁，怡情志，调升降，顾润燥，纳化常"的学术思想经验，提出应用于胃肠病防治的"调枢通胃"理论，同时，在中医辨证论治的基础上充分利用现代医学中消化内镜、磁共振成像、螺旋CT、B超等诊断手段将中医及西医诊断有机结合，有效防治胃肠疾病，如功能性胃肠病、胃食管反流病、慢性萎缩性胃炎、炎症性肠病、大肠息肉等。

二、学术思想

（一）"能量、动态、平衡"三大核心要素

魏教授在多年的临证过程中总结出疾病论治的三大核心要素，即"能量、动态、平衡"。魏教授认为，中医药论治疾病讲求整体观念、辨证论治，脾胃作为"后天之本，气血生化之源"，无论是脾胃病还是其他疾病的治疗，都要以恢复人体内的能量和动态作为基础、核心，并以达到平衡为最终目的，即恢复人体正常有序的生理活动。这些要素是对脾胃病乃至各种慢性病、

疑难病辨证论治内涵的高度概括，正是由于能量、动态、平衡的存在，人体才能维持正常的生理活动。倘若其中一个环节出现问题，则百病由生。

1. 能量顾护为基 《灵枢·本脏》曰："人之血气精神者，所以奉生而周于性命者也。"能量包括精、气、血、津液，是人体脏腑经络、形体官窍进行生理活动的物质基础，是构成人体和维持人体生命活动的基本物质。魏教授在临证实践中将维护能量作为基础，十分重视能量的顾护，譬如阳气及阴血津液。阳气是生命的源泉及机体新陈代谢的原动力，所谓"得阳者生，失阳者亡"，魏教授始终认为临证实践中一定要注意扶阳，阳气越充足，人体内正气越强大，可抵抗外邪；阳气不足，人体就易受外感、内伤病邪所侵；如果阳气过于亡失甚至完全耗尽，人的生命将会行至终点。对于阴血津液的顾护，魏教授更始终秉承仲景《伤寒论》"保胃气，存津液"的思想，他认为，论治疾病时，应时刻注意不可损伤胃气，要"中病即止"，胃气的存亡、多少，决定着疾病的预后和转归。

2. 动态恢复为本 人体日常的生理活动均处于运动动态，正因为体内物质的流动，从而保证了人体的日常所需，在疾病的论治方面亦是如此。魏教授认为论治疾病应从恢复体内脏腑正常运化的动态方面入手，对于调理脾胃，恢复升降运动正是其中的核心之处。

升降存在于五脏六腑：肺脏位于上焦，主气司呼吸，主宣发肃降，其气机以肃降为顺，其下降的道路从右侧下行。肝位于下焦，气机宜疏畅条达和升发，故肝气的运动以升为主要形式，其道路在左侧为上升之路，肝、肺二脏左升右降，调节着体内气机的升降运动。脾胃同居中州，在中焦的气机升降中，脾为阴土，主升，胃为阳土，主降，形成斡旋。正如叶天士所云："脾宜升则健，胃宜降则和。"脾升胃降是人体气机升降之枢纽，正是因为脾升胃降的动态运行，才能保证人体气机的升降有序。因此，魏教授认为，调节脏腑正常有序的升降运动是恢复人体动态的重中之重，脾胃是五脏六腑的中心，脏腑的升降浮沉运动均以脾胃为枢纽，其生理功能都依赖于脾精的输布，倘若脏腑升降运动失常则中焦壅塞，气血、津液难以输布，郁久则五脏俱病，百病丛生，故恢复动态是核心。

3. 达到平衡为目的 中医基础理论所提出的"阴平阳秘，精神乃治"思想源自《黄帝内经》，"阴"以适用为平，"阳"以潜藏为贵，相互协调，维持正常的平衡状态。然而在相对的平衡之中，也包含着绝对的不平衡，正是这种绝对不平衡的矛盾运动，才维持着"阴平阳秘"。如果这种动态平衡遭到了破坏，又失去了自我恢复的能力，人体则会由生理状态进入病理状态，甚至死亡。从脾胃自身来讲，他们之间存在着阴阳互助、燥湿相济、升降相因的关系，共同维持中焦脾胃的正常生理活动。早在《伤寒论》中便有关于脾胃阴阳互助失常内容的叙述，"脾约病"是指脾阴受约，不能为胃行其津液。而燥湿相济也是根据其生理特性提出的，倘若脾湿不济胃燥或者胃燥不济脾湿皆可引发病理状态，升降相因更是如此，五脏六腑的升降运动皆以脾胃升降的正常为前提，是维持机体相对平衡的重要调节机制。因此在论治疾病中，恢复脾胃正常的功能是调节机体平衡的重要因素。

（二）调枢通胃理论

发展中医理论新概念，需要在中医理论、治法、新药开发中遵循"古为今用、洋为中用、他为我用"的创新思维。魏教授总结提出"调枢通胃"的现代中医理论，即通调脏腑之枢脾胃、神明之枢心脑、开阖之枢少阳以达到治疗疾病的目的。

1. 调枢 "调枢"可以看作是调控疾病及其病理变化过程的关键环节，具有"位置"和"功能"的内涵，包括调节脏腑之枢、开阖之枢、神明之枢。脾胃——脏腑之枢："脾宜升则健，胃宜降则和"，脾升胃降功能是维持一身气机升降正常运转的枢纽，是水谷精微化生的重要保障，也是精微物质布散全身，濡润心、肺、肝、肾等的重要基础，是维持人体内能量动态平衡的核心。因此脾胃作为脏腑之枢，其功能失常除了可导致如胃痞、胃痛等脾胃系疾病外，还可导致如"脾咳"、"胃咳"、"卧不安"等其他疾病，临床中多有通过调节脾胃升降功能治疗各系统疾病的应用实例。少阳——开阖之枢："开阖枢"理论首见于《黄帝内经》，《灵枢·根结》曰："太阳为开，阳明为阖，少阳为枢。"居中的少阳胆和少阳三焦通过转输气液发挥枢转太阳、阳明之阳气的功用。枢机不利会导致人体气机出入失调，调节少阳之枢能够畅达经气，治疗如抑郁症、胆汁反流性胃炎、不寐等疾病，临床疗效显著。脑——神明之枢：张介宾《类经》云："诸髓者皆属于脑，乃至高之气所聚，此头之气街也。"且头为"诸阳之会"，因此脑是人体阳气汇聚、枢转的重要部位之一。脑的功能异常，可导致精神、记忆等功能紊乱。神是人体生命活动的主宰及其外在的总体统称，故而脑的正常生理功能对于人体生命活动具有至关重要的作用。通过调神健脾、通督调神等途径改善脑的功能，能够治疗如功能性消化不良、痴呆、眼病多系统疾病。

2. 通胃 胃不仅指病位，更涵盖脾胃之功能。在临床中，"通胃"的内涵极其广阔，不仅指"腑以通为用"，凡是围绕脾胃的特性和生理功能，脾胃与其他脏腑、经络、五官、九窍、气血、津液的生理病理关系及治疗相关疾病的治则治法皆可归为"通胃"法范畴。"调枢通胃"临床具体应用包括辛开苦降法、温肾健脾法、润肠通便法、调肝理脾法及针灸等非药物途径升脾气、降胃气、疏通少阳经气，刺激中枢神经调控，以达到枢机运转流畅、调控稳健的状态。其目的是采用不同的干预手段，通过整体调节，平衡机体枢机，使其运转流畅，脏腑功能和合。"调枢通胃"理论与现代医学"脑-肠-微生态轴"有异曲同工之处。生理上，承载"心（脑）-胃（肠）"轴的足阳明胃经联通脑、肠；病理上，调节脾胃、少阳之枢，刺激神经中枢；治疗手段上，为中医药、外治法治疗功能性胃肠病、慢性萎缩性胃炎等消化系统疾病及精神心理疾病提供共同的理论基础。

三、临床经验总结

魏教授临床用药以培固脾胃阴阳正气为基础，注重调畅气机，着眼整体，顾全润燥，气血并调。调理肝气擅用花类药；讲究有是证用是药，随证用药不拘泥于常量，时而以轻灵取效，时而又加大剂量以力挽狂澜，迅速纠正病患阴阳失衡状态；擅用经方药对，用药以诊断、辨证为先，充分考虑药性及配伍规律，并应用中西医结合方法综合分析，临证常用药对颇多；总结出通过调理脾胃论治疾病的三大核心要素"能量、动态、平衡"，以顾护能量为基础，既祛邪又扶正，掌握治疗时机，分清表里、虚实、寒热，防止机体能量的流失，以恢复动态为核心，认为调节脏腑正常有序的升降运动是恢复人体动态的重中之重，以达到平衡为目的，把握脾胃自身阴阳互助、燥湿相济、升降相因的特性，共同维持中焦脾胃的正常生理活动；重视运用调理情志治疗脾胃病，从患者的生理、心理、生活方式等多方面入手，以药物治疗、心理疏导、生活干预等多维度心身诊疗模式，综合干预，使患者达到身心和谐的状态。

（一）辛开苦降，寒热并用，活血行气

魏教授善用泻心汤组方，辛开苦降，寒热并调，如半夏泻心汤、生姜泻心汤、甘草泻心汤等。辛温之半夏散结除痞，降逆止呕为君；干姜之辛热以温中散寒，黄芩、黄连之苦寒以泄热开痞，寒热互用以和其阴阳，苦辛并进以调其升降，补泻兼施以顾其虚实，则痞满自除，升降复常。

脾胃为多气多血之脏腑，脾胃病则气血病。脾胃病常见的病机为脾胃气机升降失常，而"气为血之帅"，气病久则会引起血病。临床中，消化系统疾病患者大多病程长达10年以上，甚至

几十年，患者多兼有滞、瘀、郁、虚多种临床病理特征，因此治疗上予活血行气之法，多使用丹参、桃仁、丹皮等活血药物。

（二）注重调肝，擅花类药，轻清展气

魏教授注重肝气在脾胃病治疗中的重要作用，常用花类药以疏调肝气畅情志，临床重视花类药的运用，常选用玫瑰花、白梅花、合欢花以疏肝解郁。花类具有气味中和的特点，其质不沉重下坠、不苦寒、不温热、不刚燥，恰和中焦敦厚和缓之气，且其气味芳香，轻灵活泼，理气而不辛燥伤气，和血而不破血，为柔和的理气药。芳香可醒脾，调动脾胃功能，尤其当患者又同时存在气阴虚时，更为适合，可避免其他理气药香窜太过耗气伤阴之弊。且花多会产生蜜腺，与中药的甘味药一致，入脾经，具有一定的补益作用。

（三）擅用药对，增进疗效

脾胃病包含范围较广，证型常错综复杂，魏教授治病思维开阔、思路清晰，擅用经方药对，用药以诊断、辨证为先，结合中药药性理论和临床功用，选择性地将两味药物组合配对，从而更充分地发挥中药药效，提高临床疗效。如旋覆花与代赭石合用，旋覆花苦辛咸，微温，长于消痰行水，降气止噫；代赭石苦寒，长于镇逆平肝，善降善清，二药虽一花一石，质有轻重之别，但性均主降，相须合用有较强的降逆止呕、化痰消痞之功，治疗胃食管反流病、慢性胃炎等疗效显著。脾胃病反复发作，多与痰湿有关，故魏教授十分重视燥湿的运用，他继承国医大师路志正教授"北方亦多湿"的理论，认为现代人多食肥甘厚味，运动量少，胃肠厚实，湿浊壅盛体质者多见。白术甘缓苦燥，气味芳香，功善补气健脾；苍术辛香燥烈，走而不守，健脾胃以燥湿，除秽浊以悦脾。二者作为健脾燥湿基本配对，魏教授强调健脾益气应重用白术，运脾燥湿常重用苍术；脾肾互相资助、互相充养，若脾虚运化失司，水液代谢失常，水谷并走肠间而泻，久泻则伐伤阳气。补骨脂"能暖水脏，阴中生阳，壮火益土之要药"；肉豆蔻辛温而涩，为治疗虚寒性泻痢之要药，与补骨脂相配既可助其温肾暖脾之功，又可增其涩肠止泻之效。补骨脂与肉豆蔻合用，一肾一脾，脾肾双补，补肾阳，温下元，以除下焦阴寒，温中土，运脾阳，以化湿止泻，为治疗脾肾阳虚之便溏、腹泻的经典药对，常用于治疗腹泻型肠易激综合征、炎症性肠病等。

（四）重视心理疗法，加强饮食调护

魏教授在临床治疗中尤为强调心理治疗的重要作用。始终以"药以治病，医以疗心"为治病理念，通过心理疏导与精神鼓励，一方面使患者重视情志因素在功能性消化不良发病中的重要性，以"心平气和"为心理常态目标，在日常生活中自主克制过激的情绪波动；另一方面积极调动患者的主观能动性，通过主动阅读、欣赏音乐、健身锻炼等方式逐渐改善患者的心理状态，从而提高患者生活质量，达到治病防病的目的。在临床中叮嘱患者避免摄入烟、酒、咖啡、浓茶、辣椒等刺激性食物，同时饮食清淡，禁食肥甘厚味、生冷煎炸、过酸过甜、过咸过鲜的食物，另外要三餐规律，定时服用，不可暴饮暴食。

四、医案集萃

（一）辛开苦降，寒热并用治疗慢性萎缩性胃炎

戴某，女，76岁，2011年4月11日就诊。

主诉：反复中上腹隐痛、烧心10年余，加重2个月。

初诊：患者10多年前无明显诱因反复出现餐后2～3小时中上腹隐痛、烧心，自服"养胃丸、保和丸"可缓解。近2个月症状逐渐加重，服用上述药物不能缓解，腹痛喜温喜按，纳谷不香，口干不欲饮，大便成形，2～3次/日，兼见形体消瘦，心烦易怒，双目干涩。舌质暗，苔中部薄黄腻，脉沉弦。辅助检查：胃镜提示慢性萎缩性胃炎；幽门螺杆菌（-）；病理提示中度慢性萎缩性胃炎伴肠化，轻度异型增生，灶性淋巴细胞浸润。西医诊断：慢性萎缩性胃炎；中医诊断：胃脘痛之寒热错杂证。治法：辛开苦降，寒热并用。方药（芍药甘草汤加减）：炒白芍45g，炙甘草45g，醋延胡索18g，郁金18g，白术30g，厚朴30g，鸡内金18g，沙参30g，丹参30g。6剂，每日1剂，水煎400ml，分早、晚两次温服。

二诊（2011年4月18日）：药后患者诉胃脘部疼痛程度减轻，仍有口眼干涩，舌脉同前。予原方加石斛30g以滋胃肾之阴液，润燥明目。14剂，服法同前。

三诊（2011年5月2日）：患者胃脘部疼痛及烧心反酸较前明显缓解，口干好转，眼干偶作，纳眠可，二便调。舌质暗，苔薄白微腻，脉沉弦。观其脉证，知其标症已解，故可辛开苦降、平调寒热固其根本，以半夏泻心汤为主方。方药：清半夏10g，黄芩10g，黄连8g，干姜10g，炒白芍45g，炙甘草45g，醋延胡索18g，郁金18g，沙参30g，丹参30g，白术30g，厚朴30g，鸡内金18g。继服40余剂后，诸证缓解停药。

按语：患者胃脘部隐痛、喜温喜按属脾虚寒证，烧心、舌苔中部黄腻为湿热内蕴之症，故辨其为久病寒热错杂，脾寒胃热之胃脘痛，治以辛开苦降，寒热并用。患者初诊时主诉疼痛加重，根据"急则治其标，缓则治其本"的原则，暂以芍药甘草汤为主方缓急止痛。方中芍药、甘草、延胡索、郁金疏肝解郁、缓急止痛，佐以白术、厚朴、鸡内金宽中健脾、消食助运，沙参滋阴润燥防诸药辛燥太过，丹参活血化瘀通利经络以防久病入络。

（二）和胃除痞，宁心解郁治疗功能性消化不良

张某，女，52岁，2015年12月30日就诊。

主诉：反复上腹部痞满1年，加重1月余。

初诊：患者近1年来因情绪不畅出现脘腹痞满、纳差，近1个月来加重。曾在外院诊断为"功能性消化不良"，予"莫沙必利、氟哌噻吨美利曲辛"等药物治疗，无明显缓解，遂来诊。刻下：患者诉胃脘痞胀明显，心下堵闷，甚时胀痛，无泛酸烧心，饮食不佳，口苦，口干喜热饮，大便偏稀，伴失眠多梦，焦虑。现服氟哌噻吨美利曲辛每日1片，仍情绪不稳，常欲悲哭。舌边尖红，苔薄黄，脉弦。西医诊断：功能性消化不良；中医诊断：痞满之寒热错杂证。治法：和胃除痞，宁心解郁。方药：清半夏10g，黄芩10g，黄连8g，干姜10g，郁金18g，苍术30g，白术30g，枳实30g，厚朴30g，玫瑰花30g，合欢皮30g，首乌藤30g，炒枣仁30g。6剂，每日1剂，水煎400ml，分早、晚两次温服。并予以解释本病为功能性疾病，不存在恶变可能，认真治疗，预后较好，鼓励其多听音乐，调整情绪。

二诊（2016年1月6日）：患者诉胃脘痞满减轻，纳食增加，偶有悲哭。原方再加炙甘草10g、浮小麦30g、大枣10g。6剂，服法同前。

三诊（2016年1月12日）：患者诉胃脘痞满明显减轻，仅餐后觉上腹部稍胀满，纳食增加，不再悲哭，睡眠改善。予原方12剂，服法同前。并嘱其将氟哌噻吨美利曲辛隔日服1片。

四诊（2016年1月24日）：患者诉胃脘痞满基本缓解，纳食基本恢复正常，不再悲哭，睡眠改善。原方加石斛15g。12剂，服法同前。并嘱其将氟哌噻吨美利曲辛隔日服半片。

五诊（2016年2月6日）：患者诉症状缓解，仅情绪波动后出现胃脘痞满。四诊方加远志

30g，12 剂，服法同前。并嘱停用氟哌噻吨美利曲辛。

　　按语：患者平素心情抑郁，情绪较差，继而出现脘腹痞满，心下堵闷，多为脾胃气机失调所致，属于中医学"痞满"范畴；口苦、口干喜热饮、大便偏稀、舌边尖红、苔薄黄、脉弦，则是寒热错杂的症状；失眠多梦、焦虑，仍情绪不稳，常欲悲哭，则是内热上扰，以致心神失养、肝失疏泄。初诊予温胃、健脾、行气、解郁、安神药物并用，加以情志疏导，效果渐明，其后就诊，纳食增加，偶有悲哭，予以在原方的基础上加用甘麦大枣汤以养心安神、柔肝缓急，并加用西药氟哌噻吨美利曲辛缓解焦虑情绪，嘱患者放松心情，症状明显改善，未再复发。

（三）辛开苦降，益气生津，疏肝解郁治疗功能性便秘

　　魏某，女，76 岁，2016 年 12 月 29 日就诊。

　　主诉：便秘 20 余年，加重 1 周。

　　初诊：患者 20 多年前无明显诱因出现便秘，5～6 日一行，便干呈羊屎状，属于 Bristol 分型 2 型，偶需开塞露辅助排便，便后无肛门下坠感或排便不尽感。2015 年 9 月因不完全肠梗阻于某医院住院治疗，诊断为"不完全性肠梗阻"，经治疗后好转出院。1 周前无明显诱因出现大便未解，自服芪蓉润肠、通便灵、番泻叶效不佳，4 日前甘油灌肠治疗后大便仍未行。刻下：大便 7 日未行，腹胀、得温胀减，有排气，口干不苦，喜热饮，无泛酸烧心，无腹痛，无心慌胸闷，寐差，夜尿频，2～3 次/夜。近半年体重无明显变化。舌红、苔薄黄，脉弦细。西医诊断：功能性便秘；中医诊断：肠结之脾虚血瘀、津亏肠燥证。治法：辛开苦降，益气生津，疏肝解郁。方药（半夏泻心汤加减）：清半夏 10g，干姜 10g，黄芩 10g，黄连 8g，太子参 30g，枳实 30g，厚朴 30g，黄芪 45g，玫瑰花 30g，合欢花 30g，火麻仁 60g，苦杏仁 10g，炒酸枣仁 60g，大枣 10g，生姜 6 片。6 剂，每日 1 剂，水煎 400ml，分早、晚两次温服。

　　二诊（2017 年 1 月 5 日）：患者诉大便 2 日前已行，便质干，呈香肠状，表面凹凸，量少，腹部胀满较前减轻，无头晕、头痛，无心悸、胸闷。舌红，苔薄黄，脉沉细。原方基础上改黄芪为 90g，加郁李仁 60g。7 剂，服法同前。

　　三诊（2017 年 1 月 12 日）：患者诉近日大便 2～3 日一行，质可、表面光滑，无排便困难，无腹痛腹胀。舌红，苔微黄，脉沉细。二诊方基础上改黄芪为 120g，合欢花、玫瑰花改为各 18g。7 剂，服法同前。

　　四诊（2017 年 1 月 19 日）：患者诉近日大便 1 日一行，质可，嘱患者继续口服三诊方 6 剂，服法同前，后未再复诊。

　　按语：此患者间断便秘 20 余年，素体脾虚胃弱、升降失常、气机滞涩，故见脘腹痞满，大便干结，日久则肝气郁结，失眠多梦，结合舌脉辨其属寒热错杂之便秘，治疗予半夏泻心汤加减，方中半夏、干姜辛温开散，黄芩、黄连苦寒沉降，四药相合，辛开苦降，恢复中焦气机升降；配以枳实、厚朴加强行气消滞之功；重用生黄芪，得气而津液得生；玫瑰花、合欢花疏肝解郁，调畅情志；火麻仁、苦杏仁润肠通便、滋养补虚；炒枣仁养心安神。全方合用，共奏辛开苦降、健脾疏肝、解郁安神之功。

（四）温肾健脾，清肠化湿治疗溃疡性结肠炎

　　张某，女，39 岁，2013 年 7 月 3 日就诊。

　　主诉：间断下腹部隐痛伴腹泻 1 年余。

　　初诊：患者 1 年多前因进食生冷之物出现下腹痛、腹泻，大便日行 10 余次，呈水状或糊

状稀便，夹有少量暗红色脓液。自服黄连素、诺氟沙量等，症状无明显改善。查肠镜：溃疡性结肠炎，两端型，活动期。便常规、隐血提示：白细胞（WBC）4～6 个/HP，红细胞（RBC）满视野/HP，隐血（+）；血常规未见明显异常。刻下：腹痛、腹泻伴里急后重，腰痛，腹部及四肢怕凉，食凉即泻，无发热，口干，纳差，眠欠安。舌质淡，边有齿痕，舌中、舌根部苔黄腻，脉沉细。西医诊断：溃疡性结肠炎；中医诊断：泄泻之脾肾阳虚、湿热蕴肠证。治法：温肾健脾，清肠化湿。方药：补骨脂 30g，肉豆蔻 30g，炮附子（先煎）10g，太子参 30g，黄芪 30g，黄芩 10g，黄连 8g，白花蛇舌草 30g，半枝莲 30g，炒苍术 30g，炒白术 30g，黄精 30g，首乌藤 30g。6 剂，每日 1 剂，水煎 400ml，分早、晚两次温服。中药灌肠：白头翁 15g，地榆炭 10g，黄芪 15g，党参 10g，升麻 10g，锡类散 1g。6 剂，水煎煮，每日 1 剂，灌肠液温度约 38℃，睡前用 100ml 保留灌肠。

二诊（2013 年 7 月 10 日）：腹痛缓解，腹泻约 5 次/日，糊状便，伴少量白色黏液附着，里急后重感减轻，腹部、腰部怕凉，口干，纳眠如前，舌脉如前。复查便常规、隐血未见异常。口服方在原方的基础上改黄芪为 45g，加当归 15g，石斛 30g，炒谷芽、麦芽各 30g。灌肠药在上方基础上减白头翁为 10g。各 12 剂，用法同前。

三诊（2013 年 7 月 24 日）：药后患者诉腹痛、腹泻明显缓解，大便 2～3 次/日，少量欠成形软便，便中未见黏液、脓血，偶有便不尽感，腹部、肢末仍怕凉，不敢进凉食，腰痛、口干缓解，纳眠可。舌质淡，边有齿痕，舌中腻苔好转，舌尖略红，脉弦滑。二诊方改炮附子为 6g，黄芪为 60g，减黄精为 15g，加麦冬 30g、竹叶 10g、玫瑰花 30g。灌肠药在上方基础上去地榆炭、锡类散，加川芎 10g。各 14 剂，用法同前。3 个月后电话随访，患者诉服药后，腹痛明显缓解，遂继续服用三诊方 14 剂，停中药灌肠，此后偶有腹部隐痛，大便基本正常，无明显其他不适。

按语：患者病程日久，失治误治，久泻损伤中焦脾阳，脾之运化失司而致脾肾阳虚，阳虚气化不利则湿热之邪内恋于肠道，便中赤白。结合舌脉、兼证及辅助检查，魏玮教授初诊标本兼治，在温肾健脾的基础上，注重清利湿热、敛溃止血，涤荡邪毒治其标，使邪去正安。重视权衡正邪轻重，用药随证加减。二诊症状好转，增加黄芪用量，以求培土健中、慢调体质；加炒谷芽、麦芽以健胃消积、调畅中焦气机；加石斛既防温燥伤阴，又有阴中求阳之意。久病多瘀，酌加当归以养血活血助涤荡邪毒，培固正气。三诊症状明显缓解，便中未见脓血，减附子用量以防辛燥太过，继加大黄芪用量以"壮后天"，使脾肾互济而治本；加麦冬以益胃生津，使生化有源；加竹叶以清心降火。久病多瘀，治疗中每善加调气活血之品（如当归、玫瑰花等）以助养血活血、涤荡邪毒、通利经络。灌肠药的加减也常遵此法，在补气升阳的基础上，重视清利湿热、收敛止血治其标，根据便下赤白情况，收敛涩肠药而中病即止，继予活血药以祛瘀生新，治疗效果满意。

第十八章　李军祥

一、人物简介

李军祥，男，1964年12月生，江西临川人。医学博士，教授，博士生导师，北京中医药大学东方医院消化内科主任，师承工程院院士董建华教授。

现任中国中西医结合学会消化系统疾病专业委员会主任委员，中华中医药学会脾胃病分会专业委员会副主任委员，中国民族医药学会脾胃病分会专业委员会副主任委员，中国医师协会中西医结合医师分会消化病专家委员会副主任委员，北京中西医结合学会消化内镜专业委员会主任委员，牵头制定中西医结合诊疗消化疾病多项专家共识意见。从事中西医结合消化临床、教学和科研工作30余年，承担国家重点研发项目、国家科技重大新药、国家自然科学基金等省部级以上课题33余项，获教育部和中华中医药学会科技进步奖二等奖等多项奖励，发表论文211余篇，其中SCI收录19篇，发明专利9项，开发院内制剂2个，科技成果转让2项。先后被评为国家中医药管理局中医药传承与创新"百千万"人才工程（岐黄工程）岐黄学者、"全国第二届百名杰出青年中医"、"北京市首届群众喜爱的中青年名中医"。主编北京中医药大学教改教材《中医内科学》和创新教材《中医临床辨证思维PBL教程》等著作11部，录制的"中西医结合内科学精品视频"获得北京中医药大学教学成果奖二等奖，获得北京中医药大学第六届教学名师奖，获批成立北京中医药大学李军祥教授名师工作坊。从2000年开始指导硕士研究生，2004年开始指导博士研究生和博士后，共指导培养研究生80余名。

李军祥教授学术主张传统的最传统，现代的最现代，重视继承与创新，不断学习，兼收内化。因此在继承董建华院士"通降论"等学术思想的基础上，建立辨证辨病辨症辨相辨时一体化诊治脾胃病方法，创立局部与全身治疗相结合、中药内服与中医外治相结合的治疗模式治疗脾胃病，尤其治疗溃疡性结肠炎、萎缩性胃炎、肠易激综合征、脂肪肝等疾病具有明显的特色与优势。

二、学术思想

（一）太极升降论治疗脾胃病

在易学中太极的整体观和董建华院士"通降论"学术思想基础上，创立"太极升降论治疗脾胃病"。该思想认为脾胃位在中央，通上彻下，斡旋阴阳，升清降浊，是人体气机升降运动的枢纽；脾胃气机升降功能失常会影响到其他脏腑的功能，同时其他脏腑功能失常亦会影响脾胃的功能。脾升则健，胃降则和，但脾胃气机的升降也有赖于肝气的疏泄、肺气的肃降、肾阳的蒸腾气化、心火下降的温煦。诸脏腑气化功能相互配合，才能完成脾胃的受纳腐熟水谷、化生精微、生气化血、濡养全身四肢百脉的功能。

肝主疏泄，其性升发，升则气机调畅，气血流通，脾胃得助，生机向上。肾主藏精，其性潜藏，肾水上升，上济心火，使心火不亢，达到心肾相交的状态，故脾、肝、肾气机主以左温升。胃胆同属六腑，六腑以通为用，以降为和，降则腑气得通，糟粕得泻。心居上焦，为阳中之阳脏，心火下降以温肾水，使肾水不寒，心肾相交，水火既济，阴阳相交，则五脏安和。肺主气，其气以降为顺，降则气机下达，水道通利，故胃、心、胆、肺气机主以右凉降。

五脏六腑的整体性使得各脏腑在生理上息息相关，病理上环环相扣，任何脏腑之间的平衡被打破，都会直接或间接引发脾胃升降失衡，严重时易导致人体脏腑内部整体气机升降失调，临床上须注意从太极整体气机升降观把握病证，随证治之。

（二）从肝论治疗脾胃病十六法

肝属木，主疏泄条达，而脾胃属土，主受纳运化。肝与脾胃木土相克，其疏泄条达既可助脾运化，使清阳上升，又可助胃受纳腐熟，使浊阴下降。一旦肝失疏泄，则导致脾胃功能失调，引起脾胃病的发生。当肝脏发生病变时，可表现为以下四个方面：其一，情志方面：主要表现为情志不遂、嗔怒不息、操持谋虑，易致肝木不调。若木不条达，郁则激，激则横，横则失其和畅，易致情志抑郁或心烦喜怒；其二，两胁或少腹胀痛：肝乃厥阴之脉，过阴器，抵少腹，上贯膈，布胁肋。肝气横逆，疏泄无权，郁于本经，常见两胁、少腹气胀或痛，是以胀痛为特点，此由气机郁滞则胀，气滞不通则痛；其三，妇人经血不调：肝藏血，主疏泄，厥阴通过任脉与胞宫相连，司血海，调胞脉，又肝主冲脉，故"女子以肝为先天"，而肝气郁结，气血瘀滞，或肝气横逆，均可导致妇女月经不调；其四，发病时间：主要在凌晨1～7时。因三阳之离合也，太阳为开，阳明为阖，少阳为枢。三阴之离合也，太阴为开，厥阴为阖，少阴为枢，而一阴为厥阴欲解时，从丑至卯上（丑寅卯）。故肝病的病发时间多在凌晨1～7时。以上四点可与脾胃病证兼见。

李军祥教授在继承董建华院士"疏调肝木"治疗脾胃病的基础上，参考清代医家王旭高的"治肝三十法"，创立了"从肝论治疗脾胃病十六法"，分别为"疏"、"散"、"泄"、"抑"、"清"、"泻"、"化"、"镇"、"息"、"搜"、"平"、"缓"、"暖"、"敛"、"补"、"养"肝法。

疏肝、散肝法主要治疗肝郁之证，疏肝法分为四种，分别为疏肝理气和胃、疏肝理气化湿、疏肝理气化痰和疏肝理气通络，分别以柴胡疏肝散、柴胡疏肝散合平胃散、半夏厚朴汤和旋覆花汤为代表方；散肝法则以逍遥散为代表方。泄肝、抑肝法治疗肝旺之证，泄肝法分为泄肝和胃制酸、泄肝健脾和胃，分别以二陈汤合左金丸和柴芍六君子汤为代表方；抑肝法以六君子汤加吴茱萸、白芍、木香为代表方，亦可用痛泻要方。清肝、泻肝法治疗肝火之证，清肝法治疗肝火在上在外者，以龙胆泻肝汤为代表方；泻肝法治疗肝火在内在下者，以泻青丸、当归芦荟丸为代表方。化肝法治疗肝经郁火之证，以化肝煎为代表方。镇肝、息肝和搜肝法治疗肝风之证，镇肝法以柴胡加龙骨牡蛎汤为代表方；息肝法可分为凉肝与滋肝之法，凉肝法常用羚羊角、牡丹皮、甘菊、钩藤、决明子、白蒺藜，滋肝法用于肝风过亢，息风和阳不效，常用牡蛎、生地、女贞子、玄参、白芍、菊花、阿胶。搜肝法分为搜外风与搜内风，搜外风常用羌活、独活、荆芥、防风、薄荷、蔓荆子；搜内风常用蝉衣、僵蚕、天麻、白附子。平肝法治疗肝逆之证，以旋覆代赭汤、奔豚汤为代表方。缓肝法治疗肝急之证，以甘麦大枣汤为代表方。暖肝法治疗肝寒之证，以暖肝煎为代表方。敛肝法治疗肝散之证，以乌梅丸为代表方。补肝、养肝法治疗肝虚之证，可分为补肝阴、肝阳、肝气、肝血等法，常用地黄、白芍、乌梅之类补肝阴，用肉桂、川椒、苁蓉之类补肝阳，用当归、川断、牛膝、川芎诸味补肝血，用天麻、白菊、生姜、细辛、杜仲等味补肝气；养肝法以一贯煎为代表方。

（三）从湿热论治疗脾胃病

脾胃湿热证是脾胃实证中的常见证型，是以脾胃功能失调为主要病机的一类湿热病证。脾胃湿热证的病因分为内外两端,内因可有饮食失宜、情志失调、劳逸失度、先天禀赋体质等因素。外感湿热、暑湿和寒湿之邪亦可致脾胃湿热证。湿热蕴于脾胃,阻滞中焦,阻碍气机的升降以致脾失健运、胃失和降,出现胃脘胀闷、疼痛、纳呆、嗳气、恶心呕吐、便秘或泄泻。另外湿热蕴于中焦脾胃,尚能蒸上、旁达或下注影响其他脏腑组织,如湿热上蒸扰窍出现头重如裹、耳鸣、目昏、咽痛、喉肿、口腔溃疡等症状;湿热上蒸蒙神可出现但欲寐,或神志时清时寐;湿热上蒸熏肺可出现胸闷、咳嗽、多痰白黏。湿热旁达肝胆可出现胁胀、胁痛、黄疸等症;湿热旁达筋节可出现关节沉重或关节肿痛等症;湿热旁达肌肤可出现身重、水肿、湿疹、痤疮、粉刺等症。湿热下注膀胱可出现少腹胀满、小便灼热、短涩、疼痛;湿热下注大肠可出现大便干结或大便黏滞等症;湿热下注女子胞可出现带下黄浊臭秽。另湿热滞络从化,热盛可入营动血,导致神志昏蒙、手足厥逆、日轻夜重、烦躁不宁、舌绛红光或鲜红起刺;热极寒化可损伤阳气,出现周身寒冷、汗出胸痞、口渴不欲饮、舌白脉细等症。

由于病机不同,临床上脾胃湿热证可分为诸多类型。湿热在表可用藿朴夏苓汤,湿热在半表半里可用蒿芩清胆汤;湿热弥漫三焦可分为湿重于热、热重于湿,分别用三仁汤和黄连解毒汤;湿热阻滞脾胃可分为湿热熏蒸气分和湿热阻滞中焦,分别用连朴饮和白虎加苍术汤;湿热上蒸咽喉可用甘露消毒丹。湿热上蒸扰窍蒙神可用菖蒲郁金汤;湿热下注大肠导致泄泻可用葛根芩连汤,导致久痢可用白头翁汤,导致便秘可用宣清导浊汤或枳实导滞丸;湿热下注膀胱导致热淋、石淋,可用八正散;若为暑湿之热下注膀胱,可用六一散;若导致膏淋、湿热白浊,可用萆薢分清饮;若表现为小便不利、渴不多饮,可用茯苓皮汤;若导致血淋、尿血,可用小蓟饮子。湿热旁达肝胆所致头痛目赤、胁痛、口苦、阴肿、阴痒、小便淋浊,或妇女带下黄臭等可用龙胆泻肝汤;若导致黄疸可用茵陈蒿汤和栀子柏皮汤;湿热旁达肌肤可用薏苡竹叶散;湿热旁达肌肉关节导致筋骨疼痛,或两足痿软,或足膝红肿疼痛,可用二妙散;若导致暑湿痹证,可用加减木防己汤;若导致肢节烦痛,肩背沉重,胸膈不利,遍身疼痛,可用当归拈痛散;若导致痛风者,可用上中下通用痛风汤;若导致湿痹者,可用宣痹汤。

李军祥教授认为,湿热证要注重调理脾胃气机,气化功能正常则湿热易化;湿热重在治疗湿,可分为宣湿、化湿、燥湿、利湿四法。宣湿法常用杏仁、白芷、青蒿、苏叶、香薷等药物;化湿法常用藿香、佩兰、白豆蔻、郁金等药物;燥湿法常用半夏、苍术、草果、厚朴、大腹皮等药物;利湿法常用滑石、通草、猪苓、泽泻、车前子、茯苓、薏苡仁等药物。

(四)脾胃病湿热证治疗"二慎"、"四禁"

须注意"二慎"、"四禁"。

1. 二慎 临床上治疗脾胃病属湿热证者,慎用甘温和慎用汗法。因为甘温之药可加重湿热困阻脾胃的局面,使痞满等症状加重;甘温也能益气化热,徒增热势。所以盲目使用甘温,可能导致脾虚未减而湿热反增。湿热病邪亦属温邪,温邪因本身具有伤津耗液之虞,故凡发汗等会损耗人体津液的治疗方法,皆须谨慎使用,以防耗津亡阴,而致证变。

2. 四禁

(1)禁温补:中焦湿热未去之时,若误用附子、肉桂、人参、鹿茸等大辛大热、大温大补之药,则热可成火,火酿成毒,若火毒之势成,则后果不堪设想。

(2)禁滋润:若湿热胶结不化,虽已伤津,而仍舌苔厚腻、头重肢倦、湿热不化者,滋润养阴之品却反成壅滞之害,其两阴相合,痼结不解,病难速愈。正如《温病条辨》所云"润之则病深不解"。

（3）禁攻下：湿热之邪蕴结胃肠，忌用大剂苦寒攻下，一方面湿热黏滞难去，应缓化而去，大剂攻下，走而不守，致宿垢不行，反行稀水；另一方面苦寒能伤脾胃之阳，易使清气下陷，湿热冰伏，日久难愈，而成坏证。如吴鞠通在《温病条辨》所云"下之则洞泄不止"。

（4）饮食禁忌：脾胃主饮食物的受纳腐熟及水谷之精的输布，若过食肥甘厚味，嗜冷饮、烟酒，脾胃再伤，运化受损，难以吸收，则药力难达其所，致药物疗效不如预期。湿热病的治疗过程中及恢复期，应特别注重饮食的清淡稀软，适凉温，禁油腻、生冷、烟酒、甜硬难以消化等物，以防其再伤脾胃，助长病势，甚令病势死灰复燃。

三、临床经验总结

（一）治疗溃疡性结肠炎的临床经验总结

李军祥教授提出溃疡性结肠炎病位在肠，与脾胃关系密切；病性本虚标实，寒热错杂；率先提出病机"寒热错杂，湿热瘀阻"，创立清肠温中、清利湿热、化瘀止血法——清肠温中方口服治疗；创立直肠灌肠局部给药治疗溃疡性直肠炎。临床经验为：诱导缓解——消除症状和肠道炎症，辨认寒热变化，以平调寒热为法；辨清阴阳盛衰，以调和阴阳为法；分清湿热轻重，以清热化湿为法；厘清气血变化，以调气和血为法；针对"肠中积滞"，以通涩并用为法；针对五脏虚实，以温补脾肾、五脏俱调为法；针对病位近远，以中药内服与保留灌肠相结合为法，从而促进黏膜愈合。

（二）治疗非酒精性脂肪性肝病的临床经验总结

李军祥教授指出，"脾虚痰浊，气滞血瘀，肝体用失调"是非酒精性单纯性脂肪肝的基本病机，以健脾化湿、清热化痰、活血化瘀法——肝脂消治疗。"痰浊瘀阻，郁而化热，肝体用失调"是非酒精性脂肪性肝病的基本病机，以疏肝健脾、活血化浊、清热解毒法——疏肝健脾方治疗。临床经验：单纯性脂肪肝常用方剂为逍遥散和二陈汤加减，药物有柴胡、广郁金、枳壳、白芍、绞股蓝、白芥子、莱菔子、全瓜蒌、荷叶、生薏仁等；脂肪性肝炎常用方剂为茵陈蒿汤、膈下逐瘀汤、小承气汤加减，药物有茵陈、大黄、栀子、丹参、丹皮、赤芍、决明子、莪术、水飞蓟等。

（三）治疗胃食管反流病的临床经验总结

李军祥教授指出，"寒热错杂，胃失和降，胃气上逆"是胃食管反流病的关键病机，针对这一病机创立和胃降逆方，辛开苦降、和胃制酸，治疗胃食管反流病。具体临床经验：融汇易学思维，提出太极升降理论，以肝、脾、肾左升，心、胃、胆、肺右降，整体动态把握人体气机运动规律，并以此论治胃食管反流病。临证中，其强调明确病因、病位，根据外在病象，推测内在病机，主张以平衡阴阳的太极思维，中西医结合治疗，见解独到。

（四）治疗慢性萎缩性胃炎的临床经验总结

李军祥教授在继承董建华院士学术思想的基础上，参以"气血理论"的指导，创立益气活血清热法治疗慢性萎缩性癌前病变，将辨证与镜下治疗相结合，改善患者症状并防止癌变。临床经验：创立"太极升降论"，重视调节人体气机升降，脾胃为气机升降之枢纽，肝从左主升发，肺从右主肃降，心火下降，肾水上济，心肾互济，五脏六腑均可影响慢性萎缩性胃炎的气机升降，因此治疗时，须将以通为治的"通降"理论作为指导，遵循太极思维，以调整脾胃升降气机为核心，结合调肝、宣肺、调心、温肾、泄胆、润肠等法进行治疗，遵太极升降以解决人体整体气机升降的矛盾。

四、医案集萃

（一）清肠温中，收涩固脱治疗溃疡性结肠炎

张某，男，54岁，2018年6月10日就诊。

主诉：反复黏液脓血便5年余。

初诊：患溃疡性结肠炎5年余，间断服用"美沙拉秦肠溶片"，症状未见明显缓解。刻下：大便4～5次/日，不成型，有黏液脓血，黏液较脓血多，腹痛、里急后重明显，腹部胀满，矢气多，小腹怕凉，纳食欠佳，无反酸烧心。舌质红，苔白，脉细。西医诊断：溃疡性结肠炎；中医诊断：痢疾（虚寒痢）之脾肾阳虚、寒湿蕴结证。治法：清肠温中，收涩固脱。方药（清肠温中方加味）：黄连6g，炮姜10g，陈皮10g，炒白芍30g，炒白术30g，防风10g，木香6g，苦参15g，青黛6g，三七6g，白及30g，地榆炭30g，马齿苋15g，槟榔15g，厚朴15g，生姜10g，大枣10g，阿胶10g，肉桂10g，炙甘草6g。14剂，每日1剂，颗粒剂冲服，分早、晚两次温服。

二诊（2018年6月25日）：患者诉药后大便2～3次/日，成形，黏液脓血较前减少，腹痛、里急后重偶作，小腹仍有怕凉，未见明显腹胀，矢气不多，肛门灼热不明显，纳食尚可。舌质红，苔白，脉细。守原方加附子10g，茜草10g。14剂，服法同前。

三诊（2018年7月9日）：药后大便2～3次/日，成形，偶有黏液脓血便，腹痛、里急后重不明显，未见明显腹部怕凉。舌红，苔白，脉细。守二诊方28剂，诸症消失。

按语： 四诊合参，辨证为寒热错杂、湿热瘀阻证。原方中以黄连、炮姜为君药，清肠止血，温中止泻，平调寒热，更加肉桂以助炮姜温中；以苦参、青黛、马齿苋清热祛湿；白及、三七、地榆炭合用以化瘀止血；木香、厚朴、槟榔，行气除满、疏畅气机，使血行则便脓自愈，气调则后重自除；防风、白术、白芍、陈皮，以缓急止泻；阿胶以补血止血；以生姜、大枣调护脾胃。最终达到平调寒热、清热化湿、化瘀止血之功。

（二）温中健脾，和胃止痛治疗慢性萎缩性胃炎伴糜烂

钱某，女，65岁，2010年4月15日就诊。

主诉：反复上腹部疼痛10年余。

初诊：患者胃脘疼痛反复发作10年余。刻下：胃脘隐痛，喜温喜按，嗳气频作，时有反酸烧心，纳食欠佳，脘腹胀满，全身怕凉，恶风易感冒，睡眠欠佳，大便稀溏，小便平。舌淡红有齿痕，苔薄白，脉沉细。胃镜提示：萎缩性胃炎伴糜烂。西医诊断：慢性萎缩性胃炎伴糜烂；中医诊断：胃痞之脾胃虚寒证。治法：温中健脾，和胃止痛。方药（黄芪建中汤合暖肝煎加减）：生黄芪15g，桂枝10g，白芍15g，陈皮10g，清半夏9g，茯苓15g，炒白术15g，当归15g，枸杞子15g，肉桂10g，乌药10g，小茴香6g，浙贝母15g，蒲公英15g，旋覆花（包煎）10g，代赭石（后下）9g，威灵仙15g，川楝子9g，延胡索10g，炙甘草6g。14剂，每日1剂，水煎400ml，分早、晚两次温服。服药后，患者诉胃脘疼痛明显缓解，嗳气、反酸烧心和脘腹胀满减轻，大便成形。继用上方加减调理3个月，诸症消失。

按语： 四诊合参，辨证为脾胃虚寒，兼有肝肾阳虚。脾胃气虚，运化无力，饮食物不能腐熟消化，积于胃腑，脾气不升，胃气不降，气虚日久及阳，故而出现脾胃虚寒，病势缠绵日久，

累及肝肾，可见肝肾阳虚。纵观该患者疾病发展过程，析其病机，辨证当为脾胃虚寒、肝肾阳虚，方用黄芪建中汤合暖肝煎，脾胃肝肾同时温补，以达到温中散寒、行气止痛之功效。

（三）疏肝和胃，理气止痛，交通心肾治疗慢性萎缩性胃炎伴肠化

邬某，男，75岁，2013年4月22日就诊。

主诉：上腹疼痛2年余。

初诊：患者反复上腹疼痛2年余。刻下：胃脘疼痛时作，嗳气，无反酸烧心，纳食欠佳，心烦易怒，坐立不安，入睡困难，喜悲伤欲哭，善太息，大便干结，2日一行。舌红，苔白，脉细。胃镜提示：慢性萎缩性胃炎伴肠化。西医诊断：慢性萎缩性胃炎伴肠化；中医诊断：胃痞之肝胃郁热、心肾不交证。治法：疏肝和胃，理气止痛，交通心肾。方药（小柴胡汤、桂枝甘草龙骨牡蛎汤、黄连阿胶汤合甘麦大枣汤加减）：柴胡10g，黄芩15g，姜半夏9g，西洋参10g，桂枝10g，黄连6g，阿胶10g，生白芍10g，生龙牡各30g，肉桂3g，琥珀3g，浙贝母30g，蒲公英30g，枳实10g，瓜蒌30g，旋覆花10g，代赭石9g，枇杷叶10g，川楝子9g，延胡索10g，徐长卿30g，浮小麦30g，大枣9g，炙甘草6g。14剂，每日1剂，颗粒剂冲服，分早、晚两次温服。

二诊（2013年5月6日）：药后上腹部疼痛消失，心烦失眠和嗳气明显缓解，大便通畅。舌红，苔白，脉细。继予原方去川楝子、延胡索、浮小麦、大枣，加刺五加30g、炒枣仁30g、红景天30g、鸡内金15g。10剂，服法同前。以巩固疗效。

按语：四诊合参，该患者辨证为肝胃郁热、胃失和降、心肾不交、心神不宁。方用小柴胡汤合金铃子散加减，疏肝和胃，理气止痛；黄连阿胶汤合交泰丸交通心肾；甘麦大枣汤合桂枝甘草龙骨牡蛎汤调心镇静安神；旋覆代赭汤加枇杷叶调理肝肺气机。诸方合用，肝胃得和，郁热得解，心肾相交，脏腑气机升降归于正常，故药到病除。

（四）清热化湿，理气和中治疗慢性非萎缩性胃炎伴糜烂

林某，女，51岁，2017年5月23日就诊。

主诉：上腹胀满伴恶心欲呕、口中异味1个月余。

初诊：患者1个多月前无明显诱因出现上腹胀满伴恶心欲呕、口中异味。刻下：胃脘痞闷，恶心欲呕，口吐清水，有异味，牙龈发黏；上肢困重，全身潮热，睡眠不佳，大便质黏。舌淡，苔白腻，脉滑。胃镜提示：慢性非萎缩性胃炎伴糜烂。西医诊断：慢性非萎缩性胃炎伴糜烂；中医诊断：痞满之湿热阻胃证。治法：清热化湿，理气和中。方药（三仁汤加减）：苦杏仁10g，豆蔻10g，生薏苡仁15g，厚朴10g，通草6g，滑石15g，半夏9g，淡竹叶15g，青蒿15g，黄芩15g，青黛3g，枳实10g，竹茹15g，茯苓15g，陈皮15g，皂角刺10g，蚕沙15g，炙甘草6g。14剂，每日1剂，颗粒剂冲服，分早、晚两次温服。

二诊（2017年6月7日）：患者胃脘痞闷明显好转，恶心、口中异味减轻，纳食稍增，大便不爽，舌淡苔白腻脉细。仍以清热化湿、理气和中为主，守原方加焦山楂10g、焦麦芽10g。再服14剂后诸症消失。

按语：四诊合参，该患者辨为中焦湿热证，湿重于热。湿热困阻中焦，脾胃运化失常，脾气不升，胃气不降反而上逆发为胃脘痞闷、恶心，挟胃内容物上逆则为呕吐。湿性黏腻重浊，困阻肢体故可见上肢困重感，阳气受湿邪阻遏，则见全身潮热。方用三仁汤加减以清热化湿、理气和中。湿热去则脾胃气机升降恢复正常，胃胀、恶心呕吐消失，阳气不受遏阻则潮热散去。

第十九章　蒋健

一、人物简介

蒋健，1956 年 4 月生，江苏苏州人，医学博士、二级教授、主任医师、博士生导师。国家中医药管理局中医药传承与创新"百千万"人才工程（岐黄工程）岐黄学者，第六批全国老中医药专家学术经验继承工作指导老师，上海市名中医，上海市领军人才，全国政协委员，上海市文史研究馆馆员。

蒋教授从事中医临床数十年，具有全科诊疗技能，精中通西，经验丰富。学术上开拓创新，系统构建郁证诊疗体系，提出"郁证脾胃病学"观点，探索中医临证思维规律，为传统中医传承与发展做出了一定贡献。现任全国中医药高等教育学会临床教育研究会副理事长，中华中医药学会临床药理分会专业委员会副主任委员，世界中医药学会联合会消化病专业委员会、中药上市后再评价专业委员会、医案专业委员会、临床评价专业委员会副会长。获"教育部国家级教学成果奖二等奖"、"上海中医药科技奖三等奖"、"上海市育才奖"、"全国归侨侨眷先进个人"等荣誉及称号。

蒋教授连续承担国家科学技术部"十一五"、"十二五（中国南方中医组组长）"、"十三五"重大新药创制项目。出版学术著作 30 部，主编原国家卫生和计划生育委员会"十二五"、"十三五"规划教材《中医临床经典概要》，副主编全国中医药行业高等教育"十三五"规划教材《中医内科学》等多部国家级规划教材及《伤寒论汤证新解》、《金匮要略汤证新解》等有关中医经典名方的临床运用著作。获得新药发明专利授权 4 项。发表学术论文 300 余篇，SCI 论文 14 篇。

蒋教授擅长治疗脾胃病，宗奉"大内科"理念，善用经方、时方、验方、单方、外治方及自拟方治疗郁证及各科疑难杂症。精中通西，具有扎实的中医理论与丰富的临床经验。

二、学术思想

（一）郁证性脾病的理论基础

脾胃乃后天之本、气血生化之源、气机升降之枢纽，四季脾旺不受邪。脾胃内伤、百病丛生，这与脾在志为思、脾藏意智有关。郁证性脾病是指由思虑伤脾所引起的病证。脾、心易于"共病"。思虑伤脾即同思虑伤心，心脾均可伤于思虑；心主血行血，脾生血统血，心脾均以营血为神志活动的物质基础；心（火）脾（土）为母子关系，其病可以互相影响。

脾的生理功能主要有化生气血、运化水湿、升清举阳、统血、藏意智、在志为思。其中，思虑伤脾可影响脾脏的其他生理功能，从而产生脾胃类、心神类、脾虚类、杂症类、出血类五种病证。

归脾汤是治疗思虑伤脾的代表方，具有健脾养心、益气补血的功用，主治心脾气血两虚证。分析历代 22 个归脾汤（《济生方》、《世医得效方》、《丹溪心法》、《症因脉治》、《广嗣全决》、《正体类要》、《明医指掌》、《医贯》、《景岳全书》、《证治准绳》、《女科撮要》、《外科枢要》、《古今医统大全》、《证治汇补》、《杂症会心录》、《杂病源流犀烛》、《辨证录》、《古今医彻》、《类证治裁》、《医学刍言》、《医学从众录》、《医学心悟》）和 10 个加味归脾汤（《口齿类要》、《保婴撮要》、《景岳全书》、《济阴纲目》、《外科正宗》、《类证治裁》、《医宗金鉴》、载两首《张氏医通》、《叶氏女科》）及 6 个加减归脾汤（《外科正宗》、《辨证录》、《疡科全书》、《冯氏锦囊》、《类证治裁》、《医宗金鉴》），合计 38 方，均明确指出该方主治由情志病因所诱发的病证，适应证广泛，涉及内、外、妇、儿、五官等科，归纳为以下五类：①脾胃类病证：心脾中脘疼痛、痞满腹痛、饮食不思不甘、大便不调、便溏泄泻等；②心神类病证：神志怯弱、恍惚健忘、惊悸怔忡、嗜卧不寐、夜梦鬼交，甚至癫狂妄言、厥逆不省少顷复醒、神魂不清、喜怒无常等；③脾虚类病证：倦怠虚劳、肌肉瘦削、色白神怯；④杂症类病证：发热似疟、自汗盗汗、头重脚轻、眩晕、声音嘶哑、牙痛、口疮、胸胁痛、阳痿、遗精、淋浊、口干舌燥、面红目赤、痨瘵、疟疾及妇科病证（如月经不调、赤白带下、崩漏经闭、子悬、乳核等）；⑤出血类病证：吐血、便血及妇科经水不调。

归脾汤类方的主要功效在于养心安神、益气健脾，实乃是治疗脾心病郁证的重要方剂。解郁安神可以治疗郁证性脾病。《张氏医通》以逍遥散、越鞠丸、补中益气汤加味治疗忧思太过、脾气郁结而不能升举、陷下而成泄泻的病证；《盘珠集胎产症治》用逍遥散治疗郁怒伤脾；《类证治裁》中用酸枣仁汤治疗思虑伤脾形成的痰血等，皆以疏肝解郁或养心安神类方剂治疗思虑伤脾的病证。

其他如益气健脾类、温补脾阳类、补气升陷类、理气燥湿化痰类方药，均可治疗七情不遂所致各种脾病。

郁证性脾病的临床特征与判断：①有思虑伤及心脾的情志致病因素及其既往病史，情志致病因素有外源性与内源性之分，思虑伤脾多为性格禀赋之内源性情志病因所致。饮食劳倦属于不内外因，但劳倦可分体力消耗性劳倦与心力消耗性劳倦，后者乃因思虑伤及心脾，属于内伤七情的范畴。②有情志类临床表现，诸如默默不语、神怯、唉声叹气、悲伤欲哭、心事重重、神疲乏力等。③伴有郁证性躯体形式障碍，诸如纳差、痞满等属于郁证性脾胃病症状；不寐、健忘等属于郁证性心病症状；神疲、乏力、消瘦等属于郁证性虚劳症状；眩晕、盗汗、胸胁痛、阳痿、月经不调等属于杂病杂症。此类症状均可以对应归脾汤类方及类归脾汤方的临床表现。以上三项只要满足一项，并同时符合脾虚或心脾两虚的病机证候特点，即可诊断为郁证性脾病，治宜益气健脾、养心安神。

（二）首创提出郁证性脾胃病的因机证治

蒋健教授将脾胃病划分为非郁证性脾胃病（器质性脾胃类疾病）与郁证性脾胃病（功能性脾胃类疾病）两大类，郁证性脾胃病又分成单纯郁证与病郁同存两种。

所谓单纯郁证性脾胃病，就是情志因素作为发病原因，影响肝主疏泄、心主神明、脾藏意智的功能而发生了脾胃类的临床表现，症状看似在脾胃，实际乃是缘于七情内伤导致肝、心、脾本经本脏的郁证病变。即单纯肝病郁证、单纯心病郁证、单纯脾病郁证本身即可出现脾胃类症状，其本质上乃是披着脾胃病外衣的郁证。病郁同存即非郁证性脾胃病与郁证性脾胃病同时存在，可以互为因果，既有因郁致病者，又有因病致郁者。

单纯郁证性脾胃病主要有肝病郁证性脾胃病、心病郁证性脾胃病、脾病郁证性脾胃病三种。郁证性脾胃病的临床表现由情志类症状和脾胃病类症状所构成。根据肝病郁证、脾病郁证、心病郁证的不同侧重，常常还可伴有脾胃病类以外各式各样的躯体症状。

郁证性脾胃病的现代医学疾病范畴：单纯郁证性脾胃病多见于功能性胃肠病，如功能性消化不良、嗳气症、功能性烧心、肠易激综合征、功能性便秘、功能性排便障碍、功能性腹泻、功能性腹胀、功能性恶心呕吐等；精神心理障碍类疾病：抑郁症、广泛性焦虑障碍、躯体形式障碍、心境恶劣、惊恐障碍、疑病症、神经性厌食、神经性贪食等。病郁同存者伴有精神心理障碍或因情志诱发加重的器质性胃肠病（如胃食管反流病、消化性溃疡、慢性胃炎、贲门失弛缓症、预期性恶心呕吐、急性便秘等）。

非郁证性脾胃病需要调理脾胃，郁证性脾胃病如属单纯郁证者，需要从郁论治；如属病郁同存者，需要病郁同治。中医药治疗方法，主要包括从肝论治、从心论治、从脾论治等多种治疗原则及方药。郁证性脾胃病治疗四原则如下：第一，从郁论治药物疗法与非药物情志疗法相结合，应当重视辅助运用劝说开导等心理疗法。第二，解郁治本与郁证脏腑定位结合，根据病机证候类型分别侧重解肝郁、解心郁、解脾郁。第三，从郁辨证论治与辨症论治相结合，即在从郁辨证论治的基础上，结合脾胃病主症选方或加减用药。如郁证性呕恶、嗳气宜加用和胃降逆药物，郁证性纳呆加用消食和胃药物，郁证性痞满加用调畅气机药物，郁证性胃痛加用止痛药物，郁证性便秘加用润肠通便药物，郁证性泄泻加用健脾止泻药物，诸如此类。第四，从郁论治与从痰瘀论治相结合。自古有"怪症从痰论治"、"怪症从瘀论治"的说法。蒋健教授认为，"怪症从痰论治"与"怪症从瘀论治"隶属于"怪症从郁论治"的范畴。郁证气机郁滞容易产生痰湿和瘀血的病理产物，痰湿和瘀血反过来又成为郁证的病因病机。事实上，怪症乃是郁证的一大临床特点，治须从郁，当包括从痰论治和从瘀论治。

三、临床经验总结

1. 首创"滞泄"病脉症治　蒋健教授指出，除便秘、泄泻、痢疾外，尚存在第四种大便异常——"滞泄"。其临床特征为大便次数增多，每日多次甚至可多达十数次以上，具有泄泻便次频多的特征；同时伴有排便困难，难以排尽，伴有不尽感，具有便秘及里急后重的特征。常见疾病有肠道炎症，肠道肛门良恶性肿瘤占位病变，肛门、盆底病变，功能性肠病等，其机制涉及肠道功能紊乱、炎症或异物刺激及精神因素所致。

2. 胰腺病具有亦脏亦腑的特点　蒋教授根据胰腺疾病不同种类、不同病期、不同临床表现，或从脏治，或从腑治，或从脏腑并治，或先从脏治而后从腑治，或先从腑治而后从脏治。如糖尿病可按"脏"病论治；急性胰腺炎或慢性胰腺炎急性发作期以实证热证为主，须按"六腑以通为用"原则从腑论治；慢性胰腺炎稳定期或急性胰腺炎恢复期则多为虚证，当以健脾为主从脏论治。

3. 治疗五更泻不单从肾论治　临床上五更泻不单有肾虚，更多见肝脾不和等多种病机，蒋教授认为还需要清利肝胆湿热或益气健脾、化湿止泻。

4. 导滞通腑、上病下治　对于恶心呕吐、嗳气、纳呆、痞满、胃痛等表现在"上"的胃食管病，根据胃与大肠相连，蒋教授常采用导滞通腑治"下"，常可获不意之效。

5. 病证合参，古方今用　蒋教授善用经方治疗多种疑难脾胃病，如以芍药甘草汤治疗诸如流涎、顽固性嗳气呃逆、肠鸣、便秘等脾胃病，病种涉及功能性胃肠病、胃黏膜脱垂、食管裂孔疝、胃食管反流病、贲门失弛缓症、肠鸣音亢进、肠道功能紊乱等，常获良效。

6. 善于诊治郁证性脾胃病　蒋教授善于识破披着"脾胃病"外衣的隐性郁证，对于七情不遂所致抑郁、焦虑、躯体障碍及精神心理因素所致的功能性胃肠病，提出"症在脾胃，机在肝心，治需从郁"的观点，获效不可胜数。

四、医案集萃

（一）清热通腑，散结化瘀治疗慢性胰腺炎

韩某，女，48岁，2012年9月4日就诊。

主诉：反复腹部疼痛 5 年，再发加重 1 月余。

初诊：2007 年患者因胆总管结石胆道阻塞引起急性胰腺炎，后转为慢性胰腺炎，平均每 3 季发作一次。3 年前行胆囊摘除术，术后胰腺炎发作次数虽有所减少，但迄今发作累计已有 4 次，且每次发作呈加重趋势。2012 年 8 月 13 日患者无明显诱因出现中脘剧烈疼痛，伴冷汗出。实验室检查：血清淀粉酶 199U/L，白细胞计数 12.64×10^9/L。腹部 CT：急性胰腺炎，胆囊切除术后改变，胆总管扩张。经西医对症治疗后病情好转。刻下：腹痛绵绵，大便欠畅，2～3 日一行，偶有胸闷。舌质淡红，苔薄，脉细弦。西医诊断：慢性胰腺炎；中医诊断：腹痛之瘀热互结证。治法：清热通腑，散结化瘀。方药（大柴胡汤合大黄牡丹汤加减）：柴胡 12g，制大黄 15g，枳实 15g，黄芩 15g，金钱草 50g，郁金 12g，木香 12g，蒲公英 40g，桃仁 12g，薏苡仁 30g，丹皮 12g，黄柏 12g。7 剂，每日 1 剂，水煎 400ml，分早、晚两次温服。

二诊（2012 年 9 月 11 日）：症状较前稍好转。原方加虎杖 30g。28 剂，服法同前。

三诊（2012 年 10 月 9 日）：时觉中脘隐痛、背痛，余无特殊不适。舌淡红苔薄，脉细弦。原方加党参 15g，炒白术 12g，茯苓 12g。21 剂，服法同前。

四诊（2012 年 10 月 30 日）：大便较前通畅，余无不适。舌质淡红，苔薄，脉细弦。方药：党参 15g，炒白术 12g，茯苓 12g，柴胡 12g，枳实 12g，制大黄 15g，黄芩 15g，金钱草 50g，蒲公英 40g，木香 12g，郁金 12g，薏苡仁 30g，桃仁 12g，黄柏 12g，虎杖 30g。14 剂，服法同前。

按语：本案为慢性胰腺炎反复发作，在疾病恢复早期治以通腑为主，后期逐渐增加健脾益气之品，脏腑并治。本案主诉较少甚或缺如，并且有些主诉缺乏与胰腺炎的特异性联系。在这种情况下，一方面难以进行常规的辨证论治，另一方面如果以常规的辨证论治方法进行诊疗，将缺乏治疗的针对性。但是无论其临床表现多寡，根据蒋健教授提出的脏腑论治观进行诊疗，对预防或减少胰腺炎的复发均起到了积极的作用。

（二）疏肝理气解郁治疗胃肠功能紊乱

吴某，男，72 岁，2015 年 8 月 21 日就诊。

主诉：反复嗳气伴反酸 1 年。

初诊：患者 1 年前出现嗳气，日间偶有，多在晚上 9 时左右连续发生，嗳后得舒，伴反酸。2015 年 1 月 9 日于某医院行胃镜：胃体息肉（已摘除），反流性食管炎（LA-B），食管裂孔疝，慢性浅表-萎缩性胃炎。刻下：患者自主嗳气，与其交流时患者一直沉浸于描述自己的病情，答非所问，反复叙述病情进展及表达其担忧之情，未见其他特殊不适。经追问，患者自述平素脾气较古怪，人际关系一般。舌质暗红，苔薄，舌下静脉迂曲，脉细弦。西医诊断：胃体息肉，反流性食管炎（LA-B），食管裂孔疝，慢性浅表-萎缩性胃炎；中医诊断：郁证之肝气郁结、胃气上逆证。治法：疏肝理气解郁，养心安神。方药：柴胡 12g，香附 12g，白芍 30g，炙甘草 12g，郁金 12g，桂枝 12g，半夏 12g，厚朴 9g，黄芩 9g，生龙牡各 30g，党参 12g，远志 9g，石菖蒲 12g，麦冬 12g，五味子 9g。14 剂，每日 1 剂，水煎 400ml，分早、晚两次温服。

二诊（2015 年 9 月 8 日）：患者述自主嗳气仍有（但刻下无法嗳出），反酸偶见，咽中有痰。舌质暗红，苔薄，脉细弦。患者补充其曾于他院诊断为"隐匿性忧郁症"，未予治疗。方药：柴胡 12g，当归 12g，白芍 30g，炙甘草 12g，枳实 12g，茯苓神各 15g，炒白术 9g，薄荷（后下）6g，厚朴 9g，半夏 12g，旋覆花 10g。7 剂，服法同前。

三诊（2015 年 9 月 15 日）：上药服用后，晚间嗳气减轻大半，不反酸，二便调，寐可。舌质淡红，苔薄，脉细弦。方药：柴胡 12g，白芍 30g，炙甘草 12g，枳实 12g，半夏 12g，厚朴 9g，茯苓神各 12g，石菖蒲 12g，远志 9g，黄芩 12g，生龙牡各 30g，郁金 12g，麦冬 12g，五味子 9g。7 剂，服法同前。

四诊（2015 年 9 月 22 日）：初诊至今嗳气减轻七成，日间无明显嗳气，晚上偶有，纳寐可，舌脉同上。方药：柴胡 12g，枳实 12g，黄芩 12g，半夏 12g，白芍 30g，炙甘草 12g，茯苓神各 15g，远志 9g，石菖蒲 12g，生龙牡各 30g，麦冬 12g，五味子 9g。14 剂，服法同前。

五诊（2015 年 10 月 6 日）：晚间嗳气仍有反复，得嗳则舒，顷诊可自主嗳气，舌脉同上。四诊方去枳实、黄芩，加酸枣仁 12g，合欢花 12g，厚朴花 6g。7 剂，服法同前。

六诊（2015 年 10 月 13 日）：患者诉药后嗳气明显减轻，舌脉同上。方药：柴胡 12g，半夏 12g，党参 12g，黄芩 9g，甘草 6g，大枣 10 枚，桂枝 12g，白芍 12g，生铁落 15g，石菖蒲 12g，远志 6g，茯神 30g，酸枣仁 12g，生龙牡各 30g，麦冬 12g，五味子 9g。14 剂，以巩固疗效。

六诊方后患者嗳气进一步改善，后于蒋健教授处以六诊方加减调治半月余，病情稳定。半年后随访，患者自诉嗳气症情轻微，对日常生活几无影响，遂未再就诊。

按语：本案患者嗳气可受自主意志控制，嗳后则舒，与饮食无明显关联，且患者就诊时反复描述自身病情所苦，答非所问，加之平素脾气较古怪，人际关系一般，符合郁证性嗳气的范畴。初诊以柴胡疏肝散合安神定志丸加减，未予制酸剂，嗳气减轻的同时，反酸亦较前缓解；二诊以逍遥散加减治疗，嗳气减轻大半；三诊、四诊继续疏肝解郁、安神定志；五诊更加酸枣仁、合欢花、厚朴花以行气解郁，嗳气进一步减轻；六诊予小柴胡汤续以巩固疗效。本案仅从肝从郁论治嗳气，收效较佳，印证了单纯郁证嗳气的存在。

（三）消食通腑治疗慢性结直肠炎

何某，男，65 岁，2011 年 5 月 3 日就诊。

主诉：反复腹泻伴里急后重 1 月余。

初诊：患者反复腹泻 1 个多月，3～4 次/日，质稀不成形，伴大便不尽感，时有嗳气。舌质红，苔黄腻，脉细弦。肠镜提示：直肠、乙状结肠炎。西医诊断：慢性结直肠炎；中医诊断：泄泻之肠腑积滞证。治法：消食通腑。方药：木香 12g，槟榔 12g，青皮 12g，陈皮 12g，半夏 12g，六神曲 12g，焦山楂 12g，肉豆蔻 12g，白豆蔻 12g，炮姜 12g，白芍 15g，凤尾草 30g，仙鹤草 30g，连翘 12g。7 剂，每日 1 剂，水煎 400ml，分早、晚两次温服。

二诊（2011 年 5 月 10 日）：大便减为 1～2 次/日，质稀仍不成形，仍有大便不尽感，舌脉同上。在原方理气导滞的基础上再加清热解毒之品，方药：木香 15g，槟榔 15g，枳实 15g，厚朴 12g，地榆 15g，椿根皮 15g，马齿苋 15g，连翘 30g，败酱草 20g。7 剂，服法同前。

三诊（2011 年 5 月 17 日）：大便保持 1～2 次/日，质时稀时始成形，稍有不尽感，舌脉同上。二诊方加制大黄 5g、黄芩 15g。7 剂，服法同前。

四诊（2011 年 5 月 24 日）：大便 1～2 次/日，未见明显不尽感。

按语：本案患者系直、结肠炎症，治疗前大便次数多且伴不尽感，但便质反溏。虽处方药物初诊有 14 味、二诊有 9 味、三诊有 11 味，但导滞通腑和清热解毒的作用显然一诊强过一诊，旨在先通其肠道积滞，继之配合清利肠道湿热。患者肠道积滞得以开通，肠道湿热（炎症）得以减轻，故病情得以缓解。

（四）温补脾肾、健脾止泻治疗慢性腹泻

黄某，女，56 岁，2004 年 5 月 11 日就诊。

主诉：反复腹痛腹泻 20 余年。

初诊：患者每于黎明五更之际腹痛，肠鸣，水样泻，大便急迫难以忍耐，3 次/日，含不消化食物残渣，此疾已有 20 余年；伴有腰酸，畏寒，体瘦，舌质淡红，苔薄，脉细。有慢性胃炎、十二指肠球部溃疡、慢性尿路感染、腰椎间盘突出症、慢性头痛病史。曾经以四神丸、乌梅丸等治疗效果不明显。西医诊断：慢性腹泻；中医诊断：泄泻之脾肾两亏证。治法：温补脾肾，健脾止泻。方药（参苓白术散加味）：白术 30g，茯苓 30g，山药 15g，莲肉 12g，扁豆 12g，车前子 30g，泽泻 15g，黄芪 30g，升麻 6g，葛根 30g，诃子 6g，芡实 10g，石榴皮 5g，炮姜 12g，益智仁 30g，鸡内金 12g，黄芩 9g，杜仲 15g，川断 12g，狗脊 12g。7 剂，每日 1 剂，水煎 400ml，分早、晚两次温服。

二诊（2004 年 5 月 18 日）：大便次数有所减少，2 次/日，可以忍耐，且首次大便成形，无不消化食物残渣，无腹痛，肠鸣消，续服原方 7 剂，服法同前。

三诊（2004 年 5 月 25 日）：大便正常，一日一行，成形，腰酸减轻。再续原方 7 剂，服法同前，以资巩固。

四诊（2006 年 3 月 24 日）：因其他疾病而来诊时，患者诉至今大便基本正常，20 余年之慢性泄泻，竟愈于 2 周以内。

按语：本案因泄泻在黎明，又有畏寒怕冷、腰酸，可谓是典型的肾阳虚衰之五更泻。但事实上先用四神丸治疗未见效，改投参苓白术散健脾化湿止泻后方始见效。方中杜仲、川断、狗脊虽为补肾药，但主要在于补肝肾以强筋骨，与温补肾阳以止泻的药物运用尚有一定区别。

第二十章　沈洪

一、人物简介

沈洪，男，1959年10月生，安徽五河人，医学博士，主任医师，教授，博士生导师。师承国医大师周仲瑛教授、徐景藩教授和全国名中医单兆伟教授。享受国务院政府特殊津贴，国家中医药管理局中药传承创新"百千万"人才工程（岐黄工程）岐黄学者，第六批全国老中医药专家学术经验继承工作指导老师，第二批江苏省老中医药专家学术经验继承工作指导老师，首批全国优秀中医临床人才，江苏省"135工程"医学重点人才，江苏省中医药领军人才。现任江苏省中医院消化科主任、江苏省中医消化病临床医学研究中心主任和脾胃病诊疗中心主任、消化病研究所所长。江苏省国家中医临床研究基地重点病种首席负责人、原卫生部国家临床重点专科主任、国家中医药管理局中医脾胃病学重点学科和重点专科学术带头人、区域中医（专科）诊疗中心主任。先后任徐景藩国医大师学术经验传承研究室主任、单兆伟全国名老中医药专家传承工作室主任。兼任中华中医药学会脾胃病分会专业委员会副主任委员、中国民族医药学会脾胃病分会副会长、世界中医药学会联合会消化病专业委员会副会长、中国医师协会中西医结合医师分会消化病专家委员会副主任委员、中国医疗保健国际交流促进会中西医结合消化病学分会专业委员会副主任委员、吴阶平医学基金会中国炎症性肠病联盟中医药专业委员会主任委员、欧美同学会医师协会（海归协会）中西医整合消化病学分会专业委员会副主任委员、中国中西医结合学会消化系统疾病专业委员会常委、江苏省中医药学会脾胃病专业委员会主任委员、江苏省中西医结合学会消化系统疾病专业委员会前任主任委员。荣获中华中医药学会科技之星、全国"白求恩式好医生提名奖"等荣誉。

主持国家级和省部级课题各6项。获国家中医药管理局科学技术进步奖二等奖1项，中华中医药学会科技进步奖二等奖3项、三等奖2项，江苏省科学技术奖二等奖1项、三等奖2项，江苏省中医药科技进步奖1项，江苏中医药科学技术奖2项、专利4项、转让1项。发表SCI论文10篇，核心期刊127篇，主编专著9部，副主编专著8部。

主要研究方向是消化系统疾病的中医和中西医结合诊疗，如炎症性肠病（溃疡性结肠炎和克罗恩病）、消化道肿瘤（胃癌、大肠癌等）的预防和治疗，功能性胃肠病（功能性消化不良、肠易激综合征、功能性便秘等）、胃酸相关疾病及肝胆胰疾病的中西医结合治疗。

二、学术思想

（一）倡导"以今通古，以古验今"的治学方法

沈教授倡导以今通古、以古验今，在临床验证和应用中医典籍，结合现代研究成果，揭示中医药认识生命、治疗疾病的科学内涵。对于现代疑难病、难治病、常见病，不断从中医药这一丰富的宝库中挖掘疾病预防、治疗和康复的方法，评价临床疗效，解析效应机制。同时充分利用现代生命科学和中西医研究成果，学习、理解、挖掘和研究中医药学数千年来对生命、健康、疾病、治疗和康复的真知灼见，并将其应用于临床实践。如从心律失常和危重

患者的血容量变化理解中医怪脉、危脉的变化；从张仲景六经辨证体系中体会疾病诊断和治疗的科学内涵。

（二）学术架构

1. 察升降出入，阴阳离合以悟生命之源 气机的升降出入是人体生命活动的基本形式。《素问·六微旨大论》曰："出入废则神机化灭，升降息则气立孤危。故非出入，则无以生长壮老已；非升降，则无以生长化收藏。是以升降出入，无器不有。"而阴阳的开合是人体适应自然的变化，从而完成升降出入的一种重要的生命功能。脾胃是脏腑气机升降的枢纽，脾升胃降，协调气机平衡而维持脏腑功能的正常发挥。四时阴阳，乃万物之根本，《素问·四气调神大论》曰："所以圣人春夏养阳，秋冬养阴，以从其根，故与万物沉浮于生长之门。"把握天地阴阳变化规律，顺应四时，遵循生、长、壮、老、已的生命周期规律，才能防病抗衰，延年益寿。

2. 明气血环行，脾胃运化以探健康之道 "气血者，人之所赖以生者也"，气血是构成人体和维持人体生命活动的最基本物质。人体脏腑经络的功能活动，气血阴阳的相互关系，无不依赖于气的升降出入运动维持着相对的平衡。在脏腑之气的推动、统摄等作用下，血在脉中循行，内至脏腑，外达皮肉筋骨，如环无端，运行不息，不断对全身脏腑组织器官起着营养和滋润作用，以维持正常的生理活动。脾胃为后天之本、水谷之海，化生气血以养五脏；脾胃为气机升降的枢纽，为多气多血之脏腑，人体的生长发育及生命活动都不能离开脾胃化生的水谷精微的充养，"血气不和，百病乃变化而生"。

3. 观脏腑病证，标本变化以求愈疾之法 中医学认为，人体是一个有机的整体，构成人体的各个组成部分在结构上不可分割，把人的思维和情志活动、呼吸和循环、吸收和代谢、运动等生理功能分为五大脏腑系统，但在功能上相互协调、互为补充，病理上相互影响。中医脏腑辨证是建立在传统六经辨证、卫气营血辨证、三焦辨证的基础上。病证之变化有轻重缓急、标本逆从之不同，总的治疗原则为"治病必求于本"，但在具体应用时，针对慢性疾病或急性病恢复期，一般是"缓则治其本"；在急性起病，标病甚急，危及生命或影响治疗时，则应"急则治其标"；标本并重之时，则应标本兼治。

（三）病、症、证、法、方、药六部一体化

沈教授在遵循辨证论治的基础上有所突破，强调辨病与辨证、辨证与辨症、补虚和泻实、调整脏腑功能与气血同治、内外给药和针药同施及健康指导的结合，形成了"病、症、证、法、方、药六部一体化"的临证思路，充分发挥中西医结合治疗脾胃病的优势。病：对病的认识是中西医的共同点，亦是准确治疗的第一步；症：善抓特异性症状是发挥高效辨证的基础；证：辨证是解决临床问题的一个复杂思维过程，包括对体质、病因、病位、病机、标本、缓急、转归等多个临床因素的综合把握；法：法从证立，是需要解决的主要矛盾；方：方依法处，又要注意七情和合、君臣佐使；药：方药对应，选药既要考虑四气五味、升降浮沉、功效主治、配伍效应，又要注意药物的特异性作用、不良反应和现代研究成果。

三、临床经验总结

（一）治疗溃疡性结肠炎的经验总结

围绕溃疡性结肠炎这一世界难治性疾病，沈教授提出从肺脾论治的学术观点，遵循"五脏之中，尤重脾肺；木土相侮，肾宜相参；清化湿热，贯彻始终；凉血化瘀，修复肠络；敛疡生

肌，护膜为要；调畅气机，慎用兜涩"的治则治法，秉持"清肠化湿，控制炎症；凉血化瘀，抗栓止血；调肝健脾益肾，促进黏膜愈合，重建胃肠功能，防止复发，提高生存质量；调气和血贯彻治疗始终；敛疡生肌，修复黏膜"的治疗要旨。

湿热蕴肠是病情活动的主要病理因素，清肠化湿能有效诱导病情缓解，治疗以白头翁汤、芍药汤为主方，基本药物如黄芩、黄连、白头翁。湿热较甚时，则须转换用药，选用苦参、土茯苓、败酱草等清热解毒之品。清热不宜过用苦寒，以防损伤脾胃、凉遏热毒之弊，可佐以温通散寒之品，如干姜、炮姜、肉桂、附片以防苦寒伤阳，以助通阳化湿。同时须辨别湿热孰轻孰重，配伍芳香化湿药（如藿香、苍术）、甘淡利湿药（如茯苓、薏苡仁）。湿热致瘀、瘀热伤络是血便的主要病机，重视凉血化瘀可提高脓血便的疗效，主方为地榆散、槐角丸，常用药如地榆、槐花、紫草、茜草、三七、白及、丹皮、赤芍、侧柏叶等。便血不止可用防风、荆芥（穗）等风药，或参《周慎斋遗书·肠风》酸收之法，配伍白芷、乌梅。肝脾不调是病情活动的主要病理因素，调肝运脾能有效改善患者症状，常以四逆散、痛泻要方化裁，基本处方为白术、防风、陈皮、柴胡、枳实，可加用蝉衣、炙乌梅、木瓜炭、合欢皮。脾肾两虚是产生湿热的主要原因，也是病情反复发作的病理基础，调肝健脾益肾可促进黏膜愈合，防止复发，代表方为参苓白术散、二神丸、四神丸，常选用黄芪、白术、茯苓、山药、益智仁、菟丝子、熟地等药物。

（二）治疗胃癌前病变的经验总结

针对胃癌防治这一重大临床问题，沈教授强调将治疗节点前移，重点关注慢性萎缩性胃炎伴有中重度肠化和轻中度异型增生的患者，提出胃癌前病变"虚则不荣，胃体失养；滞则不荣，胃络失和；邪气伤正，正虚邪恋"的病机特点，气虚血瘀毒蕴在胃癌转化中的关键作用，遵循"治重脾胃，兼顾他脏；益气活血，贯彻始终；化湿和中，宣畅气机；清热解毒，斟酌选择；解郁调神，安和五脏"的主要治法，能有效阻断和逆转胃癌前病变。

沈教授认为，治脾重在甘温益气，常与其他方法合用而贯穿治疗始终，代表方如异功散。益气当以运脾为先，以清补、平补为主，如选用太子参、白术、薏苡仁、茯苓、山药等以健脾助运。肝胃不和、气机郁滞者，方选柴胡疏肝散；气郁化火、肝胃郁热者，以左金丸或化肝煎清解肝胃郁热，配合乌贝散、乌及散以制酸护膜；肝胃阴虚、失于荣养者，常用一贯煎加减；肝血不足、肝胃不和者，常用归芍六君子汤、逍遥散；胃气上逆而见嗳气、胸脘痞闷，用降气、行气而乏效者，应注意调理肺气，如吴鞠通之宣痹汤；胃失和降而见大便干结者，可配伍杏仁、火麻仁等通降阳明之品。病程较久或老年患者，当兼顾下焦，滋肾养胃，代表方如六味地黄丸。气虚日久、胃络瘀滞为关键病机者，当以"调气以和血，调血以和气"为重要的治疗原则。应用活血化瘀应注意分清瘀血的轻重，精准用药，一般以丹参饮为基本方。兼有血虚者，可配合当归、白芍、三七养血活血；瘀血渐深者，配伍川芎、桃仁、红花等；久病入络，胃脘刺痛者，选用延胡索、没药或五灵脂等虫类搜剔之品；瘀甚成积者，可合莪术、郁金、石见穿等软坚散结之品。祛除湿邪、健运脾胃对于本病的治疗尤为重要。对于食欲减退者，宜芳香开胃，常用砂仁、蔻仁、藿香、佩兰、枇杷叶等。本病日久可导致气滞、血瘀、湿阻、痰聚，终致化毒生变，临床用药可选用半枝莲、仙鹤草、白花蛇舌草、石见穿、藤梨根、冬凌草；病情严重者，可配合蜈蚣、全蝎等活血散积解毒之品。临床上还应重视调畅情志，养心宁神，方选酸枣仁汤、解郁合欢汤、甘麦大枣汤、安神定志丸、百合汤等。

（三）治疗功能性腹泻的经验总结

沈教授提出，功能性腹泻的病机为清气在下，清浊相混，治宜运脾化湿，常用健脾、化湿、升清、固涩、消食之法。健脾选用党参、炒白术、茯苓、炒薏苡仁、怀山药、莲子、芡实；化湿选用藿香、苍术、厚朴、陈皮、砂仁、蔻仁、车前子；升清选用葛根、荷叶；固涩选用诃子、石榴皮、乌梅、罂粟壳、赤石脂；消食选用焦神曲、焦山楂、炒谷芽、炒麦芽。脾以升为健，贵在运而不在补，气虚者健之以运，以参苓白术散、补气运脾汤为主方。脾不生津则宜滋，用脾所宜，顺脾之性，甘淡以实脾，代表方为慎柔养真汤或理脾阴正方；肝脾不调，治当抑木扶土，以痛泻要方为主方；病久、高龄见肾虚者，则须补火暖土，选用四神丸、附子理中汤，用药忌柔用燥。功能性便秘的病机为肠失传导，通降不利，治宜通降阳明，常用润肠、滋养、宣上、泻下、导滞之法。润肠选用火麻仁、杏仁、瓜蒌仁、桃仁、郁李仁、柏子仁；滋养选用生地、熟地、玄参、麦冬、炒当归、炒白芍、桑椹子；宣上选用紫菀、枇杷叶；泻下选用大黄、决明子、番泻叶、芦荟；导滞选用枳实、厚朴、莱菔子、槟榔。胃以降为和，气虚便秘者，补之以降，以黄芪汤、枳术丸为主方；阴虚便秘者，唯静药补润为宜，治以甘寒润肠，代表方为增液汤；肝郁脾虚者，治宜调肝解郁，逍遥散主之，女子以肝为先天，此法最相宜；病久、高龄见肾虚者，则宜补肾润肠，以济川煎、半硫丸化裁，用药忌燥用柔。

四、医案集萃

（一）清肠化湿、凉血止痢治疗溃疡性结肠炎

王某，男，21岁，2012年11月12日就诊。

主诉：反复腹痛伴黏液脓血便2年余。

初诊：患者2年多前无明显诱因反复出现下腹隐痛，解黏液脓血便。2010年7月20日查肠镜提示：炎症性肠病（溃疡性结肠炎可能），重度，活动期。2011年1月9日肠镜提示：溃疡性结肠炎（中度，活动期）。2012年11月13～15日于上海某医院住院治疗，住院期间用注射用英夫利西单抗治疗后出现过敏，后长期服用美沙拉秦、沙利度胺、激素治疗。目前服用美沙拉秦1g每日3次，沙利度胺50mg每日2次，病情控制欠佳。刻下：大便不成形，5～6次/日，夹有脓血，无明显腹痛腹胀，无肠鸣，纳可。舌质淡红，苔薄黄，脉滑。血常规：红细胞计数$5.55×10^{12}$/L，血红蛋白95g/L。便常规：隐血（+）。西医诊断：溃疡性结肠炎（慢性复发型，中度，活动期，广泛结肠型）；中医诊断：久痢之大肠湿热证。治法：清肠化湿，凉血止痢。方药（芍药汤加减）：黄连3g，黄芩10g，败酱草15g，炒白芍15g，地榆10g，槐角15g，紫草15g，茜草15g，仙鹤草15g，广木香6g，炒薏苡仁20g，炙甘草3g，怀山药20g。10剂，每日1剂，水煎400ml，分早、晚两次温服。并予中药灌肠，方药：黄柏30g，地榆20g，苦参10g，石菖蒲20g，三七粉3g，白及9g，诃子10g，仙鹤草30g，紫草15g。10剂，浓煎灌肠，每日睡前1次。

二诊（2013年1月24日）：大便2次/日，无黏液脓血，2013年1月4日查血常规、便常规、肝功能未见异常。舌质红，苔薄白，脉细弱。原方基础上炒白芍改为20g，仙鹤草改为30g，炒薏苡仁改为30g，加赤芍12g，白及10g。20剂，服法同前。灌肠方用法同前。

三诊（2013年5月13日）：患者病情稳定，大便1次/日，成形，无脓血。舌质红，苔薄白，脉细弱。辨证为脾虚湿热证，治宜健脾化湿，佐以清肠。方药：生黄芪15g，炒白术10g，怀山药20g，炒白芍20g，木香6g，黄连3g，黄芩10g，紫草15g，仙鹤草30g，炒薏苡仁30g，槐花15g，益智仁15g，白芷10g，茜草15g，炙甘草5g。20剂，服法同前。灌肠方：黄柏30g，地榆20g，苦参10g，石菖蒲20g，诃子10g，仙鹤草30g，紫草15g，三七粉5g。20剂，用法同前。后患者病情稳定，间断中药口服及灌肠，2014年6月复查肠镜：溃疡性结肠炎（E3）

治疗后好转，部分区域兼散在糜烂和片状充血，恢复正常工作，现已结婚生子。

按语：溃疡性结肠炎活动期以标实为主，病理因素主要为湿热，兼有瘀热伤络。治疗主要以清化湿热、凉血化瘀、调气和血、敛疮生肌为治疗大法。缓解期以本虚为主，兼有湿热，且本虚主要为脾虚，兼有肾亏。治以健脾益气，兼以补肾固本，佐以清热化湿。分期治疗，虚实转换，以平为期。

（二）健脾化湿，制酸护胃治疗消化系统肿瘤术后

张某，女，71 岁，2017 年 12 月 21 日就诊。

主诉：胃癌、直肠癌术后 1 年余，大便次数异常近半个月。

初诊：患者近半个月大便次数异常，时干结，时不成形，多以不成形为主，受凉及进食油腻后加重，纳可，夜寐安。舌淡红，苔薄白，脉细弱。2017 年 11 月 1 日江苏省某医院 PET-CT 提示：①器官分叉下方层面食管部位软组织影增厚，与邻近肿大淋巴结无法区分，PDG 代谢轻度不均匀增高，建议结合胃镜或超声胃镜综合考虑；②胃术后改变，直肠癌术后，吻合口部位胃壁、肠壁未见明显增厚，局部 PDG 代谢未见增高；③左侧额叶脑血管意外后改变；④右肺下叶后外侧胸膜下见瘀点、微小结节影，PDG 代谢未见增高，考虑慢性炎症可能大；⑤腰 5～骶 1 椎间盘变性积气，椎体、两侧骶髂关节边缘骨质增生性改变。2017 年 11 月 7 日胃镜提示：食管溃疡性质待定，近端胃切除术后，胃潴留。病理：（食管 25cm）慢性活动性食管炎鳞状上皮增生，局灶肉芽组织增生伴溃疡形成。西医诊断：直肠癌术后，肠功能紊乱，贲门癌术后，食管溃疡；中医诊断：泄泻之脾虚湿蕴证。治法：健脾化湿，制酸护胃。方药（参苓白术散加减）：党参 15g、炒白术 10g、茯苓 15g、陈皮 10g、炒薏苡仁 30g、炒山药 20g、焦六神曲 15g、炒麦芽 20g、炙甘草 3g、藤梨根 30g、白花蛇舌草 30g、炙黄芪 15g、灵芝 10g、芡实 15g、石见穿 15g、石斛 15g、盐益智仁 15g、葛根 15g、炒稻芽 20g、煅瓦楞子 30g、白及 6g、半枝莲 15g。28 剂，每日 1 剂，水煎 400ml，分早、晚两次温服。

二诊（2018 年 5 月 31 日）：患者食欲欠振，大便有时不成形，体温长期 37℃。2 个月前于某医院住院行食管瘘钛夹夹闭术，诊断：①食管溃疡伴穿孔；②高血压 3 级（高危）；③动脉粥样硬化；④贲门癌术后；⑤直肠癌术后。2018 年 5 月 30 日复查胃镜提示：距门齿 25cm 见两枚钛夹残留，钛夹夹闭处明显肉芽组织增生，未见瘘口，无明显狭窄。舌淡紫，苔黄腻，脉细弦滑。辨证为脾虚湿热证。治宜清利湿热、益气健脾。方药（三仁汤加减）：苦杏仁 10g、炒薏苡仁 30g、冬瓜子 15g、茯苓 20g、陈皮 10g、炒白术 10g、炒枳壳 10g、石见穿 15g、白花蛇舌草 30g、石斛 15g、青蒿 15g、黄芩 10g、焦六神曲 15g、炒稻芽 20g、炒麦芽 20g、炙甘草 3g、炒白芍 15g、郁金 10g。14 剂，服法如前。

三诊（2018 年 6 月 14 日）：药后症减，患者现食欲欠振，嗳气，大便成形，无腹痛腹胀。舌淡红，苔薄黄，脉细弱。辨证为脾胃虚弱证，治宜健脾益气。方药（六君子汤加减）：太子参 15g、炒白术 10g、茯苓 15g、陈皮 10g、炒枳壳 10g、炙甘草 3g、炒稻芽 20g、炒麦芽 20g、焦六神曲 15g、炒薏苡仁 30g、石斛 15g、佩兰 10g、半枝莲 15g、石见穿 15g、猪苓 15g、郁金 10g、蜜枇杷叶 15g。14 剂，服法如前。后随访，患者食欲渐增，病情稳定，间断口服中药至今，患者现生活基本如常人。

按语：患者高龄，基础疾病多，且两次消化道肿瘤术后伴食管溃疡，预后本不佳。三次调方，不为病所拘，方可解决患者所苦，同时可改善患者体质。初诊时患者以便秘腹泻交替，腹泻为主，受凉及进食油腻后加重为主症，故沈教授治以健脾化湿，佐以制酸护胃，拟参苓白术散加减。二诊时患者出现食管溃疡伴穿孔，症状加重，沈教授辨证为脾虚湿热证，治宜清利湿

热、益气健脾，予三仁汤加减，辨证精确，故药后症减。三诊时辨证为脾胃虚弱证，当治宜健脾益气，予六君子汤加减，巩固患者体质，正气充可抗病邪，病情方可稳定。

（三）滋肾养阴，疏肝健脾，化痰降逆治疗反流性食管炎

胡某，男，50岁，2017年9月21日就诊。

主诉：反复反酸半年余。

初诊：患者半年来反酸间作，饮酒后加重，胸骨后堵塞感，无嗳气，无腹胀腹痛，其间服质子泵抑制剂，症状好转，停药反复。既往有长期饮酒史，有食管癌家族史。2017年9月14日胃镜提示：反流性食管炎（B级），食管多发黏膜病变，慢性胃炎伴糜烂增生；病理：（胃窦）中度慢性萎缩性胃炎伴肠化，（食管）黏膜组织慢性炎伴鳞状上皮增生。刻下：反酸，胸骨后堵塞感，时有腰膝酸软，神疲乏力，纳谷不香，二便尚调，夜寐欠安。舌质红、边有齿印，苔薄白腻，脉细小弦。西医诊断：反流性食管炎（B级）；中医诊断：吐酸之肾阴不足、肝郁脾虚、气郁痰阻证。治法：滋肾养阴，疏肝健脾，化痰降逆。方药（六味地黄丸化裁）：熟地黄15g，炙山茱萸12g，怀山药15g，牡丹皮10g，茯苓15g，泽泻6g，炒薏苡仁30g，炒白术10g，广郁金10g，浙贝母10g，南沙参15g，瓦楞子30g，白及6g，石见穿15g，白花蛇舌草30g。14剂，每日1剂，水煎400ml，分早、晚两次温服。嘱戒酒，奥美拉唑按需治疗。

二诊（2017年10月5日）：药后反酸减轻，仍有胸骨后堵塞感，咽部不适。舌红、有裂纹，苔薄白，脉细。原方加急性子6g、太子参15g。14剂，服法同前。

三诊（2017年10月19日）：偶有反酸，胸骨后堵塞感减轻，腰酸不显，咽部无不适，仍易疲倦乏力，食欲好转，二便尚调，夜寐欠安。舌脉同前。二诊方去泽泻、急性子，加炙黄芪15g、茯神15g。14剂，服法同前。

四诊（2017年11月9日）：药后反酸不显，诸症皆平。嘱患者饮食有节、调摄情志。

按语：胃食管反流病属中医学"吐酸"、"吞酸"、"嘈杂"等范畴。沈教授认为该病病机总分虚实两端。实者以肝气郁滞、火热蕴结胃腑为主，虚者以脾胃气虚或阴虚多见，病程中可兼夹痰浊、湿阻、血瘀等。治疗上以"通降"或"通补"为治疗大法，制酸是获效关键。本病阴虚证以胃阴虚多见，然而肾阴虚亦不可忽视，临床辨证属肾阴亏虚者，以本方化裁治疗，疗效显著。本案患者年已半百，《黄帝内经》有云："年过四十阴气自半"，加之素喜饮酒，致湿热内蕴，耗伤肺胃阴液，日久及肾，肾阴虚馁，故见神疲乏力、腰膝酸软；水不涵木，木旺乘土，胃失和降，故而反酸；湿热胶着，炼液为痰，痰气交阻于咽喉、食管，故见咽喉、胸骨后堵塞感。结合舌脉，四诊合参，辨证为"肾阴不足，肝郁脾虚，气郁痰阻"，拟六味地黄丸合启膈散化裁治疗。方中以熟地黄滋阴补肾，配伍泽泻利湿而泄肾浊；怀山药补肺脾肾，益气养阴，辅茯苓助运而防中满；山茱萸补益肝肾，涩精秘气，配伍丹皮泄虚热而制温涩。因患者伴胸骨后堵塞感，故合"启膈散"加减，启膈散原治"噎膈"，临床但凡有吞咽不畅、胸骨后作堵等症状者，沈教授即酌情加减运用。方中炒薏苡仁、炒白术健脾化湿。患者内镜下食管黏膜伴有糜烂，予瓦楞子与白及配伍以制酸护膜。患者病程较久，湿热痰瘀胶固，予石见穿以清热解毒、化瘀散结，联合白花蛇舌草预防食管癌及胃癌。二诊时观其舌红有裂纹，提示阴伤之象，加太子参以益气生津，患者仍有胸骨后堵塞感，伴咽部不适，加急性子以消痞散积。三诊时患者反酸、胸骨后堵塞等症明显好转，去急性子，因其有小毒，只短期用于吞咽不利者；去泽泻，防其久用致水电解质失衡或增加肾功能不全患者肾毒性；加炙黄芪以益气健脾；茯神养心安神。审证无差，辨证准确，用药精当，故四诊时患者诸羔悉除，嘱其饮食生活调护，以防病情反复。沈教授指出，历年胃食管反流病中医共识意见中并未列入"阴虚证"这一证型，然而临证所遇

中老年患者中，该证型并不少见，若以常规思路抑肝扶脾、泄肝和胃治之，则疗效不显。本案例列举目的，一为胃食管反流病的中医诊疗提供新思路，二来扩大了六味地黄丸的临床应用范围，该方除治疗高血压、糖尿病、围绝经期综合征、口腔溃疡、失眠等疾病外，亦可应用于胃食管反流病。

（四）健脾益气，疏肝和胃治疗慢性浅表性胃炎

陶某，女，46岁，2019年1月31日就诊。

主诉：上腹部胀满不适20余年。

初诊：患者20多年前无明显诱因出现上腹部胀满不适，遂于2017年10月30日查胃镜提示：慢性浅表性胃炎。刻下：患者自觉上腹部胀满不适，无腹痛，时有嗳气、反酸，纳谷尚可，二便尚调，夜寐尚安。舌质红，苔薄黄，脉细弦。西医诊断：慢性浅表性胃炎；中医诊断：胃痞之肝郁脾虚证。治法：健脾益气，疏肝和胃。方药：醋柴胡6g，清炒白芍15g，酒炒当归6g，茯苓15g，麸炒白术10g，炒稻芽20g，炒麦芽20g，焦六神曲15g，炙甘草3g，郁金10g，蜜枇杷叶15g，陈皮10g，麸炒枳壳10g，煅瓦楞子（先煎）30g，白及6g，百合20g，半枝莲15g。14剂，每日1剂，水煎400ml，分早、晚两次温服。

二诊（2019年2月21日）：药后上腹胀缓解，嗳气时作，无反酸，大便尚调，饮食不节易腹泻，晨起头晕，夜寐尚安。舌质红，苔薄白，脉细弦。原方去煅瓦楞子、白及，加党参15g、佛手10g。继服14剂，服法同前，诸症消失。

按语：本案患者为中年女性，处于围绝经期，加之上腹部胀满、嗳气、反酸，且有伤阴之象，系肝失疏泄、气机失调、肝木克伐脾土，致脾胃升降失常。辨证属肝郁脾虚，治当健脾益气、疏肝和胃，故方用逍遥散加减以疏肝解郁、调和肝脾。方中柴胡疏肝解郁、条达肝气；当归养血和血，为血中气药；加之炒白芍敛阴柔肝，三者合用补肝而柔肝。肝木过盛，克伐脾土，木郁则土衰，故方中以麸炒白术、茯苓、炙甘草健脾益气；陈皮、枳壳宣利中焦气机、理气消胀；广郁金、枇杷叶行气开郁、宣肺和胃；焦神曲、炒谷芽、炒麦芽消食和胃。同时患者时有反酸，予加煅瓦楞子、白及抑酸和胃；辅以百合滋阴养胃，半枝莲清热泻火。二诊时患者症状较前明显缓解，无明显反酸，故原方去煅瓦楞子、白及；患者晨起时有头晕，故以加强"培土"之力，加党参补脾养胃，健运中气；同时加佛手以疏肝理气，兼顾"泻木"。肝气得疏，脾胃运化如常，中气渐复，诸症得减。

（五）益气健脾，化瘀解毒治疗慢性胃炎伴低级别上皮内瘤变

李某，男，56岁，2015年3月2日就诊。

主诉：反复上腹部隐痛3年余。

初诊：患者上腹隐痛反复发作3年余，伴腹胀，餐后胀甚，时有反酸，无嗳气。2015年1月18日查胃镜提示：慢性胃炎伴糜烂（胃窦）；Hp（-）；病理：（窦小、胃角）轻中度慢性萎缩性胃炎伴肠化生，急性活动性，（窦小）灶性腺体见轻度异型增生。刻下：食欲差，神疲乏力，小便正常，大便质干，2~3日一行。舌质红隐紫，边有齿印，苔薄白腻，脉细涩。西医诊断：慢性胃炎伴低级别上皮内瘤变；中医诊断：胃痞之脾胃气虚、瘀毒内阻证。治法：益气健脾，化瘀解毒。方药：炙黄芪15g，党参15g，炒白术10g，茯苓15g，广陈皮10g，枳壳10g，炒薏苡仁30g，乌贼骨20g，白及6g，煅瓦楞子30g，仙鹤草15g，莪术10g，炒当归10g，藤梨根30g，火麻仁15g，焦神曲15g，炙甘草3g。14剂，每日1剂，水煎400ml，分早、晚两次温服。

二诊（2015年3月16日）：上腹痛缓解，腹胀减轻，纳谷渐佳，大便正常，舌质红隐紫，边有齿印，苔薄白，脉细涩。原方基础上去火麻仁、炒当归，加石见穿15g、白花蛇舌草30g。14剂，服法同前。

三诊（2015年4月2日）：二诊方基础上，随症加减，连续服药4个月后胃部症状尚平，无明显不适，复查胃镜：慢性胃炎，Hp（-）。病理：（窦小、胃角）轻中度慢性浅表性胃炎。

按语：本案患者上腹隐痛反复发作多年，结合舌脉，属脾胃气虚、瘀毒内阻之候。脾胃气虚日久，脾阳不振，寒从中生，气血运行凝滞；或因脾胃虚弱，气虚无力运血，终致胃络瘀阻，不通则痛，故出现上腹痛，痛处固定；脾胃虚弱，运化失健，气机升降失常，则腹胀，餐后胀甚，纳差；肝气横逆犯胃，则反酸；脾虚津液不化，肠道失于濡润，则大便干；舌质红隐紫，边有齿印，苔薄白腻，脉细涩，均为脾胃气虚、瘀毒内阻之征象。因此治疗当标本兼顾，益气健脾以治本，化瘀解毒以治其标。方中炙黄芪、党参、炒白术、茯苓、炙甘草为四君子汤加味，益气健脾；陈皮、枳壳理气行气消胀，和胃止痛，使补而不滞；乌贼骨、白及、煅瓦楞子护膜制酸；莪术活血化瘀，与黄芪配伍可扶正抗癌；仙鹤草、白花蛇舌草、石见穿、藤梨根抗癌解毒。诸药合用，虚、瘀、毒兼顾，共奏健脾益气、化瘀、解毒之效。

第二十一章　刘启泉

一、人物简介

刘启泉，男，1956 年生，河北河间人。河北省中医院主任医师，河北中医学院教授、博士生导师。

首届全国名中医，首批全国优秀中医临床人才，第五、六批全国老中医药专家学术经验继承工作指导老师，河北省中医药管理局"溃疡性结肠炎浊毒证重点研究室"主任，河北省中医胃肠病研究所副所长，河北省中医药学会脾胃病专业委员会名誉主任委员，世界中医药学会联合会消化病分会理事，中华中医药学会脾胃病分会专业委员会常委，中国民族医药学会脾胃病分会专业委员会常委。

擅长运用中医药诊治慢性胃炎、肠上皮化生、异型增生、胃食管反流病、消化性溃疡、慢性结肠炎、功能性消化不良、肠易激综合征、肿瘤放化疗术后、胰腺炎等疾病。

二、学术思想

（一）"一降、二调、三结合"治疗脾胃病

"一降"：和胃降逆，通降胃腑。所谓"降"就是使胃气下行，使胃恢复其和降的生理特性。因为通降是胃腑生理特点的集中体现，降则生化有源，出入有序，不降则传化无由，壅滞为病，但这里的"降"并非单指"攻下"之法。凡是针对胃失和降这个基本病机所采取的治疗方法，皆是"降"。在临床实践中，针对病机和辨证所采用的理气、化湿、清热、活血、补虚等法，使气血调、壅塞通、郁滞消、毒邪去、瘀血活，皆是通降之法。

"二调"：一是指调理脾胃，调和肝胃；二是指调和其他脏腑与胃的生理功能，以及生克乘侮的病理变化。胃腑的病理变化可影响到其他脏腑的生理功能，其他脏腑的功能失调，也可影响到胃腑的通降。

"三结合"：是指辨病与辨证相结合，基础治疗与阶段治疗相结合，药物治疗与调护相结合。三结合法则就是正确处理疾病不同时期复杂的病机演变，正确处理邪与正的关系，遣方用药注意量与度的把握；三结合法则就是充分考虑到"病有久新，方有大小"的具体情况，谨遵《素问•五常政大论》之经旨"大毒治病，十去其六；常毒治病，十去其七；小毒治病，十去其八；无毒治病，十去其九；谷肉果菜，食养尽之，无使过之，伤其正也"，使治与养紧密结合。

（二）辨"主病机"及"病下辨证"

刘教授在临床工作中主张抓"主病机"，提倡"病下辨证"，认为任何一种疾病都有一个贯穿其中的基础病机，即主病机。治疗疾病，只有抓住其"主病机"，治疗才能把握住纲领。在此前提下进行辨证论治，即所谓的"病下辨证"。脾胃病的发生常常是多病因综合作用、漫长、多阶段、复杂的积累过程，在临床中常循气滞—湿阻—热毒—血瘀—阴伤的发展规律，但总是有一个基础性病机贯穿于脾胃病的全过程。

辨证论治是中医的基础思维，也是中医诊疗疾病的特色。刘教授认为，治疗疾病应当辨病辨证，抓主病机，将二者有机结合，不可偏执一端。抓主病机有利于提纲挈领，执简驭繁，在无证可循但有病可察或病机繁杂的情况下，能够弥补或是提高辨证论治的疗效；在疾病相同而症状突出时，又需要坚持辨证论治，两者结合相得益彰。

（三）"通调五脏"安脾胃

正如《素问·玉机真脏论》所云："五脏相通，移皆有次，五脏有病，则各传其所胜。"脾胃为后天之本，五脏六腑皆禀气于胃，五脏六腑之病皆可从脾胃论治，脾胃之病亦可从五脏六腑论治。中医之脾胃病既是脾胃系统的疾病，又是涉及全身的、多系统的疾病。在临床上或虚实并见，或寒热错杂，或病机单一、一脏独病，或多脏同时受累。所以在临证之时，要有整体观念、全面分析、把握动态变化，从而达到"安五脏以治脾胃"的目的。

三、临床经验总结

（一）通调五脏治疗脾胃病

1. 从脾论治　健脾和胃调升降。脾失健运、胃失和降多表现为脘腹胀满、按之柔软，早饱、嗳气、纳呆、进食后症状加重、胃痛等；舌质淡、舌苔薄白而腻或厚腻，脉细弱或沉细。治疗应健脾和胃，调理气机，使脾升胃降，脾运胃纳。处方常选用香砂六君子汤、参苓白术散加减。临证之时，药物常选用党参、茯苓、山药、半夏、枳实、佛手等，并佐以蒲公英、胡黄连、鸡内金、炒谷芽、炒麦芽等。若出现便溏者，酌加防风、葛根、柴胡等升阳药。本证型的治疗，重在正确处理脾升胃降的关系，区分脾虚与湿邪的轻重。

2. 从肝论治　疏肝养肝调气机。肝失疏泄、横逆犯胃多表现为胃胀、嗳气频作、胸胁不舒、呕吐反复发作而量不多；烧心、两胁胀满，与精神因素有密切关系；舌质淡、舌苔薄白，脉弦或弦滑。治疗应疏肝理气解郁、和胃降逆。处方常选用柴胡疏肝散、四逆散、小柴胡汤加减。临证之时，药物常选用柴胡、枳实、香附、佛手、八月札、白梅花、苏梗、荷梗、当归、川楝子、乌药、荔枝核等。若气郁日久，兼有热象者，酌加连翘、蒲公英、栀子以清热解毒。本证型的治疗，重在调肝理气，疏泄得宜则胃气和降。

3.从肾论治　补益肾气调阴阳。肾阳不足者表现为晨起腹泻、完谷不化、腹部冷痛；舌淡胖苔白滑，脉沉细。肾阴不足者表现为大便秘结，或粪便如羊屎状，腹部胀满疼痛、口燥咽干、手足心热；舌红苔少或苔腻，脉弦细。肾阳不足者，宜温肾健脾、固涩止泻，处方常选用四神丸、理中汤、缩泉丸加减。在临证之时，药物常选用肉桂、肉豆蔻、高良姜、补骨脂、乌梅、石榴皮、白芍、诃子、炒山药、炒薏苡仁、当归、甘草等。肾阴不足者，宜滋阴补肾、行气通便，处方常选用六味地黄丸、二至丸、益胃汤、麻子仁丸加减。在临证之时，药物常选用生地、山萸肉、泽泻、女贞子、旱莲草、沙参、麦冬、桑叶、天花粉、酒大黄、枳实、柏子仁、厚朴等。本证型的治疗，首分阴阳，重在补益肾之精气。

4.从心论治　清热养阴调心神。火土之郁，胃失和降多表现为胃脘、腹部疼痛（多为隐隐作痛）、嗳气、腹胀、食少、心悸、失眠、多梦、口干、口苦、大便秘；舌质暗红，苔白腻或苔少，脉弦细或涩。治疗应清热养阴、安神和胃。处方常选用天王补心丹、甘麦大枣汤、四逆散加减。在临证之时，药物常选用当归、麦冬、天冬、酸枣仁、五味子、石菖蒲、丹参、茯苓、生地、浮小麦、甘草、大枣、柴胡、白芍、枳实、栀子、连翘等。当以嗳气为主症时，可重用石菖蒲、连翘。

5.从肺论治 宣发肃降调肺气。肺失宣肃、脾胃不和多表现为胃脘痞闷不舒、纳呆、体倦乏力、常自汗出、易于外感、怕风、畏寒，常因外感或风吹而致症状加重，屡愈屡发；舌质淡，舌苔薄白或白腻，脉浮缓或细。治疗应疏风宣肺、健脾和胃。处方常选用桑菊饮、香苏散、参苏饮加减。临证之时，药物常选用香附、紫苏叶、陈皮、甘草、桑叶、连翘、薄荷、芦根、党参、葛根、柴胡、茯苓、半夏、木香、百合、佛手、当归等。

（二）腹诊辨治脾胃病

若胃脘部（心下）有轻度压痛、无板结，病程较短，多为胃炎活动期，说明胃病在初期，多为浅表性胃炎。结合舌脉及症状，治疗宜理气清热和胃，多用柴胡、香附、延胡索、枳实、蒲公英、败酱草、茵陈等；若中、重度压痛，并伴有明显的节律性疼痛，诊之有条索状物，多为溃疡病或糜烂性胃炎，结合舌脉及症状，治疗宜清热解毒、化瘀通络和胃，多用蒲公英、连翘、败酱草、当归、徐长卿、延胡索、川芎、地榆、旱莲草、冬凌草、三七粉等；若有凝滞、板结，说明胃病病程日久，病史一般在10年以上，腹部干涩，板结明显，而压痛不明显，说明气滞、血瘀、痰凝，治疗宜活血化瘀、通络散结，多选用当归、莪术、徐长卿、丹参、姜黄、白花蛇舌草、冬凌草；若按之较软，有"振水声"或"咕咕"之声，说明病程短，多为水湿内停，宜化湿和胃，选用茯苓、生薏苡仁、白蔻仁、白术、白芍、石菖蒲、猪苓、桂枝、厚朴；若局部涩滞，按之胀满，有水声，多为胃动力不足，宜理气化湿，选用川朴、枳实、八月札、炒莱菔子、苏梗、厚朴花、大腹皮等；若腹部干涩，按之有板状感，轻按有分层感，说明病程久，乃瘀血阻络正虚邪实之候，治宜扶正与祛邪并重，缓缓图之，选用理气而不伤气、化瘀而不伤正之剂，如佛手、香橼、八月札、当归、隔山消、三七粉、川芎、郁金、丹参、桃仁等；若腹部干涩，按之有板结感，局部发凉（触之皮温低），此多为气滞、湿热、瘀血，阻滞络脉，胃腑失于荣养，治宜选用调理气机、清热化湿、活血通络之品，如柴胡、黄芩、香附、佛手、八月札、连翘、蒲公英、败酱草、当归、莪术等，切不可因胃脘、脐周发凉、怕冷而用辛温燥热之剂；若腹部干涩，按之板结，腹部干瘪，纳呆、乏力、消瘦，舌红嫩，无苔，多为胃病日久，阴血亏虚，宜选用石斛、百合、沙参、女贞子、生甘草、乌梅、五味子、麦冬等。

四、医案集萃

（一）清热祛湿、理气开郁治疗慢性萎缩性胃炎

王某，女，53岁，2015年7月20日就诊。

主诉：自觉上腹部寒凉伴反酸半年。

初诊：患者诉有多年慢性胃炎病史，半年前进食自煮的山楂水后出现反酸，自觉上腹部寒凉，当时未引起重视，后因反酸症状逐渐加重，多次他处就诊、服药后未见明显效果，且出现咽干、纳差等症。2015年7月17日胃镜提示：慢性萎缩性胃炎。刻下：反酸明显，自觉上腹部寒凉，如敷冰块，进食后加重，咽干，纳差，四肢怕冷，出汗，寐差，大便2次/日，排便不畅。时值小暑时节，当日气温达30℃，患者仍身穿两层秋衣，一件长袖外套，腹部围一个小棉褥子。查体：腹平软，腹部触诊皮温偏低。舌暗红，苔黄厚腻，脉弦滑。查其曾用处方，多有参、芪、桂、姜之类。西医诊断：慢性萎缩性胃炎；中医诊断：胃凉之湿热瘀阻、阳郁不达证。治法：清热祛湿，理气开郁。方药：石菖蒲20g，郁金12g，生石膏20g，蒲公英20g，白茅根15g，芦根20g，香橼15g，炒枳实15g，预知子15g，延胡索15g，当归12g，焦麦芽15g，首乌藤15g，炒枣仁30g，牡蛎20g。7剂，每日1剂，水煎服400ml，分早、晚两次温服。

二诊（2015 年 7 月 27 日）：患者前来就诊，上身只穿一件短袖，诉上腹部寒凉、反酸均好转，劳累后多汗。原方加防风 6g。7 剂，服法同前。

三诊（2015 年 8 月 3 日）：患者自觉上腹部寒凉明显好转，反酸缓解，四肢怕冷感减轻，余症也均有好转，效不更方，继服二诊方 7 剂，服法同前。

按语：明代张介宾有云："凡万物之生皆由乎阳，万物之死亦由乎阳，阳来则生，阳去则死矣。"由此可见，人体生命活动皆有赖于阳气的推动，五脏六腑、四肢百骸受阳气温煦方能正常运转。《黄帝内经》亦云："阳气固，虽有贼邪，弗能害也。"故虚邪贼风也有赖于阳气的抵御。慢性萎缩性胃炎患者出现上腹部寒凉症状多是由于肝胃气郁、湿阻中焦、胃络瘀阻、胃热炽盛、阳郁不达导致的不通而凉，通过清热祛湿、理气开郁、化瘀通络使被遏之阳气得以通达，通则不凉。该患者胃热炽盛，阳郁不达反见上腹部寒凉。虽见上腹部寒凉，甚或全身怕冷，但四诊相参，可见口苦、口干、口有异味、舌红苔黄腻、脉滑等热象，切不可见"凉"则投以温热之药，方中石菖蒲化湿开胃，郁金行气解郁，二者合用有祛湿开郁之效；生石膏、蒲公英清胃泄热以通络，《本草新编》言："蒲公英亦泻胃火之药，但其气甚平，既能泻火，又不损土，可以长服久服而无碍。"张锡纯谓生石膏并非大寒，而属微寒之品，通过此类寒凉药物，清胃泄热，以达到治疗上腹部寒凉的目的，此之谓"寒因寒用"。佐以清热凉血之白茅根、芦根、牡蛎，疏肝行气解郁之香橼、枳实、预知子、延胡索等。全方共奏清热祛湿、理气开郁之功。二诊加防风入肝经，发汗解表，祛风除湿。诸法合用，清泻胃热、祛湿化瘀，使阳气通达，通则不凉，疗效甚显。

（二）清心解郁、和胃降逆治疗慢性萎缩性胃炎

陈某，女，61 岁，2015 年 7 月 31 日就诊。

主诉：嗳气、胃部烧灼感 1 年余。

初诊：患者 1 年多以前因情志不畅出现嗳气、胃脘部烧灼感。胃镜提示：慢性萎缩性胃炎，病理：胃窦部腺体中度肠上皮化生；腹部超声提示：肝、胆、胰、脾未见明显占位性病变。曾口服西沙比利、多潘立酮、奥美拉唑等药，效果不明显。之后求治于当地中医医院，先后应用旋覆代赭汤、柴胡疏肝散、丁香柿蒂散等汤药加减治疗，症状缓解不明显，近 1 个月来症状加重。刻下：嗳气频发，伴胃脘部烧灼感，心烦易怒，失眠多梦，口干口苦，大便偏干。舌尖红，苔薄黄，脉弦细。西医诊断：慢性萎缩性胃炎；中医诊断：胃痞之火土之郁、胃失和降证。治法：清心解郁，和胃降逆。方药：石菖蒲 20g，郁金 12g，百合 20g，乌药 6g，蒲公英 20g，香橼 15g，炒枳实 15g，茯苓 20g，当归 12g，白芍 20g，合欢皮 12g，生地黄 20g，香附 20g，莲子心 9g，连翘 15g，白茅根 15g，白豆蔻 6g，淡竹叶 9g。7 剂，每日 1 剂，水煎服 400ml，分早、晚两次温服。嘱其忌食过甜、过辣、过咸及油炸类食品。

二诊（2015 年 8 月 7 日）：1 周后患者前来就诊，自诉嗳气缓解，胃脘部烧灼感减轻，大便较前通畅，夜寐转安，在原方基础上加减服药 8 周后，症状消失，6 个月后随访，嗳气未再复发。

按语：《素问·举痛论》曰："百病皆生于气。"中焦脾胃为人体气机升降之枢纽，气机运行不畅，胃失和降，则纳运失常。患者平素情志不畅，气机不调影响脾胃通降功能，症见胃脘胀满痞闷、嗳气、疼痛。朱丹溪言："气有余便是火"，气滞日久，郁而化热，见心烦易怒，失眠多梦，口干口苦，大便偏干，舌尖红，苔薄黄，脉弦细。证属火土之郁、胃失和降，故治宜清心解郁、和胃降逆。方中石菖蒲、郁金可开郁行气，使清阳得升、浊气得降；百合、乌药一气一阴，一柔一刚，润而不滞；蒲公英清泻胃热；香橼疏肝理气，和中化湿；枳实降逆消积，

化痰消瘰；当归活血化瘀，调肝和血；白芍养血柔肝，缓急止痛；合欢皮安神解郁；茯苓健脾宁心；莲子心、连翘、白茅根、淡竹叶清肠胃积热。诸药共奏行气、解郁、清热之功。全方组方严谨，选药精当，升降有序，故颇见成效。

（三）疏肝泄热、和胃降逆治疗反流性食管炎

赵某，男，54 岁，2018 年 5 月 14 日就诊。

主诉：咽部不适 1 年，加重 3 月余。

初诊：患者于 1 年前无明显诱因出现咽部不适，偶有稀痰，自服清热利咽颗粒等药物无效后，就诊于当地医院耳鼻喉科，行喉镜检查后诊断为慢性咽炎，给予治疗咽炎的药物（具体药物不详），服用后咽部不适症状稍有缓解后停药。3 个多月前咽部不适症状加重，偶有夜间呛咳，胃部胀闷。胃镜提示：反流性食管炎，慢性非萎缩性胃炎。给予雷贝拉唑等西药治疗后，咽部仍不适。刻下：咽部不适，嗳气，吐酸，胃部憋胀，偶有隐痛，时有咽干、咽痒，口黏，心烦，急躁易怒，纳食欠佳，寐欠安，大便 1～2 次/日，质软，小便调。舌暗红，苔黄腻，脉弦滑。西医诊断：反流性食管炎，慢性非萎缩性胃炎；中医诊断：吐酸之肝胃郁热证。治法：疏肝泄热，和胃降逆。方药：柴胡 10g，黄芩 6g，冬凌草 20g，生牡蛎 9g，佛手 15g，八月札 15g，延胡索 12g，白芍 20g，炒酸枣仁 20g，紫苏叶 15g，莪术 6g，麦冬 15g。7 剂，每日 1 剂，水煎 400ml，分早、晚两次温服。

二诊（2018 年 5 月 23 日）：患者来诊诉咽部不适、嗳气症状仍然存在，胃脘憋胀、偶有疼痛、咽痒症状缓解，排气增多，情绪有所好转。纳食较前好转，寐欠安，大便 1～2 次/日，质稀。舌暗红，苔薄黄腻，脉弦滑。原方基础上去莪术，加葛根 15g、合欢花 20g。14 剂，服法同前。

三诊（2018 年 6 月 6 日）：患者诉近 1 周嗳气吐酸减少，胃脘憋胀缓解，但口干、咽干有所加重，无口苦，其他无明显不适，纳可，睡眠较之前好转，大便成形，1 次/日。舌暗红，苔薄黄，脉弦。二诊方基础上加薄荷 6g、三七粉（冲服）2g、石斛 15g。14 剂，服法同前。

四诊（2018 年 6 月 20 日）：患者诉偶有咽痒、嗳气症状，没有其他不适，故在三诊方基础上微调中药，嘱患者戒烟酒，畅情志，调饮食。患者共连续治疗 3 个月后，诸症消失。

按语：该患者临床症状不明显，无法明确诊断其疾病，但是根据其胃镜诊断得出反流性食管炎，此为症状不典型的胃食管反流病。针对不典型症状疾病，可以依靠先进的检查设备来辅助诊断，再在辨病基础上进行辨证，由此明确诊断病情，辨证施治。刘教授认为，本病应以理气为主，运用柴胡、黄芩、佛手、八月札等理气降逆之品；本病患者虽无反酸、烧心症状，但胃镜显示有胃酸上泛表现，故遣方用药时，应配伍制酸止痛之品，如生牡蛎、白芍。《寿世保元·吞酸》曰："夫酸者肝木之味也，由火盛制金，不能平木，则肝木自甚，故为酸也。"酸者，与肝气不舒有关，故刘教授在方中运用对药柴胡、黄芩，取柴胡之通阳解郁，黄芩之清热燥湿，二药配伍疏调肝胃郁热。酸水上泛，灼伤咽喉，致咽喉不利，佐以麦冬，取《金匮要略·肺痿肺痈咳嗽上气病脉证并治》"大逆上气，咽喉不利，止逆下气者，麦门冬汤主之"之意。此外，在治疗咽部疾患时，刘教授喜用冬凌草。冬凌草为治疗咽喉食管病之要药，味苦、甘，性微寒，清热解毒，活血止痛，对急慢性咽炎、扁桃体炎、腮腺炎有较好疗效。现代药理研究表明，本药含冬凌草甲素，具有抗肿瘤作用。反流性食管炎迁延日久不愈者，多为久病入络，瘀血内生，气滞日久，可由气及血，由经入络，形成气血俱病，络道不畅，瘀血内阻。如《灵枢·百病始生》云："卒然外中于寒，若内伤于忧怒，则气上逆，气上逆则六输不通，温气不行，凝血蕴里而不散。"故后期酌加三七粉及石斛，以求养血活血、滋阴润燥之效。三七味甘、微苦，入

足厥阴肝经。和营调血，通脉行瘀。现代医学研究三七粉的有效成分三七总苷，具有降血压、抗炎、增强免疫力的功效。石斛味甘，性平，主伤中，除痹，下气，补五脏虚劳、羸瘦，强阴，久服厚肠胃，轻身延年。现代医学研究石斛主要成分有生物碱、多糖、氨基酸、菲类化合物等，药理作用主要有增强免疫、抗肿瘤、抗疲劳、抗氧化、益肝胃、降血糖。

（四）清肠化湿、调气和血治疗溃疡性结肠炎

王某，女，26岁，2016年3月10日就诊。

主诉：腹泻、腹痛伴黏液脓血便间断发作2年，加重1个月。

初诊：患者于2年前因饮食不节后，出现腹泻、腹痛，伴黏液脓血便。肠镜提示：溃疡性结肠炎。2年来每逢情绪波动，症状加重，患者间断口服葛根清肠颗粒、黄藤素片、美沙拉秦肠溶片、泼尼松等药物，于半年前停止口服美沙拉秦肠溶片，3个月前停止口服泼尼松。患者于1个月前因家中琐事情绪波动，症状加重。刻下：腹痛，腹泻10～15次/日，黏液血便，不成形，肠鸣，乏力，心慌，发热，纳少，肛门灼热，小便短赤，寐可。舌暗苔黄腻，脉滑数。西医诊断：溃疡性结肠炎；中医诊断：痢疾之湿热内蕴证。治法：清肠化湿，调气和血。方药：白头翁15g，木香10g，薏苡仁20g，苦参9g，地榆12g，当归12g，黄连9g，秦皮12g，白芍20g，藿香15g，白术10g，川朴9g，枳实12g，茯苓12g，泽泻10g，黄柏12g，败酱草15g，三七粉2g，肉桂9g，川芎12g。14剂，每日1剂，水煎400ml，分早、晚两次温服。配合中药灌肠：黄连6g，黄芩12g，蒲公英9g，败酱草20g，白花蛇舌草15g，白及15g。14剂，每日1剂，水煎煮，灌肠液温度约38℃，睡前用100ml保留灌肠。

二诊（2016年3月24日）：患者诉大便次数减少，3次/日，成形软便，食后多有便意，肛门灼热感减轻，小便仍短黄，舌暗好转，苔黄薄腻，脉滑。原方基础上改茯苓为15g，加醋香附15g、山药20g、炒鸡内金15g。同时配合中药灌肠。14剂，服法同前。

三诊（2016年4月10日）：14剂后，诸症减轻，继续原方用药2周以巩固疗效，同时嘱患者调畅情志、清淡饮食，防止因外界饮食、情绪刺激诱发本病。考虑本病肠镜结果是溃疡性结肠炎，具有反复发作的特点，故嘱患者坚持服药2年。配合中药灌肠，2日一次。2年后复查肠镜：慢性结肠炎。

按语：患者由于饮食不节，肝气郁结，疏泄失常，脾失健运，湿滞肠胃，湿热内蕴，气机不畅，损伤肠络，故腹痛、腹泻、黏液脓血便；气滞血瘀则舌暗；湿热下注大肠、膀胱，故肛门灼热、带有黏液、小便短赤；湿热熏蒸，故心慌、发热、舌苔黄腻。治疗紧抓"湿热"这一病机，治以清热化湿、理气和血、顾护胃气。方中黄连、黄柏、苦参清热燥湿、化浊解毒，藿香味辛，归脾、胃、肺经，可醒脾和胃、芳香化浊，共为君药；白头翁、秦皮、败酱草清热燥湿、止痛排脓止痢，地榆、三七止血止痛，共为臣药；当归、川芎、白芍、白术、肉桂温通行气之物防止苦寒碍胃，枳实、厚朴、木香行气除满消胀，茯苓、泽泻、薏苡仁助胃气健脾化湿，共为佐使之药。二诊时，诸症好转，舌暗减轻，苔薄黄腻，表明浊毒已缓解，加香附、山药、鸡内金，意在行气健脾，以化湿祛浊，从病机论治。三诊时，症状均缓解，然溃疡性结肠炎具有病程长、易复发的特点，故嘱患者继续服用中药汤剂；同时嘱患者坚持中药灌肠，方中黄芩、黄连苦寒清热燥湿；蒲公英、败酱草、白花蛇舌草清热化脓止痛，清除结肠患处溃疡；白及黏附性高，保护黏膜，促进修复。诸药合用，共奏奇功。

第二十二章　王垂杰

一、人物简介

　　王垂杰，男，汉族，1956年12月生。辽宁中医药大学附属医院主任医师，博士生导师，二级教授。1983年毕业于辽宁中医学院（现名辽宁中医药大学）医疗系并留校，在附属医院消化科从事临床工作。1986年师从李玉奇、周学文两位国医大师攻读硕士学位；1991年被国家教育委员会、国务院学位委员会授予"做出突出贡献的中国硕士学位获得者"；1993年曾在日本昭和大学医学部研修消化内科；1995年被中华全国青年联合会、中华中医药学会授予"首届全国百名杰出青年中医"；2000年师从黑龙江中医药大学栗德林教授攻读博士学位；2004年被辽宁省卫生厅授予"辽宁省名中医"称号。曾任辽宁中医药大学医疗管理处处长、辽宁中医药大学附属医院消化科主任、中国国民党革命委员会中央委员会委员、中国国民党革命委员会辽宁省委员会副主委、中国国民党革命委员会沈阳市委员会主委、辽宁省政协常委、沈阳市政协常委、沈阳市人大代表。

　　王垂杰教授是国家中医药管理局脾胃病重点专科、重点学科，（原）卫生部脾胃病重点专科学科带头人，第六批全国老中医药专家学术经验继承工作指导教师，辽宁省政府参事，享受国务院政府特殊津贴。现兼任国家中医药管理局脾胃病重点专科核心领导小组组长、中华中医药学会脾胃病分会专业委员会副主任委员、世界中医药学会联合会消化病专业委员会副主任委员、中国中西医结合学会消化系统疾病专业委员会常委、辽宁省中医药学会脾胃病专业委员会主任委员、辽宁省中西医结合学会消化系统疾病专业委员会副主任委员、辽宁省医学会消化病专业委员会副主任委员、沈阳市医学会消化病专业委员会副主任委员、国家自然科学基金委员会项目评审专家、国家科技奖励评审专家、科技部国际科技合作计划项目评审专家、《中国中西医结合消化杂志》副主编。

　　王垂杰教授一直从事临床、科研和教学工作。在脾胃病的临床工作中积累了丰富的治疗经验，在实际工作中努力刻苦，善于钻研，衷中笃西，既重视传统中医理法方药对临床的指导意义，又强调不可偏废现代医学知识对疾病的治疗作用，师古不泥古，发展重创新。王垂杰教授不仅很好地继承了国医大师李玉奇教授、周学文教授和全国名中医栗德林教授治疗脾胃病的临床经验，还博采众长，学习借鉴国内其他脾胃病大家的临床经验，同时又善将现代医学知识，揉于临床诊疗过程之中，从而形成了较为独到的治疗脾胃病的学术观点。作为国家级重点学科、重点专科学术带头人，带领科室全体同志在医疗、教学、科研工作中取得突出成绩。作为课题主要完成人与课题主持人先后围绕慢性萎缩性胃炎中医疗效机制、胃癌前病变异型增生的中药干预、肠易激综合征临床防治、溃疡性结肠炎的中药免疫调节、胃溃疡活动期寒热病因机制等方面开展研究，先后完成了省科委、国家中医药管理局课题，国家"八五"、"十五"攻关课题，国家自然科学基金课题，国家"973"重点攻关计划等10余项科研课题。先后荣获辽宁省政府科技进步奖二等奖2项、教育部科技进步奖二等奖1项、辽宁省政府科技进步奖三等奖2项、沈阳市政府科技进步奖二等奖1项。主编《中华脾胃病学》（2016年获中华中医药学会图书著作类一等奖）、《脾胃学说临床应用》、《李玉奇学术经验集萃》、《李玉奇临证经验集》、《胃癌前状态性疾病》。副主编参编《中医内科脾胃病治疗指南》、《脾胃病与胃癌前病变》等5部学术专著。作为编委，参编《中医内科学》、《中西医结合消化病诊疗指南》等学术专著4部。主编日文版《中医内科学》，作为辽宁中医学院针灸系日语班教材在院内使用。在核心期刊发表论文100余篇。此外，主持撰写了《消化性溃疡中医诊疗共识意见》，2009年发表于《中医杂志》上；同时主持撰写了《消化性溃疡、急性胰腺炎中医诊疗指南》，并于2019年颁布。迄今先后指导培养博士研究生10余名，硕士研究生70余名。

擅长疾病介绍：胃食管反流病、各种慢性胃炎、功能性消化不良、消化性溃疡、胃癌前病变、急慢性胆囊炎、胆石症、急慢性胰腺炎、功能性腹泻、肠易激综合征、溃疡性结肠炎等。

二、学术思想

（一）慢性萎缩性胃炎"脾虚血瘀"理论

自20世纪80年代开始，王垂杰教授致力于慢性萎缩性胃炎及其癌前病变的研究，认为其发病是一个较长时间的演变过程。多种因素均可使脾胃受纳腐熟水谷功能失司、运化失调，日久出现脾胃气虚之征。通过研究发现，"脾虚症状与胃癌前病变及胃癌发生、发展各阶段病变之间呈等级正相关"。在探讨脾虚证与胃癌前病变的关系上，亦发现"脾虚证胃黏膜细胞增殖过度"。脾胃气虚，中焦之气不展，运化无权，可致胃内血络壅滞而成瘀；或因忧思恼怒，肝郁气滞，肝气犯胃，血脉不畅而致郁热内生或血瘀内停。正所谓"凡气既久阻，血亦应病，循行之脉络自痹"。根据慢性萎缩性胃炎、胃癌前病变之发病特点与临床表现总结出：无论是宏观辨证还是微观辨证，脾胃气虚是本病之根本，气滞血瘀是本病发生发展的病理关键，脾虚血瘀、虚实夹杂是胃癌前病变的主要病机特点。

（二）溃疡性结肠炎"脾虚肠痈"理论

根据溃疡性结肠炎的临床表现、内镜下呈象及病理特点，王垂杰教授认为，均符合外科痈疡的特征，且发病部位在直肠及结肠，其病在腑，故属"内痈"范畴。在临证时注意到在邪实的同时也存在正气虚损的一面，多表现为脾气亏虚，患者多见面色少华、体倦乏力、食少纳呆等，尤其反复发作或久病之人，上述表现更为明显。临证时若一味祛邪而不扶正，会造成多数不愈，因而提出本病病机关键为"正衰邪盛，脾虚肠痈"，从而提出了"脾虚肠痈"理论。

（三）功能性消化不良"胃缓"理论

自20世纪初开始，王垂杰教授开展了一系列关于功能性消化不良的基础及临床研究，发现"肝郁可致胃肠动力障碍"，这与西医的"脑肠互动"不谋而合。进一步研究发现肝郁证胃黏膜平滑肌细胞及Cajal细胞数量减少及形态异常，同时SCF/c-Kit信号通路出现异常，故致胃肠动力下降。王垂杰教授基于中医理论认为，脾胃气机的调和有赖于肝气的条达，肝郁直接影响脾胃气机的运行，出现脾胃气机升降失常，纳运失常，引起功能性消化不良的症状，故提出功能性消化不良"胃缓"理论。

（四）慢性胃病"六辨"理论

慢性胃病属于中医学"胃脘痛"、"胃痞"、"呕吐"、"嘈杂"、"反酸"、"呃逆"等范畴，包括"功能性消化不良"、"慢性胃炎"、"消化性溃疡"、"胃食管反流病"等。王垂杰教授认为，无论在发病因素、病理机制还是治疗原则上，上述疾病均有共性。尤其在病理机制上，总为"气机不畅、脾胃升降失常"，要辨症识证，缕析寒热虚实。故提出了"辨疼痛、辨痞满、辨饮食、辨口味、辨大便、辨情志"之"六辨"理论。

三、临床经验总结

（一）治疗慢性胃病，贵在调气

慢性胃病临床以胃脘饱胀、胃痛、嗳气、食欲不振、吞酸、嘈杂等为主要特征，往往迁延反复，治疗颇难。王垂杰教授认为，气机升降失常是慢性胃病的主要病机；调畅气机、通降胃气是治疗慢性胃病的关键。强调调畅气机应从"解郁行气、清热散气、芳化湿气、补中益气、温散寒气"等方面入手。对各种慢性胃病提出通过"六辨"（辨疼痛，辨痞满，辨舌象，辨口味，辨大便，辨情志）来缕析胃病的寒热虚实，明辨虚损脏腑。面对病因复杂、症状纷繁的临床实际情况，执简驭繁地提出"医心为先，首重调气，动静相宜，平调寒热，通络化瘀，酸甘化阴，养心安神，辨病用药"的八点治疗理念。

（二）"内治从脾，外治从痈"，清温并用治疗溃疡性结肠炎

王垂杰教授认为，本病多在先天禀赋不足、后天脾胃功能不健的基础上发生，或感受湿热毒邪，或饮食不节、情志失调、劳逸损伤等导致脾胃受损、运化失职、湿浊内蕴、郁化热毒、下注肠间、壅滞气血、损伤脂膜血络、血败肉腐，而成痈、成疡，下利脓血。病机总为"正衰邪盛"，认为脾肾亏虚为本，湿热郁毒蕴结为标，寒热错杂、本虚标实为主要病机特点，并总结出"内治从脾，外治从痈"的原则，确立了"健脾生肌，清热化腐"的治疗大法，采用辨病与辨证相结合，内外治法互参的方法对溃疡性结肠炎进行分期治疗。

发作早期首重清化，行瘀导滞，以求腑气通畅，同时配以清热解毒、化瘀生肌的中药煎剂保留灌肠，内外同治，以使药液直达病所，迅速起效。发作后期以正虚为主，兼有余邪，本虚标实，寒热错杂。本期治疗以健脾益气、托毒生肌为主，兼以祛瘀化湿，清温并用，补泻兼施，标本同治。同时应注意到瘀血阻滞贯穿于疾病的始终，它既是溃疡性结肠炎形成的病机，也是溃疡性结肠炎复发的病理基础，故应适当配伍活血化瘀之品。缓解期湿热毒邪已去，元气虚弱，治疗的重点在于扶正固本，预防复发。本期常见脾气亏虚、脾肾阳虚、阴血亏虚之证。阴阳气血亏虚、瘀血阻滞为此期的主要病理因素，亦是复发的夙根。故缓解期治疗应予以温补脾肾、调和阴阳、调气和血之法，防止复发。

（三）"理脾利湿"治疗慢性腹泻

王垂杰教授认为，"无虚无湿不成泻"，慢性腹泻责之于脾，责之于湿，总归为脾虚湿盛所致，同时又与肝、肾、心等有关。治疗上提出了"分清虚实明寒热，再辨虚损责脏腑，见症识证定治法，个体不同需分治，调养精神畅情志，饮食宜证细参详"的策略，体现了中医形神合一的整体观念。

（四）"降逆、清热、化郁"治疗胃食管反流病

王垂杰教授将本病病机归纳为"逆、热、郁"三方面，提出了"寻病因、辨病机、探虚实、明寒热"的辨证思路，针对"逆、热、郁"的病机特点，确立了降逆、清热、化郁的治疗原则。高度概括出本病治法六要："降逆勿忘通腑，清热勿忘化瘀，疏肝勿忘治心，祛痰勿忘宣肺、祛邪勿忘补益，制酸贯穿始终"，临床屡见功效，可谓治疗胃食管反流病之纲要。

（五）"以痈论治"消化性溃疡

王垂杰教授继承了国医大师周学文教授"毒热"病因理论，发扬"以痈论治"消化性溃疡，强调活动期治疗的关键是"清热解毒、去腐生肌，护脾和胃"，要依据病情分期，灵活运用"消、托、补"三法进行遣方用药，可有先后，也可融于一方。既要讲求药物处方配伍，又要注意药物的剂量设计和药物的炮制方法。起病之初毒热偏盛，清热解毒药量可偏大；病至中后期，毒热渐退，则该类药物当减；后期应处处顾护脾胃之气，促其复健。初起毒热偏盛，黄连、地榆、甘草均可生用，中后期黄连可姜炒，地榆亦当炒用，甘草当炙，瓦楞子当煅碎入药，白及用粉，凡此种种，不再赘述。

四、医案集萃

（一）清热化湿，凉血止血治疗溃疡性结肠炎

张某，男，24 岁，2015 年 8 月 15 日就诊。

主诉：反复发作黏液鲜血便 14 年，加重 1 周。

初诊：2001 年患者出现发热，全身大关节疼痛，继而出现黏液鲜血便，每日 10 余次，伴腹痛。查骶髂关节 CT 提示：强直性脊柱炎；肠镜提示：溃疡性结肠炎。2015 年 8 月复查肠镜提示：全结肠黏膜多发点片状充血，多发点状糜烂，未见溃疡及出血，未见肿物，诊断为"炎性肠病"。曾口服美沙拉秦、激素等西药治疗效果不佳，每因饮食不节及劳累病情反复及加重。刻下：痢下赤白脓血，8～10 次/日，伴有腹痛及发热（体温 37.5℃），周身关节疼痛，乏力，纳可，小便黄，寐可。舌质红，边有齿痕，苔薄黄稍腻，脉沉细。西医诊断：溃疡性结肠炎（慢性复发型，广泛结肠，中度，活动期），强直性脊柱炎；中医诊断：休息痢之湿热蕴结证。治法：清热化湿、凉血止血，佐以健脾益气。方药：白头翁 30g，黄连 15g，黄柏 15g，秦皮 15g，白芍 25g，黄芩 15g，当归 15g，陈皮 15g，薏苡仁 30g，茯苓 20g，丹皮 15g，地榆炭 15g，槐花 15g，甘草 10g，白术 15g，白及 10g。14 剂，每日 1 剂，水煎 400ml，分早、晚两次温服。

二诊（2015 年 9 月 1 日）：服药后症减，痢下赤白脓血，血量减少，6～7 次/日，腹痛减轻，发热缓解，周身关节疼痛减轻，乏力好转，纳可，小便黄，寐可。舌红、有齿痕，苔薄白，脉沉细。原方基础上改黄连为 6g、黄芩为 10g，加三七粉 3g。14 剂，服法同前。

三诊（2015 年 9 月 15 日）：服药后症减，赤白脓血均减少，5～6 次/日，腹痛缓解，周身关节疼痛缓解，乏力好转，纳可，小便可，寐可。舌红、有齿痕，苔薄白，脉沉细。二诊方加苍术 15g、石菖蒲 15g。连服 21 剂，服法同前。

四诊（2015 年 10 月 6 日）：大便溏，时有少量黏液鲜血，大便 4 次/日，偶感乏力，纳可，小便可。舌淡红、有齿痕，苔薄白，脉沉细。予益气健脾，渗湿止泻，佐以凉血止血的中药汤剂口服。方药：党参 15g，茯苓 30g，白术 20g，苍术 20g，白扁豆 15g，陈皮 15g，山药 25g，莲子 15g，薏苡仁 25g，桔梗 15g，大枣 20g，黄芪 30g，地榆炭 15g，茜草炭 15g，炙甘草 10g。14 剂，服法同前。

五诊（2015 年 10 月 21 日）：大便溏，3～4 次/日，无黏液及脓血，无腹痛及发热，纳可，小便可。舌淡红、有齿痕，苔薄白，脉沉细。效不更方，继服四诊方 14 剂。嘱患者清淡饮食，忌辛辣、油腻刺激及寒凉饮食，维持缓解。

按语：本例患者年纪尚轻，病史长达 10 余年，每次病情反复及加重均与饮食不节及劳累有关。该患者素体脾虚湿盛，可见身体微胖，时有乏力汗出，大便溏，舌淡红、有齿痕，苔薄白，

脉沉细等症。脾虚为本,湿盛为标,过食肥甘厚味及辛辣刺激饮食,助湿生热,而致湿热内蕴,下注肠间,壅滞气血,损伤脂膜血络,血败肉腐,而成痈、成疡,痢下黏液脓血。此期的治疗首重清化,以清热化湿、凉血止血为主,佐以健脾益气,故方中白头翁、黄连、黄芩、黄柏、薏苡仁同用可清三焦之湿热;秦皮、陈皮、丹皮、当归行气、凉血、活血;辅以白术、茯苓健脾化湿,白芍、甘草缓急止痛;白及、地榆炭护膜、生肌、止血。湿热除、气血畅、脂膜复,故病情缓解。值得注意的是凡用清法,须考虑切勿损及脾阳,必须凉而勿伤,寒而勿凝。体质弱者,宁可再剂,不可重剂,避免"热证未已,寒证即起"之戒。若本体已虚,肠胃虚滑,即有热证,亦宜少少用之,宁可不足,不使有余。故在二诊时,减轻黄连、黄芩用量。缓解期湿热毒邪已去,元气虚弱,治疗的重点在于扶正固本,预防复发,以益气健脾、渗湿止泻为主,佐以凉血止血。本方以参苓白术散为基础方以益气健脾、渗湿止泻,加黄芪,即可扶正固本,亦可托毒生肌,稍稍配以地榆炭、茜草炭以化瘀止血。同时饮食以柔软、易消化、营养丰富、有足够热量为原则,宜少食多餐,并补充足量维生素。生冷、肥厚、黏腻、刺激之品,损伤脾胃,均属不宜。

(二)疏肝和胃,清热解郁治疗胃食管反流病

刘某,女,56岁,2017年12月13日就诊。

主诉:反复发作上腹部烧灼感伴疼痛10余年。

初诊:患者10多年前突发上腹部烧灼不适,未经服药可自行缓解,10年来症状逐渐加重,于2017年6月查胃镜提示:反流性食管炎(B级),浅表性胃炎。经服奥美拉唑、枸橼酸铋钾后症状可缓解,停药后症状反复。刻下:上腹部及胸骨后烧灼感,伴嗳气,反酸,口干口苦,烦躁易怒,晨起症状加重,腹部胀满,大便3~4次/日,粪质时干时稀。舌暗红,苔薄白略腻,脉弦略数。西医诊断:胃食管反流病;中医诊断:胃脘痛之肝胃郁热证。治法:疏肝和胃,清热解郁。方药:柴胡15g,栀子15g,黄连10g,连翘15g,蒲公英20g,白及20g,川楝子10g,延胡索15g,白芍20g,茯苓20g,香橼15g,郁金15g,石菖蒲15g,生地20g,知母10g,生甘草10g。14剂,每日1剂,水煎400ml,分早、晚两次温服。

二诊(2018年1月3日):服药后症状减轻,仍略有灼烧感,偶有反酸,嗳气,口干略苦,腹胀改善,大便次数减少,大便2~3次/日,粪质略稀,舌红,苔薄白略腻,脉弦略数。守原方去川楝子,改黄连为6g,加莲肉25g、五味子10g。14剂,服法同前。

三诊(2018年1月22日):诸症大减,偶有反酸,嗳气,大便1~2次/日、臭秽,粪质如常,失眠多梦。予二诊方去延胡索,加远志10g、茯神15g、焦三仙各15g。7剂,服法同前。1个月后随访,患者病情未反复。

按语:该患者以上腹部灼烧不适为主症,同时伴有烦躁易怒,口干口苦,为典型肝气郁滞伴肝火表现,故方用柴胡、栀子、川楝子、香橼、郁金以解郁清热、平肝胆之火。中焦湿热日久故舌暗红而苔腻,故加连翘、黄连、蒲公英以祛胃之湿热,佐以茯苓、石菖蒲加强化湿功用。因胃热郁久,胃阴定有损伤,加用知母、生地,既可略滋胃络,又可加强清热之效,同时因患者胃部灼热疼痛过于强烈,故加白芍、延胡索以缓急止痛、收敛肝阳。患者虽有腹泻之症,但其病机为肝郁不畅,为克伐脾土所致,疏肝则症状自减,故不做特殊处理。最后于方中加甘草、白及起调和诸药、保护胃黏膜之效。二诊之时,患者仍有肝胃郁热症状,但肝火已减,故去川楝子、黄连,防止苦燥伤阴;患者肝邪得解,脾虚渐显,固见粪质转稀,加莲肉、五味子补脾固涩。三诊之时,肝邪大解,予7剂以清余邪,疼痛消失,故去延胡索;脾虚好转,但运化功能仍有不足,故见大便臭秽,加焦三仙以助运化;久病之体,邪去虚现,故见失眠多梦,略加茯神、远志安神助眠。

第二十三章　柯晓

一、人物简介

柯晓，男，1965 年 2 月生。现任福建中医药大学脾胃研究所副所长，福建省第二人民医院脾胃病科主任、教授、主任医师、博士生导师，福建省中医脾胃病医学中心主任、福建省中医重点脾胃研究室主任。

1992 年 7 月毕业于福建中医药大学中西医结合临床专业，师从国医大师杨春波教授。现兼任世界中医药学会联合会消化病专业委员会副会长、中国医师协会中西医结合消化病专业委员会副主任委员、中国中西医结合学会消化系统疾病专业委员会秘书长、中国医疗保健国际交流促进会中西医结合消化病分会副主任委员、福建省中西医结合学会消化系统疾病专业委员会主任委员。作为课题组长主持了国家自然科学基金 2 项，省自然科学基金 5 项，省中医药重点科研项目 6 项。发表学术论文 40 多篇，参编著作 5 部。获中国中西医结合学会科学技术奖三等奖 1 项，福建省科学技术进步奖三等奖 1 项。获"福建省卫生健康突出贡献中青年专家"称号。

柯晓教授从事中西医结合的临床、科研、教学工作近 30 年，坚持中西医结合治疗消化系统疾病的研究，擅长慢性胃炎、慢性便秘、消化性溃疡、溃疡性结肠炎、反流性食管炎等疾病的诊断与治疗。

二、学术思想

（一）主张宏观辨证与微观认识的统一

当代中医学的发展，一是要研究中医的病、证、诊、治和方、药；一是用中医的理论去认识、处理现代疾病，不论是前者或后者，都离不开现代的科学技术。中医学的优点是宏观把握、动态观察和辨证分析，基本是以直观、类比、推演为基础，但是对于人体的生理现象和病理变化，缺乏微观的认识，特别是对现代科技的微观了解。中医学要发展，就要运用现代科学的方法，结合宏观的表现，深入微观世界进行研究，把握宏观辨证与微观认识的统一，从而推进中医理论的发展，实现中医药事业的伟大复兴。

（二）倡导辨证论治与专病专方相结合

辨证论治是中医药的特色，是中医诊断、治疗疾病的重要原则和方法，也是中医学术的特点和精髓所在。专病专方是指针对某种疾病有独特功效的方剂，实际上是对该病中医基本病机的把握，是辨证论治的升华，是临床医师实践和智慧的结晶。因此，应把专病专方与辨证施治相结合，根据具体病情灵活运用，使双方特长都得以充分发挥，起到相辅相成的作用。

（三）重视中西医结合综合治疗的优势

中医学与西医学都是非常庞大的医学体系，都是人类智慧的结晶，二者有各自的优势、各自的优点。我们在处理一个具体疾病的时候，不管是中医还是西医，理应先了解清楚疾病的病因与发病机制，针对疾病的病因及发病机制进行治疗，适合中医治疗的运用中医治疗，适合西医的就运用西医来治疗，如中医对调理慢性疾病有独特的优势，西医对急性疾病有治疗优势。在临床上单独使用任何一种效果不满意时，可采用中西医结合的方法进行治疗，综合地运用各种治疗手段，优势互补，方能为患者减轻病痛，取得良好的疗效。

三、临床经验总结

（一）治疗隆起糜烂性胃炎的临证经验

随着现代消化内镜诊疗技术的发展、进步，柯晓教授重视内镜检查结果，同时在临床辨证之时亦重视舌脉，尤其对隆起糜烂性胃炎有独特的见解。根据 2012 年全国慢性胃炎诊治共识会议《中国慢性胃炎共识意见》，隆起糜烂性胃炎（REG）的内镜可表现为镜下单个或多个疣状、膨大皱襞状或丘疹样隆起，最大径达 5~10mm，顶端可见黏膜缺损或脐样凹陷，中央有糜烂。柯晓教授将其归属于中医学"胃脘痛"、"痞满"、"嘈杂"的范畴，通过前期研究发现，REG 患者以脾虚湿热血瘀证最为常见，其中实证多与气滞、湿、热、血瘀等因素有关，虚证多与气虚有关，且随着胃黏膜病变程度的加重，血瘀证、虚证的比例较前增加，柯教授用自拟经验方健脾清化散瘀饮治疗均取得一定的疗效。通过研究发现，健脾清化散瘀饮治疗 REG 不仅在临床症状、病理学各方面有着显著的疗效，而且明显降低 EGF、bFGF、Ki67 的表达，同时下调胃黏膜 IL-8、TNF-α、IL-10 炎症因子的表达，从而达到修复胃黏膜的作用。健脾清化散瘀饮主要由党参、白术、茵陈、黄连、半夏、陈皮、扁豆、厚朴、莪术、丹参等 14 味药组成，常用党参、白术等健脾益气；茵陈、黄连等清热燥湿；厚朴、扁豆等理气化湿；莪术、丹参等软坚散结、活血化瘀。全方共奏健脾益气、清热化湿、软坚散结、活血化瘀之效。在临证时，常据其症状，随证加减，参以他药，收效甚捷。若胃酸偏多者，加瓦楞子、海螵蛸、白及、煅牡蛎等制酸止痛；有肝胃不和证者可加柴胡、枳壳、木香、佛手等疏肝理气解郁之品；有脾胃虚寒证者予干姜、高良姜、吴茱萸等温胃散寒之品；有胃阴不足证者加北沙参、玉竹、黄精、麦冬等养阴益胃生津之品；夜间痛甚者，加失笑散活血化瘀、行气止痛之品；伴有失眠者予合欢皮、远志、首乌藤等宁心安神之品；若见大便稀溏者可予炒谷芽、炒麦芽、莲子等健脾和胃、和中止泻之品；见伤食腹胀者加神曲、莱菔子等消食化积除胀之品。

（二）治疗溃疡性结肠炎的临证经验

溃疡性结肠炎据其临床表现特点，属于中医学"肠澼"、"痢疾"、"肠风"、"脏毒"等范畴，传统理论认为六淫邪气，皆可致泻，但以湿邪为主。临床中以湿热最为常见，脾主运化，胃主受纳，若长期饮食失调，久病缠绵，常致脾胃虚弱，以致受纳水谷和运化精微等功能障碍，水谷停滞致清浊不分，混杂而下，遂见泄泻；而脾胃虚弱，不能运化水湿，以致水湿内停，聚而为饮为痰，蕴而生热，故脾胃内伤，常兼见湿热而成泄泻。久病必瘀，气虚、气滞、寒凝、热灼等皆可使气血凝滞、壅滞肠腑，进而败腐内溃成疡，而溃疡形成后，更加阻滞气血，出现腹部痉挛疼痛，痛处固定不移等证候。此外，湿邪聚而为痰，阻滞经脉气血，进一步加重血瘀，三者之间关系密切，尤当重视。柯教授认为，溃疡性结肠炎的治疗应遵循"分期论治"的原则，活动期以清热化湿为主，缓解期以健脾益气为主，同时化痰散瘀贯穿始终。通过清热祛湿、化痰，减轻充血、渗出和清除病理产物；通过理气散瘀，促进微循环障碍的恢复；通过健脾益气，使调整机体与作用局部有机的结合，以达消灭病原、清除炎症、加速恢复、减少后遗症等效果。

柯教授在治疗溃疡性结肠炎时，常以茵陈、黄连、败酱草等清热化湿；生扁豆、薏苡仁等健脾燥湿；枳壳、赤芍等行气化瘀；地榆炭、仙鹤草、乌梅等收涩止利；陈皮、半夏等燥湿化痰。全方寒热并用、升降有序，温而不助热、寒而不伤阳、活而不伤络，共奏清热利湿、理气散瘀、化痰之功效。通过临床治疗观察，该组方药可明显地保护和修复肠黏膜，有效地改善临床症状，从而达到标本兼治，恢复肠道的正常功能。

（三）治疗功能性便秘的临证经验

便秘属于祖国医学"后不利"、"大便难"、"脾约"、"阴结"、"阳结"等范畴，病机为大肠传导失常，腑气传导不利，或因气机郁滞，或由肠胃积热，或缘阴寒凝滞，或责气血亏虚，或归阳气虚衰，或咎阴津不足，其病涉阴阳、表里、寒热、虚实。本病病位虽在大肠，实则关乎五脏，诚如《素问·五脏别论》所言："魄门亦为五脏使。"便秘的形成主要是由大肠传导功能失常所致，脾主升清，胃主降浊，脾胃运化功能失常，升降失职，影响肠道的传输，糟粕内停，可发为便秘。柯晓教授认为，气的功能失常对便秘的影响尤大，脾胃气机是人体气机升降的关键，只有脾胃健运，才能维持清阳出上窍，浊阴出下窍，故便秘的治疗应以调理脾胃气机为重。在治疗方面，柯教授结合自身多年的临床经验，以"理气润肠"为治疗大法，自拟"理气通便方"加减运用，取得良好的临床疗效。其主要组成为厚朴、枳实、炒莱菔子、陈皮、火麻仁、郁李仁、瓜蒌仁、柴胡、白芍、芒硝。方中君以厚朴、枳实、炒莱菔子、陈皮理气健脾消胀；臣以火麻仁、郁李仁、瓜蒌仁润肠通便；佐以柴胡、白芍调理气机；使以芒硝软坚散结。全方共奏理气除胀、润肠通便之效。柯教授认为，"六腑以通为用"，但不能一味强调其"通"，要以调气为主，调中有润，以润促通。对于便秘，医者切忌用破气峻下之药以通便，虽可取一时之效，但易使正气亏虚，久之反而加重病情，乃成痼疾。对于难治性便秘柯教授采用综合（内外同治、中西合璧、身心同治）个体化的治疗，同时强调临证时应做到对因治疗、精准化治疗，对于任何一个疾病的诊断及鉴别诊断尤为重要。长期便秘的患者，应进行有必要的辅助检查，以明确便秘是否为器质性疾病所致，是否伴有结直肠形态学改变，在临床中应予以重视。

四、医案集萃

（一）健脾清化、散瘀消结治疗隆起糜烂性胃炎

陈某，男，52 岁，2018 年 4 月 20 日就诊。

主诉：反复上腹部疼痛，伴反酸、烧心 2 月余。

初诊：患者 2 个多月前进食辛辣刺激性食物后出现上腹部疼痛，伴反酸、烧心。2018 年 3 月 15 日行胃镜提示：隆起糜烂性胃炎，反流性食管炎。曾服用抑酸保胃、促胃肠动力药，症状反复，时轻时重。故要求中药治疗。刻下：胃脘隐痛，反酸烧心，嗳气频数，口苦咽干，神疲乏力，纳差食少，夜寐欠安，二便尚可。舌质暗红，边有齿痕，苔黄腻，脉滑数。西医诊断：隆起糜烂性胃炎，反流性食管炎；中医诊断：胃脘痛之脾虚湿热血瘀证。治法：健脾清化，散瘀止痛。方药（健脾清化散瘀饮加减）：党参 15g，白术 9g，茯苓 12g，陈皮 9g，姜半夏 9g，旋覆花（布包）9g，代赭石（先煎）30g，柿蒂 9g，海螵蛸（先煎）30g，白及 6g，茵陈 15g，姜半夏 9g，砂仁（后入）6g，黄连 3g，鳖甲（先煎）18g，丹参 15g，莪术 9g。7 剂，每日 1 剂，水煎 400ml，分早、晚两次温服。嘱其忌酸、辣、冷、浓茶、咖啡等刺激性食物，以及地瓜、土豆、竹笋等粗纤维食物，多食易消化、精细食物。

二诊（2018 年 4 月 28 日）：患者诉症状好转，以原方为基础加减，同时注意畅情志，调

饮食。3个月后患者诉症状较前明显好转，复查胃镜：慢性非萎缩性胃炎。胃镜象较前明显好转，其余无特殊不适。

按语： 患者属于脾虚湿热血瘀证，通过健脾益气、清热化湿、化瘀散结，改善患者临床症状、消除局部隆起及糜烂、改善病理情况等。以党参健脾益气、茵陈清热化湿、鳖甲化瘀散结为君药；白术、茯苓健脾燥湿，砂仁行气燥湿，黄连清热化湿，旋覆花、代赭石降逆和胃，莪术及丹参活血化瘀，共为臣药；陈皮、半夏、甘草清热行气化痰为佐药。诸药合用，共奏健脾益气、清热化湿、活血化瘀之效。

（二）清化湿热、理气散瘀治疗溃疡性结肠炎

刘某，男，33岁，2018年11月7日就诊。

主诉：反复排黏液血便3年余。

初诊：患者3年多以前因饮食不节后出现排黏液血便，5～6次/日，粪便呈糊状，量为100～200ml，伴脐周阵发性闷痛。1个月前住院治疗，经系统规范地鉴别诊断，确诊为"溃疡结肠炎（左半结肠型、初发型，活动期，中度）"。刻下：大便4～5次/日，夹有脓血、黏液，赤多白少，伴有腹痛，口疮，纳可，寐安，小便可。舌红苔黄腻，脉滑。西医诊断：溃疡性结肠炎（左半结肠型、初发型，活动期，中度）；中医诊断：泄泻之大肠湿热证。治法：清化湿热，理气散瘀。方药（清化肠饮加减）：茵陈9g，白扁豆12g，薏苡仁15g，仙鹤草15g，马齿苋15g，黄连3g，葛根9g，赤芍6g，茯苓30g，炒白术9g，砂仁（后入）6g。7剂，每日1剂，水煎400ml，分早、晚两次温服。嘱其清淡饮食，保持心情舒畅。

二诊（2018年11月14日）：服用原方7剂后，大便次数减少，3次/日，因受凉后腹痛，时便脓血，续守原方加防风6g，白芍12g，地榆炭9g，乌梅9g。续服14剂，服法同前。继续嘱其生活调理。后以二诊方为基础方随症加减，服药治疗3个月，患者精神可，大便1～2次/日，无腹痛、黏液血便，随访半年症状未再复发，半年后复查电子肠镜未见明显异常，因本病易复发，嘱其注意饮食及休息。

按语： 患者辨证属于大肠湿热证，通过清热祛湿、理气化瘀，减轻肠道充血及渗出，清除病理产物；通过理气散瘀，可促进微循环障碍的恢复；通过健脾益气，使调整机体与作用局部有机的结合，以达消灭病原、清除炎变、加速恢复、减少后遗症等效果。以茵陈、黄连、马齿苋等清热化湿；生扁豆、薏苡仁、茯苓、白术等健脾燥湿；赤芍凉血化瘀；仙鹤草收涩止利；葛根升阳止泻。全方寒热并用、升降有序、温而不助热、寒而不伤阳、活而不伤络，共奏清热利湿、理气散瘀、化痰之功效。

（三）降逆化痰、清胃益气治疗反流性食管炎

韦某，女，54岁，2017年2月27日就诊。

主诉：反复上腹部灼痛不适伴反酸3年余。

初诊：患者3年多以前无明显诱因出现上腹部灼痛不适，伴有嗳气、反酸、烧心，遂于2014年6月19日在福清市某医院行胃镜提示：反流性食管炎，食管下段黏膜斑片状充血，散在糜烂面。活检病理示：食管黏膜慢性炎症改变。予以口服埃索美拉唑7月余，症状反复，时轻时重。刻下：呃逆反酸，胸骨后灼热感，消谷善饥，餐后上腹部胀满，神疲乏力，纳差，寐安，二便可。舌淡红，苔薄黄腻，脉弦滑。西医诊断：反流性食管炎；中医诊断：吐酸之脾虚湿热证。治法：降逆化痰，清胃益气。方药（旋覆代赭汤化裁）：旋覆花（包煎）9g，代赭石（先煎）30g，党参15g，姜半夏12g，海螵蛸（先煎）30g，生姜10g，白术9g，茯苓12g，薏

苡仁 20g，柿蒂 9g，砂仁（后下）6g，白及 6g，陈皮 9g，建曲 12g。7 剂，每日 1 剂，水煎 400ml，分早、晚两次温服。加中成药康复新液修复胃黏膜。

二诊（2017 年 3 月 5 日）：药后诸症皆减，食纳渐增，时有反酸，餐后加重，夜寐欠安。舌淡红，苔黄腻，脉弦细。原方加瓦楞子 15g，合欢皮 15g，远志 15g。7 剂，服法同前。

三诊（2017 年 3 月 13 日）：呃逆、反酸及胸骨后灼热感皆大减，仍有餐后胃脘胀满，二便调，舌质淡，苔薄黄，脉弦。于二诊方中加莱菔子 15g，佛手 10g。续服 3 个月后患者诉诸症基本消失，生活工作如常，复查胃镜提示：正常食管黏膜，未见炎症改变，随访半年病情未复发。

按语：《医学传心录·咽酸尽为乎食停》有言："咽酸者，吐酸者，俱是脾虚不能运化饮食，郁积已久，湿中生热，湿热相蒸，遂作酸也。"结合以上验案，不难看出，本病证属本虚标实，脾虚为本，湿热为标。脾胃纳运失调，升降失常，导致清阳不升，浊阴不降，故见反酸、烧心、嗳气频，胃脘痛；湿热内蕴，灼炼津液，则口苦咽干；脾胃虚弱，运化失常，则见神疲乏力、纳差食少；脾胃功能失调，浊邪不降，内扰心神，故见失眠，正如经典所言"胃不和则卧不安"。主方选用益气和胃、重镇降逆的旋覆代赭汤加减：旋覆花下气消痰、降逆除噫；代赭石平肝降胃镇逆；生姜、姜半夏和胃降逆。针对本病病机与临床表现，可加白术、砂仁、党参以健脾益胃；瓦楞子、海螵蛸抑酸；白及保护胃黏膜；茵陈、薏苡仁清热化湿等药物。诸药相合，寒热并用，升降同调，共奏益气降逆之功，使胃气复，气逆平。

（四）功能性便秘案

案 1　疏肝调脾、顺气导滞治疗慢传输型便秘

李某，女，52 岁，2017 年 10 月 20 日就诊。

主诉：反复排便困难 1 年余。

初诊：患者近 1 年来反复出现大便不畅、2～3 日一行，量少质硬，腹胀微痛，偶有嗳气，矢气频数，口干口苦，纳寐尚可，小便尚调。舌质红，舌苔薄黄，脉弦数。电子胃镜提示：慢性非萎缩性胃炎；电子结肠镜提示：结肠未见明显异常。处理方案：完善排粪造影、结肠传输试验、3D 肛管直肠测压检查，并嘱其相关检查的注意事项。

二诊（2017 年 10 月 27 日）：病史同前。排粪造影：未见明显异常。结肠传输试验提示：①48 小时和 72 小时钡条排出率分别为 0、30%；②慢传输型便秘。3D 肛管直肠测压：直肠推进力不足。西医诊断：功能性便秘（慢传输型便秘）；中医诊断：便秘之气滞秘。治法：疏肝调脾，顺气导滞。方药（四逆散加减）：北柴胡 9g，生白芍 12g，炒枳实 9g，姜厚朴 9g，苦杏仁 9g，黄连 3g，火麻仁 15g，炒莱菔子 15g，生白术 36g，砂仁（后入）6g。7 剂，每日 1 剂，水煎 400ml，分早、晚两次温服。嘱其清淡饮食，保持心情舒畅。

三诊（2017 年 12 月 22 日）：服用上方 7 剂后，大便质稍软，1～2 日一行，腹满痛缓解，因时间繁忙，未能及时复诊，今为巩固治疗，效不更方，续守上方 14 剂，继续嘱其生活调理。治疗 1 个月后，患者复查结肠传输试验示 48 小时钡条排出率为 90%；患者诉排便通畅，较之既往，已甚为欣然。

案 2　补气健脾、润肠通便治疗排便障碍型便秘

杨某，女，58 岁，2017 年 8 月 15 日就诊。

主诉：反复排便困难 4 年余。

初诊：患者近 4 年多来反复出现排便困难，1～3 日一行，便质干硬，呈羊屎状，排便费力，伴不尽感，便前伴下腹部胀闷，便后缓解，肛门坠胀感。刻下：大便不畅，2～3 日一行，排便费力，伴不尽感，量少质硬偏干，下腹部胀满微痛，纳寐尚可，小便尚调。舌质淡暗，苔薄白，边有齿痕，脉沉细。辅助检查：两年前行胃肠镜、排粪造影检查，自诉未见明显异常。处理方案：完善结肠传输试验、3D 肛管直肠测压检查，并嘱其相关检查的注意事项。

二诊（2017 年 8 月 21 日）：病史同前。结肠传输试验提示：①48 小时和 72 小时钡条排出率分别为 40%、90%；②结肠传输时间正常，请结合临床。3D 肛管直肠测压提示：①盆底肌协调运动功能障碍（肛门括约肌、耻骨直肠肌反常收缩）、排便松弛反射矛盾运动（Ⅱ型）；②肛管静息压升高；③直肠感觉功能异常。量表评估：①慢性便秘严重度评分量表（CCS）：12 分。②便秘患者生活质量自评量表（PAC-QOL）：75 分。西医诊断：功能性便秘（排便障碍型便秘）；中医诊断：便秘之气虚秘。治法：补气健脾，润肠通便。方药（黄芪汤加减）：黄芪 30g，陈皮 9g，党参 15g，白术 30g，枳实 9g，厚朴 9g，火麻仁 15g，苦杏仁 9g。7 剂，每日 1 剂，水煎 400ml，分早、晚两次温服。配合针灸（天枢、上巨虚、八髎穴、百会、神庭、四神聪等）、取理气通腑贴予神阙穴行穴位贴敷及肛门生物反馈中西医综合治疗，并对其进行健康教育，改变不良的生活方式，适当运动，增加水和食物纤维的摄入，养成定时排便的习惯，并进行腹部按摩、提肛运动、肛门温水坐浴等，以及保持心情舒畅。

三诊（2017 年 8 月 30 日）：经过中药、针灸及肛门生物反馈治疗后，排便困难有所缓解，为求进一步治疗，遂收住入院，继续目前治疗方案。2017 年 9 月 1 日，患者自诉症状明显改善，量表评估：①慢性便秘严重度评分量表（CCS）：4 分。②便秘患者生活质量自评量表（PAC-QOL）：58 分。治疗疗程结束后，患者症状好转，予办理出院。随访至今，排便通畅。

按语：《兰室秘藏·大便结燥门》云："若饥饱失节，劳役过度，损伤胃气，及食辛热厚味之物，而助火邪，伏于血中，耗散真阴，津液亏少，故大便燥结。"《医学入门·大便燥结》认为"七情气闭"可致便秘。《金匮翼·便秘》曰："气秘者，气内滞，而物不行也。"便秘病位虽在大肠，实则关乎五脏，诚如《素问·五脏别论》所言："魄门亦为五脏使。"便秘的形成主要是大肠传导功能失常所致，脾主升清，胃主降浊，脾胃运化功能失常，升降失职，影响肠道的传输，糟粕内停，可发为便秘。宋代严用和《济生方》云："燥则润之、湿则滑之、秘则通之、寒则温之"，这为治疗便秘提供了基本治则。柯晓教授认为，气的功能失常对便秘的影响尤大，脾胃气机是人体气机升降的关键，只有脾胃健运，才能维持清阳出上窍、浊阴出下窍，故便秘的治疗应以调理脾胃气机为重。以上两型难治性便秘案，一虚一实，治法各异，殊途同归，完美体现了柯教授采用综合（内外同治、中西合璧、身心同治）个体化、精准化的治疗方法，效如桴鼓。

第二十四章　赵文霞

一、人物简介

赵文霞，女，1956 年生，河南西平人。教授，主任中医师，博士研究生导师，首届中医药高等学校教学名师，第五批全国老中医药专家学术经验继承工作指导老师，首批全国优秀中医临床人才，享受国务院政府特殊津贴，河南省优秀专家，河南省首届名中医。国家中医（临床）肝胆病重点专科、国家中医药管理局肝病重点专科、重点学科学术带头人，国家华中区域中医肝病诊疗中心建设联盟单位负责人。河南中医药大学中医内科学科学术带头人，河南中医药大学第一附属医院脾胃肝胆病科主任。兼任中华中医药学会脾胃病分会专业委员会、肝胆病分会专业委员会副主任委员，世界中医药学会联合会消化病专业委员会副会长，河南省中医药学会脾胃病专业委员会主任委员等职务。

从事中西医结合脾胃肝胆病临床、教学和科研工作近 40 年，先后师从国医大师李振华、张磊教授，对消化系统疾病有深入研究，形成了特色鲜明的学术思想和系统的临证经验体系，具有较高的学术地位。主要研究方向：中医、中西医结合防治脾胃肝胆疾病基础研究与临床应用。脾胃病领域主要研究病种：胃食管反流病、功能性胃肠病、溃疡性结肠炎。主持国家级课题 9 项，省部级课题 10 余项。发表学术论文 162 篇，主、参编著作 16 部，其中全国规划教材 7 部，发明专利 3 项，获省部级科技进步奖二等奖 5 项、三等奖 1 项，河南省教育厅科技成果奖一等奖 3 项，中华中医药学会科学技术奖二等奖 2 项。共同起草并修订的《胆囊炎中医诊疗共识意见》、牵头的《鼓胀（乙肝肝硬化腹水）中医诊疗方案》、主持撰写的《药物性肝损害中医诊疗指南》已由中华中医药学会颁布实施，主持撰写的《非酒精性脂肪性肝炎诊疗方案》、《药物性肝损伤中医诊疗方案》已由国家中医药管理局重点专科协作组发布实施。

二、学术思想

（一）拓展四诊模式，察病尤重望诊

赵文霞教授认为，望、闻、问、切四诊是获得诊断疾病的信息资料并进行辨证论治的手段，在中医实践中具有恒久不变的价值。同时，四诊又是一个开放的诊法体系，具有与时俱进的特点。在当前中、西医大融合背景下，借助理化检查，医者可以更加深刻、全面、直观地把握疾病的本质。赵文霞教授主张新形势下，临证应结合现代医学诊疗手段丰富中医四诊内涵，即为"新型四诊模式"，亦是将当今临床中之生化检验、影像检查归入中医望诊之范畴；将西医听诊内容归入中医闻诊之范畴；将病史等资料归为问诊之范畴；将西医体格检查、触诊等内容归入切诊范畴。

赵文霞教授特别注重望诊，她认为舌下络脉延长、变粗、怒张、属枝显露等表现，为血瘀证的表现；舌体两边白涎为肝气郁结现象。臌胀腹型尖突为疾病难治的表现。消化内镜及超声、CT、磁共振成像所见，为微观望诊，是传统望诊的延伸。消化内镜下所见黏膜出血点、食管胃底静脉曲张，为血瘀表现；出血点色鲜红、曲张静脉色紫红者，多为热证；内镜下见黏膜色

淡白多为脾虚；曲张静脉色青紫或紫黑色，是血络闭郁表现。尽管胁下未触及固定不移之积块，超声、CT、磁共振成像所见肝脏结节、脾大者，也为肝积证据。

（二）诊疾着眼整体，崇尚平和致中

赵文霞教授认为，中医治病的目标就是调整机体的失衡状态，使机体功能恢复到不偏不倚的中正、平衡状态，即"以平为期"。首先，诊疾着眼整体，重视顺应脏腑功能，协调脏腑关系，恢复脏腑生理功能。以痞满病为例，看似主要以脾胃的功能失常为主，但由于肝与胆互为表里，肝与脾为木土关系，肝的疏泄功能既可影响到脾的升清，又可影响到胃的降浊，还可影响胆汁的分泌和排泄。肝失疏泄，横逆犯胃，出现口苦、痞满、纳差等肝、胆、脾、胃相关脏腑的功能异常表现。故治疗痞满时，擅长通过调节肝与脾、胃、胆之间的关系，以恢复脾胃的升降生理功能。常用的经验方加味柴胡四逆汤，由四逆散、小柴胡汤、半夏泻心汤组成，具有疏肝和胃、和解少阳、开结除痞、清利湿热等作用，通过调节肝的疏泄作用，帮助脾胃恢复正常的升降功能。此方着眼整体，标本兼顾，契合痞满病机，疗效卓著。其次，注重调节气血。根据病程判断病位深浅，疾病初期多在气分，以气机郁滞为主，久则由气入血，导致气滞血瘀；气滞多以痞塞胀满为主，出现疼痛，尤其痛处不移，痛如针刺，往往提示病已由经入络，由气及血，治疗须根据疾病在气、在血，酌情使用理气活血、散结止痛之品。

（三）重视内病外治，推崇多法并举

赵文霞教授十分推崇中医外治疗法，认为中医外治法是内治法的有益补充，有着简、便、廉、验之特点。赵教授主张内外同治，多法并举，相互为用，以达到提高疗效的目的。中医外治疗法在缓解功能性胃肠病引起的疼痛、腹胀、泄泻、便秘等方面起主要治疗作用，在防治慢性肝胆病引起的胁痛、腹水、黄疸、肝厥等方面起协同治疗作用。如应用易医脐针治疗急性脘腹疼痛能起到立竿见影之效；应用穴位埋线可缓解胃下垂出现的腹胀、乏力等症状，降低非酒精性脂肪性肝病患者体重，改善肝功能；脐火疗法温阳化气、利水退黄，治疗脾肾阳虚型肝硬化腹水、阴黄；应用虎符铜砭刮痧治疗胃食管反流病引起的顽固的反酸、烧心症状，疗效显著。在选用外治方法时，强调辨证论治，循经取穴，提高疗效。

（四）注重既病防变，适宜身心同治

脾胃病多是慢性、反复发作的疾病，必须重视养生调摄在综合治疗中的作用。根据"五谷为养、五果为助、五畜为益、五菜为充"的理论和五味归五脏等观点，赵文霞教授采用药食同源的药物制成膳食，调养脾胃，改善晚期肝病营养状态，提升白蛋白水平，预防疾病或防瘥后复发，提倡无药处方与有药处方相结合。结合传统导引养生的观点，创立了"疏肝健脾养胃操"，具有疏肝理气、健脾和胃、通经活络的功效，可改善患者肝气郁结、脾失健运而引起的两胁胀痛、不思饮食、腹胀肠鸣、大便溏稀等症状。强调情志因素在发病中的重要作用，脾胃病与情志的关系尤其密切。注意对抑郁个体的辨识，做好患者的情绪疏导工作，结合药物、药膳，调畅情志，恢复脏腑气机，提高疗效。

三、临床经验总结

（一）治疗反流性胃炎的临证经验

胆汁反流性胃炎属中医学"吞酸"、"痞满"、"胃痛"等病范畴，主要是由于胆汁和肠液混合，

通过幽门，逆流到胃，从而刺激胃黏膜产生炎症。赵文霞教授认为，其病因病机为饮食不节，或外邪内侵，或忧患郁怒，以及禀赋不足，脾胃虚弱等，导致中焦升降失常，胃失通降，肝失疏泄，胃气壅滞上逆，胆胃制约失调，胆汁不循常道，反流入胃，发为本病。病位在胃，与脾、肝、胆关系密切，病机特点是虚中夹实。治疗以"逆则顺之、亢则抑之"为原则，疏肝理气、和胃降逆为主要治法。临床常分六型论治：肝郁气滞证、胆热犯胃证、气郁痰阻证、瘀血停滞证、脾胃虚弱证、胃阴亏虚证。肝郁气滞证方选柴胡疏肝散加减以疏肝解郁、理气消痞，药用柴胡、白芍、川芎、香附以疏肝解郁，陈皮、枳壳、甘草理气和中；胆热犯胃证方选清胆汤加减以清胆泄热、降气和胃，药用栀子、黄连、柴胡、白芍、蒲公英、金钱草、瓜蒌以清泄胆热，郁金、延胡索、川楝子理气解郁止痛，大黄利胆通腑；气郁痰阻证方选半夏厚朴汤合旋覆代赭汤加减以开郁化痰、降气和胃，药选半夏、厚朴、旋覆花、代赭石以和胃降逆、化痰开结，人参、茯苓益气健脾治生痰之源，紫苏叶行气宽胸；瘀血停滞证方选失笑散合丹参饮加减以活血化瘀、理气止痛，药用五灵脂、蒲黄、丹参以活血化瘀止痛，檀香、砂仁行气和胃；脾胃虚弱证方选六君子汤加减以健脾益气、升清降浊，药选人参、白术、茯苓、甘草等以补中益气，陈皮、半夏理气化滞，消补兼施；胃阴亏虚证方选益胃汤合芍药甘草汤加减以养阴益胃、和中止痛，药用沙参、麦冬、生地、玉竹以养阴益胃，芍药、甘草和中缓急止痛。赵文霞教授临证辨治胆汁反流性胃炎的经验有以下四点。

1. 疏肝利胆　肝失疏泄、胆气郁滞是形成本病的重要因素，疏肝利胆是本病的重要治法。在辨证论治的基础上，应酌加疏肝利胆之品。见脘胁胀痛、呕吐苦水等症，酌加柴胡、枳壳、青皮、香附等以疏肝利胆；见口干口苦、大便干结等症，可酌加黄芩、大青叶、蒲公英、金钱草、大黄等以清热利胆。

2. 和胃降逆　胃失和降为本病核心病机，和胃降逆为核心治法。治疗当分辛开苦降、重镇降逆、和胃降逆。口苦嘈杂、呕吐酸水、不喜温饮，选黄连与吴茱萸、黄芩与半夏、黄连与枳实、厚朴等辛开苦降之品；如胃脘痞硬、嗳气呕吐、舌苔白腻、脉缓或滑者，选旋覆花、代赭石重镇降逆、消痰下气之品；如有胃脘痞满、泛吐酸水、喜温饮者，酌加柿蒂、刀豆子温中下气、和胃降逆之品。

3. 寓降于升　脾胃居中，为人一身气机升降之枢纽，和胃降逆的同时，须注意寓降于升。升降有序，气机始能调和。临证见纳差、乏力、便溏等症，酌加党参、白术、茯苓等健脾益气以升清；临证见胃脘痞满、嗳气不畅、舌苔白腻、脉弦滑者，应在一派降逆药中酌加紫苏梗等理气宽中之品。

4. 内外同治　针灸可迅速缓解本病症状，实证多选内关、足三里、中脘穴，虚证多选脾俞、胃俞、肾俞、膻中穴，配曲池、合谷、天枢、关元、三阴交等穴，每次留针时间为30分钟左右。对于反复发作，症状比较持久者，常选用肝俞、胆俞、胃俞、中脘、足三里、内关等穴，穴位埋线治疗。同时认为保持良好生活习惯，调畅情志，是预防复发的关键。

（二）治疗幽门螺杆菌相关性胃炎的临证经验

幽门螺杆菌相关性胃炎是幽门螺杆菌感染后发生的胃黏膜炎症，多属中医学"痞满"范畴。赵文霞教授认为其发病主要由邪毒感染导致肝胆疏泄功能失调，由脾胃升降气机紊乱所致。本病证型以肝气犯胃兼湿热证者较多，基本病机为少阳枢机不利，肝气犯胃，胃气不和，湿热留存，治疗多以疏肝和胃、和解少阳、开结除痞、清利湿热为主，组创了验方加味柴胡四逆汤：醋柴胡6g，炒白芍15g，炒枳壳10g，黄芩10g，黄连10g，党参15g，清半夏15g，鸡内金10g，炒山楂15g，炒神曲15g，炒麦芽15g。该方由小柴胡汤、四逆散、半夏泻心汤等方组成，具有厥阴少阳同治、肝胆脾胃兼顾的优势，经多年临床应用，疗效显著。

（三）治疗肠易激综合征的临证经验

慢性晨起腹泻是肠易激综合征的一个常见临床类型，主要表现为早晨起床即腹泻，便意急迫，便质稀薄，或伴肠鸣腹痛，泻下痛减，大便或先秘后溏，或溏结不调，或夹少许泡沫，病情常反复发作，属中医学"泄泻"范畴。赵文霞教授认为本病发作主要在肝郁脾虚的基础上，反复触发因素刺激而致，治疗当以疏肝健脾、化湿止泻为则，方选四逆散合痛泻要方加减化裁：醋柴胡 6g，炒白芍 12g，陈皮 12g，炒白术 15g，防风 15g，炒山药 15g，葛根 6g，炒薏苡仁 30g，五倍子 15g，炙甘草 3g。若泻下较重伴肛门坠胀者，可加桔梗 10g 以宣肺升提；若伴脘腹疼痛者，可加钩藤（后下）3g 以平肝缓急。同时给予情绪疏导，对于巩固疗效，减少病情复发亦有重要意义。

（四）治疗溃疡性结肠炎的临证经验

溃疡性结肠炎主要表现为腹痛、大便次数增多、黏液便或脓血便、里急后重等症状，属于中医学"痢疾"、"泄泻"等范畴。赵文霞教授提出"治痢（泻）四法"，疗效显著。

1. 调理气血，通因通用法 本法适用于疾病初期，饮食不节或不洁，损伤肠胃，致肠胃气血凝结，挟糟粕积滞，进入大肠，倾刮脂液，化脓血下注，症见腹痛、里急后重、大便溏泄带黏液或脓血，选用木香疏通肠道气滞，炒白芍缓急止痛，当归养血调营，酌加少量枳实、槟榔以导滞理气，使积滞腐败排出肠道，给病邪以出路。

2. 寒温并用，辛开苦降法 本法适用于发病日久，肠道湿热之邪未清，又有伤阳伤阴之变，患者腹痛肠鸣，见寒盛气机逆乱之候，此时若用附子、干姜，则易助热炽盛，赵文霞教授多选用炮姜配伍黄连，寒温并用，炮姜涩肠止泻、守而不走，黄连清热泻火、燥湿解毒，两者合用，辛开苦降，使肠道气滞得以畅通。临证根据寒热轻重，调整二药剂量。

3. 酸敛炭涩，固脱止泻法 本法适用于久痢不止，肠道余邪不清，使用诃子收涩之品可留邪于内，使病情缠绵不愈，主张用焦山楂或山楂炭、槐花炭、地榆炭、荆芥炭等酸敛炭剂，既可起到收敛之作用，又不会涩滞留邪。

4. 健脾化湿法，贯穿疾病始终 本病初期多湿热积滞，表现为"痢疾"，但反复发作，以"泄泻"见症居多，泄泻之本无不由于脾，泄泻之标多由湿邪所致，故选用党参、白术、山药、茯苓、薏苡仁等以健脾化湿，宜贯穿于整个治疗过程，使清阳得升，泄泻得止。

四、医案集萃

（一）疏肝健脾，理气解郁治疗胆汁反流性胃炎

李某，男，61 岁，2016 年 10 月 11 日就诊。

主诉：间断反酸 1 余年，再发并加重 1 个月。

初诊：患者 1 年多以前因与家人吵架后出现吞酸，上腹部烧灼感，未予重视，症状反复，随情绪加重，1 个月前上述症状再次加重，遂来门诊就诊。查胃镜提示：胆汁反流性胃炎。刻下：反酸，上腹部烧灼感，嗳气，精神紧张后明显，纳可，早醒，二便调。舌质淡暗，舌体胖大，苔薄白腻，脉沉细。西医诊断：胆汁反流性胃炎；中医诊断：吐酸之肝气郁结证。治法：疏肝健脾，理气解郁。方药（柴胡疏肝散加减）：醋柴胡 6g，炒白芍 15g，枳壳 10g，川芎 15g，香附 10g，黄芩 6g，高良姜 9g，党参 15g，炒白术 15g，茯苓 15g，清半夏 9g，白及 15g，郁金 15g，炒麦芽 15g，鸡内金 10g，厚朴 6g，钩藤（后下）3g。7 剂，每日 1 剂，水煎 400ml，分早、晚两次温服。

二诊（2016年10月18日）：反酸、上腹部烧灼感明显减轻，胃纳欠佳，大便黏滞，1次/日，小便调。舌质淡红，苔白腻，脉沉细。予原方加砂仁10g。7剂，服法同前。并嘱其畅情志，调饮食。

按语： 本案病在胃，实在肝，故疏肝健脾、理气解郁是标本兼顾之法。肝郁不舒，多见变证，柴胡疏肝散是赵文霞教授临床治疗肝气不舒证常用方剂，本案在疏肝解郁、理气消痞基础上，加黄芩、鸡内金、郁金以清热利胆；黄芩、良姜、清半夏、厚朴辛开苦降；四君子汤益气健脾升清。融疏肝利胆、和胃降逆、寓降于升、消食化积等诸法于一方，貌似庞杂，实则条理分明，主次有序，故收显效。另帮助患者调理饮食起居和心理状态，祛除诱发因素，才能真正做到治病治本。

（二）疏肝和胃，清利湿热治疗幽门螺杆菌相关性胃炎

刘某，女，47岁，2016年3月13日就诊。

主诉：上腹部胀满不适2月余。

初诊：患者2个多月前无明显诱因出现上腹部胀满不适，有烧灼感，咽部有异物感，时有反酸，饭后明显，右胁隐痛，腹胀，食欲可，入睡困难，大便不成形，1~2次/日。舌淡红，有少量芒刺，舌苔白腻，脉弦细。^{13}C呼气试验阳性（DOB值23.7）。胃镜提示：慢性浅表性胃炎。西医诊断：幽门螺杆菌相关性胃炎；中医诊断：痞满之肝气犯胃兼湿热证。治法：疏肝和胃，清利湿热。方药（加味柴胡四逆汤加减）：醋柴胡6g，炒白芍15g，枳壳10g，党参15g，清半夏15g，黄芩10g，黄连10g，焦麦芽、焦山楂、焦神曲各15g，炒白术30g，炒山药30g，高良姜6g，旋覆花10g，厚朴10g，乌贼骨（先煎）30g，煅瓦楞子（先煎）30g。7剂，每日1剂，水煎400ml，分早、晚两次温服。

二诊（2016年3月20日）：上腹部痞满诸症明显减轻，大便成形，睡眠仍差。原方去乌贼骨、煅瓦楞子，加五味子10g，首乌藤30g以宁心安神。7剂，服法同前。后随症加减，调理月余而愈。

按语： 痞满基本病机为脾胃气机升降失常，脾气不升，胃气不降，出现脘痞、腹胀、大便不成形等，而脾升胃降有赖于肝主疏泄功能的调节，欲恢复脾胃升降出入之功，首当条达肝气，故以加味柴胡四逆汤疏肝解郁、调和肝胃。半夏泻心汤和胃降逆、开结除痞，此为治本之法；烧心反酸，加乌贼骨、煅瓦楞子以燥湿止酸；咽部异物感，加旋覆花、厚朴以下气消痰降逆；大便不成形，加炒山药、炒白术、高良姜以健脾温中止泻。二诊反酸诸症既消，故减乌贼骨、煅瓦楞子，睡眠仍差，加五味子、首乌藤宁心安神。主次兼顾，故收显效。

（三）疏肝解郁，理气健脾治疗腹泻型肠易激综合征

孟某，男，57岁，2015年11月15日就诊。

主诉：间断腹泻10年，加重再发10日。

初诊：患者10年前因过食寒凉食物出现大便稀溏，次数增多，自服"蒙脱石散"后症状好转，此后反复发作，受寒及情绪不佳时上述症状加重。10日前因情绪不佳，再次出现大便稀溏，4~6次/日，多发于晨起及饭后，有泡沫，便前腹部隐痛不适，便后痛减，有肠鸣，纳可，眠差，小便调。表情抑郁，腹软，无压痛反跳痛。舌质淡红，边有齿痕，苔薄白而腻，脉弦细。肠镜未见明显异常；大便常规提示：黄色稀便，镜检无异常。西医诊断：肠易激综合征（腹泻型）；中医诊断：泄泻之肝脾不调证。治法：疏肝解郁，理气健脾。方药（痛泻要方合四逆散加减）：醋柴胡6g，炒白芍15g，炒白术15g，陈皮15g，防风10g，枳壳6g，甘草6g，桔梗15g，荆芥15g，炮姜6g，补骨脂15g，赤石脂15g，芡实10g，党参15g，黄连6g，木香

10g。7 剂，每日 1 剂，水煎 400ml，分早、晚两次温服。

二诊（2015 年 11 月 22 日）：大便次数减少，2～3 次/日，进食生冷易发，舌脉同前。守原方去黄连、木香，加炒山药 30g、白扁豆 30g。7 剂，服法同前。

三诊（2015 年 11 月 29 日）：腹泻已止，大便 1～2 次/日，成形软便。予以痛泻要方颗粒合健脾丸口服，巩固疗效。嘱调畅情志，忌生冷、辛辣刺激食物。随访 2 年，未复发。

按语： 该患者以大便质稀、次数增多为主症，经系列检查排除器质性病变，考虑患者为肠易激综合征（腹泻型）。本病属中医学"泄泻"范畴。该患者腹泻多伴便前腹痛，便后缓解，肠鸣，因情志变化及饮食不慎而复发加重，结合舌脉，辨证属于肝脾不调证。患者平素调养失宜，易于忧郁恼怒，导致肝气郁结，木郁不达，横逆犯脾，脾失健运，气机升降失常，随致本病。赵文霞教授治疗本病特色，在于痛泻要方的基础上加用四逆散以加强疏肝之效。赵师认为痛泻要方虽为治疗肝郁脾虚型泄泻的常用方剂，但临床应用时发现其无论疏肝还是健脾之力，均有不逮。故临证治疗此类疾病，多在痛泻要方的基础上加四逆散以增强疏肝之力，加党参、补骨脂、炮姜等以加强健脾温肾之功，并加赤石脂、芡实收涩止泻，标本兼顾。取效之后，则加强健脾温肾之力，并注意平素调摄，以防复发。故不但疗效迅速，且疗效巩固。

（四）清热利湿，凉血止痢治疗溃疡性结肠炎

刘某，男，33 岁，2016 年 6 月 15 日就诊。

主诉：间断脓血便 4 年，加重伴腹痛 10 日。

初诊：患者 4 年前无明显诱因出现大便不成形，可见黏液脓血，于社区医院就诊后好转（服用药物不详），此后症状反复发作，未予重视。10 日前，患者再次出现大便稀溏，7～8 次/日，以黏液及脓血便为主，便前腹痛，便后痛减，发热口苦，脘腹痞满，厌食油腻，面色萎黄，小便黄。舌质红，苔黄腻，脉滑数。2016 年 6 月 14 日肠镜及病理提示：溃疡性全结肠炎。西医诊断：溃疡性结肠炎（慢性复发型，重度，活动期，全结肠）；中医诊断：痢疾之肠道湿热证。治法：清热利湿，凉血止痢。方药（葛根芩连汤加减）：葛根 15g，炒黄芩 12g，炒黄连 6g，党参 15g，炒白术 15g，茯苓 15g，木香 10g，炒芡实 10g，炒补骨脂 15g，煅赤石脂 15g，五倍子 10g，桔梗 10g，三七粉（冲服）3g，煅牡蛎 30g，瓦楞子 30g，炒麦芽 15g，甘草 6g。7 剂，每日 1 剂，水煎 400ml，分早、晚两次温服。西药予美沙拉秦颗粒口服，并予以对症支持治疗。嘱患者清淡饮食，禁止异体蛋白、粗纤维饮食的摄入。

二诊（2016 年 6 月 22 日）：患者大便 3 次/日，黏液及脓血较前明显减少，体温复常，纳食欠佳。舌质红，苔黄腻，脉滑数。原方基础上去补骨脂、赤石脂、五倍子，加陈皮 10g、半夏 10g、砂仁 8g。7 剂，服法同前。

三诊（2016 年 6 月 29 日）：患者大便 2 次/日，已成形，黏液脓血消失，纳、眠均改善。舌质红，苔薄白，脉沉细。方药（香砂六君子汤加减）：党参 15g，炒白术 15g，茯苓 15g，陈皮 15g，半夏 10g，砂仁 6g，木香 10g，黄连 6g，连翘 15g，桔梗 10g，三七粉（冲服）3g，炒麦芽 15g，甘草 6g，炒神曲 15g。14 剂，服法同前。此后门诊间断治疗，随访 3 年，未复发。

按语： 该患者以黏液脓血便为主，属于中医学"痢疾"范畴，据其症状辨证为肠道湿热。病机主要是湿热积滞于肠间，壅滞气血，妨碍传导，肠道脂膜血络受伤，腐败化为脓血而成痢。治疗多以清热利湿为主，兼顾脾胃之本，选用葛根芩连汤加减，外疏内清，表里同治，使表解里和，热痢自愈。本病多因饮食伤及脾胃而成，病后长时间应用清下之药，有更伤脾胃之虞，故赵文霞教授强调，治痢应注意顾护脾胃之气，并贯穿于治痢的始终。应用党参、白术、茯苓、木香以加强益气健脾之力度。本病为痼疾，须长期治疗，防止复发。

第二十五章　刘凤斌

一、人物简介

刘凤斌，1963 年生，教授，博士生导师，博士后合作导师。

刘凤斌教授是国医大师邓铁涛教授学术思想传承弟子，现任广州中医药大学第一附属医院脾胃病科主任、广州中医药大学脾胃病研究中心副主任、广州中医药大学脾胃研究所副所长、广东省教育厅高校创新团队带头人。国家"百千万人才工程"国家级人才，国家有突出贡献中青年专家，享受国务院政府特殊津贴，广东省名中医，广东省医学领军人才。国家区域（华南）中医诊疗中心建设单位、国家临床重点专科、国家中医药管理局重点学科带头人。中国研究型医院学会中西医整合脾胃消化病专业委员会主任委员，中华中医药学会脾胃病分会专业委员会副主任委员，世界华人生存质量学会常务副会长，中国中医药研究促进会消化整合医学分会副会长，世界中医药学会联合会消化病专业委员会常务理事，广东省中医药学会脾胃肝胆病整合康复专业委员会主任委员等。国家中医药管理局国家自然科学基金项目评议专家及二审专家，《世界中西医结合杂志》、《世界华人消化病杂志》、《新中医》、《广州中医药大学学报》等编委，*Gerontology*、*Chinese Journal of Integrated Medicine*、*Quality of Life and Outcomes* 等杂志特约审稿人。

刘凤斌教授主持国家自然科学面上基金（6 项）、科技支撑计划（1 项）、"973"计划子项目（2 项）等省部级以上课题近 20 项；研制了中华胃食管反流病 PRO 量表等 10 个脾胃病量表；主持完成制定《中医治未病实践指南——胃食管反流病》和修订《功能性消化不良中医诊疗指南》（2012），主持起草发布中华中医药学会脾胃病分会《脾胃病症状量化标准专家共识意见》（2017），建立了脾胃病症状量化标准；参与起草《中药新药用于功能性消化不良临床研究技术指导原则》；主持获得 2008 年广东科学技术奖三等奖、2012 年教育部科学技术奖二等奖各 1 项、中华中医药学会科学技术奖二、三等奖各 1 项。发表论文 200 余篇，其中 SCI 近 30 篇。发明专利 2 项。

刘凤斌教授的学术思想传承于国医大师邓铁涛教授的"五脏相关"学说。从医数十载，以脾胃为本，擅长运用中医药治疗多种疑难疾病。如功能性胃肠病（胃食管反流病、肠易激综合征等）、疑难性胃肠病（慢性萎缩性胃炎伴肠上皮化生、不典型增生，溃疡性结肠炎，克罗恩病等）、各种慢性肝病（肝炎后肝硬化、自身免疫性肝炎、脂肪性肝炎等）、重症肌无力等。

二、学术思想

（一）五脏相关，脾胃为本

"五脏相关"学说由国医大师邓铁涛教授提出，他认为藏象学说源于中医五行学说，是五行学说的重要体现。心、肝、脾、肺、肾及其相对应的六腑、四肢、皮毛、筋、骨、肉、五官等器官组织分别组成 5 个脏腑系统，人体的内外环境都与这五大系统有关。各脏腑在生理上紧密联系，互相促进又互相制约，相互协调，发挥各种不同的功能，在病理上各脏腑系统间又互相影响，一脏有病，迁延他脏。五脏相关学说涵盖了五脏功能结构系统、五脏之间的相互关系、五大系统与自然环境的联系等三个层次内容；人体的生理、病理，疾病的诊断、治疗、预防都暗含其中，有效地指导着中医临床实践。

刘凤斌教授跟随邓铁涛教授学习多年，是邓铁涛教授的学术思想继承人，以"五脏相关学说"指导脾胃肝胆疾病的临床诊疗，并在此基础上有所发挥，提出"脾胃为本"的学术思想。脾与胃，同居于中焦，互为表里。脾属土，土能生化万物，与其他脏腑关系密切。脾胃为后天之本，气血生化之源。脾居长夏，处一年之中，旺四季。脾胃居五脏中央，有协调其他脏腑的作用，为五脏之本。其他脏腑的疾病，或补或泻，均须通过"脾胃"这一核心以达治疗目的。

（二）调理脾胃，顺势而治

刘凤斌教授认为，脾胃病的生理、病理应包括整个消化系统及支配整个消化系统的神经及有关体液。其临床诊疗应以脾胃生理为核心，紧紧围绕"脾主运化、主统血、主升清、喜燥恶湿；胃主受纳、主通降、喜润恶燥"的生理功能，调理脾胃，顺势而治，恢复其功能。调理脾胃不仅能恢复消化系统的生理功能，其他系统的脾胃病证类疾病也可通过调理脾胃起效。

脾胃病的发生在于外感六淫之邪、饮食不节、情志内伤、禀赋不足、病后体虚、生活调养失宜等多方面因素，导致脾胃本病证或与脾胃相关的他病证的发生。脾胃本病证以消化系统器质性或功能性疾病的症状为主，包括口腔异味、口腔溃疡、食欲不振、胃痛、胃痞、呕吐、反酸、嘈杂、嗳气、呃逆、噎膈、腹痛、泄泻、痢疾、便秘等。脾胃病相关的其他病证涵盖了内、外、妇、儿、五官、骨伤等多个学科领域，病种广泛。以脾胃为本，其他脏腑系统相互作用，相互影响，相互并存。

治疗予以"调理脾胃"，恢复脾胃的生理功能。其治疗目的在于缓解临床症状、促进胃肠消化与吸收功能、协调胃肠运动与排泄功能，从而达到整体改善机体营养状态和增强免疫功能的目的。而且，机体的整体改善有利于促进其他脏腑系统的功能恢复，真正实现中医"异病同治"的治疗理念。

三、临床经验总结

（一）调理脾胃要点

1. 祛邪扶正并重　"邪去则正安……正盛则邪退……相反实以相成"（清代费伯雄《医醇賸义·四家异同》）。处理好正气与邪气的关系，在调理脾胃中尤为重要。脾胃为后天之本、正气之源，脾胃虚则正气虚。脾胃虚弱，不仅易致外感六淫之邪侵袭，而且易内生气滞、血瘀、痰湿、郁火等病理因素，累及其他四脏。"脾气旺，则积湿尽去，而痰气不生；胃气和，则津液上行，而虚火自降"（清代费伯雄《医醇賸义·中风》）。补养脾胃，以顺应其生理特性为补。"治脾胃者，补其虚，除其湿，行其滞，调其气而已"（清代汪昂《医方集解》）。

2. 中和为贵　脾居长夏，处一年之中，旺四季。脾胃居五脏中央，居中焦，为气机升降之枢。中位为中和、中庸之意，起着平衡、协调其他脏腑的作用，处于核心位置。"凡病兼虚者，补而和之；兼滞者，行而和之；兼寒者，温而和之；兼热者，凉而和之。和之义广矣。亦尤土兼四气，其补、泻、温、凉之用，无所不及。务在调平元气，不失中和之为贵也"（明代张介宾《景岳全书》）。

（二）调理脾胃的原则

"内伤脾胃，百病由生"（金代李杲《脾胃论》）。外感六淫之邪、饮食不节、情志内伤、禀赋不足、病后体虚、生活调养失宜等多方面因素致使脾胃虚弱，是诸多疾病发病的根本。在脾胃虚弱的基础上，引起气血阴阳失调，常伴发或变生他证。

刘凤斌教授谨守"脾胃虚弱"这一根本病机，以"甘淡平补健脾，甘凉濡润益胃"为调理脾胃的总原则。健脾益气时，不可急于求成而骤投大温大补之厚剂，否则会阻滞胃气，郁而化火，反会灼伤胃阴，组方时刘凤斌教授选用太子参、山药、茯苓、炙甘草等补气之力平和的药物，徐徐补之，以免滞气助火，滋养胃阴时用药不可过于滋腻，可选用石斛、小环钗、山药等药，以防滋腻碍胃，助长湿邪困脾。

在健脾、益胃基础上，依据兼证加减，恢复机体气血阴阳平衡，以平为期，不可过于攻伐。气滞时佐以理气之品，须防耗气伤正。瘀血阻络者配以活血通络药时，须防破血太过。阴虚火旺者可加川黄连、山栀、黄柏等药，但须防止清退虚热伤阳。兼痰湿阻滞者可加扁豆、茯苓、薏苡仁等化湿祛浊之品，化湿切忌过于温燥，以免损伤人体正气，使虚者更虚。

（三）常用调理脾胃治法

1. 调胃气八法　刘凤斌教授认为"胃以降为和"，因势利导，凝练"调胃气八法"，恢复胃腑生理功能。

（1）调胃气健脾法：患者素体脾胃虚弱，或久病体虚，且饮食不节制，或药物伤及脾胃，或忧思过度伤及脾，脾气受损，运化功能失职，脾胃同病，气机升降的功能失常，使脾不升清，胃不降气，则会出现胃痛，痞满，嗳气，食后胀甚，肢体倦怠，神疲纳呆，舌苔淡白，脉濡。刘凤斌教授认为，宜用调胃气健脾法，健脾调胃，使肝气得升、肺气得降；平衡脾胃的气机，使脾气得升，胃气和降。方中以太子参、茯苓、白术、炙甘草组成的四君子汤作基本方，以平淡之中出神奇，佐以麦芽、谷芽、鸡内金、建曲、广东神曲、五指毛桃、生黄芪，以益气健脾，理气调胃，消食除痞。

（2）调胃气疏肝法：人的精神压力、抑郁、恼怒等不良情绪可导致肝出现病理状态，不能正常疏泄和条达气机，肝气郁结，疏泄失司，气机逆乱，肝木乘脾土，肝郁逆犯脾胃，令脾胃气机升降失常则出现胃胀痛、痞满，疼痛发作往往与情志有关，常随着情绪的变化而增减，伴有胸闷不适、嗳气、纳食减少等，妇女可见月经先后不定期、经行不畅，舌红苔白厚、脉弦滑，宜用调胃气疏肝法。刘凤斌教授认为，治胃者，先治其肝，以柴胡疏肝散加减，方中以柴胡、炒枳壳、川芎、白芍合用，有疏肝理气、健脾和胃之效，佐以紫苏梗、桔梗、大腹皮、木香、檀香、制佛手、素馨花、厚朴，疏肝解郁，理气止痛，条达气机，升降脾胃，斡旋中焦。刘凤斌教授常用桔梗和紫苏梗，一升一降，肝胃同治，肝气得以疏泄，脾升胃降得以恢复，脾胃乃和。

（3）调胃气平肝法：肝疏泄太过，潜降不及，肝阳上亢，气血上逆，肝气犯胃，胃失和降，使胆腑失于中正，胆汁及胃酸不从正道，而随肝胃之气上逆，出现胃痛痞满，嗳气烧心，头晕耳鸣，头胀痛，兼见胁痛面红、口干舌燥、不寐、大便秘结、舌红苔少、脉弦细等症。刘凤斌教授认为，此时宜用调胃气八法之平肝法治之，方药当以左金丸配旋覆代赭汤平肝和胃，理气降逆。此法中，旋覆花和煅代赭石为刘凤斌教授常用对药，一利一镇，肝胃同治，佐以半夏、磁石、珍珠母平肝，肝气得以潜降；和胃降气，脾胃得以安和。

（4）调胃气纳肾法：《素问·水热穴论》云："肾者，胃之关也。"年老体虚或久病体弱，久病及肾，伤害肾之元气，且肾虚不纳气，导致气机失衡，升降失常，使脾不能正常升清，胃气不降，出现痞满嗳气、反酸，伴神疲乏力，精神不振，腰酸腿软，小便清长，大便不成形，舌淡苔白，脉沉细。刘凤斌教授常用调胃气八法之纳肾法治之，以左归丸加减，方中有熟地黄、菟丝子、牛膝、龟板胶、怀山药、山萸肉佐以沉香、紫河车、五味子、金樱子肉、芡实、桑椹，固摄纳肾，调降气机。沉香和代赭石是刘凤斌教授常用纳肾药，一纳一降，肾胃同治。

（5）调胃气温阳法：过食寒凉生冷食物，或投药过寒使胃阳被伤，致胃中无火，胃阳失根而寒，土能制水，胃阳不足则肾阳不足，肾的蒸腾气化功能失常，肾阳虚不能温胃土，水液停留不去，令痰饮水湿留滞。久病体弱，肾阴耗损，阴损及阳，日久危及肾阳。当阳气不足，脾胃纳运无权，水谷不化，中焦阳虚或先天禀赋不足，肾阳不足，脾阳虚衰，脾阳不升，影响胃气不降，中焦气机受阻，出现胃中冷痛、痞满肠鸣、纳呆、大便稀薄、泛吐清水、舌淡苔白、脉沉等症状。刘凤斌教授常用调胃气八法之温阳法，治疗以四逆汤加减，方中淡附片、干姜、炙甘草佐以肉桂心、白豆蔻、桂枝、春砂仁、乌药、制吴茱萸温补阳气，调和脾胃。

（6）调胃气清热法：五志过极，肝气郁结，化火生热，或外邪化热，或恣食辛辣、膏粱厚味，助火生热，熏蒸胃气，热邪伤胃，胃火过盛，上灼肺津，中耗脾阴，下熬肾水，中焦气机不畅，邪热灼津为痰，痰湿蕴胃，使脾胃腐熟功能亢进，熏蒸胃气，或中焦火热之邪炽盛，累及上、下二焦，火热之邪同时灼伤三焦而出现胃脘部灼热疼痛，嘈杂反酸，呕吐，消谷善饥，牙龈肿痛，大便秘结溲赤，舌红苔黄，脉数有力。刘凤斌教授常以调胃气八法之清热法治之，治疗以清胃散加减，清热安胃，胃热得清则肝脾无火，三焦热去，脏腑平和。方中有黄连、生地、山栀子、丹皮、蒲公英、半枝莲、麦冬、芦根、白花蛇舌草、肿节风，清胃热，调脾胃。

（7）调胃气宣肺法：《素灵微蕴》曰"胃降则肺气亦降"，两者的气机运动相互关联；《血证论》云"肺之气生于胃"，在病理方面两者亦有密切关系。当人体感受外邪，首先侵犯肺和皮毛，令皮毛闭塞，肺气不宣，脾气不升，胃气不降，气机升降失调，而出现胃痛、痞满、嗳气吞酸、胸闷咳嗽、夜寐不安、舌红苔薄白、脉浮缓的症状。刘凤斌教授常用调胃气八法之宣肺法，治疗以通宣理肺丸加减，方中苏叶、麻黄、蒸陈皮、法半夏、云苓、前胡、黄芩、桔梗、北杏、麸炒枳壳佐以桑叶、枇杷叶、连翘、升麻、紫菀，疏风宣肺。桔梗与枇杷叶是刘凤斌教授常用之升降药，二药合用一升一降，肺胃同治，相得益彰，恢复脾胃升降功能，达到治病的目的。

（8）调胃气通腑法：感受湿热之邪，或饮食不节，肠道积滞，壅塞日久则化热化火，湿热之邪结于肠腑，腑气通降失常，脾胃受阻，气机壅塞，不通则痛，而出现胃痛，痞满，大便不通的症状。此时刘凤斌教授常以调胃气八法之通腑法治之，方以小承气汤加减，将生大黄、炒枳实、姜厚朴佐以火麻仁、苦杏仁、瓜蒌仁、桃仁、槟榔，通腑降浊，肠腑得通，浊气皆除，脾胃安和。

2. 治脾四法 刘凤斌教授依据脾脏的生理特性，总结"治脾四法"，以恢复脾脏的生理功能。

（1）健脾法

1）扶土抑木法：人体正气虚衰，脾胃损伤，脾气不足，水液停留体内，聚而为痰湿；或当疫毒之邪乘虚入侵人体，湿热与疫毒之邪结合，形成正虚邪恋之势，脾不足而肝气亢盛，肝强脾弱，侮其所胜，气滞、血瘀、湿毒邪气蕴结，气机被阻，不通则痛，而成胁痛脏胀，症见胁肋部胀痛，上腹痞胀，不思饮食，恶心呕吐，口干口苦，伴有身目发黄，舌苔黄厚腻，脉弦滑。治疗应以健脾扶土抑木法，处方按邓铁涛教授自拟的慢肝六味饮加减，药物组成有太子参、茯苓、白术、川萆薢、黄皮树叶、甘草，全方健脾补气，培土抑木。

2）扶土疏郁法：思虑忧郁易伤及肝脾，脾失健运，肝气不疏，胆汁不循常道而行，溢入血液，泛溢肌肤而形成黄疸；或脾失健运，肝郁犯脾，土虚木郁，而出现胁痛、腹胀、黄疸，症见胁肋及胃脘部胀痛，嗳气，呃逆，纳食少，便溏不爽，舌苔白，脉弦，治疗应以扶土疏郁为法，处方可用半夏厚朴汤加减治疗，药用茯苓、姜厚朴、半夏、紫苏梗，和中解郁，疏肝理气。

（2）运脾法：脾喜燥恶湿，为生湿之源，脾虚无以运化水谷及水湿，水谷精微及水液留滞于中焦则出现臌胀，脾胃损伤，运化失职，湿浊内生，脾阳虚化寒或脾阴虚化热，水谷精微及水液不能转化成气血，停于中焦使湿热内生，湿热之邪与气滞、血瘀蕴结，阻滞中焦气机，出现土壅木郁。症见胁肋疼痛，上腹部痞满，口腻纳差、小便短少色黄，大便溏，舌质红苔黄厚腻。刘凤斌教授认为，脾虚失运不宜补脾，若补脾则使实邪壅滞，宜运脾法，方药按参苓白术散加减治疗。方中有太子参、白术、茯苓、怀山药、麸炒枳壳、春砂仁、鸡内金、建曲、山楂、麦芽等运脾药，其中山楂活血化瘀不伤正气，麦芽能疏肝而不劫肝阴。运脾以助中焦运化，缓逐湿热、气滞、血瘀之邪，使胃气得和，肝疏泄有度，水火既济，气血和畅。

（3）温脾法：过食生冷，或投药过寒，以及久病体虚，脾不升清、胃气不降，脾与胃互为表里，脾阳不足日久累及胃阳，使胃阳不足或脾胃阳衰，胃气不降，引动肝气上冲，气血上逆。烦忧愤怒等不良情绪，令肝气不能疏达，肝旺脾寒，脾寒失运，影响气机升降。脾阳虚寒症见胁肋隐痛；阴黄见身目萎黄晦暗，胃脘部隐痛，喜温喜按，呕吐，四肢不温，体倦，口淡不渴，纳差便溏，小便色黄，舌质淡苔白，脉虚弱。刘凤斌教授所用温脾法常以附子理中丸加减治疗，方中有淡附片、太子参、茯苓、白术、制吴茱萸、乌药、生姜等温脾散寒药。

（4）清脾法

1）滋脾阴降火法：过食辛辣刺激、油炸、熏烤、香燥、肥甘油腻食物或酗烟酒，滞于脾胃而化热，热化火伤阴；或因失治误治，阴液耗伤；或因患者属于脾阴亏虚体质，脾气被损，阴虚火生。症见胁肋胀痛灼热，低热不退，脘腹灼痛，身目色黄，黯然不泽，纳呆，大便干结，伴有消瘦，舌苔干舌体瘦薄，脉细数。刘凤斌教授运用滋脾阴降火法，以麦门冬汤加减治疗，方药有太子参、麦冬、甘草、半夏、白芍、石斛，滋养脾阴，清降脾火。

2）补脾气降火法：因劳累过度或忧思过伤，脾之元气受损，导致脾气虚衰，运化失职，气虚生热，虚热内蕴，热邪积于脾脏；或素体脾气不足，气损使脾气不升，气机升降受阻，脾热内生。症见胁肋疼痛，低热不退，倦怠嗜卧，脘胀，气短乏力，自汗畏风，身目发黄，纳少泄泻，舌淡白苔薄白舌体胖，脉缓弱。刘凤斌教授常以补脾气降火法主之，处方按补中益气汤加减，以生黄芪、当归、太子参、五爪龙、白术、广升麻、北柴胡入药，甘温健脾，益气除热。

3）清脾泻火法：脾火内伏，素体阳盛，寒湿外邪入侵人体，怫郁于脾经，郁而化火，脾胃互为表里，脾为阴土，胃为阳土，胃火炽盛，致脾热蕴结，灼伤脾络。因脾本不热，热由他脏传来，肺脾为手足太阴经，肺经热邪循经传至脾经，火乘土位，子病及母，终至脾热；肝火鸱张，肝热传脾，木旺侮土，至脾脏受热；心火妄动，阴血耗损，母病及子，终致脾热。症见胁肋胀痛，身目色黄，低热不退，口燥唇干，反酸口臭，手足热甚，甚则口舌生疮，心烦不安，消谷善饥，舌红脉数。治宜清脾泻火法，以泻黄散加减治之，药用广藿香、山栀子、石膏、黄连、蒲公英、白花蛇舌草、茵陈以清脾泻热。

四、医案集萃

（一）健脾清热，解毒化瘀治疗慢性萎缩性胃炎

王某，男，68岁，2017年1月25日就诊。

主诉：反复上腹疼痛 10 年余。

初诊：患者 10 多年以前无明显诱因出现上腹部疼痛不适，其间多次至外院就诊，多次胃镜及病理检查确诊为慢性萎缩性胃炎（CAG）伴轻至中度肠上皮化生，予西药治疗（具体不详）后未见明显疗效。现为寻求中医治疗来诊。刻下：左上腹疼痛不适，呈针扎样疼痛，发作部位固定，发作无规律，伴嗳气，口气重，矢气较多。小便偏黄，夜尿 3 次，大便日行 1 次，量少，质先干后稀，无黏液脓血便。舌暗红，苔黄腻，脉沉。2006 年 2 月 24 日胃镜提示：黏膜充血水肿，粗糙，点片状红斑，诊断为慢性浅表性胃炎伴糜烂及萎缩；Hp 试验阳性。2013 年 2 月 4 日胃镜提示：黏膜充血水肿，点片状红斑，诊断为慢性萎缩性胃炎；Hp 试验阴性。2015 年 3 月 11 日胃镜提示：慢性萎缩性胃炎。活检病理：胃窦轻度肠化、轻度萎缩，胃体轻度萎缩；Hp 试验阴性。2016 年 3 月 17 日胃镜提示：慢性萎缩性胃炎；活检病理：胃窦中度肠化、中度萎缩，胃角轻度肠化、轻度萎缩；Hp 试验阴性。西医诊断：慢性萎缩性胃炎；中医诊断：胃脘痛之脾虚血瘀证。治法：健脾清热，解毒化瘀。方药：人参片 5g，白术 10g，茯苓 20g，苏梗 15g，麸炒枳壳 10g，半枝莲 20g，醋莪术 10g，丹参 30g，鸡内金 20g，白芍 15g，当归 10g，北柴胡 10g，五指毛桃 30g，木香（后下）10g，三七粉（冲服）6g。30 剂，每日 1 剂，水煎 400ml，分早、晚两次温服。

二诊（2017 年 4 月 5 日）：现仍偶有左上腹疼痛，呈阵发性隐痛，发作次数和程度较前明显减少和减轻，偶有反酸、嗳气，无胃胀，纳少，眠差易醒，小便色清，夜尿频，大便每日 1 次，排便不畅，质干，无黏液脓血便。舌紫暗，根部白厚腻，脉沉弱。原方去丹参、白芍、当归、北柴胡、木香、三七粉，加生蒲黄（包煎）10g、五灵脂 10g、黄芪 15g、蒲公英 30g。30 剂，服法同前。

三诊（2017 年 5 月 7 日）：服药后，2017 年 5 月 7 日复查胃镜提示：黏膜充血水肿，诊断为慢性浅表性胃炎。活检病理：慢性非萎缩性胃炎，中度炎症，轻度急性活动。随诊至 2017 年 12 月底，症状均明显好转。

按语：患者主诉为上腹疼痛 10 年余，疼痛性质呈针刺样，部位固定，说明久病病邪入血入络，血瘀阻滞胃络，故当健脾清热、解毒化瘀。初诊处方以"胃萎清"方为主，在此方的基础上加丹参以活血消癥，鸡内金软坚散结，木香行气健脾助祛湿，当归活血化瘀而不伤正，三七活血定痛，白芍柔肝以助养血，柴胡疏肝以畅疏泄，五指毛桃补气健脾。患者复诊时症状仍以胃络血瘀为主，改予失笑散以增强胃络部的活血化瘀之力，加用黄芪健脾益气，以达补气行血之功，加蒲公英以清热解毒、利尿通淋改善二便。

（二）健脾行血，清热利湿治疗溃疡性结肠炎

陈某，男，33 岁，2012 年 7 月 30 日就诊。

主诉：反复大便不成形伴有黏液、鲜血 2 年余，加重 3 个月。

初诊：患者平素饮食及生活不规律，吸烟和饮酒史 10 年余。于 2 年前无明显诱因出现大便每日 3～4 次，粪质不成形，伴黏液、鲜血，排便不尽感，2012 年 1 月 9 日肠镜提示：溃疡性结肠炎（直肠乙状结肠）；活检病理示：直肠黏膜慢性炎，重度。当地医院予中西药物治疗（具体不详），症状改善不明显。3 个月来上述症状加重，体重下降 5kg 左右，遂来诊。刻下：腹痛，腹胀，肠鸣腹泻，大便 7～8 次/日，粪质稀烂，伴黏液、鲜血，便后痛感，无里急后重感，无肛门烧热感，无发热，无恶心呕吐，无心慌心悸，排便有不尽感，盗汗，畏寒怕冷，口干口苦，纳眠差，肢体倦怠，神疲懒言，四肢不温，小便频、色黄。舌质红，边有齿痕，苔黄腻，脉滑数。西医诊断：溃疡性结肠炎；中医诊断：泄泻之脾虚湿热证。治法：健脾助运，清

热利湿，调气行血。方药（四君子汤合葛根芩连汤加减）：太子参 15g，黄芩、广藿香、白术、防风、地榆炭各 10g，山药、五指毛桃（五爪龙）、茯苓各 30g，葛根、火炭母、白花蛇舌草各 20g，黄连 5g，甘草 6g。7 剂，每日 1 剂，水煎 400ml，分早、晚两次温服。

二诊（2012 年 8 月 7 日）：病情好转，便血减少，大便 3～4 次/日，粪质稀烂，伴黏液，腹稍痛，腹胀，便后痛感已消失，无里急后重感，无肛门烧热感，无发热，无恶心呕吐，无心慌心悸，排便不尽感，仍觉疲倦乏力，口干口苦，纳可，眠差。舌淡红，苔黄微腻，脉沉滑。守原方去白花蛇舌草、葛根、黄连，加大腹皮 15g，仙鹤草、芡实各 30g，木香 10g，三七粉（冲服）6g。7 剂，服法如前。

三诊（2012 年 8 月 14 日）：药后患者上述症状较前明显改善。原方继服 3 个月，服药后患者排便完全恢复正常，无黏液脓血便，无腹胀、腹痛等症状，面色渐露光泽，体重略微增加，未复查肠镜，随访病情无复发，嘱其注意饮食起居。

按语：患者平素饮食及生活不规律，吸烟和饮酒史 10 余年，导致便血、大便不成形伴有黏液便复发。饮食不节，宿食内停；嗜酒伤中，酿生湿热，以致脾胃受伤。脾为仓廪之官，胃为水谷之海，脾主运化，胃主受纳，若饮食不节可导致脾胃运化失常，大肠传导不畅，气血与肠中秽浊之物相搏，发为腹痛、泄泻。大便伴黏液、口干口苦、舌质红、边有齿痕、苔黄腻、脉滑数均为体内湿热蕴结之症。脾虚失于运化则见纳差，肢体倦怠，神疲懒言，四末不温，大便稀烂，腹痛、腹胀、腹泻。故治疗用药当以健脾助运、清热利湿、行气化滞为法。方中太子参、白术、五爪龙、山药健脾益气；茯苓健脾利湿；芡实补脾止泻、利水渗湿；葛根升阳止泻；黄连、黄芩清胃肠湿热；白花蛇舌草清热解毒；地榆炭、三七粉、仙鹤草凉血止血；广藿香化湿和中；大腹皮下气宽中、行水；木香行气止痛、健脾消滞；防风祛风胜湿止泻；甘草调和诸药。刘凤斌教授用药取健脾之法以运化消滞，清热、利水之法以渗湿，凉血收敛之法以止血，祛风之法以胜湿止泻，行气之法以止痛。诸法合用，相得益彰。

第二十六章　黄穗平

一、人物简介

黄穗平，男，医学博士，主任中医师，教授，博士研究生导师，博士后合作导师，广东省名中医。现任广东省中医院脾胃科大科行政主任，国家中医脾胃病重点专科学科带头人，兼任广州中医药大学脾胃研究所副所长，世界中医药学会联合会消化病专业委员会副会长，中华中医药学会脾胃病分会专业委员会副主任委员、中国民族医药学会脾胃病分会副会长、中国研究型医院学会中西医整合脾胃消化病专业委员会副主任委员、广东省中医药学会消化病专业委员会主任委员、广东省中西医结合学会消化内镜专业委员会名誉主任委员、脾胃病专业委员会副主任委员、广东省医师协会消化内镜医师分会委员会副主任委员、岭南（华南）中西医结合诊治幽门螺杆菌相关性胃病学术联盟主席、广东省中医院中医药辨治慢性胃病创新团队领头人，培养硕士研究生、博士研究生60多名。主持国家自然科学基金、国家中医药管理局、广东省科学技术厅等各级科研课题20多项。曾获广州中医药大学科技进步奖、广东省中医药科技进步奖、中华中医药学会科技进步奖和著作奖多项。主编著作7部，副主编著作8部，发表医学论文180多篇。获得首届"岭南名医"、首届"羊城好医生"、"2017胡润·平安中国好医生"称号。

黄穗平教授是广东省第一批"千百十工程"培养对象，广东省首批百名优秀中医临床人才培养对象。从事中医、中西医结合诊治消化病和内镜技术临床工作长达30余年。先后于1991年和2001年参加第一批及第三批全国老中医药专家学术经验继承工作，师承名老中医梁乃津、吉良晨。黄教授在继承了梁老、吉老的中医学术思想的基础上，务勤不惰，学习不怠，临证不已，深化不息，形成了独有的中医药治疗脾胃病的学术体系，在治疗脾胃病方面有独特经验并取得卓著疗效。黄教授擅长中医、中西医结合诊治消化系统疾病及消化内镜诊治技术，主攻中医优势病种，如慢性胃炎、胃癌前病变、胃早癌，以及胃食管反流病、胃及十二指肠溃疡、功能性消化不良、肠易激综合征、便秘、炎症性肠病、胃肠息肉、胰腺炎及各种肝胆疾病。

二、学术思想

（一）注重健脾益气，调肝理气法辨治脾胃病

黄教授认为，脾胃乃后天之本、气血生化之源，中医脾胃病的辨证论治主张从肝、脾、胃入手，遣方用药往往通补并用，标本兼顾。调肝理气是遣方的通用之法，活血化瘀是遣方的要着之法，清热祛湿是遣方的变通之法，健脾和胃是遣方的固本之法，其他治法是遣方的辅助之法。黄教授善用香砂六君子汤治疗脾虚气滞之痞满，补中益气汤治疗气虚之便秘，参苓白术散治疗脾虚泄泻。

（二）主张内服、外治并用治疗脾胃病

黄教授在辨证治疗中医脾胃病时，注重中医传统外治法与内服法相结合，并充分发挥中医

特色和优势，相继开展肠涤清灌肠治疗溃疡性结肠炎，四黄水蜜外敷治疗热性腹痛，吴茱萸炒粗盐治疗寒性腹痛、胃痛，莱菔子热奄包治疗气滞腹痛，艾箱灸治疗脾胃虚寒型腹痛，穴位中频治疗动力障碍性胃肠疾病，复方丁香开胃贴敷神阙穴治疗脾虚泄泻等中医特色治疗。同时大力开展腹针、平衡针、雷火灸、电针等针灸疗法，临床疗效显著。

（三）脾胃病治疗重在溯本逐源、调气补气、护胃安中、补虚祛瘀

（1）治病当先溯本逐源：消除病因，预防复发（体现治未病思想）。

（2）调气当与补气并行：重视功能与物质的同步治疗，旨在恢复脾胃之健运，调整脾胃之气的升降功能（脾胃乃后天之本，脾胃之气具有枢机中轴的地位）。此外，调气者不但要调脾胃之气，还要调畅肝气，调节情志。

（3）攻邪当知护胃安中：攻逐邪实，或通腑泻下，或活血祛瘀，或清热解毒，对脾胃之气均多有耗损，故而攻邪当中病即止，攻邪当兼顾脾胃，避免邪去而正衰，邪去反而病深。

（4）久病当思虚瘀互结：久病多虚、久病多瘀，虚瘀互结，病情则缠绵难愈，复杂难治。故而久病者，当考虑到虚瘀互结这一病机。虚者，多为脾虚，甚则脾肾虚；瘀者，多为瘀血内阻于脏腑或经络。黄教授从此病机着手治疗，常能取得良效。

三、临床经验总结

（一）慢性萎缩性胃炎的治疗经验

1. 基本病机为"脾胃虚弱，胃络瘀阻" 胃为谷海，胃纳而脾运，从而产生宗气、营气、卫气及五脏之气。气源于脾肾，升降出入治节于肺，升发疏泄于肝，统血贯脉而周行于心；血源于水谷之精气，通过脾胃的生化输布，注之于脉，化而为血。水谷之精气得脾之健运、肺之调节、肾之煦蒸及三焦之气化，或化为血，或化为津液，以营养全身。诸多原因导致脾胃虚弱后，气机升降失调。气为血之帅，气虚不能行血，气虚亦不能化血，初则出现腹中空空、若无一物、似饥非饥、似辣非辣、似痛非痛之嘈杂。气血生化不足会导致胃中腺体濡养不充，出现黏膜腺体萎缩。若仍恣食生冷、肥甘厚腻，或饥饱失常，进一步损伤脾胃，则出现五脏䐜满闭塞之痞满，中焦运化失职，水谷精气敷布失常，可聚而成饮成痰，湿聚为痰，血停成瘀，造成脾虚湿聚化痰成瘀，瘀血不去，新血不生，痰、瘀等病理产物出现后进一步损伤胃中腺体。瘀血为患故见痛处固定不移，状若针刺，进而出现不典型增生或肠上皮化生，发展为以胃痛、痞满为主的癌前病变最终阶段。因"久病多虚"、"久病必瘀"，故慢性萎缩性胃炎及胃癌前病变的基本病机为"脾胃虚弱，胃络瘀阻"，治法当"健脾益胃，理气活血"。

2. 治疗尤重情志 黄教授认为，慢性萎缩性胃炎与肝密切相关。脾胃之升降适度，健运不息有赖于肝之疏泄条达，若肝疏泄太过，肝强凌弱，横逆脾土，或疏泄不及，木不疏土，土壅失运，则可致脾失健运，出现脾胃病，即"木郁之发，民病胃脘当心而痛"。肝木横逆乘土导致胃脘胀满、纳呆、便溏等症；肝郁日久，化热犯胃出现胃脘灼痛、口干、吞酸、烦躁失眠等症；肝虚胃寒，厥阴浊阴上逆则出现胃脘疼痛、四肢不温、干呕、吐涎沫等症。此即"肝为起病之源，胃为传病之所"。对于此证，黄教授治以疏肝理气、开郁散滞之法，对于肝胃失和所致的胃脘疼痛、嗳气、嘈杂、饱胀、两胁疼痛，黄教授擅用小柴胡汤、四逆散、柴胡疏肝散治疗，选方升中有降、降中有升、升降相因。气滞腹胀者加枳实、木香；湿阻者加苍术、厚朴；夹湿热者加布渣叶、火炭母；血瘀者加延胡索、郁金；食积者加神曲、山楂、谷麦芽、鸡内金；痰饮内结者加茯苓、生姜；胃脘灼热者加山栀子、蒲公英；泛酸者加海螵蛸、浙贝母；眠差者加合欢皮、首乌藤、茯神；腹泻者加藿香、白术、茯苓，以祛湿实大便；便秘者加用槟榔、沉香、郁李仁，以降气通大便。

3. 采用"中药辨证口服+中医特色疗法+中药膳食调理"三位一体综合治疗模式　胃脘痛、胃痞（慢性胃炎）病程较长，病情反复发作，缠绵难愈，严重影响患者的生活质量，西医目前尚无有效办法治愈。黄教授认为，慢性胃炎，尤其是萎缩性胃炎合并胃黏膜不典型增生和肠上皮化生等癌前病变，属于中医学中的脾虚痰瘀证，用益气健脾化痰祛瘀法治疗该病既可改善证候，也可逆转萎缩和胃癌前病变。黄教授充分发挥中医内外合治优势，采用"中药辨证口服+中医特色疗法+中药膳食调理"三位一体综合模式防治慢性胃炎，并取得了显著疗效，处于行业内领先水平。在中医辨证口服中药的基础上，发挥中医外敷、穴位敷贴、针灸等多种疗法优势，针对不同症状、不同证型、不同体质，采用个体化治疗，守法守方，灵活加减，结合中药膳食、起居、精神的调理，慢性胃炎是可以被彻底治愈的。

（二）便秘的治疗经验

便秘作为临床常见病和多发病，表现为排便次数减少、粪便干硬和（或）排便困难，属于中医学"大便难"、"后不利"、"脾约"、"便秘"等范畴。受饮食结构改变、生活节奏加快和社会心理因素的影响，便秘患病率有上升趋势，治疗多采用膳食结构调整、正确排便习惯的建立、调整心理状态、服用泻药等综合方法。但目前由于长期使用接触类泻药易产生药物依赖性，反使便秘更加顽固，故不宜长期使用。对长期药物治疗无效患者可采用手术治疗，但这仅是消极措施。中医药治疗便秘取得了较好的效果，体现出明显的优势。黄教授诊治本病的相关经验如下。

1. 辨清虚实，明晰兼夹　黄教授认为，慢性便秘首先应辨别证候的虚实，虚证为主者最多见。常见脾胃气虚、气阴两虚、脾肾阴虚、脾肾阳虚。阴虚便秘常常夹有燥热，气虚便秘常常夹有气滞、郁热、血瘀、阴寒内结；气阴两虚者则两者兼有，更易形成虚实夹杂之势。老年慢性便秘纯属虚证或实证的几乎没有，临床以复合证型为主，尤其以气阴两虚证多见，且常兼夹气机郁滞，或肠腑燥热，需要特别注意。

2. 以补药之体，作泻药之用　黄教授认为，便秘最常见病因为脾胃气虚、脾失健运、大肠传导失司，故临床治疗以健脾行气、滋润大肠为法，以补为主，行气为辅，补行兼施。六腑以通为用，大肠主传化糟粕，便秘的治疗重点在于通降。然而若仅用通降之品易致中气下陷，犯虚虚实实之诫，因此治疗时多在益气养血滋阴润燥之中佐以通降之品。特别是脾胃虚弱者，津液无法上承下达，或久病缠绵日久出现气阴两虚时，黄教授注重气阴双补，临床喜用补中益气汤与增液汤二方合用益气养血，滋阴润燥。此法与吴鞠通治疗便秘"寓泻于补，以补药之体，作泻药之用，既可攻实，又可防虚"有异曲同工之妙。

黄教授喜用黄芪、白术、党参、甘草等健脾益气以复脾运，脾胃运化气血津液功能恢复，通过培土生金、升清降浊，糟粕下输大肠，大肠主传化糟粕的生理机制得以复常；用玄参、生地、麦冬等药物可养阴生津以润肠腑，肠腑润泽燥屎软化而不内结于肠道，水增则舟行，糟粕遂下行而闭结自通。同时，临床亦常用当归、熟地黄等养阴血以润肠通便，用火麻仁、郁李仁润燥滑肠，加之其性主降，润而降则燥屎顺势而下。诸药重在补、滋、润三法并行，非泻非导，契合病机，治疗了疾病的根本，从而避免了峻下、导泻等治标之法而致伤津之虞。

3. 泻法中病即止，忌惮过用峻下　黄教授临证对于糟粕内结严重或者顽固性便秘经过治疗后仍然迁延不愈的患者，常用承气类汤方或大黄、虎杖、番泻叶之品泻下导滞，及时攻下有形之实邪，从而邪去正安。但峻下药物虽图一时之效，却并未治其根本。同时现代药理研究结果显示，作为大黄成分之一的大黄酸蒽酮，是一种肝毒性药物，而番泻叶及其果实的主要活性成分番泻苷，可被大肠埃希菌和其他肠道细菌分解成大黄酸蒽酮。黄教授主张运用峻下消导之药时应中病即止，以顾护根本为主，以通导泻下为辅，不可徒用峻下之品致中气下陷、耗气伤阴。故临证施治，切忌一味峻下而滥用番泻叶、大黄、芒硝、决明子等药物。

4. 调理脏腑气机，尤重开宣肺气　肺为华盖，主一身之气，肺宣发肃降，是调节人体脏腑气机升降出入的重要器官；肺为"相傅之官"，大肠为"传导之官"，肺与大肠相表里，肺气的开阖与大肠的传导功能息息相关。功能上肺主宣发，可输布津液，是大肠得以濡润的基础，使大肠不致燥气太过；肺主肃降，是大肠传导功能的动力。陈士铎《石室密录》云："大便秘结者，人以为大肠燥甚，谁知是肺气燥乎?肺燥则清肃之气不能下行于大肠，而肾经之水，仅足以自顾，又何能旁流以润溪涧哉?"充分阐明了肺燥不行清肃之令可致便秘的理论。叶天士亦云："昔丹溪大、小肠气闭于下，每每升提肺窍"，又开拓了便秘从肺论治的大法。

黄教授认为调肺气是治疗慢性便秘的重要方法之一，此类患者常见咳嗽、气喘，甚至胸闷气逆，张口抬肩，喘息不得平卧；在下则出现腹胀满、大便干结、舌质淡红、苔薄黄、脉弦细等。临床治疗此类便秘常用开肺气之法，治以肃肺平喘、降气通腑，所谓"上道开，下窍泄，开天气以通地道"。临床喜用紫菀和莱菔子相互配伍，可起到开肺气、启魄门的作用；常用杏仁配枳壳功善宣通肺气，上窍开泄则下窍自通矣。同时认为凡归经属肺，能升提、宣发、肃降肺气的药物多可辨证斟酌选用，如常用的宣肺中药杏仁、桔梗、前胡、紫苏等；降肺中药如枳壳、苏子、桑白皮、葶苈子等；润肺中药如沙参、麦冬、玉竹等。

5. 重视气机升降，清升方能浊降　便秘常源于忧思动怒、久坐少动等诸多因素导致的肝脾气机不通，大肠失于传导。脾胃同属于中焦且互为表里，脾主运化水谷，胃主受纳腐熟，胃宜降而脾宜升，一升一降、升降相合则气机畅通，水谷纳运有序。正如叶天士所言："脾宜升则健，胃宜降则和。"胃为水谷之海，具有传化物而不藏的特点，胃以通为用，以降为顺，降则和不降则滞，反升则逆，逆则易出现痞满燥结、便秘不通等情况。此类便秘古称"气秘"，其证候特点为便秘发作或加重常与情志不调有关，多伴有心烦抑郁、胸胁胀满、眠差多梦等。正如《奇效良方·秘结》云："气秘者，因气滞后重迫痛，烦闷胀满，大便结燥而不通。"

黄教授认为，便秘病机不离脾胃虚弱、气机郁滞、运化失司、升降失常，故治疗以通为要，以降为顺，以调理脾胃气机升降为法，且关键在于升脾降胃，健脾理气。如《临证指南医案》中强调："脾胃之病，虚实寒热，宜燥宜润，固当详辨，其升降二字，尤为紧要。"其中降则胃腑通畅，生化有源，出入有序；不降则传化无由，壅滞成病。故脾胃病用药当顺脾胃升降之性，以通为主。六腑以通为用，大肠主传化糟粕，因此便秘的治疗重点在于通降，然而若仅用通降之品易致人体中气下陷，从而加重气虚，运化更加乏力，日久则糟粕内停之症加重，故便秘患者治疗当于通降之中佐以益气升提之品。黄教授认为，不同证型的便秘均不同程度地存在气机不通，因此调理气机常贯穿于便秘治疗之终始，如麻子仁丸中用枳实、厚朴，黄芪汤中用陈皮，润肠丸、济川煎中用枳壳等。

黄教授认为，六磨汤乃调理气机之主方，药用槟榔、沉香、木香、乌药、大黄、枳壳，临床中可用莱菔子易木香以增强导下作用。他认为，补气运脾之中应酌加升麻、柴胡、荷叶、羌活等升提药，以达清升浊降之功；通降方面，用厚朴、枳实、槟榔等下气消胀，郁李仁和麻子仁润肠而性降，大黄、虎杖清热导滞，生地黄下走肾经。此外，黄教授认为，临床必视证候之轻重、体质之虚实，而斟酌选用不同的调气药物，轻者可用陈皮、枳壳、佛手；中度者可加青皮、枳实、厚朴、乌药、柴胡；重者则用槟榔、莱菔子、沉香等。

四、医案集萃

（一）健脾益胃，理气活血治疗慢性萎缩性胃炎

罗某，男，69 岁，2011 年 11 月 16 日就诊。

主诉：上腹部胀满隐痛半年。

初诊：患者平素饮食无规律，半年前因饮食寒凉出现上腹部隐痛、餐后胀满，嗳气频作，无反酸，口干不苦，纳可，二便正常，夜寐欠佳。舌淡红，苔薄白，脉弱。2011 年 11 月 15 日胃镜诊断：慢性萎缩性胃炎伴肠上皮化生；Hp（＋）。病理诊断：（胃窦）中度慢性胃炎，重度萎缩，重度肠化生，轻度不典型增生，间质充血，活动性（＋＋＋），Hp（＋＋）；（胃体）轻度慢性胃炎，间质充血，活动性（＋＋）。西医诊断：慢性萎缩性胃炎（伴轻度不典型增生）；中医诊断：胃痞之脾胃虚弱证。治法：健脾益胃，理气活血。方药：砂仁（后下）5g、木香（后下）10g、党参 15g、白术 15g、茯苓 15g、炙甘草 5g、法半夏 10g、陈皮 10g、黄芪 20g、三七 5g、合欢皮 15g、白芍 15g。7 剂，每日 1 剂，水煎 400ml，分早、晚两次温服。

二诊（2011 年 11 月 23 日）：患者诉上腹部疼痛改善不明显，守原方加延胡索 10g 以理气止痛。7 剂，服法同前。

三诊（2011 年 11 月 30 日）：患者诉上腹部疼痛稍有好转，仍嗳气频繁，守二诊方加川厚朴 10g 以行气降逆。7 剂，服法同前。

四诊（2011 年 12 月 7 日）：患者诉上腹部疼痛好转，睡眠较前好转，守三诊方去合欢皮。7 剂，服法同前。

五诊（2011 年 12 月 15 日）：患者上腹部疼痛消失，守四诊方去延胡索。14 剂，服法同前。

六诊（2011 年 12 月 30 日）：患者诉餐后反酸，守五诊方加海螵蛸 20g 以制酸止痛。10 剂，服法同前。

七诊（2012 年 1 月 10 日）：患者诉上腹部隐痛不适消失，胸骨后有气顶感，偶有嗳气，无反酸，口干口苦，纳眠可，大便一日一行、质可，小便调。舌淡红边有齿痕，苔薄白，脉弱。复查胃镜提示：慢性萎缩性胃炎伴糜烂，Hp（－）；病理未见不典型增生。守六诊方改黄芪至 30g 以补脾胃。10 剂，服法同前。

八诊（2012 年 1 月 20 日）：患者无不适症状，七诊方中去黄芪、厚朴。10 剂，服法同前。半年后回访，患者诉上腹部症状基本消失。2013 年 1 月 7 日复查胃镜提示：慢性非萎缩性胃炎伴糜烂（胃窦为主），Hp（－）。病理提示萎缩及肠化明显改善，无不典型增生。随访 4 年均未见复发。

按语：患者因胃脘胀痛就诊，考虑胀满程度多于隐痛，故诊断为胃痞，结合舌苔脉象，辨证为脾胃虚弱，以健脾理气方为基础方，口干加白芍，眠差加合欢皮，胃镜结果提示有糜烂遂加三七，胀满为主暂未用郁金、延胡索，未见反酸者不用海螵蛸。二诊时患者诉服用原方后腹部疼痛症状改善不明显，遂加用延胡索，以增理气止痛之功效。三诊患者诉嗳气频，因胃气以降为顺，目前虽无胀满之苦，但增嗳气频之困，究其原因，乃因胃气留滞胃脘则胀，上逆则嗳气，患者胃脘胀满虽较前减轻，实因胃气逆于上之故，徒增嗳气之表现，须因势利导，以促进胃气和降为万全之策，故原方加用厚朴，以加强行气降逆之力。四诊症状较前诊相仿，基本沿用原方，因睡眠较前好转，原方去合欢皮。五诊患者胃脘部胀痛症状消失，原方中可减行气止痛之延胡索。六诊患者无明显胃脘部胀痛症状，但有反酸，加用海螵蛸以增制酸功效。七诊患者经过 2 个月中药调理治疗，复查胃镜提示胃黏膜萎缩好转，病理未见不典型增生，为李东垣

所提及"脾胃为后天之本"思想之体现。目前症见胸骨后气顶感,因中气亏虚,不能上下流通壅滞咽喉所致,应以补气为法,气足则通行自能便利,故原方黄芪用至30g。八诊患者整体状况良好,七诊方去黄芪、厚朴,继续培本固元。此处及时减黄芪、厚朴之原因,乃是由于厚朴虽为行气之药,但久用必然耗气伤阴,故患者无胀满不适症状时应去之。黄芪具有补脾益肺之功,但亦不能久用。人体自身依赖后天脾胃之濡养,久用黄芪必然导致中气过盛。中医有"亢乃害,承乃治",亦有"气有余便是火"之说,久用黄芪患者易出现上火之征,故应及时去黄芪。

慢性萎缩性胃炎首先表现为胃脘部不适,症状莫可名状,辨病为"嘈杂",逐渐出现胀满症状后,辨病属于"胃痞满",最后发展为以疼痛为主要症状的"胃痛"。慢性萎缩性胃炎发展虽变化多端,但是万变不离其宗,坚守脾胃虚弱这一病机,辨证准确后,守健脾理气方以培本固元。健脾理气方是在香砂六君子汤的基础上加延胡索、郁金、海螵蛸和合欢皮而成。方中党参、白术补气健脾;茯苓健脾渗湿,三药合用,行益气健脾渗湿之功,共为君药。陈皮理气运脾调中;法半夏和胃降逆;木香调中宣滞,共同除胀消痞止痛;砂仁化湿行气,四味药共行散结除痞之功,共为臣药。延胡索、郁金行气止痛,可缓解气滞引起的胃痛,且郁金性偏寒可制约诸温药之燥性;海螵蛸制酸护胃止痛;合欢皮解郁安神,共为佐药。炙甘草调和诸药,为使药。诸药配伍既能健运脾胃又可调理气机,虚可补,滞可行,瘀可祛,湿可化,痰可消,气能补亦能通,共奏健脾益气和胃之功,调理中焦气机使脾气得升、胃气得降,脾胃气机升降如常,脾胃功能健旺,气、湿、血、痰、瘀之致病因素无处伏留,中焦嘈杂、痞满、胃痛之症尽消,慢性萎缩性胃炎自然痊愈于无形之中。

(二)益气养阴,行气润肠治疗肠功能紊乱

陈某,女,65岁,2013年6月15日就诊。

主诉:大便秘结10年余。

初诊:患者大便难排10年余,4~5日一行,便质干结,状如羊屎,长期服用肠清茶等通便药,外用开塞露辅助通便。刻下:脐下腹部胀满不适,排便、排气后减轻,口淡,口干欲饮温水,怕风,受风易打喷嚏,易疲倦,胃纳一般,眠可,小便正常。舌淡、苔少,脉弱。西医诊断:肠功能紊乱;中医诊断:便秘(虚秘)之气阴两虚证。治法:益气养阴,行气润肠。方药(补中益气汤合增液汤加减):黄芪30g,太子参20g,生白术30g,陈皮5g,柴胡5g,升麻10g,苦杏仁10g,火麻仁30g,肉苁蓉20g,熟地15g,麦冬15g,玄参15g,当归10g,枳实15g,厚朴15g,乌药10g。10剂,水煎400ml,分早、晚两次温服。药后回访,大便如常,诸症减轻。

按语:气阴两虚,大肠传导失司、水道干涸、糟粕内结、气机阻滞而成便秘。本案中所用方剂为补中益气汤合增液汤化裁而成。脾主运化、肾司二便,补气养阴润燥,使后天先天生化有源;再以"欲降先升"之法,升提清气,通降浊气,斡旋中焦升降气机。还以杏仁宣肺润肠,配伍厚朴、枳实、乌药以通降肠腑气机,促使上窍开泄,下窍通畅。

第二十七章　余泽云

一、人物简介

余泽云，主任医师，教授，云南省名中医，云南中医药大学第一附属医院教授，硕士研究生导师。曾任云南省中医医院脾胃肝胆病科主任、云南省中西医结合传染病临床基地主任、国家级龙祖宏名医传承工作室主任，并曾先后担任中华中医药学会脾胃病分会专业委员会副主任委员、中华中医药学会肝胆病分会专业委员会常委、中国民族医药学会脾胃病分会专业委员会常委、中国中医药研究促进会消化整合医学分会常务理事、世界中医药学会联合会消化病专业委员会常务理事。2006年3月至2019年8月，先后担任云南省中医药学会脾胃病专业委员会主任委员、云南女医师协会脾胃肝胆病分会专业委员会主任委员、云南省医学会感染病分会专业委员会常委，《中西医结合肝病杂志》（国家一级一类科技核心期刊）编委会常务委员，《云南老年报》特约专家。目前，余教授响应国家号召"万众创新，万众创业"，开办个体中医诊所——昆明五华泽青堂诊所，受到众多患者的欢迎与信任。

余教授曾2次作为地方公派访问学者到日本名古屋大学医学部附属病院研修心血管病、老年病临床诊治技术2年余，并翻译出版了日文版《现代老年学——老年病的治疗与陪护》一书。余教授同时担任九三学社云南中医药大学支社委员会主委、云南省留学人员联谊会副秘书长等职。参与云南省宣传部面对农村的科普教育出书项目，著有《农村社会发展220问（农村工作实用小百科丛书）》。

余教授行医至今近40年，拥有丰富的临床诊治内科各种常见病、疑难病、急重病的经验，尤其擅长诊治胃肠病、肝胆病、口腔疾病及心脏疾病等，如口疮（复发性口腔溃疡）、胃痞（功能性消化不良、胃食管反流病、贲门失弛缓症等）、难治性胃脘痛（复发性与难治性Hp感染、慢性非萎缩性胃炎与萎缩性胃炎出现肠化生、胃溃疡及十二指肠溃疡等）、肝着与积聚（慢性病毒性肝炎—肝硬化—肝癌前病变）、胆胀（急慢性胆囊炎、胆囊结石、胆囊息肉）等疾病，以及各种腹痛疾病，如慢性胰腺炎、慢性溃疡性结肠炎、寄生虫诱发的腹痛、小儿结核性肠炎诱发的腹痛等。余教授曾经在日本研修心血管病，内外兼修，擅长中西医结合诊治，治疗了大量心脏病患者，并为患者安装过心脏起搏器，做过心导管手术等。

二、学术思想

（一）重视中焦为枢机，以"和"为贵

余教授从1983年开始临床行医生涯，在临证时强调脾胃、肝胆对人体健康的重要意义，重视中焦为枢机，以"和"为贵，是为"和"派，被尊为"逍遥派"。遵循朱丹溪在《丹溪心法》里所言"气血冲和，万病不生，一有怫郁，诸病生焉"，提出疏肝健脾、调畅气血为治疗脾胃肝胆病的基础方法。

（二）补脾气、疏肝气、利胆气、益肾气

余教授治疗胃肠肝胆病擅于调气，提出了 12 字方针"补脾气、疏肝气、利胆气、益肾气"，同时密切关注"脑肠轴"、"肝肠轴"在脾胃肝胆病发生、发展中的重要作用，注重对患者运用中医情志疗法进行心身同治；提出治疗胃肠、肝胆、胰腺病之时，注意"调畅气机降逆气"、"补脾疏肝除郁气"、"肝肾同治补肾气"、"从疮论治除毒气"等学术思想。著有《中医脾胃病学》及《脾胃病的理论与实践》，供医学本科生及研究生学习使用。

（三）中西医结合诊疗疾病

在临床工作近 40 年里，余教授善于并推崇运用中西医结合的方法诊疗疾病。公开发表了各级各类学术论文 90 余篇，如《中西医结合治疗与护理溃疡性结肠炎的方法》、《肝硬化食道静脉破裂大出血采用中西医结合抢救成功 1 例临床报道》、《浅谈云南省生物资源与中医药知识产权保护的相关问题》、《老年期痴呆的中西医结合诊疗思路》等。

三、临床经验总结

（一）"胃病从气论治"的经验总结

余教授通过多年来对脾胃病临床诊疗的经验总结认为，在辨证使用中药治疗的同时还须关注情志致病及其对胃痞病的影响，正如《素问·六元正纪大论》云："木郁之发……故民病胃脘当心而痛。"余教授指出，肝主疏泄，主情志，调畅气机，以血为本，以气为用，情志刺激首必犯肝，肝气犯胃，可导致胃痞的发生。所以，余教授在临证时强调"胃病从气论治"，根据多年临床经验，针对气郁、气滞、气逆、气虚、气乱，采用十法十方诊治疾病，创立了疏肝清热养胃的逍遥清胃汤、疏肝益气和胃的逍遥和胃汤、平肝健脾开郁的柴芍解郁汤、疏肝养阴益胃的一贯逍遥汤、疏肝化滞行气的逍遥腑汤、清肝凉血健脾的逍遥清疮汤、清胆疏肝调胃的利胆健脾汤、健脾清肠固本的调脾固肠汤、疏肝健脾解郁的疏肝四君汤、疏肝安络养胃的逍遥宁血汤等方剂。

（二）治疗胃痞病的经验总结

胃痞病证在临床常见胃脘痞闷不适，甚至出现胸膈痞闷疼痛，食少纳呆，大便失常。本证病变脏腑在脾胃，病机关键是中焦气机阻滞、升降失职，如《素问病机气宜保命集》云："脾不能行气于肺胃，结而不散则为痞。"在治疗"胃痞"病时，余教授认为：该病病位虽重在于胃，但与肝脾密切相关，依据多年的临证体会，应以调畅气机为本，从气论治。在治疗时以宣畅气机、降逆解郁、补中益气为主，同时辨别寒热，虚实兼顾，塞因塞用，不治痞而痞自除。使脾胃之气机功能得到调理，则清阳得升，运化如常，浊阴得降，纳谷即腐，脾升胃降，中焦气机通畅，胃痞自康。如治疗萎缩性胃炎时特别指出胃阴不足常离不开肝气与肝火，临证治疗胃阴不足型胃痞时，主张肝胃同治，柔肝与养胃并重。

（三）《伤寒论》思想的经验总结

余教授特别重视"伤寒"之为病，从《伤寒论》思想发微出新，但凡胆囊疾病患者出现头项强痛而恶寒的主症，伴随少阳之为病的口苦、咽干、目眩，或时有腹自痛，脉微细但欲寐的患者，均以自创的"利胆健脾汤"加减治疗，每获较好效验。

（四）治疗抑郁症的临证经验总结

抑郁症在中医学属于"郁证"、"脏躁"、"癫病"等范畴，与脾胃相关疾病联系紧密，几千年来该病一直是最为困扰人类的一种常见疾患。余教授在近40年的行医过程中，从"从气论治"的理论出发，运用中医药治疗郁证每获良效。

中医古籍中没有抑郁症的明确记载，但根据抑郁症以心境低落为必备的临床症状，早在春秋时期已有相关记载。如《素问·本神》提出"心气虚则悲"；《素问·宣明五气》云"精气并于心则喜，并于肺则悲，并于肝则忧，并于脾则畏，并于肾则恐，是谓五并，虚而相并者也"；《灵枢·口问》言"悲哀愁忧则心动，心动则五脏六腑皆摇"。分别从体质、脏腑功能失调及其他疾病影响等方面论述相关认识，并据"五行相胜"提出"喜胜悲"的治疗方法。及至元明清时期，中医对抑郁症的认识基本成熟。如《儒门事亲·卷六·呕逆不食六十三》云："柏亭王论夫，本因丧子忧抑，不思饮食，医者不查，以为胃冷，温燥之剂尽用之，病变呕逆而瘦。"《景岳全书·郁证》曰："又若忧郁病者则全属大虚，本无邪实，此其戚戚悠悠，精气但有消索，神志不振，心脾日以耗伤，凡此之辈，皆阳消证也，尚何邪实？"《银海指南》言："一曰忧郁。或因衣食之累，或因利害之牵，终日攒眉而致郁者。志意乘违，神情消索，心脾渐至耗伤，气血日消，饮食日少，肌肉日消。"《古今医统》载："郁为七情不舒，遂成郁结，既郁之久，病变多端。"先贤阐幽发微，分别提出五郁、六郁、百病兼郁、情志致郁等病机，对郁证的总结为脏气郁、病气郁、情志郁、客气郁、药郁五类。

余教授指出，抑郁症涉及心、脾、肝、胆、肾等多个脏腑，而各脏腑间又相互影响。人体情志与脏腑功能活动息息相关。人体在心神的主导下，配合肾先天精气、脾胃后天气血的充盛，中焦肝胆脾胃开合升降有序、肝肺升发肃降相因、肝肾藏泄适宜、心肾水火相交等，才能保证人体正常生命活动。如情志过极，过度焦虑、抑郁，将导致脏腑气血津液失调、三焦枢机不利、五脏精气血阴阳虚损等，都可以引起心身疾病。如《素问·举痛论》云："余知百病生于气也，怒则气上，喜则气缓，悲则气消，恐则气下，寒则气收，炅则气泄，惊则气乱，劳则气耗，思则气结。"各医家临床辨证多分为肝郁气滞型、肝郁脾虚型、肝郁痰阻型、肝郁化火型，其中最为多见的证型为肝郁气滞型，与中医对"郁证"的认识符合。抑郁症之心境低落，责之于肝脾，其基本病机是气机逆乱失调，其病"从气论治"重在和解枢机，调和阴阳。余教授针对抑郁症病机，选用自拟柴芍解郁汤以疏肝健脾、行气解郁。柴芍解郁汤方组成：炒白术15g，太子参30g，茯苓30g，当归15g，炒柴胡10g，杭白芍15g，薄荷（后下）5g，木香10g，砂仁（后下）5g，香附10g，郁金10g，合欢皮15g，香橼15g，甘草5g。方中白术、茯苓、太子参、芍药、柴胡等为柴芍六君子汤，出自《医宗金鉴》，主"脾虚肝旺痰盛者"。该方以人参为主，补气健脾养胃；配白术健脾燥湿以加强人参补气健脾之力，再加茯苓健脾渗湿，则其补脾之功更加明显，配炙甘草有增强补气健脾的作用，并能协调诸药而使它们共同发挥补气健脾的功效。柴胡、木香、香附、郁金、合欢皮等可以从多方面来调节中枢单胺类神经递质之间的关系，通过降低多巴胺、5-羟色胺的代谢，提高其含量，并能协调5-羟色胺、去甲肾上腺素及多巴胺间的平衡，以达抗抑郁的功能，能降低应激导致的促肾上腺皮质激素、β-内咖肽，使下丘脑β-EP阳性细胞的表达减少，对慢性束缚应激模型大鼠的下丘脑-垂体-肾上腺轴功能具有一定的调节作用。余教授通过分析病机，执简驭繁，据"百病生于气"，提出抑郁症病位在肝脾，基本病机是气机逆乱失调，其病"从气论治"重在畅情志、和解枢机、调和阴阳、以平为期，用传统中医学理论对抑郁症进行了很好的阐释，理、法、方、药完备，取得满意的疗效，与现代医学治疗对抑郁症造成中枢神经系统、内分泌系统、免疫系统功能异常的机制认识一致。

四、医案集萃

（一）疏肝养阴益胃治疗慢性非萎缩性胃炎

孙某，女，48岁，2018年1月17日就诊。

主诉： 上腹部灼热隐痛不适2年余，加重3天。

初诊： 患者2年多以来常感胃脘灼热隐痛不适，食后尤甚，伴反酸、烧心，口干口苦，心烦易怒，寐欠安。胃镜提示：慢性非萎缩性胃炎活动期。经中西医多方治疗，疗效不显，症状时轻时重。3天前进食火锅后疼痛加重，伴有胃脘嘈杂不舒，口干喜冷饮，双眼干涩胀满，食欲减退，寐欠安，大便两日一行，质偏干，小便调。舌红少苔，少津，脉弦细。西医诊断：慢性非萎缩性胃炎活动期；中医诊断：胃痞之胃阴不足证。治法：养阴护胃，理气止痛。方药：北沙参30g，醋炒柴胡10g，白芍15g，白术15g，茯苓30g，当归15g，石斛15g，延胡索10g，炙香附10g，粉葛根30g，炒黄芩15g，浙贝母15g，海螵蛸15g，莲子15g，柏子仁15g，甘草5g。14剂，每日1剂，水煎400ml，早、晚分两次温服。嘱患者忌食酸辣生冷及刺激性食物，调畅情志。

二诊（2018年2月1日）： 服药后患者胃脘灼热疼痛、嘈杂较前改善，口干仍同前，纳食改善，夜寐安，大便1次/日，质偏干，小便可。舌淡红，苔薄白，脉细。原方去当归、延胡索，改柴胡为虎杖10g，加用玉竹10g。30剂，服法同前。

三诊（2018年3月1日）： 自诉前方继服1个月后，自觉胃脘不痛，诸症好转。

按语： 患者以胃脘灼热隐痛不适为主症，当属于"胃脘痛"的范畴。患者胃痛多以灼热隐痛为主，多由情绪变化诱发，当考虑情志失调，肝气郁结，日久化火，伤及胃阴，加之饮食不节，则见口干喜冷，舌红少苔，少津。本方中北沙参养阴清肺，柴胡、延胡索疏肝健脾，当归养血活血，白芍理气止痛，茯苓补益心脾。全方共奏养阴护胃、理气止痛之功，以恢复肝之条达功能、脾胃之运化功能，疗效甚显。

（二）健脾清肠固本治疗慢性腹泻

李某，男，58岁，2018年3月21日就诊。

主诉： 反复大便溏稀泄泻20余年。

初诊： 患者反复大便溏稀泄泻近20年，时有水谷不化，迁延反复，稍进油腻之物，则大便次数增多，甚至日行10余次。伴面色萎黄，神疲乏力，嗳气时作，食少纳呆，腹闷不舒。舌淡，苔白，脉细弱。西医诊断：慢性腹泻；中医诊断：泄泻之脾胃气虚，纳运失司证。治法：健脾清肠固本。方药（调脾固肠汤加减）：太子参30g，茯苓30g，炒白术15g，炒柴胡10g，炒白芍15g，防风15g，半枝莲15g，白芷15g，仙鹤草10g，焦神曲10g，粉葛根30g，砂仁15g，诃子10g，肉豆蔻10g，甘草6g。14剂，每日1剂，水煎400ml，分早、晚两次温服。

二诊（2018年4月7日）： 本方加减治疗2周泄泻豁然而愈，再予巩固10剂，服法同前，药后随访未复发。

按语： 患者多因脏腑虚损，脾胃虚弱，运化失职，聚生水湿；或命门火衰，脾失温煦，运化失职，水谷不化而导致泄泻。无论何种原因致泻，均与湿邪兼夹而为患，故有"无湿不成泻"之说。余教授认为，泄泻的基本病机是脾胃受损，运化失司，湿邪内盛，湿困脾土，肠道功能失司，导致清浊不分，并走大肠。泄泻病位在肠，主要病变脏腑在脾胃，同时与肝、肾密切相关。本方源于余教授多年来治疗泄泻病之经验总结，由参苓白术散化裁，方中太子参补气健脾，生津润肺，为平补肺脾之佳品；茯苓补益心脾；炒白术益气健脾；柴胡疏肝理气；粉葛根升阳止泻；诃子、肉豆蔻涩肠止泻固脱；加焦神曲、砂仁化食养胃。全方合用，共奏调脾化湿、固肠止泻之功。

第二十八章 甘淳

一、人物简介

甘淳，男，主任中医师，教授，江西省名中医，硕、博士研究生导师，第二批全国老中医药专家学术经验继承人，第六批全国老中医药专家学术经验继承工作指导老师。现任江西中医药大学第二附属医院院长、江西中医药大学附属医院副院长。江西省中西医结合消化系统疾病专业委员会主任委员、中国中西医结合学会消化系统疾病专业委员会常委、中国中西医结合学会消化心身专家委员会副主任委员、中国民族医药学会脾胃病专业委员会副主任委员、世界中医药学会联合会消化病专业委员会常务理事、中国炎症性肠病联盟中西医结合专业委员会常委、江西省研究型医院学会消化病专业委员会副主任委员、江西省中医药学会脾胃病专业委员会副主任委员、江西省中西医结合学会常务理事、江西省研究型医院学会中医管理学分会副主任委员、江西省研究型医院学会中西医结合脾胃肝胆病学分会副主任委员、《世界中西医结合杂志》编委、国家中药新药临床评审专家库专家、江西省卫生系列高级职称评委专家、江西省医疗事故鉴定委员会专家库专家。主编《中医治疗疑难病精粹》《中医疾病诊疗精粹》等学术著作5部，发表学术论文40余篇，多次完成省级科研项目，曾获南昌市政府科技进步奖三等奖。

从事临床、科研工作30余年，临床经验丰富，擅长消化内科疾病的诊治，尤其对慢性胃炎、消化性溃疡、食管炎、肠易激综合征、功能性消化不良、肠功能紊乱、消化心身疾病、溃疡性结肠炎、慢性肝炎、胆道疾病有丰富的临床经验。

二、学术思想

（一）从伏毒论治慢性肝病

甘淳教授参照《素问·生气通天论》"春伤于风，夏必飧泄""春不藏精，冬必温病"，并结合伏毒新识，创立伏毒导致肝病的学说，认为伏毒产生不仅与外邪侵入伏而不发有关，也与正气亏虚、无力抗邪，邪毒内伏、日久发病相关。自然环境各种致病毒邪侵入人体，潜藏于脏腑经络形体官窍。染伏邪时，多数人症状表现不明显，但伏毒日久，毒性久积，一旦发作往往病情较为危重，慢性肝病的发病特点与伏毒蓄发极为相似。

在中医古籍书中，慢性肝病归属于"胁痛""积聚""臌胀""黄疸""疫毒"和"肝瘟"等范畴。该思想认为慢性肝病伏毒的主要病理产物以"湿（浊、痰）、瘀、热、毒"为主，然"虚、湿（浊、痰）、瘀、热、毒"是在虚的基础上产生的病理产物。各种病理产物相互影响，相互夹杂。肝为刚脏，主疏泄，若肝气疏泄功能失常，气机郁结，则会阻碍津液的输布代谢，进而在体内形成水湿痰饮等病理产物，严重者出现腹水的病证。湿邪内阻，蕴久生热，化为湿热，湿热熏蒸，出现黄疸等病证。湿（浊、痰）、热阻滞于肝脏，化变伏毒，导致气滞血瘀，加重病情。

治疗上，肝脏自身具有较强的代偿功能，临床上多数慢性肝病患者就诊时病情已拖延日久，出现明显的肝功能损害。久病证候多夹杂，伏毒内藏，正气暗耗，五脏六腑失其濡养，多种病理产物互相影响，错综复杂，治疗上往往比较棘手。慢性肝病毕竟以虚为本，在治疗过程中若一味扶正恐使伏毒潜藏，单纯攻邪又会使正气耗伤，所以经常要正邪兼顾，攻补兼施，标本同治。甘淳教授认为，伏毒的致病有三个时期，分别为潜伏期、活动期、爆发期，在潜伏期肝脏并无明显不适，以周身乏力，肝区偶有隐痛为主要表现，在治疗上甘淳教授主张以益气健脾、消积化湿为主，可用六君子汤、参苓白术散加减治疗。而到了活动期，则可见患者肝络微癥，口苦口干，胁肋疼痛，可用一贯煎、滋水清肝饮加减治疗。爆发期发病迅猛，可见患者面目鲜黄，胁肋疼痛剧烈，发热，治疗上常以茵陈蒿汤、龙胆泻肝汤加减治疗；严重者可见昏愦谵语，二便不通，则以犀角地黄汤、紫雪丹开窍凉血解毒为主。

（二）中药辨五脏论治消化心身疾病

中药四气、五味、升降浮沉、归经各不相同，而喜、怒、忧、思、悲、恐、惊七种不同的情志变化，对机体五脏六腑有着不同的影响。甘淳教授善于利用药物特性之异，运用五脏苦欲补泻之法和五行相生相克之道，使脏腑调和、七情内安，达到治愈疾病之效果。

肝木性生发，喜畅而恶郁，《素问·脏气法时论》云："肝欲散，急食辛以散之，用辛补之，酸泻之"，故常用味辛之品疏肝理气，以达到郁除气畅之功效。甘淳教授喜用玳玳花、玫瑰花等味辛、甘之品，取其花瓣上升，恰合肝木条达之意，针对神经性呕吐和功能性消化不良者可起到理气消胀、和胃止呕之功。现代研究也表明玫瑰花中丁香油酚、香茅醇可抑制炎症因子、促进新陈代谢。而对于胁痛、口苦、易怒等症状，甘淳教授以"急食甘以缓之"为法，运用甘寒养阴以清肝热，加入麦冬、玄参、龟甲等滋阴之品，使阴养而阳潜。心为火脏、肾主癸水，针对心肾不交而出现心烦心悸、不寐、腹泻等症状，甘淳教授善用竹叶、郁金、黄连清心火，磁石、龙牡固肾气，使心火下注，肾水上润，阴阳平衡则神明清透，可有效改善脑肠轴紊乱，升高血清中胃动素（MTL）和 5-羟色胺（5-HT）浓度，对肠易激综合征、过敏性结肠炎有明显改善作用。针对脾经疾病，甘淳教授善用潞党参、白术补养脾气，少佐陈皮醒脾，当归、龙眼肉滋养心脾之血，使血气盛而神舍不外散，正气存而邪不可干，升降复而气机循序。百合入肺经，《日华子本草》谓其"安心，定胆，益志，养五脏"。甘淳教授喜用百合配川贝，治疗气郁化火、肺阴亏虚而致肺金克木、腹胀嗳气之症，同时善用杏仁、桔梗对药，使肺气宣发肃将之功得复，上焦气机得运，气机犹如破竹之势，直通中下焦而起到醍醐灌顶之作用。

甘淳教授认为，消化心身疾病患者是一个身心俱病的整体，病患因心理精神因素的影响，除消化系统疾病表现外，尚伴有焦虑、抑郁、睡眠障碍等症状，单纯通过药物堆砌治疗很难达到标本兼治，故甘淳教授喜用以下两种方法进行治疗。

1. 劝慰疏导法　甘淳教授善于运用这种艺术的方法对患者进行开导，每遇患者愁眉苦脸地诉说病情，先耐心倾听，与患者感同身受，消除患者的陌生感，接着分析患者的检查报告，告知其并无重疾，鼓励患者积极参加社交活动、户外运动来调动气血的运行，使"瘀毒"外散，使生理之"气"顺畅调和，使病理之"气"透发外越，再从疾病的治疗上给予患者信心，使患者的心理得到慰藉。甘教授善于运用劝慰疏导法，这正验证了《灵枢·师传》中"告之以其败，语之以其善，导之以其所便，开之以其所苦"的临证精髓。

2. 情志相胜法　《素问·五运行大论》曰："喜胜忧（悲），忧（悲）胜怒，怒胜思，思胜恐，恐胜喜"，即用与不良情绪相反的另一种情绪状态，去纠正（制约）患者表现的某种偏激的情绪状态。甘淳教授常根据患者七情过盛，而七情各有所属的特点，嘱咐患者亲属运用五行相克和情志相胜之法，常取得满意的疗效。且认为患者亲属关系越密切，效果越佳，因亲密的关系是建立在七情之上，这种共鸣本身就是一种治疗。

（三）从气论治脾胃病

甘淳教授认为"气"的盈亏失常和"气"的运化阻滞是致使中焦脾胃疾病的根本原因，"气"的盈亏失常可归结为"脾胃气虚-肝气余"致病，常责之脾胃，与肝肺相关。若过食生冷或外邪入里犯土，脾胃之气亏虚日久，气血生化无力，津液无以上承，母病及子，肺金失濡，金虚则木无以抑，可致肝气亢盛；而脾虚久聚成湿浊，肝盈之"气"可挟脾虚之"湿"上犯，出现腹满喜按、恶心吐涎、疲乏无力诸症。而"气"的运化阻滞多因过量饮酒、思虑过度，致肝气郁滞，气机运化失常，木不疏土。或因急躁易怒、肝火灼伤阴液，肝气过盛，胆汁失疏，致厥阴横逆犯胃，均可使胃失和降、胆汁上逆、气机不畅而出现胃脘部灼烧感、胀满不适、反酸、胸痛、反流等症状。故治疗脾胃病，总不离健脾益气、调理气机升降、疏解肝气三大治疗原则，同时舌苔由胃气而生，舌苔有赖气血的充盈，因此舌苔的形成和变化是脾胃功能状态的客观反映，故在治疗中应结合舌象进行精准辨证论治。

1. 强调健脾益气 脾胃病的病机关键在于中焦之虚，健脾益气的治疗应贯穿于脾胃病治疗过程的始终。《素问·脏气法时论》曰："脾病者，虚则腹满肠鸣，飧泄，食不化。"脾胃为后天之本，脾强者，滞去即愈，可攻可下。在临床上，患者就诊时多表现为胀满，腹痛，大便干结，看似是实证，但是经过详细的问诊及舌脉合参后，常是一个脾虚的本证。甘淳教授常用四君子汤为基础方，加用黄芪，黄芪用量多在20～30g，脾气以升为健，取黄芪之甘温益气，同时佐以陈皮、木香等理气药，使补气而不滞气。

2. 调理气机升降 脾胃位于中焦，为全身气机升降之枢纽。《素问·阴阳应象大论》曰："清气在下，则生飧泄；浊气在上，则生䐜胀。"脾宜升则健，甘淳教授喜用柴胡配白芍、谷芽配麦芽，以调节气机之升降。脾虚之主运化功能失调，水湿不化，易成湿邪，用柴胡、升麻等祛风药，取其风能胜湿之理。腑以降为顺，胃宜降则和，以"辛开苦降"之法治之，常用半夏泻心汤加减，腹胀明显者可加陈皮、苏梗、枳实以加强理气之效。

3. 疏解肝气 《读医随笔》言："凡脏腑十二经之气化，皆必借肝胆之气化以鼓舞之，始能调畅而不病。"肝的疏泄功能是脾胃正常升降的关键。肝主疏泄而喜条达，甘淳教授常用柴胡疏肝散或四逆散化裁治疗脾胃病，酌加香橼、佛手、玫瑰花等疏肝理气之药，若是两胁胀满疼痛明显，加用川楝子、延胡索以疏肝行气、通络止痛。

三、临床经验总结

（一）治疗肝硬化腹水的临床经验总结

甘淳教授认为，肝硬化腹水病位在肝，与肺、脾、肾三脏相关，注重辨证论治和辨病论治相配合，灵活运用"三焦"理论，提出三焦为"有形"与"无形"的结合，并结合伏毒理论中"虚、湿（浊、痰）、瘀、热、毒"等病理产物致病，以调理三焦为指导，以健脾利水、柔肝活血、调畅气机为根本大法，自拟化瘀消水方，方中以黄芪、白术为主药以升提脾气，山萸肉、枸杞子、柏子仁柔肝补血，大腹皮、泽兰、王不留行行气活血消水，生姜通络和营。

（二）治疗功能性便秘的临床经验总结

甘淳教授提出"寓通于补之中，寄降于升之内"的观点。此为治疗功能性便秘的用药原则，并认为该病虽病位在大肠，治疗却以脾肾为本。此病的病机多阳气虚衰，肾精不足，阳虚则肠道失于温煦，阴寒内结，气虚则大肠传导无力，导致大便艰涩，便下无力。提倡外治以冬蜜熬制成条塞肛,并配合呼吸提肛法诱导大便排出。内治则以润肠温肾,调畅气机为主,自拟经验方畅气通下方。该方化裁自济川煎,在此基础上添加郁李仁、火麻仁增强润肠之功,并配伍玄参养阴清热、白术健脾升提,使升降得恒,平调阴阳,则大便自畅。

(三)治疗功能性消化不良的临床经验总结

甘淳教授认为,脾虚气滞是功能性消化不良最为常见的证型,而病位在胃,与肝脾关系紧密,并认为对"气"的补益和运化不可或缺,自拟健脾宽中汤健脾益气以扶正,和胃宽中以消滞,切断功能性消化不良的病机发展。久病可致瘀毒内蕴,可辅以逐瘀、清热、化湿、解毒等对症治法以祛除造成功能性消化不良的病理性因素,补正气、祛邪气二者相辅相成,虚实并治,使生理之"气"顺畅调和,病理之"气"透发外越,从而达到治疗功能性消化不良的目的,切忌一味补益,致使气血壅滞、湿瘀内闭,形成"闭门留寇"之势。

四、医案集萃

(一)调节少阳之枢治疗功能性消化不良

章某,女,78岁,2018年9月17日就诊。

主诉:上腹部胀痛2月余。

初诊:患者2个多月前因过食辛辣之物发病,出现上腹部胀痛,行胃镜检查未见明显异常。患者初来候诊期间如厕2次。刻下症:胃脘部胀痛,食后尤甚,偶有烧心感,反酸口苦,食欲不振,咽部红肿疼痛,口干不欲饮,小便黄;大便稀溏量多,平均4次/日;舌质红,苔薄黄中有裂纹,脉弦细。甘淳教授以功能性消化不良诊之,予半夏泻心汤加白芍、枳壳、蒲公英、谷麦芽各10g、乌梅3g。7剂,每日1剂,水煎400ml,分早、晚两次温服。同时嘱其放松心情,饮食宜清淡、易消化。

二诊(2018年9月24日):患者诉上腹部胀痛白天缓解,纳佳,大便次数减少且成形。予初诊方加乌药6g,广木香、柴胡、郁金各10g。7剂,每日1剂,水煎400ml,分早、晚两次温服。

二诊(2018年10月8日):患者仅偶有烧心感。守上方加海螵蛸、麦冬继服,后电话随诊,患者诉基本无复发。

按语:甘淳教授以寒热错杂证辨之,认为患者腹泻消瘦,乃脾胃虚寒之象,但素食肥甘厚味,湿热内蕴,寒热郁于中焦使气机失司,胆腑疏泄逆乱,阳气不能运转而停滞于上,出现咽喉肿痛、上腹部烧灼、上腹胀等症;下焦失于温煦则寒凝,以大便稀溏为主。治当调节少阳之枢,使水火相济,三焦气机得畅。虽选方半夏泻心汤,但非以伤寒论之小柴胡汤误下、少阳内陷治之,此乃妙用异病同治也。方中黄连、黄芩泄热和阳,半夏和胃燥湿,枳壳较枳实理气消胀之力更甚,白芍养阴柔肝缓急,蒲公英利胆以复胆之枢机,谷麦芽醒脾理气,党参、干姜健脾化湿、温煦中焦脾阳,点睛之笔以乌梅味酸而生津涩肠、以防泻甚而耗伤气阴。二诊患者病情减轻,入乌药、木香增行气之效,柴胡疏肝解郁,郁金行气解郁,意在调畅患者情志。三诊患者症状已明显缓解,加入麦冬、海螵蛸以养胃制酸,使胃气和、寒热调,患病愈。

(二)疏肝利胆,清心宁神治疗功能性消化不良

潘某,男,35岁,2019年3月3日就诊。

主诉:上腹胀痛伴烧心1年余。

初诊：患者 1 年多前无明显诱因出现上腹胀痛伴烧心，反复发作，每于焦虑或过饮辛辣后加重，大便难解量少。肠镜检查提示：未见明显异常；胃镜检查提示：慢性浅表性胃炎。刻下症：胃脘胀痛，烧心；排便 2～3 日一次，量少，呈细条状，质硬而难解，可夹食物残渣，偶见黏液；潮热口干，急躁易怒，心烦寐欠佳；舌质红，苔黄腻，脉弦数。甘淳教授以功能性消化不良诊之，首诊予龙胆泻肝汤去木通加郁金 10g、竹叶 12g、黄连 6g、川军 9g、佛手 10g、山楂 10g、白芍 10g。3 剂，每日 1 剂，水煎 400ml，分早、晚两次温服。

二诊（2019 年 3 月 6 日）：患者诉腹胀痛大减，大便 3 次/日，排便较前顺畅，未见黏液，潮热症状均改善，寐仍欠安，口干心烦仍存。中药守上方去川军，加玄参 10g、当归 10g、北沙参 15g、麦冬 10g。同时嘱患者饮食宜清淡、易消化，适当运动。14 剂，每日 1 剂，水煎 400ml，分早、晚两次温服。

三诊（2019 年 3 月 20 日）：患者诉上腹胀痛症状消失，大便 1～2 日一次，质地成形，量可，饮食多则稍感腹胀。守二诊方去黄连，加炒鸡内金 10g。14 剂，每日 1 剂，水煎 400ml，分早、晚两次温服。2 周后患者未再就诊，电话随访数月诉已无不适，服药有效。

按语：心主神志、肝主疏泄，可见二者与情志方面有密切关系。甘淳教授以心肝火旺证诊之，乃思患者急躁易怒，气机逆乱而升降无序，不通则痛；喜食辛辣，耗伤心肝阴血而无以濡养肠道，水枯舟停，亦可出现潮热口干。甘淳教授认为"脑肠轴"理论与中医学心肝在情绪方面的调节功能是密切联系的。心神不内舍，肝木宣达过甚，情志内乱而出现心烦心悸、不寐多梦，使情绪反应中枢胃肠出现紊乱，进而出现脑肠肽调节障碍，胃肠激素紊乱而引起腹胀。同时肝火久郁，胆气疏泄无常，胆汁随肝火上逆而见烧心，方选龙胆泻肝汤加减，黄芩、黄连联用，可清心肝之火；柴胡疏肝理气；郁金、竹叶清心宁神；白芍、佛手滋阴收敛止痛，配合生地可起到水涨船行之功；川军利胆通腑，则大便自通。现代研究表明，川军可促进胃近端排空，同时有利于胃黏膜的修复。二诊加入玄参、北沙参、麦冬等滋阴之品，当归补血，因久病者多阴虚血虚而潮热也。三诊患者症状均有所改善，去苦寒之黄连，入炒鸡内金以增健胃消食之效，疗效显著。

（三）抑肝扶脾，理气止痛治疗非糜烂性胃食管反流病

郁某，男，39 岁，2018 年 2 月 8 日就诊。

主诉：反酸、上腹部烧灼 5 个月余。

初诊：患者 5 个多月前出现反酸、上腹部烧灼不适。患者既往有未分化结缔组织病史 2 年余，长期口服醋酸泼尼松片、塞来昔布片、硫酸羟氯喹片。刻下症：反酸，上腹部灼痛，咽部梗阻感，嗳气频，面色少华，少气懒言，善悲喜忧，咳痰清稀，食少纳呆；伴见关节肿痛、面颊红色斑丘疹，双下肢轻度水肿；大便 3 次/日，夹少量不消化食物；舌淡白，脉弦涩，重按无力。甘淳教授以非糜烂性胃食管反流病（NERD）诊之。辨证：脾虚气滞证。治法：抑肝扶脾，理气止痛。方药：小柴胡汤合四逆散加黄芪 21g，茯苓 24g，吴茱萸 3g，金铃子 9g，泽泻 12g，玫瑰花 15g，月季花 12g，浙贝母 12g。5 剂，每日 1 剂，水煎 400ml，分早、晚两次温服。

二诊（2018 年 2 月 13 日）：患者反酸、上腹部烧灼不适明显好转，在初诊方基础上加入郁金 9g、百合 12g 以开郁散结。此后患者以四逆散合左金丸为主方加减，并予穴位贴敷肝俞、脾俞穴协助治疗。

三诊（2018 年 4 月 8 日）：患者反酸、上腹灼痛、咽部梗阻基本消失，二便调，下肢水肿已基本消退，舌脉正常。同时未分化结缔组织病症状（诸如关节肿痛、面颊丘疹）亦有所缓解，

硫酸羟氯喹片、醋酸泼尼松片亦减量，行 24 小时食管阻抗-pH 监测，提示无不良现象，胃食管反流病自测量表（Gerd Q 量表）得分 3 分，提示 NERD 已基本痊愈。

按语：一方面由于患者存在自身免疫应答紊乱，而且长期使用激素药、非甾体消炎药，导致机体免疫功能受损，蛋白酶和胆汁分泌异常；另一方面基于患者悲忧过度，存在精神因素致病可能性，此为 NERD 的病理机制。患者情志内伤，悲忧伤肝，同时脾虚无以濡肺，金不抑木，使木气肆逆，胆腑附于肝而从之，致胆汁逆乱，故症见上腹灼痛、反酸；且长期服用的抗炎药、激素药，如同中药的寒凉之品，致使脾气不振，土不制水，水液下注致泻，日久湿聚于下焦致下肢水肿，上犯肺金则咳痰清稀；同时脾虚下坠可使升降枢机失司，胃失和降，上逆致咽部梗阻、嗳气频频。脾虚日久气不生血，出现全身乏力、面色少华，气不行血而出现脉涩等表现。故辨证为脾虚气滞证，方以小柴胡汤合四逆散抑肝扶脾、理气止痛，同时补益中气、疏泄郁气，配以玫瑰花、月季花柔肝化瘀，茯苓、泽泻利水以实大便，浙贝母抑酸又化痰。全方紧抓"气"致病的病机，以健脾气、和胃气、疏肝气为根基，配以化瘀利水制酸，标本同治，后期用药虽有所更改，但仍以益气运化为主，"气虚"、"气滞"根本病机根除，获得更好的远期疗效。

第二十九章　钦丹萍

一、人物简介

钦丹萍，男，浙江中医药大学附属第一医院消化内科教授，主任医师，浙江省杏林工程领军人才，浙江省名中医。现任浙江省中医药学会脾胃病专业委员会主任委员、浙江省炎症性肠病中医联盟主任、中国民族医药学会脾胃病分会副会长、中华中医药学会脾胃病分会专业委员会常委、中国医师协会中西医结合医师分会消化病专业委员会常委、中国中西医结合学会急性胰腺炎专家委员会常委、中国中西医结合学会雷公藤研究会委员、国家自然科学基金项目评审专家、国家药物评审专家、高等教育"十三五"规划教材编委、《中华脾胃病学》副主编兼办公室主任等职。为长三角脾胃病学术论坛的发起人。

钦丹萍教授是国内知名的脾胃病专家，行医 30 余年来，具有丰富的临床与科研经历，从事胃肠黏膜保护和炎症性肠病的研究，擅长中西医结合及内镜技术诊治各种消化系统疾病。

二、学术思想

（一）传承创新，通腑导滞法治疗重症急性胰腺炎

重症急性胰腺炎在急性炎症反应期后可能因肠道黏膜屏障受损导致细菌移位继发全身感染，钦丹萍教授基于这种风险，在国内首先提出通腑导滞法治疗重症急性胰腺炎，应将通腑导滞法全程运用于整个疾病阶段，以降低后续的继发感染率。指出在重症急性胰腺炎的治疗上，仲景通腑导滞法"中病即止"的目标不能仅局限于仲景的"得快利即止"。由于通腑导滞法不仅能促进肠道运动、缓解肠道梗阻，还能保护肠黏膜屏障、防止细菌移位。因此，对重症急性胰腺炎早期开展通腑导滞法虽能促进急性炎症反应期的缓解，但如果仅满足于大便得解，阳明腑实症状缓解的状态就中止通腑导滞法的运用，就过早地放弃了对后续继发感染发生的防控。钦丹萍教授通过实验与临床研究，进一步明确了该理论在缓解重症急性胰腺炎病情、降低死亡率等不良因素方面具有现实意义。同时考虑到重症急性胰腺炎患者在起病早期往往麻痹性肠梗阻症状比较突出，影响了患者对通腑导滞中药口服的依从性，从而提出肠梗阻缓解前口服给药、缓解后灌肠给药的分段治疗法。在此基础上，钦丹萍教授将通腑导滞法在重症急性胰腺炎的运用概括为"早期、全程、分段"的六字治疗方针，从而对仲景通腑导滞理论在继承的基础上有所创新，相关研究成果已部分发表于《中国中西医结合杂志》、《中医杂志》等期刊上。

（二）学习本草，重视毒药，善用雷公藤

炎症性肠病发病与免疫机制异常相关，在临床上属难治。钦丹萍教授认为在炎症性肠病的发病机制上，"湿""热""瘀"是致病的基本要素，而"毒"是导致"湿""热""瘀"致病进展的重要元素，由此导致内疡累累，或深或大，缠绵难愈。而中药雷公藤具有清热解毒、活血化瘀的功效，能发挥免疫调节作用。因此，钦丹萍教授在国内较早地将雷公藤作为免疫抑制剂应用于炎症性肠病的治疗，并开展基础研究，获得了 3 项国家自然科学基金面上项目支撑

（81273903、81673798、81973617）；在《中华医学杂志》、《中华消化杂志》、《中华微生物与免疫杂志》、《中国药学杂志》、*Chinese Herb Medicines* 等杂志上发表多篇文章，被聘为中国中西医结合学会雷公藤研究会会员，受邀担任《雷公藤研究》一书编委。通过临床实践与研究，钦丹萍教授发现雷公藤能控制炎症性肠病的炎症活动，促进黏膜愈合。雷公藤虽为毒性中药，但在合适的治疗剂量范围内，对肝肾及造血功能的不良反应低，对生殖腺的抑制停药后多可逆转。在临床上钦丹萍教授不仅善于应用雷公藤饮片或颗粒，也善于应用雷公藤提取物——雷公藤多苷。通过研究，钦丹萍教授发现雷公藤多苷的免疫抑制作用与硫唑嘌呤相当，而且与硫唑嘌呤不同，雷公藤多苷与 5-氨基水杨酸联合应用不增加骨髓抑制的发生率。

（三）研究云母，推之临证，收敛涩肠善护膜

矿物类中药云母，最早记载于《神农本草经》，谓其"除邪气，安五脏，益子精，明目，久服轻身，延年"，在《名医别录》中记载云母能下气坚肌，能止痢。钦丹萍教授在前辈名中医周亨德的指点下，习古悉今，用云母、黄芪、桃仁三药组成名为自卫颗粒的方剂，用于胃黏膜的保护，以缓解胃脘嘈杂易饥之症；也常将云母用于各种类型的腹泻，在辨证的基础上加入云母，常获止泻止痢良效。并在国内最早开展云母保护消化道黏膜研究，研究的成果分别获得了浙江省中医药科技创新奖二等奖及三等奖各一次。

（四）源于经典，临证创新，逆气流以求功

泄泻临证常见，时为顽疾，如肠易激综合征之泄泻。钦丹萍教授遵东垣之法，针对泄泻与肠窘迫，常用柴胡、升麻、防风，以升下陷之气机，在辨证基础上配用此三药，常奏良效。嗳气、烧心，乃胃气上逆所致，现代虽有西药质子泵抑制剂强力抑制胃酸，但仍有少数人对质子泵抑制剂作用应答不佳而成难疾。《灵枢·平人绝谷》中云："胃满则肠虚，肠满则胃虚，更虚更满，故气得上下，五脏安定，血脉和利，精神乃居。"钦丹萍教授受此启发，针对这种胃气上逆难治者，强调运肠下气以降胃气之上逆，临证在辨证基础上常加厚朴、枳壳、槟榔、莱菔子、桃仁；如遇便结者，更添火麻仁、郁李仁等以加强行滞之功效。

三、临床经验总结

（一）善用药角与药对

《素问·阴阳应象大论》曰："清气在下，则生飧泄，浊气在上，则生䐜胀"、"湿胜则濡泻"。钦丹萍教授常选用柴胡、升麻、防风药角以升清止泻，喜用防风、薏苡仁或苍术药对以疏风除湿，湿去泻止。若遇胃痞或嘈杂属寒热错杂者，则依据大便性质，选择辛开苦降之药对。大便如常者，选择黄连、吴茱萸；大便溏烂者选用黄连、干姜，以散解寒热气机之郁结；若有肠道内疡或便血或下利，则加五倍子、儿茶以收敛护膜，或以乌梅、地榆炭收涩止血；对久泻者，常在寒热脏腑辨证的基础上，加用石榴皮、赤石脂、诃子以止泻；对排便不爽者，则用升麻、枳壳，一升一降调整谷道之气机；对于口苦者，常用柴胡、黄芩以解肝经郁热、少阳气郁。

（二）师古悉今擅化裁

白术有健脾益气、燥湿利水、止汗安胎等功效，为"健脾补气第一要药"，对于胃肠系统具有双向调节作用。生白术能运脾行滞，炒白术能健脾止泻，对于便难者，钦丹萍教授在前人经验的基础上重用生白术，时有化裁。便难而大便软或烂者，加升麻、枳壳调气机；便难而大

便干结者，加升麻、枳壳、玄明粉。

四君子汤出自《太平惠民和剂局方》，由人参、茯苓、白术、甘草组成。钦丹萍教授根据既往多年临证的经验，针对慢性萎缩性胃炎、肠上皮化生，常化裁为太子参、茯苓、炒白术、炙甘草，并在此基础上加用清热解毒、活血化瘀、软坚散结之药，如藤梨根、野葡萄根、白花蛇舌草、丹参等药，常获良效。

炎症性肠病发病率日益增高且仍属难治，其包含溃疡性结肠炎与克罗恩病两大疾病。溃疡性结肠炎活动期以大肠湿热为主，克罗恩病则多为寒热错杂；大肠湿热者常用芍药汤、白头翁汤，寒热错杂者选乌梅丸。钦丹萍教授在此基础上，常重视加用清热解毒中药青黛以治黏膜炎症溃疡，或口服或灌肠，对溃疡性结肠炎活动期者，重视肠道局部给药，常用清化湿热、活血护膜、收敛生肌之品。对其中肠道病变累及范围较广，属于左半结肠型或广泛结肠型者，提倡结合肠镜在回盲部置入细管，给予全结肠保留灌肠，常能快速地控制病情，修复肠黏膜。

四、医案集萃

（一）腹泻型肠易激综合征临证辨治

案1　脾胃虚弱证

杨某，女，34岁，2014年9月4日就诊。

主诉：反复腹泻伴腹痛10余年。

初诊：患者10余年来大便溏泻，每日1次，痛则泄泻，泻后即舒，稍进油腻食物泄泻频次即增，纳可，寐安，小便如常。刻下：面色萎黄，神疲体倦，形体偏瘦，腹软，按之无痛，肠鸣正常，舌质淡，苔薄白，脉细。西医诊断：腹泻型肠易激综合征；中医诊断：泄泻之脾胃虚弱证。治法：健脾升清，收敛止泻。方药（参苓白术散加减）：太子参10g，茯苓10g，白术10g，北柴胡6g，升麻6g，防风6g，诃子10g，芡实10g，炒白芍10g，炙甘草3g，山药10g，干姜3g，陈皮10g，山楂10g，玫瑰花6g，制香附10g。7剂，每日1剂，水煎400ml，分早、晚两次温服。

二诊（2014年9月11日）：痛泻缓解，面色转红润，体态自如，舌淡，苔薄，脉细。效不更方，再拟原方7剂以巩固疗效，后未再发。

按语：脾为阴土，喜燥恶湿，若湿邪困脾，则脾阳受损，运化无权，水湿内生而为泻；脾主升清，若为湿困，中气下陷，清气不升则为泻。正如《素问·阴阳应象大论》所云："清气在下，则生飧泄。"《灵枢·口问》曰："中气不足，溲便为之变，肠为之苦鸣。"因此，临证中针对久泻者宜以健脾为要，用药有三个特点：一为健脾常与升清并重，升清药分为升阳药和祛风药，前者如柴胡、升麻等，后者如防风、羌活等。应用升阳药的意义正如李东垣《脾胃论》所言："以引元气之升，不令飧泄也。"祛风药的作用如李中梓《医宗必读·泄泻》所言："又如地上淖泽，风之即干……所谓下者举之是也。"故临证多以柴胡、升麻、防风为升清药对。二为脾虚湿盛者使用健脾治法后症状未改善，且无明显湿热象者，可加用温阳药以温脾燥湿，正如李中梓《医宗必读·泄泻》曰："一曰燥脾，土德不惭，水邪不滥，故泻皆成于土湿，湿皆本于脾虚，仓廪得职，水谷善分，虚而不培，湿淫转甚。"临证中若无外寒引动，多用干姜、吴茱萸、附子等温助脾阳；若感受外寒易作，多用干姜、桂枝温中散寒，鼓舞胃阳。三为久泻患者，以虚为本，而少有邪滞，适当加用收敛药，以涩肠止泻，而无闭门留寇之弊，临证中常加用诃子、芡实、石榴皮等药以收涩。本案患者既往经过单纯健脾治疗后效果不显，虽无受凉感寒易作，但舌淡苔薄，仍以脾虚为本，故在太子参、茯苓、白术等健脾益气基础上，应用升麻、柴胡、防风升清止泻，更以干姜温助脾运，从而使疗效相得益彰。

案2 肝郁脾虚证

刘某，女，25岁，2014年9月24日就诊。

主诉：反复腹泻伴腹痛半年。

初诊：患者半年前情绪激动后出现腹痛，痛即泄泻，5～6次/日，泻后痛减，抑郁恼怒、感寒而发，平素情绪较低落，忧虑过度，食少乏力，夜寐欠安。查体：腹软，按之无痛，肠鸣正常，舌质淡，苔薄白，脉弦细。Zung焦虑自评量表得分55分和Zung抑郁自评量表得分67分，表明患者有轻度焦虑、中度抑郁。西医诊断：腹泻型肠易激综合征；中医诊断：泄泻（久泻）之肝郁脾虚证。治法：健脾温中，升清止泻，兼以疏肝。方药：党参10g，茯苓10g，麸炒白术10g，山药10g，北柴胡6g，防风6g，升麻6g，诃子10g，赤石脂15g，鸡冠花15g，干姜3g，桂枝6g，炒白芍15g，制香附10g，乌药10g，佛手6g，玫瑰花6g，炙甘草6g。14剂，每日1剂，水煎400ml，分早、晚两次温服。

二诊（2014年10月8日）：大便溏而稀薄，便次减少，2～3次/日，腹痛大减，情绪变化及感寒后仍有加重，时有食后脘闷不舒，舌淡，苔薄，脉弦细。守原方续服14剂，服法同前。

三诊（2014年10月22日）：时泻时止，大便2～3次/日，时有中上腹痛，脘痞减轻，情绪无改善，口干，尿频尿热，舌质淡红，苔薄黄腻，脉弦细。原方加金钱草15g、白茅根15g以清热利小便。21剂，服法同前。

四诊（2014年11月13日）：大便成形，1～2次/日，痛胀大减，尿频尿热减轻，舌质淡，苔薄，脉弦细。三诊方去乌药、佛手，加木香6g以行气止痛。21剂，服法同前。

五诊（2014年12月4日）：大便成形，1～2次/日，痛胀缓解。四诊方去党参、金钱草、白茅根、玫瑰花，加黄芩10g、生姜3g以清热解毒、温中散寒。14剂，服法同前。

六诊（2014年12月18日）：痛泻缓解，情绪改善，舌淡，苔薄，脉弦细。服药后诸症向愈，复测Zung焦虑自评量表得分49分和Zung抑郁自评量表得分50分。再拟五诊方减生姜，继服14剂，巩固疗效。

按语：见肝之病，知肝传脾，必先实脾。脾之运化，赖肝之疏泄。而肝藏之血，又赖脾之化生，所谓"土得木而达"、"木赖土以培之"。若忧思过度气结于中，使肝失疏泄，脾运失权，或郁怒伤肝，肝木乘脾而肝脾不调，脾不升清，胃不降浊，脾胃升降失司，则发为泄泻。正如《素问·举痛论》所言："怒则气逆，甚则呕血及飧泄"。肝郁脾虚之久泻有三个特点：其一肝郁是一个诱因，而脾虚是导致久泻的直接病因，故以健脾为主，疏肝为辅；其二肝郁脾虚分为土虚木侮和木亢乘土，在健脾疏肝的基础上，如土虚木侮则在四君子汤基础上加山药、芡实健脾止泻；如木亢乘土则在柴胡、佛手等疏肝药基础上加柔肝平肝之品，如炒白芍、白菊花、蒺藜等；其三在疏肝健脾的基础上，常须升举清阳，以升清止泻。本案患者经过健脾治疗后疗效欠佳，针对此，仍以健脾为基本，并辅以疏肝，药用柴胡、佛手、香附、玫瑰花、白芍等。玫瑰花疏肝同时理气，气行则痛止，《本草正义》记载其"清而不浊，和而不猛，柔肝醒胃，疏气活血"；白芍养血调经、敛阴止汗、柔肝止痛、平抑肝阳，其疏肝同时柔肝，刚柔并济，对肝血不足、肝体失柔、肝气不舒，既能养血柔肝，又能平抑肝阳，改善肝血不足、肝气壅滞的临床表现，故古代医家肝经病证多重用白芍。同时重视柴胡、升麻、防风之升清，该患者外感受寒邪是诱因，且无湿热象，故加干姜、桂枝以温中散寒，患者痛泻遂愈。

案 3　脾肾阳虚证

陈某，女，67 岁，2013 年 12 月 5 日就诊。

主诉：反复腹泻伴腹痛 1 年余。

初诊：患者 1 年多以前无明显诱因出现晨起泄泻，大便 1 次/日，泻前腹痛，泻后方舒，无痞满不适，情绪可，纳可，寐安。查体腹软，按之无痛，肠鸣音正常，舌淡，苔薄，反关脉脉细。西医诊断：腹泻型肠易激综合征；中医诊断：泄泻（久泻）之脾肾阳虚证。治法：温肾健脾，固涩止泻。方药：党参 10g，茯苓 10g，白术 10g，山药 15g，北柴胡 9g，升麻 9g，防风 9g，石榴皮 9g，赤石脂 9g，诃子 10g，益智仁 10g，补骨脂 10g，肉豆蔻 9g，乌梅 6g，炙甘草 6g。7 剂，每日 1 剂，水煎 400ml，分早、晚两次温服。

二诊（2013 年 12 月 12 日）：症状改善不显，仍有晨起痛泻，次数如前，舌淡，苔薄，反关脉脉细。进一步追问久泻相关病史，得知患者清晨 4～5 时有脐腹不适或作痛，随后泄泻，自觉急迫感，泻后则安。诊断为五更泻，故拟原方化裁，在初诊方基础上加用吴茱萸 3g、五味子 6g 以助温肾散寒、涩肠止泻之功。7 剂，服法同前。

三诊（2013 年 12 月 19 日）：清晨 4～5 时腹痛大减，五更泻改善，舌淡，苔薄，反关脉脉细。二诊方加干姜 6g 温中散寒。7 剂，服法同前。

四诊（2013 年 12 月 26 日）：腹痛、五更泻缓解，舌淡，苔薄，反关脉脉细。继服三诊方 7 剂，服法同前。

五诊（2014 年 1 月 9 日）：痛泻缓解，舌淡，苔薄，反关脉脉细。四诊方去防风、石榴皮、赤石脂、益智仁、干姜。服药 7 剂后诸症向愈，随访 11 个月症情稳定。

按语：汪昂《医方集解》曰："久泻皆由肾命火衰，不能专责脾胃。"张景岳《景岳全书·泄泻》曰："肾为胃关，开窍于二阴，所以二便之开闭，皆肾脏之所主，今肾中阳气不足，则命门火衰，而阴寒独盛，故于子丑五更之后，当阳气未复，阴气盛极之时，即令人洞泄不止也。"脾为后天之本，肾为先天之本，脾的正常运化有赖于肾阳的温煦推动。脾肾阳虚和脾阳虚症状上程度不同，即在食少腹胀、四肢不温、大便稀溏等脾阳虚表现的基础上，尚有腰膝酸冷、五更泄泻、小便清长等肾阳虚表现。临证中上述脾肾阳虚典型症状并不多见，在二者临床表现不显著时从两点着手：一者符合五更泻，则多为脾阳虚合并肾阳虚；二者应用温脾药效果不显时，应考虑患者是否存在脾肾阳虚，若温脾药与温肾药合用效果明显，则患者属脾肾阳虚。由此提示，患者对温阳药的反应是确定脾阳虚或脾肾阳虚的一个参考依据，体现了以方测证的理念。肾阳虚用药可有不同层次，如无五更泻，多用附子、肉桂、干姜等温肾药；如有五更泻，首选四神丸。本案中患者临床症状符合五更泻，初以健脾温肾为基本治法效果不显，温肾之法由二神丸改为四神丸后，温肾散寒之力增加，患者五更泻症状始缓，以原方维持，痛泻未作。

案 4　寒热错杂证

刘某，女，58 岁，2014 年 7 月 15 日就诊。

主诉：反复腹痛腹泻 3 年余。

初诊：患者 3 年多以前进食寒凉后出现大便稀薄，频次增多，3～4 次/日，便前脐周痛，泻后痛减，受凉频作，情绪可，胃纳可，夜寐安。查体：腹软，按之无痛，肠鸣正常，舌淡，苔薄黄腻，脉细。西医诊断：腹泻型肠易激综合征；中医诊断：泄泻之脾胃虚弱证。治法：健脾益气，升清止泻。方药：太子参 10g，茯苓 10g，麸炒白术 10g，陈皮 6g，炒白芍 10g，防风 6g，北柴胡 6g，升麻 6g，玫瑰花 6g，延胡索 10g，诃子 10g，蒲公英 15g，炙甘草 3g。7

剂，每日 1 剂，水煎 400ml，分早、晚两次温服。

二诊（2014 年 7 月 22 日）：大便先干后溏，脐周痛，受凉加重，舌质淡，苔黄腻，脉细，证属寒热错杂，治宜寒热共奏、辛开苦降。拟原方去蒲公英，加炮附片 3g、桂枝 6g、干姜 3g、黄连 3g，温中散寒、寒热平调。7 剂，服法同前。

三诊（2014 年 7 月 29 日）：痛泻缓解，脐周痛大减，大便 1～2 次/日，舌淡，苔薄白，脉细。二诊方加生姜 3g，温中散寒。7 剂，服法同前。

四诊（2014 年 8 月 8 日）：痛泻缓解，大便稍干，脐周痛缓解。三诊方基础上加肉苁蓉 10g。服药 14 剂，诸症渐愈。

按语：寒热错杂证是指患者同时呈现出寒证和热证，即寒热交错的现象，两者可相互转化。多为阴阳失调，气机不畅，可分为寒热错杂于中焦或上热下寒证型。寒热错杂于中焦系脾胃受损，中气虚弱，少阳邪热乘虚内陷，以致寒热错杂。上热下寒者系脾胃虚寒，肠滑失禁，气血不足而湿热积滞未去，以致寒热错杂。久泻者多为寒热错杂于中焦。张仲景《金匮要略·呕吐哕下利病脉证治》中将下利分为泄泻与痢疾，对于寒热错杂于中焦者，多属泄泻，治宜辛开苦降，用半夏泻心汤。张仲景《伤寒论·辨太阳病脉证并治下》谓半夏泻心汤主治"下利不止"，甘草泻心汤主治"谷不化，腹中雷鸣"，生姜泻心汤主治"腹中雷鸣，下利者"，因此，寒热错杂用半夏泻心汤，其中偏胃气虚弱者重用甘草，用甘草泻心汤，偏水热互结者重用生姜，用生姜泻心汤。对于上热下寒者，多见痢疾，治宜清上温下，用乌梅丸，如《伤寒论·辨厥阴病脉证并治》谓乌梅丸"主久利"。因此，临证中泄泻者符合寒热错杂证，多取半夏泻心汤辛开苦降之功。寒热错杂属偏热者，重用黄芩、黄连清热；偏寒者，重用干姜温中散寒。久泻者若表现为舌淡，苔薄黄腻，脉细，应用健脾温中或健脾清化等方法疗效欠佳，可按辛开苦降之法，用半夏泻心汤或干姜、黄连药对，如用之效如桴鼓，则为寒热错杂无疑，继以辛开苦降法维持，以巩固疗效。本案施治，初始单用健脾升清大法，患者痛泻无明显改善，细察患者，为久泻受凉后加重，虽舌质淡但苔上有黄腻，考虑寒热错杂，故加干姜、黄连以辛开苦降、平调寒热；辅以附子温阳助运；桂枝驱散外寒后，痛泻缓解而获良效。

（二）行滞法在难治性胃食管反流病中的应用

案 1　疏肝行滞法

李某，女，62 岁，2016 年 3 月 3 日就诊。

主诉：反复反酸烧心 5 年余，再发 1 个月。

初诊：患者 5 年多以前无明显诱因出现烧心、反酸，未予重视，症状反复发作。1 个月前，上述症状加重，伴口苦咽干，纳差，便干，小便偏黄，时有抑郁，心烦满闷，舌红，苔腻稍黄，脉弦。患者长期服用 PPI（质子泵抑制剂）缓解病情，由于顾虑长期使用 PPI 制剂的副作用，1 个月前停用 PPI 后症状再发。胃镜提示：反流性食管炎（A 级）。西医诊断：胃食管反流病；中医诊断：吐酸之肝胃郁热证。治法：疏肝和胃、行气导滞，兼以清宣郁热。方药：柴胡 12g、郁金 12g、佛手 10g、黄芩 9g、太子参 15g、姜半夏 10g、白芍 9g、生白术 30g、枳实 12g、厚朴 12g、乌贼骨 10g、浙贝母 10g、栀子 6g、淡豆豉 10g、炙甘草 6g。7 剂，每日 1 剂，水煎 400ml，分早、晚两次温服。

二诊（2016 年 3 月 10 日）：患者诉心烦满闷消失，口苦咽干，恶心反酸缓解，纳差，大便可、一日一行，舌红，苔白腻，脉弦。患者郁热缓解，肝郁仍存，故在原方基础上去栀子、淡豆豉，加玫瑰花 6g、鸡内金 15g，以加强疏肝解郁、运脾行气之功。7 剂，服法同前。

三诊（2016年3月17日）：患者诉诸症缓解，守二诊方14剂，并嘱其平时调畅情志，放松心情，患者病情稳定后，继续以中药维持。

按语：本案为吐酸之例，纵观此证，患者时有抑郁，心烦口苦、恶心反酸，又适值春天少阳之气生发之时，此乃肝气不升、胆胃不降、郁而作热之证。《临证备要·吞酸》曰："胃中泛酸，嘈杂有烧灼感，多因于肝气犯胃"，故疏肝和胃、清宣郁热是基本治法。然细观患者便干难解，不思饮食，此为腑气不通，糟粕不行致胃失和降、纳运不济，治则重在行滞，采用枳实、厚朴，重用生白术之配伍，以和胃降逆，达到制酸的目的。方中枳实破气消积、化痰散痞，厚朴燥湿消痰、下气除满，枳实配厚朴寓《伤寒论》之小承气汤之意；然患者便干尚能解，又恐苦寒败胃，且大黄长期应用还会导致结肠黑变病，故以30～60g生白术易大黄以行气导滞，不仅无泻下伤气、停药反复之弊，且有健脾益气、药效持久之利。张仲景《伤寒论》中云："若其人大便硬，小便自利者，去桂加白术汤主之。"最先指出重用生白术四两取其行气通便之功。现代研究表明，生白术常规剂量及大剂量均可促进慢传输型便秘大鼠的胃动力，而在改善其肠道传输功能及增加c-kit阳性细胞面积方面则以大剂量白术效果为佳。同时，方中枳实、白术相伍行气消痞，又寓《金匮要略》枳术汤之意。临床研究证实，大剂量生白术配伍枳实可显著改善成人功能性便秘的大便性状和相关临床症状。故临证以生白术、枳实、厚朴配伍，常获良效。更以鸡内金健脾消食，化浊通新，可增强胃蠕动，加速胃排空，《医学衷中参西录》指出鸡内金"善化瘀积"。现代药理研究证明，口服鸡内金能促使胃运动期延长、蠕动波增强及胃排空加快，故临证行滞消积常加用鸡内金，如此诸药相伍，共起沉疴。

案2　宣肺导滞法

沈某，女，46岁，2016年3月1日就诊。

主诉：上腹部灼热3个月余。

初诊：患者3个多月前无明显诱因出现胃脘嘈杂，时有灼热，恶心反酸，发无定时，晨起明显，胃纳尚可，食后即饥，胃脘痞满，大便黏滞不爽，舌红，苔薄黄腻，脉滑数。自诉服用PPI无效。胃镜提示：反流性食管炎（A级）。西医诊断：反流性食管炎（A级）；中医诊断：嘈杂之痰热互结证。治法：清热化痰，行气和胃。方药：姜半夏10g，竹茹10g，陈皮10g，黄连5g，吴茱萸3g，茯苓12g，生姜6g，红枣10g，海螵蛸（先煎）10g，煅瓦楞子（先煎）10g，厚朴10g，枳实10g，炙甘草6g。7剂，每日1剂，水煎400ml，分早、晚两次温服。

二诊（2016年3月8日）：心下灼热反酸，按之则痛，大便黏滞难解，舌红，苔薄黄腻，脉滑数。原方加瓜蒌皮9g。7剂，服法同前。

三诊（2016年3月16日）：灼热反酸仍有，但程度减轻，大便3日一行，干结难解，舌红，苔薄黄，脉数，故在二诊方的基础上去茯苓、生姜、红枣，加瓜蒌仁15g、杏仁10g、炙紫菀12g，加强宣肺导滞之功。7剂，服法同前。

四诊（2016年3月23日）：大便通畅，日行一次，无反酸、烧心，胃脘嘈杂、恶心欲呕均好转，舌红苔，薄黄腻，脉滑数。续服三诊方14剂，继续巩固。

按语：本案患者表现为嘈杂、反酸，且舌红，苔黄腻。《类证治裁》云："肝木性升散，不受遏郁，郁则经气逆，为嗳，为胀，为呕吐。"由于胆为甲木，胆虚则不能遂其生长发陈之令，于是木郁而土不达，土不达则痰易生，痰郁久易化热，致胃失和降，因此临证以黄连温胆汤处置。然患者大便黏滞不爽，故加用厚朴、枳实以行气导滞。二诊时患者心下仍灼热反酸，且按之则痛，大便黏滞难解，舌红，苔薄黄腻，脉滑数，考虑为痰热互结于胸中，邪气下移大肠致湿热积聚之证。唐容川《血证论》曰："肺移热于大肠则便结"，故治宜清宣胸中痰热，痰热去则肺气清，气机畅则大便通，故加瓜蒌皮以清肺化痰、利气宽胸，既可宣肺气通大肠，又合小陷胸汤清热化痰之意。但一、二诊后胃脘嘈杂、心下灼热减轻，但大便黏滞未缓解，故三诊时加强宣肺导滞，妙用瓜蒌皮、瓜蒌仁、杏仁、炙紫菀等配伍，此即《中西汇通医经精义》中"理大便必须调肺气"之意。瓜蒌皮与瓜蒌仁相伍，上可清肺胃之热、化痰散结，下可润大肠之燥；且杏仁、瓜蒌仁、炙紫菀能润肠通便，以达宣肺润肠、降逆导滞之目的。

案3 升清降浊法

潘某，男，37岁，2016年3月15日就诊。

主诉：晨起胸闷伴烧心、恶心1年。

初诊：患者1年前无明显诱因出现晨起胸闷，餐后呃逆，反酸时作，口苦纳差，餐后困倦，昏昏欲睡，大便溏烂，舌淡红，苔薄白，脉弦细。自诉服用PPI无效。胃镜提示：反流性食管炎（A级），慢性浅表性胃炎伴糜烂。西医诊断：反流性食管炎（A级），慢性浅表性胃炎伴糜烂；中医诊断：呃逆之脾虚气滞证。治法：健脾和胃，升清降浊。方药：太子参15g，白术10g，茯苓10g，陈皮10g，姜半夏10g，升麻9g，防风6g，薏苡仁20g，厚朴10g，枳实10g，黄连3g，吴茱萸3g，海螵蛸（先煎）10g，煅瓦楞子（先煎）10g，浙贝母10g，炙甘草6g。7剂，每日1剂，水煎400ml，分早、晚两次温服。

二诊（2016年3月22日）：困倦改善，但呃逆明显，仍口苦纳差，餐后呃逆，反酸时作，嗳气腹胀，大便溏，舌淡红，苔薄白，脉弦细。方药：旋覆花9g，代赭石（先煎）15g，党参15g，姜半夏12g，生姜9g，大枣10g，黄连3g，吴茱萸3g，柴胡6g，升麻6g，防风6g，薏苡仁20g，厚朴10g，枳实10g，玫瑰花6g，炙甘草6g。7剂，服法同前。

三诊（2016年3月30日）：口苦反酸减轻，餐后呃逆、嗳气缓解，纳差便溏，舌淡红，苔薄白，脉弦细。二诊方加鸡内金15g、炒白术15g，健脾消积。7剂，服法同前。

四诊（2016年4月8日）：患者诉诸症缓解，继服原方，巩固疗效。

按语：本案为呃逆，重在明辨气机升降，而用升清降浊之法。清代李用粹于《证治汇补·吞酸》中言："凡积滞中焦，久郁成热，则本从火化，因而作酸者，酸之热也。"因此，脾虚失运、积滞中焦为该患者作酸之缘由。一诊时患者纳差明显，口苦口酸，便溏，舌淡红，苔薄白，脉弦细，临证时考虑为肝郁脾虚，以脾虚气滞为主，且患者食入则昏冒欲睡，知清阳升发之气不行，故临证时在健脾的基础上，遵升清降浊之法，以四君子汤健运脾胃。升麻、柴胡、防风升举清阳之气；以厚朴、枳实降浊下气，共奏升清降浊之功，此即"脾宜升则健，胃宜降则和"之意。同时，防风辛能散肝，香能舒脾，为理脾引经要药，本案以防风配薏苡仁健脾利湿、祛风止泻。二诊患者嗳气、呃逆仍明显，遵"胃为六腑之海，其气亦下行"之意，应加强降逆之功；然患者又有腹胀便溏，为脾胃升清降浊功能未复，正所谓"清气在下，则生飧泄；浊气在上，则生膜胀"，故在升清降浊的基础上，加强和中降逆之功，合用旋覆代赭汤，求降中得升，达至功效。

案4 滋阴润肠法

蔡某，女，60岁，2016年3月24日就诊。

主诉：上腹部嘈杂隐痛1年余。

初诊：患者1年多以前无明显诱因出现上腹部嘈杂灼痛，得食则缓，晨起口酸，咽干口燥，渴而欲饮，纳差善饥，大便干结，小便短赤，舌红少津，脉细而数。自诉服用PPI和胃肠动力药效果欠佳。胃镜提示：反流性食管炎（A级）。西医诊断：反流性食管炎（A级）；中医诊断：

嘈杂之胃阴亏虚证。治法：养阴益胃，润肠通腑。方药：北沙参 15g，制玉竹 12g，生地黄 15g，麦冬 12g，白芍 15g，海螵蛸（先煎）10g，煅瓦楞子（先煎）10g，浙贝母 10g，厚朴 10g，枳实 10g，火麻仁 12g，郁李仁 12g，炙甘草 6g。7 剂，每日 1 剂，水煎 400ml，分早、晚两次温服。

二诊（2016 年 4 月 1 日）：患者胸骨后隐痛、上腹部灼痛好转，大便易解，仍口咽干燥，口渴欲饮，舌偏红，苔薄白少津，脉细数。原方基础上加天花粉 15g、乌梅 10g，生津止渴。7剂，服法同前。

三诊（2016 年 4 月 8 日）：患者自诉上腹部嘈杂消失，口燥咽干缓解，大便易解，舌偏红，苔薄白稍干，脉细数。故继服二诊方 14 剂以巩固疗效。半年随访，患者诉症状未见复发。

按语： 本案辨为嘈杂，属胃阴亏虚证。《温病条辨》云："复胃阴者，莫若甘寒，复酸味者，酸甘化阴"，故临证治宜甘寒滋阴为主，酸甘化阴为辅，以益胃汤合芍药甘草汤加减获效。然本案患者除胃阴亏虚之口燥咽干外，更兼有肠燥便结，正所谓"胃火盛而肠枯，大肠坚而粪粒小"，故本案应重在滋阴润肠，在滋阴治疗的基础上，加强润肠导滞，以达"急下存阴"之图，以麦冬、生地寓增液汤"增水行舟"之意，以补为通；另加火麻仁、郁李仁润肠通便。火麻仁偏走大肠血分，郁李仁偏入大肠气分，二者配伍，以增疗效。二诊时，大便虽易解，但津液一时难复，口咽干燥仍存，加乌梅、天花粉，以乌梅合炙甘草酸甘化阴，而天花粉一味不仅能清热生津，《日华子本草》认为其尚可通小肠，可润可行，故其可加强下气润肠之功，恰时选用，可增疗效。

第三十章　李天望

一、人物简介

李天望，1961 年生，1984 年毕业于湖北中医学院（现名湖北中医药大学），至今于湖北省中医院工作，中医博士，现任湖北省中医院脾胃病科主任医师、湖北中医药大学硕士生导师，二级教授。

李天望教授在各种医学杂志上发表学术论文 50 余篇，出版专著 3 部，参编医学著作 4 部，作为主要负责人完成原国家药监局两项新药临床实验任务，多次获得湖北省卫生厅科技进步奖，荣获湖北省中青年名医、湖北省卫生行业社会团体先进个人、全国老中医药专家学术经验继承人优秀学员、湖北中医名师等称号。担任世界中医药学会联合会消化病专业委员会常务理事、世界中医药学会联合会慢病管理专业委员会常务理事、世界中医药学会联合会内科专业委员会理事、中国中西医结合学会理事、中国中西医结合学会消化病专业委员会常务委员、中国中西医结合学会消化内镜专业委员会副主任委员、中国中西医结合学会消化病专业委员会微生态与膳食专家委员会副主任委员、中国中西医结合学会肿瘤与内镜协作委员会副主任委员、中国中西医结合学会消化内镜专业委员会常委、中国中西医结合学会心身医学专业委员会副主任委员、中国中医药学会内科专业委员会委员、中国中医药研究促进会消化整合分会常务理事、中华消化心身联盟湖北省委员会首席副主任委员、湖北省中西医结合学会副会长兼秘书长、湖北省中西医结合学会消化病专业委员会名誉主任委员、湖北省医学会消化病专业委员会常务委员、湖北省医师协会消化医师分会副主任委员、湖北省医学会消化内镜分会常务委员、湖北省消化内镜介入诊疗质量控制中心委员、《中西医结合研究》杂志编委、《中国中西医结合消化杂志》编委等职务。

李天望教授从事中医、中西医结合治疗脾胃病、肝病等消化系统疾病及内镜下疾病的诊治 30 余年，运用中医及中西医结合的方法治疗脾胃病、肝病等消化系统疾病。中医病证如胃脘痛、呃逆、反酸、胃痞病、黄疸、臌胀、便秘、泄泻等，西医疾病如胃食管反流、慢性胃炎、胃溃疡、胃癌前病变、十二指肠球部溃疡、功能性消化不良、溃疡性结肠炎、肠易激综合征、便秘、腹泻、慢性胆囊炎、胆囊胆管结石、病毒性肝炎、肝硬化、门静脉高压性胃病等，均有很好的疗效。能熟练地运用消化道内镜诊断及治疗胃肠道的息肉、肿瘤，开展了无痛胃肠镜的检查及治疗；熟练地运用消化道内镜进行食管及胃肠狭窄的扩张、支架的植入术、食管癌支架扩张、食管静脉曲张套扎等治疗；熟练地运用经内镜逆行胰胆管造影术（ERCP）对胆系及胰腺各种疾病（如胆总管结石及狭窄扩张、胆源性胰腺炎、胰管狭窄）进行诊断及治疗。

二、学术思想

（一）脾胃为后天之本

脾主运化，主升清，主统血，主肌肉、四肢；胃与脾同属中焦，主受纳、腐熟水谷，主通降，与脾相表里，共有"后天之本"之称。五脏六腑、四肢百骸皆赖脾胃以养，脾胃的病理表现是受纳、运化、升降、统摄等功能的异常。

脾为太阴湿土之脏，喜温燥而恶寒湿，得阳气温煦则运化健旺。胃有喜润恶燥之特性，胃不仅需要阳气的蒸化，更需要阴液的濡润，胃中阴液充足，有助于腐熟水谷和通降胃气。若脾的运化水谷精微功能减退则运化吸收功能失常，以致出现便溏、腹胀、倦怠、消瘦等病变；运化水湿功能失调，可产生湿、痰、饮等病理产物，发生臌胀、泄泻等病证。若胃受纳、腐熟水谷及通降功能失常，不仅影响食欲，还可因中气不能运行而发生胃痛、痞满及大便秘结；若胃气失降而上逆，可致嗳气、恶心、呕吐、呃逆等。

（二）肝与脾胃病

肝为刚脏，喜条达而恶抑郁。肝木疏土，助其运化，脾土营木，利其疏泄。肝郁气滞易犯脾胃，引起胃痛、腹痛等。从现代医学角度出发，大多数人都处于亚健康状态，其中重要的一条即因精神心理因素和生活压力所致肝气不舒，亦可见于很多功能性疾病，如功能性消化不良、肠易激综合征等。

1. 郁怒伤肝，脾胃升降失司　很多脾胃病的发生、发展及恶化与情志精神因素的关系极为密切。生理状态下，肝主疏泄，条达气机，气机通畅，脾胃如常发挥其升降枢纽作用。若情志过激，肝气郁怒，肝气横逆犯脾，脾胃升降失司，致清阳不升、浊阴不降，可出现嗳气太息、脘痞腹胀、胀满连胁等症状，即唐容川《血证论》所云："木之性主于疏泄，食气入胃，全赖木之气以疏泄之，而水谷乃化，设肝之清阳不升，则不能疏泄水谷，渗泄中满之症，在所难免。"

2. 肝气郁结，脾气内虚　《素问·风论》云："脾者土也，而恶木。"张子和则明确提出："夫愤郁不伸，则肝气乘脾。"上述经文表明，愤郁伤肝，肝气郁结，横逆犯脾，脾胃受损，可致脾气虚弱。肝体阴而用阳，脾气内虚，气血生化不足，肝体不得阴血的濡养，疏泄失司，气机进一步郁结，可使肝病加重。肝气郁结，脾气内虚，两者相互影响，互为因果，可致患者嗳气太息、胁痛腹胀、大便溏、食欲不振等病证反复发作，缠绵难愈。临床病证如泄泻、胃痞、呃逆、胃脘痛等。

3. 肝郁气滞，痰浊瘀血内阻　《临证指南医案》言："郁则气滞，气滞久必化热，热郁则津液耗而不流，升降之机失度，初伤气分，久延血分，延及郁劳沉疴。"该言论指出：肝气郁结，疏泄失调，气机不畅，不仅会化火炼津生痰，还可致脾胃虚弱、健运失司、血液运行失常，产生瘀血。痰浊瘀血内阻，"癥瘕"乃成。痰浊、瘀血交织为患，气血运行不畅，可使肝气郁结、脾气内虚进一步加重，这也是其病情恶化，反复发作、缠绵难愈的重要原因。此类病证如胃脘痛（瘀血停胃证），又如西医疾病慢性萎缩性胃炎。

三、临床经验总结

（一）治疗脾胃病当"疏肝健脾"

李天望教授师从涂晋文教授，从事中医药治疗脾胃病30余年，对脾胃病的诊治具有丰富的经验，常用治法可归纳为"疏肝健脾"，在此基础上，临床病证千变万化又可辨证施治。李天望教授认为，患者临床症状如早饱、嗳气、饱胀感，甚至疼痛等，均属"胃脘痛"、"胃痞"、"呃逆"等范畴，其内因主要有情志失调、脾胃虚弱，外因主要为饮食不节和感受外邪。所谓"不通则痛"、"清气在下，则生飧泄；浊气在上，则生膜胀"，中医辨证施治时不论痛、胀，均可以从"气"而治，而肝主一身气机之疏泄，故可以疏肝行气为治疗大法，方用柴胡疏肝散加减。根据李天望教授多年临床经验，疏肝行气法对于情志不畅所致肝胃不和证、气机不顺所致之胃痞病等病证的治疗均有良好疗效。

素体脾虚为脾胃疾病发生的基本病机。肝属木，脾属土，肝木疏土，脾土荣木，土得木则达，木得土则荣。若肝郁气滞，脾土受损，就会发生木郁乘土的病理变化，则脾虚更甚，故《金匮要略·脏腑经络先后病脉证》云："见肝之病，知肝传脾，当先实脾。"根据肝病传脾理论，健脾是本病证治疗过程中极为重要的环节，使脾气得到尽快的恢复，从而达到"脾实则肝自愈"的目的。

"疏肝"与"健脾"并用，常用方剂有柴胡疏肝散、参苓白术散、左金丸、理中汤、承气汤、芩连汤加减等，临床随证加减用于治疗胃脘痛、胃痞、吐酸、泄泻、便秘等可取得良好效果。

（二）治疗脾胃病当"因病而异"

李天望教授坚持中、西医并重诊治疾病，部分疾病中医治疗疗效较好，如泄泻病、便秘病等；部分疾病西医治疗疗效较好，如吐酸之西医严重型反流性食管炎、胃脘痛之西医消化性溃疡等；部分疾病中西医结合能达到良好的效果，如西医疾病之 Hp 感染、溃疡性结肠炎、轻中度反流性食管炎等。依据患者病情特点因人、因病制定诊疗方案，最终目的为尽快为患者解除病痛、让患者最大程度获益。如此才是李天望教授临床诊治疾病疗效颇佳、为患者所信赖的根本。

四、医案集萃

（一）疏肝解郁，理气止痛治疗慢性浅表性胃炎

俞某，男，45 岁，2017 年 5 月 11 日就诊。

主诉： 间断上腹部胀痛不适 2 月余。

初诊： 患者诉 2 个多月前因工作问题与他人发生争执后出现上腹部胀满不适，疼痛呈间断性隐痛，痛及两胁，伴嗳气，偶有反酸，食欲下降，自行口服"雷尼替丁"、"谷氨酰胺"、"多潘立酮"治疗（具体剂量不详）后，上述症状未见缓解。2 个月来每因心情不畅则上述症状反复发作。舌质淡红，苔薄白，脉弦数。胃镜提示：慢性浅表性胃炎。西医诊断：慢性浅表性胃炎；中医诊断：胃脘痛之肝气犯胃证。治法：疏肝解郁，理气止痛。方药（柴胡疏肝散加减）：柴胡 10g，枳壳 10g，赤白芍各 10g，香附 10g，木香 10g，延胡索 10g，川楝子 10g，佛手 10g，青陈皮各 10g，郁金 10g，苏梗 10g，丹参 10g，炒二芽各 10g，焦山楂 10g，煅瓦楞子 30g，乌贼骨 30g，炙甘草 6g。7 剂，每日 1 剂，水煎 400ml，分早、晚两次温服。

二诊（2017 年 5 月 18 日）：服用 1 周后，上述症状缓解。嘱原方再服 14 剂，服法同前，药后随访，未见复发。

按语： 胃脘痛是临床常见症状，包括西医的十二指肠溃疡、急慢性胃炎、胃神经官能症及脘腹部胀痛为主症的疾病。中医病机是肝气郁结，疏泄失常，横逆犯胃。方以柴胡疏肝散去川芎，加入疏肝理气之品，如木香、佛手、郁金、苏梗以增强疏肝解郁之效；川楝子、延胡索入气分及血分，疏肝行气泄热，止痛效果佳；佛手既能疏理脾胃气滞，又疏肝解郁、理气止痛；青皮入肝、陈皮入脾，两者合用疏理肝、脾、胃三脏；郁金与枳壳相配伍，理气郁而散气结，活血瘀而除血滞；加苏梗，能升降宣散，开郁行气；炒麦芽、炒谷芽、焦山楂消食化滞，开胃和中；煅瓦楞子、乌贼骨制酸止痛；芍药、甘草柔肝止痛缓急；丹参活血养血。诸药合用，共奏疏肝理气、和胃止痛之效。

（二）增液润燥，润肠通便治疗肠功能紊乱

吴某，男，69岁，2016年10月12日就诊。

主诉：反复腹胀、便秘5年余，加重半个月。

初诊：患者5年前中风后即开始出现便秘、腹胀等症状，偶有腹痛，三五日甚至1周排便一次。近半个月来自觉便秘加重，用大黄、火麻仁、番泻叶、乳果糖等泻下药效果不佳，灌肠、肛管排气后大便仍未通，大便干结难解，频发腹痛，纳差，口干，食后腹胀，神疲，眠可。舌红少津，苔黄燥，脉细。患者既往有中风病史5年余，遗留右侧肢体偏瘫；否认高血压、糖尿病等病史；否认药物过敏史。西医诊断：肠功能紊乱；中医诊断：便秘（虚秘）之津液亏虚证。治法：增液润燥，润肠通便。方药（增液汤加减）：玄参20g，生地20g，麦冬20g，桃仁10g，柏子仁10g，瓜蒌仁10g，苦杏仁10g，火麻仁10g，当归15g，陈皮6g。7剂，每日1剂，水煎400ml，分早、晚两次温服。并嘱多食水果、蔬菜，多饮水。

二诊（2016年10月19日）：服药1周后，排便有所改善。继用原方7剂，服法同前。

三诊（2016年10月26日）：药后，大便不干，2日一行。舌稍红，舌质渐润，脉细。继服原方，1周后随访，大便正常。

按语：《温病条辨》云："阳明温病，无上焦热证，数日不大便，当下之。若其人阴素虚，不可行承气者，增液汤主之"。此方中玄参壮水制火、滋液润肠，以解热结；麦冬能润能通，以利于大便畅行；生地滋液而不腻，并能走肾。三者合用，寓泻于补，作增水行舟之计。此患者舌脉一派阴伤之象，乃因胃阴不足，津液不能下及大肠，致大肠液亏，肠失滋润，因而大便秘结干燥，难于排出。故用增液汤以增水行舟，酌加五仁汤润燥通便，则便秘得除。

（三）健脾和胃，清热利湿治疗溃疡性结肠炎

王某，男，38岁，2017年3月21日就诊。

主诉：腹痛、腹泻、里急后重2年。

初诊：患者2年前无明显诱因始出现腹痛、里急后重，大便不成形，6～8次/日，常伴有肛门灼热感，口干口渴，严重时可出现黏液脓血便。舌质红，苔黄厚腻，脉滑略数。便常规提示：红细胞10～15个/HP，白细胞8～10个/HP，便隐血（+），外观有黏液。肠镜提示：溃疡性结肠炎；镜下可见直肠及乙状结肠黏膜充血水肿明显。西医诊断：溃疡性结肠炎。中医诊断：泄泻之湿热壅滞证。治法：健脾和胃，清热利湿。方药（葛根芩连汤加味）：葛根10g，黄芩10g，黄连6g，木香10g，白及10g，炙甘草6g，延胡索15g，川楝子10g，诃子10g，白扁豆10g，白术15g，薏苡仁20g。14剂，每日1剂，水煎400ml，分早、晚两次温服。

二诊（2017年4月5日）：服药2周后，大便次数减少，2～3次/日，腹痛、里急后重症状减轻。继服原方30剂，服法同前。

三诊（2017年5月5日）：药后平善，患者腹痛、腹泻、里急后重等临床症状基本消失，大便成形，1～2次/日。为巩固治疗，守原方去诃子加黄芪20g，继服21剂，服法同前，诸症消失。3个月后复查结肠镜：直肠及乙状结肠黏膜未见充血水肿，糜烂及溃疡消失，随访至今未见复发。

按语：《杂病源流犀烛》曰："风寒热虚，虽皆能为病，苟脾强无湿，四者均不得而干之，何自成泄？是泄虽有风、寒、热、虚之不同，要未有不源于湿者也。"湿邪最易挟热侵犯胃肠，因此湿热之邪在溃疡性结肠炎的发病过程中起着十分重要的作用。李天望教授认为，湿热互结、壅滞肠中、气血搏结，使肠道传导失常，脉络受伤，是其发病的基本机制。湿热蕴肠，损伤肠

络，络损血溢；气血不调，肠络阻滞，不通则痛。故临床表现为腹痛、里急后重、脓血便等典型证候。该患者苔黄厚腻则为湿热蕴结之症。治疗过程中始终注意攻而不过，中病即止，免伤脾胃。血热、血瘀亦是两大病理因素，治法中应酌加凉血活血之药，病情好转后，仍可间断用之，以防复发，以利于肠黏膜溃疡病变的愈合。不忘治血参用血药，实属要法之一。葛根芩连汤出自《伤寒论》，主要用于治疗湿热所致的泄泻和痢疾，是治疗急性泄泻的经典方，功效清泄里热、解肌散邪，对热泻、热痢，不论有无表证，皆可用之。方中以葛根为君，甘辛而凉，入脾胃经，既能解表退热，又能升发脾胃清阳之气而治下利，汪昂称之为"治泻主药"，以苦寒之黄芩、黄连为臣，清热燥湿、厚肠止痢；甘草甘缓和中，调和诸药，为本方佐使。临证加减：泄泻剧者，加白头翁15g，秦皮10g，诃子10g；腹痛较甚者，加延胡索10g，川楝子10g，香附10g；神疲乏力，身体虚弱者，加党参10g，黄芪20g，茯苓10g；大便塘、黏液多者，加白扁豆10g，白术15g，薏苡仁20g；脾胃虚寒者，加干姜10g，法半夏10g；饮食不佳者，加鸡内金10g，炒谷芽10g，炒麦芽10g；脓血便多者，酌加槐角炭、地榆炭、乌贼骨以收敛止血。本病饮食调护非常关键，患者应少吃粗纤维食物，慎食海鲜，限制或避免牛奶及乳制品，忌辛辣刺激、油腻、过冷过热食物，夏季应少吃生冷瓜果等。此外注意调畅情志，保持乐观心态，积极治疗疾病。

第三十一章　迟莉丽

一、人物简介

迟莉丽，女，1962 年出生，山东蓬莱人，山东中医药大学附属医院脾胃科科主任，教授，主任医师，山东中医药大学博士生导师，山东省名中医。高层次人才建设负责人，第三批全国老中医药专家学术经验继承人及工作室负责人，兼任中国民族医药学会脾胃病分会副会长，中国中西医结合学会消化系统疾病专业委员会、炎症性肠病专家委员会及心身医学专业委员会副主任委员，中华中医药学会脾胃病公会专业委员会常务委员，中国医师协会中西医结合消化病专家委员会常务委员，中华中医药学会治未病分会专业委员会常务委员，山东中医药学会脾胃病专业委员会主任委员，山东省医师协会脾胃病专业委员会主任委员。

迟莉丽教授主持国家自然科学基金 1 项，主持省级课题 2 项，参与国家级及省级科研课题 10 余项，获山东省科技进步奖一等奖、二等奖各 1 项；主编著作 3 部、副主编著作 4 部。在省级以上医学期刊上发表学术论文 100 余篇。

迟莉丽教授从事中西医结合诊治消化系统疾病 30 余年，临证以中西医结合为总方针，注重辨证论治，辨病求因，从调理脾胃着手，理法方药上主张扶正祛邪、平衡阴阳。擅长急慢性胃炎、消化性溃疡、反流性食管炎、溃疡性结肠炎、功能性胃肠病、肠易激综合征、便秘、胆囊炎、胆石症、各种肝炎、肝硬化及胰腺炎、消化道出血、消化系统肿瘤、肝性脑病等消化系统疾病的诊治，并取得了良好的效果。

二、学术思想

迟莉丽教授博学多才，中西医汇通，悬壶桑梓，30 年来孜孜以求于学术，兢兢业业于临床，治学严谨，精研四典，旁及各家。临证重视顾护脾胃，和合五脏，调升降，畅气血，寒温相宜，阴阳相顾，虚实同理。又讲究辨证辨病，审因论治，主张"六结合"的原则，即辨病与辨证结合、内治与外治结合、治病与治心结合、宏观与微观结合、局部与整体结合、防病与治病结合，对临床具有重要的指导意义。同时临证坚持中西合璧，即以中医辨证论治为主，同时运用现代医学诊疗技术，解决消化科复杂和疑难问题。而且，临证尤重舌诊，重视情志致病及六郁论治，擅长用中医药治疗消化系统疾病和内科各种疑难杂病，提倡中西医结合治疗疾病，临床疗效卓著。

（一）在长期的临床实践中，主张"六结合"原则

1. 辨病与辨证结合　辨病与辨证结合，即病证结合，其包括两个方面：①中医辨病与辨证结合。辨病有助于提高辨证的准确性；辨证又有助于辨病的具体化，二者可以互补。那种认为中医只辨证而不辨病，或者病证结合就是指西医的诊病与中医的辨证相结合等观点，均是片面的。②西医辨病与中医辨证结合。一方面，西医辨病可以弥补中医无证可辨的局限性；如对症状不明显的病毒性肝炎，而转氨酶、胆红素升高，则可按中医"胁痛"或"黄疸"论治；如临床无症状，仅便隐血试验阳性则按"便血"等论治。如此使中医在所谓"无证可辨"的情况下

有了辨证的依据。另一方面，中医辨证亦可以弥补西医辨病的不足，如对于一些西医诊断得不出阳性结果，无法确诊的疾患，即西医诊断无病，但患者有自我不适或西医诊断明确的疑难病、"综合征"，但疗效不佳，而按照中医辨证论治有可能获得意想不到的疗效，并提高患者的生存质量。

2. 内治与外治结合　迟莉丽教授擅取中、西医各自所长，临床坚持整体与局部兼顾，采用内外合治之法用于消化系统疾病的诊治，收到了事半功倍的效果。如溃疡性结肠炎，虽然病变多发于直肠、乙状结肠，但与全身的气血阴阳改变密切相关，故若仅仅辨证内服治疗，虽已审证求因，但恐药效难直达病所，而若仅用灌肠之法，虽有利于局部病变，却忽视了整体调控的作用。所以对发作期，主张内外合治，采用内服与灌肠的治疗方法同时并进，每获良效。

3. 治病与治心结合　迟莉丽教授始终强调个体是社会的一分子，诸多社会现象为人体所感知，不良的因素每每导致精神或情绪的变化，而人的精神活动与脏腑器官的功能又有着密切的联系。一方面，外界不良的精神刺激作用于机体可导致脏腑功能失调，如《素问·举痛论》中提出："百病皆生于气，怒则气上，喜则气缓，悲则气消，恐则气下，惊则气乱，思则气结……"另一方面，脏腑功能失调而使气血阴阳偏盛偏衰时，又会导致异常的情绪变化，"血有余则气结，不足则恐……"（《灵枢·本神》），因此，临证应该治病与治心结合起来，整个诊疗过程包括问诊、切脉、辨证、立法、用药等，都要考虑到患者的精神、心理因素。

4. 宏观与微观结合　"人生于地，悬命于天"（《素问·保命全形论》）。因此，诊治疾病应从宏观着眼，微观入手，如溃疡性结肠炎，机体自身和肠道的病理变化是客观存在的，但诸多社会、环境因素（如精神紧张或刺激、不良的饮食嗜好、气候的变化等）均可导致或促进其发展。因此，只有宏观与微观结合，综合考虑方可收到良效。

5. 局部与整体结合　人体功能是由脏腑共同完成和实现的。局部与局部之间、局部与整体之间，无论是生理上还是病理上都是相互影响、互为因果的。如溃疡性结肠炎虽病在肠，而根在脾，无论外感、寒热、湿毒之邪或饮食劳倦所伤，还是情志不遂、肝气郁滞所致泻痢，其结果皆表现为脾胃受损、脾虚失运、湿浊内生、阻滞气血、肠络失和、脂膜受损、血败肉腐、内溃成疡，即整体的正虚与局部的邪实相因并见。结合现代医学，溃疡性结肠炎虽然与全身免疫功能紊乱有关，免疫系统调节是其发病的中心环节，但是病变以结肠局部的炎症、溃疡为病理特征，因此诊治疾病既要注意局部变化，又要注意整体反映；既要考虑既病之脏之腑，又要顾及相关的他脏他腑。

6. 防病与治病结合　遵"圣人不治已病治未病"、"未病先防，已病防变"之旨，强调个体应注意饮食起居，避免七情、六淫等致病因素，防患于未然。既病之后则应根据脏腑经络的内在联系和疾病的发展规律，防止传变或阻断其发展。如肝胆病变理脾扶土，即"见肝之病，知肝传脾，当先实脾"，即属此理。

（二）重视整体，突出脾胃

诊病的过程中，迟莉丽教授始终以整体观念为指导，统观全局，审症求因，燮理阴阳，调理脏腑，疏通气血，调节升降使机体达到"阴平阳秘，精神乃治"的状态。突出脾胃，脾胃为后天之本，从调理脾胃入手，采用扶正祛邪、平衡阴阳的理、法、方、药治疗胃肠、肝胆疾病。因为脾胃虽是消化系统的主要器官，但其功能远不止于此，它与各脏腑乃至整个生命活动都有着密切联系，脾胃之升降为气机运化之关键，只有脾胃之升降有序，才能促使肝之疏泄畅通，肺之肃降下行，肾之关约自利。

三、临床经验总结

（一）系统整理脾胃疾病证治规律

1. 辨虚实，辨别邪正盛衰的偏胜　脾胃病常见虚证主要有脾气虚、脾阳虚、脾阴虚、胃阴虚等；实证主要有寒湿困脾、寒邪犯胃、胃热炽盛、湿热蕴脾、胃停食积、胃肠燥热、瘀血凝滞、虫积内扰等。

2. 辨寒热，分析脾胃寒热之盛衰　脾胃病常见的寒证有实寒证、虚寒证；脾胃病常见的热证有实热证、虚热证。

3. 辨气血津液，鉴别病变在气、在血、在津液之不同　脾胃之气病，常见的有气郁证、气陷证，病变多在脾；有气滞证、气逆证，病变多在胃；脾胃之血病，常见的有血瘀证、血热证，以实证居多。

4. 辨脏腑兼证　脾胃与其他脏腑关系密切，脾胃病可以影响他脏，他脏有病也可影响到脾胃，所以脾胃病变，常须辨有无其他脏腑兼证。在脏腑兼证中，常见的证候有脾肺气虚、心脾两虚、脾肾阳虚、肝脾不调、肝胃不和等证型。

（二）探索脾胃病之证治规律，提高临床疗效

脾胃学说不仅是阐明机体生理活动与病理机制的中心环节，而且也是临床辨证论治的重要理论依据。

1. 脾胃升降之证治　中医理论认为脾胃为后天之本、气血生化之源，从生理功能来看，"脾为之使，胃为之市"，脾主运化，胃主受纳，二者一运一纳，互相配合，协调统一，共同完成食物的消化、吸收、运输等功能。

2. 健脾固卫之证治　中医理论认为"脾为之卫"，是指脾有卫外的功能，正如李东垣所言"内伤脾胃，百病由生"，"百病皆由脾胃衰而生也"。在脾胃疾病中，我们若把中医的脾胃内伤、正虚邪实的发病机制与胃黏膜的防护因子和攻击因子两者失衡而发病的学说观点结合起来分析，可以阐明幽门螺杆菌（Hp）相关胃病的病因病机，Hp作为外来的实邪具有攻击胃黏膜的作用，而脾胃虚弱则相当于胃黏膜防护因子的功能减弱。正是由于正虚邪实，即胃黏膜保护作用的降低和攻击因子的增强，才导致Hp感染和胃病的发生。

3. 肝木克土之证治　中医理论认为，肝主疏泄，若肝气郁滞，疏泄失常，就会影响脾的运化；若出现呃逆反酸、两胁胀痛、食欲不振、腹胀等证候，即中医所谓木郁克土。反之，如果脾失健运，也会引起肝之疏泄异常，引起腹胀腹痛、大便失调等证候，导致"土壅木郁"。中医的肝不仅包括解剖学的肝，也包括精神情志的失调，肝气郁结可以克伐脾土。以现代医学的观点来看，自主神经功能失调和幽门括约肌舒缩功能障碍可引起胆汁反流和胃肠功能障碍，并可导致胃黏膜屏障功能损伤和炎症反应。由此认为肝郁脾虚与自主神经功能失调所致胆汁反流和胃肠功能障碍表现相似。

基于上述观点，用健脾疏肝和胃之品治疗属于肝木克土之反流性胃炎，疗效颇佳，常用药物如苍术、茯苓、黄芩、黄连、干姜、木香、吴茱萸、枳实、柴胡。方中苍术、茯苓健脾和胃，鼓舞脾胃之气；柴胡、枳实、木香疏肝理气，调畅肝之疏泄；黄连、吴茱萸则取左金丸之意，辛开苦降。诸药相合，组成疏肝健脾之方。

（三）有关胃肠功能性疾病的诊治经验

胃肠功能性疾病是指一大组有消化道症状，但缺乏器质性疾病的证据或不能揭示其症状的病证。包括贲门失弛缓症、胃食管反流病、功能性消化不良、肠易激综合征和功能性便秘等。

中医对胃肠功能障碍疾病的病机认识，主要是根据脾胃、大小肠功能失常而导致疾病发生发展的一系列变化，主要包括脾胃、大小肠和肝肾等脏器的本身功能或其相互关系的失调。其中以肝郁气滞型为疾病初发时期的基本证型。随着病情的发展，则可以衍生出其他证型，或为兼证，或为并病，一般多为本虚标实、寒热错杂，其病位在脾胃、大小肠，涉及肝、肾，由气及血，由实而虚。

总的来看，本病在内外病因的影响下，由于社会生活节奏加快、精神较为紧张，加上饮食失节、寒热不调等因素的综合作用，引起肝气郁结、情志不舒、肝木克土、脾虚木乘，继而出现脾胃升降失司，胃纳脾运不利，大小肠传导失职，最终产生整个胃肠道气机传导阻滞导致胃肠运动功能紊乱，或表现为胃食管反流，或引起功能性消化不良，或产生肠易激综合征等。由于这类疾病，概括的病种较多，发病机制复杂，个体差异较大，治疗灵活多变，很难全面一一细述，宜掌握要领，抓住关键，结合临床，灵活运用。

四、医案集萃

案1　健脾益气，清利化湿治疗溃疡性结肠炎

刘某，女，41岁，2018年5月8日就诊。

主诉：反复黏液脓血便4年，加重1个月。

初诊：患者4年前因饮食不节后引起解黏液脓血便，反复发作，迁延不愈，近1个月来症状加重。刻下：解黏液脓血便，4～5次/日，质稀，量50～100g/次，赤白相间，便前腹痛，便后缓解。舌淡红，苔黄腻，脉沉。肠镜提示：溃疡性结肠炎（E3，活动期）。西医诊断：溃疡性结肠炎；中医诊断：休息痢之脾虚毒恋证。治法：健脾益气，清解化湿。方药：安肠愈疡汤口服及加味生肌散灌肠。安肠愈疡汤组成：黄芪15g，薏苡仁30g，白术15g，黄连9g，仙鹤草30g，地榆炭15g，木香9g，槟榔15g，当归9g，白芍15g，防风6g，甘草6g。10剂，每日1剂，水煎400ml，分早、晚两次温服。加味生肌散组成：白及18g，三七粉3g，败酱草30g，椿根白皮30g，儿茶9g，苦矾9g。水煎煮，每日1剂，灌肠液温度约38℃，睡前用100ml保留灌肠。联合美沙拉秦每日3g。10剂后上述症状基本消失。

按语：迟莉丽教授根据活动期溃疡性结肠炎本虚标实的病因病机，确立了健脾益气以固本、清解化湿以治标，并局部应用祛腐生肌药剂保留灌肠的治疗大法。口服方中黄芪补气扶中，薏苡仁、白术健脾利湿，白芍、甘草缓急止痛，黄连清热解毒、祛肠中湿热，木香、槟榔行气，当归养血补血，地榆善治下焦肠风出血，仙鹤草能涩能补，防风有升阳止泻之功效。诸药配合共奏解毒清热祛湿、补脾益气升阳、缓急止痛的功效。灌肠方能收敛止血、活血化瘀、祛腐生新，采用保留灌肠，使药力直达病所，能改善局部出血水肿，促进结肠黏膜及黏膜下层炎症反应的修复。内服与灌肠并用，标本兼治，故能迅速改善临床症状，并缩短病程。此治疗方案虚实并济，从整体角度内外合治。

案2　疏肝泄热，和胃止痛治疗慢性胃炎

王某，女，63岁，2017年12月8日就诊。

主诉：反复上腹部胀痛 5 年余，加重半年。

初诊：患者 5 年多以前无明显诱因出现间断性的上腹部胀痛，而后频繁就医，平均每年于当地医院行 1～2 次胃镜检查，共行 8 次胃镜，均提示浅表性胃炎，并反复多次查腹部 CT、彩超、Hp 检测及血液学相关检查，均未见异常，服药无数，效果均不理想。综合医院焦虑、抑郁评分结果：焦虑评分为 18 分，抑郁评分为 15 分，躯体化症状评分 54 分。近半年上腹部胀痛症状明显，舌偏暗红，苔白略腻，脉弦。西医诊断：慢性胃炎；中医诊断：胃脘痛之肝胃郁热证。治法：疏肝泄热，和胃止痛。方药：柴胡 9g，白芍 9g，当归 9g，半夏 9g，茯苓 30g，生白术 30g，茯神 15g，炒谷芽、炒麦芽各 15g，薄荷 6g，牡丹皮 9g，栀子 9g，龙骨 15g，牡蛎 15g，珍珠母 30g，炙甘草 6g。每日 1 剂，水煎 400ml，分早、晚两次温服。前后加减 21 剂后，症状明显缓解。

按语： 病证结合，辨证施治，身心共调，心理疏导加之中药以疏肝泄热、和胃止痛为治法。方中柴胡为君，疏肝解郁，使肝气条达；臣以当归、白芍养血柔肝、缓急止痛；佐以白术健脾益气，茯苓、茯神健脾安神，心胃同治。丹皮酚具有良好的镇静作用，故加用牡丹皮、栀子以清热安神，配以炒谷芽、炒麦芽消食化积；龙骨、牡蛎、珍珠母之品安神助眠，且均具有良好的抗焦虑、抑郁作用；甘草炙用，调和诸药。患者三诊后随访半年，胃脘胀满、疼痛未见复发。

案 3　健脾益气，化湿止泻治疗肠功能紊乱

宋某，男，79 岁，2015 年 9 月 16 日就诊。

主诉：反复大便不成形 3 年余，加重半年。

初诊：患者 3 年多以前因进食油荤后出现大便不成形，未予重视，近半年症状加重，反复发作。刻下：大便不成形，质稀，呈进行性加重，大便 3～4 次/日，肠鸣音活跃，无便前腹痛，稍进食油腻食物，则大便次数增加，食少，进食后脘腹胀满不舒，乏力倦怠，眠尚可，小便调。舌淡红，苔白微腻，脉弦细。西医诊断：肠功能紊乱；中医诊断：泄泻之脾虚湿盛证。治法：健脾益气，化湿止泻。方药（参苓白术散加减）：党参 15g，茯苓 30g，炒白术 15g，陈皮 9g，山药 30g，砂仁 12g，薏苡仁 30g，白扁豆 12g，莲子 15g，柴胡 9g，防风 9g。14 剂，每日 1 剂，水煎 400ml，分早、晚两次温服。

二诊（2015 年 9 月 30 日）：服药后症状减轻，大便 2 次/日，欠成形，无明显肠鸣活跃，无腹痛，乏力感较前好转。舌红，苔薄白，脉弦细。原方加炒三仙各 15g，补骨脂 15g，肉桂 3g。30 剂，服法同前。服药 1 个月后上述症状基本消失，随诊半年未再发作。

按语：《景岳全书》云："泄泻之本，无不源于脾胃。"因此，在疾病的任何阶段，都要顾护脾胃。治疗泄泻日久，重点在于治脾，常用药物有党参、白术、薏苡仁、茯苓、苍术、山药等。迟莉丽教授认为，慢性泄泻单一证型不多，多在脾胃虚弱的基础上，夹杂湿热。由于现代人饮食缺乏节制，嗜食肥甘厚味，饮食积滞，日久化热，加之脾胃受损，不能运化水谷精微，水谷不归正化，湿浊内阻中焦，湿浊久羁化热，湿热流注肠道，而见泄泻，故而治疗时当清补兼顾，在治疗上根据症状可酌情加用补虚药物，注意顾护肾阳。肾为先天之本，脾为后天之本，病情反复发作，迁延日久，由脾及肾，脾肾阳虚，肾阳不足，不能温养脾胃，以致泄泻顽固难愈，故而补脾同时不忘益肾，多加补骨脂、肉桂以温涩下焦。临床用药时常扶正、祛邪同时应用，尤其重视扶正。

第三十二章　储浩然

一、人物简介

储浩然，1962年3月生，安徽贵池人，教授，主任医师，博士生导师。

1984年毕业于安徽中医学院（现名安徽中医药大学）中医学专业，留校至附属针灸医院工作至今。1987年，专修针灸于国医大师石学敏院士处；1997年，作为全国第二批名老中医学术经验继承人师从首届全国名中医马骏教授，研修脾胃病的诊治。第二届江淮名医、安徽省名中医、第三批全国优秀中医临床人才、安徽省中医药领军人才、第六批全国老中医药专家学术经验继承工作指导老师。现任安徽中医药科学院针灸临床研究所所长，安徽省针灸学会副理事长兼秘书长，安徽省中医药学会脾胃病专业委员会主任委员，安徽省中医药学会消化内镜专业委员会副主任委员，国家中医药管理局中医药标准化专家委员会委员，中国针灸学会理事，中国针灸学会科普工作委员会副主任，中华中医药学会脾胃病分会常务理事，中国科学技术协会全国中医针灸学首席科学传播专家。《中国针灸》《针灸临床杂志》《安徽中医药大学学报》《中华针灸电子杂志》《中医药临床杂志》等学术期刊编委。致力于针药结合诊治脾胃病的临床、教育、科研、推广事业30余年。

储浩然教授擅长运用中医药诊治慢性胃炎、胃食管反流病、消化性溃疡、急慢性胆胰疾病；擅长运用针灸、穴位埋线等外治法治疗功能性消化不良、慢性结肠炎、肠易激综合征、单纯性肥胖等疾病。

二、学术思想

（一）"调脾胃，辨经络"针药并用治疗脾胃病

储浩然教授师承首届全国名中医马骏主任、全国著名灸法大家周楣声主任，结合多年临床经验，提出"调脾胃，辨经络"的针药并用治疗脾胃病指导思想。储浩然教授在辨证辨经的基础上，结合患者不同的临床表现和经气与邪气的盛衰程度的个体差异，审证仔细，选穴精炼，枢机独出，注重调脾胃，活用三里；针灸并举，多用善用效验；发挥传统，尤重补泻使正气得扶、邪气得祛，经脉调，气血畅，从而提高了治疗的临床疗效。同时强调守神治神，意气相合，认为医者当健康之躯疗有病之体，患者在接受针灸治疗前后，定情志，养心神，可以提高针灸疗效。

（二）合募配穴"合"治内腑

合募配穴是指六腑的下合穴与本经募穴相配，以达协同增效的作用。《灵枢·邪气脏腑病形》有"合治内府"的论述，《素问·咳论》亦云："治府者，治其合"，说明下合穴在治疗腑证方面疗效显著。《素问·阴阳应象大论》有"阳病治阴"的记载，即指六腑病证可选取胸腹部的募穴以治之。合募配穴是取两者在主治上的共性，相互协调，增强疗效，以治疗六腑病。如胃脘痛患者，主穴选取胃之募穴中脘、下合穴足三里，二者共奏疏通胃气、导滞止痛之功。储浩然教授认为合募配穴是取两者在主治上的共性，相辅相成，增强疗效。因此将两穴相配，

更适于治疗腑病、阳证。合募配伍，升降相合，气机通畅，阴阳相续而腑病可除。

三、临床经验总结

（一）针灸治疗功能性胃肠病

功能性胃肠病是指以腹胀、腹痛、腹泻、便秘等一系列消化系统症状为主要表现，但无法用器质性病变或理化异常解释的一组疾病。功能性胃肠病是临床常见、多发、难治性疾病，罗马委员会对其进行了系列跟踪研究，先后制定了罗马Ⅰ、Ⅱ、Ⅲ、Ⅳ标准规范诊疗。本病临床以功能性消化不良及肠易激综合征最为多见。储浩然教授认为，本病是各种原因导致的脾胃阴阳偏颇、功能失调以致脾胃升降失司，虽有虚实、寒热之分，在气、在血之异，然总究其机可概括为"失和"二字。储浩然教授临床治疗本病时，无论是归纳辨证还是在选穴配伍、针刺深度、针刺手法方面均以"和"为贵、为要，提出"辨证论治当与人和、选穴配伍当权和、针刺深度强度当与邪和、针刺手法当与气机和"的方法，取得了满意的临床疗效，对于本病的治疗储浩然教授传承国家名老中医马骏主任、周楣声主任经验，以"万应阳燧笔"点灸特定穴及针灸治疗上述疾病疗效显著。

1. 功能性消化不良（痞满型）

主穴：中脘、足三里、肝俞、胃俞。

配穴：上腹胀、早饱配行间、章门；嗳气、恶心配内关、公孙。

方法一：采用"万应阳燧笔"点灸治疗。根据不同的辨证分型，采用相应的穴位，先以药纸含药的一面平整紧贴穴位，用点燃的点灸笔对准穴位如雀啄之状，一触即起，每穴点灸5～6次，以局部皮肤潮红为度。

方法二：针刺治疗。常规对上述腧穴施以呼吸补泻、提插补泻手法；遇胀满较甚气机壅滞急迫者，则选用四肢根结处穴施以龙虎交战手法行气缓急；遇堵闷较甚气机结而不行者，则选择腹部局部经穴施以赤凤迎源手法交通左右上下；对于病程日久，病邪较深，正气虚损者，则选择双侧天枢及局部腧穴施以苍龟探穴手法以扶正祛邪。

2. 肠易激综合征（腹泻型）

主穴：脾俞、胃俞、天枢、足三里。

配穴：肝郁脾虚型加肝俞、太冲；脾胃虚弱型加中脘；脾肾阳虚型加肾俞、大肠俞。

方法一：采用"万应阳燧笔"点灸治疗。根据不同的辨证分型，采用相应的穴位，先以药纸含药的一面平整紧贴穴位，用点燃的点灸笔对准穴位如雀啄之状，一触即起，每穴点灸5～6次，以局部皮肤潮红为度。根据病情的轻重程度，每日1次，最多连续治疗15日。该法治疗作用力强、效宏力专，能疏通调和脏腑经络之气，尤善调节中焦气机的升降，临床疗效显著。

方法二：艾灸治疗。取穴足三里、上巨虚、中脘、天枢，以3寸毫针，先施以提插、捻转补法针刺后再予温针灸，常规灸3柱。储浩然教授认为，该病与肝、脾、肾关系密切，多由肝郁、脾虚、肾阳虚、气机升降失常所致。肝脾不和是其发病的基础，脾胃升降失衡是其病机本质。故治疗上以疏肝健脾、升阳止泻为主。《医学入门·针灸·灸法》云："虚者灸之，使火气以助元阳也；实者灸之，使实邪随火气而发散也；寒者灸之，使其气之复温也；热者灸之，引郁热之气外发，火就燥之义也。"艾灸具有"温热"、"温通"与"温补"三重功效，通过疏经通络、温补脾阳，从而达到调补止泻之作用。艾灸治疗上分别取足阳明胃经及手阳明大肠经的下合穴足三里和上巨虚，以取"合治内腑"之意；天枢与中脘分别为大肠和胃之募穴，有调升降、和胃气、理中焦、消胀满之功。且足三里与中脘、上巨虚与天枢，"合募"相配以调和气机、和胃整肠，助传导功能恢复正常。

（二）中药治疗脾胃病

1. 治脾胃以健脾运胃为基 储浩然教授认为，全身精、气、血、津液的化生，都依赖于食物中的营养物质。胃主受纳，腐熟水谷；脾主运化，消化食物，转输精微。若脾失健运，导致胃纳不振，而胃气失和，也会导致脾运失常，可出现纳少脘痞、腹胀泄泻等脾胃纳运失调之症。脾胃病多久病，其本在脾胃气虚，治应补益脾胃，然补脾益胃不能一味地使用甘温之品峻补脾胃之气，而是"补脾先开胃"，脾胃运化正常，才能无穷生化气血，气血则旺。《黄帝内经》中载："不能治其虚，安向其余。"储浩然教授临证常用太子参、扁豆、白术、炒山药、薏苡仁等甘平微温之品。太子参味甘性平微温，可补气健脾，为补气药中的清补之品，补而不腻；白术味苦甘性温，有益气健脾、燥湿利水、促进气血生化的功能，被前人誉为"补气健脾第一要药"；山药补肺、脾、肾三脏之气阴，着实是健脾益气之良药；薏苡仁味甘淡性微寒，本属利水渗湿药，然炒用可健脾。储浩然教授常将白术、山药、薏苡仁合用，充分体现了补脾胃先健运的用药原则，此三味药相辅相成，通补咸宜，合用有扬长避短之功。

2. 治脾胃以调中焦气机为要 脾与胃同居中焦，以膜相连，连通上下。胃主纳，脾主化，胃主降浊，脾主升清，脾升则健，胃降则和，脾胃为气机升降之枢纽。在下之气不可不升，在上之气不可不降，不升则清气下陷，不降则浊气上逆，则出现纳呆脘闷、恶心呕吐、呃逆、胃胀胃疼等症状。《素问·阴阳应象大论》言："清气在下，则生飧泄；浊气在上，则生𦚴胀"。储浩然教授常用枳壳、白术相配伍，即取《金匮要略》中枳术丸方之意，枳壳辛苦而降，入脾胃经，行气宽中，与白术相伍，行气不伤脾胃。常用升麻、柴胡、桔梗来健脾升清，升举下陷的阳气。中焦气机顺畅与肝的疏泄关系密切，肝主疏泄，调畅情志，肝疏泄正常，则脾气得升，胃气能降，升降适度，运化健全，气血则生。储浩然教授从长期临床经验得出，情志不舒可引发或加重脾胃病。由于肝气郁结，横逆犯胃，症见胃脘胀痛，痛及两肋，忧思胀痛更甚，或见泛酸、嘈杂、嗳气、胃痛隐隐、腹痛肠鸣等肝气犯脾和肝气犯胃等症状。对于肝气郁滞者常用柴胡疏肝解郁为主，柴胡辛苦微寒，既可疏肝解郁又可升举脾之阳气。疏肝之时"忌刚用柔"，当加用当归、白芍以养肝柔肝。肝郁兼脾虚者常用痛泻要方来疏肝扶脾；肝郁化火者投以左金丸来疏肝清肝、和胃降逆。

3. 治脾胃以调脾和胃为法 临证根据"中焦如衡，非平不安"的思想，多采用"和"法。"和"乃权衡之枢纽，体现中医阴平阳秘之精髓。储浩然教授临床治疗时以辨证为主，证病结合，抓住气滞、热郁、寒凝、血瘀、气虚的病机，从而调升降，适寒温，和脾胃。储浩然教授临证中如症见口干口苦、灼热疼痛、嘈杂易饥、大便干结、舌红苔黄，此乃脾胃积热、郁热中阻、胃失和降，当从热论治，治以清热和胃，配合通腑泄热，常用制川军、黄连、黄芩等以清泻阳明热，热去则脾胃和；如症见胃脘隐痛，痛连两胁，或胃胀作痛，口吐酸水，脉弦，此乃肝木乘土、侵犯脾胃，宜疏泄肝胆，常用四逆散加香附、佛手、郁金等以疏肝和胃；如症见胸闷不舒、胃脘胀满、纳呆、口渴不多饮、脉滑、苔腻，此乃湿从中阻、湿从外受，或脾失健运，湿从内生，当从湿论治，常用藿香、佩兰、苏梗等，湿热重加黄芩、黄连等，寒湿重加干姜、苍术等以化湿和中；如症见胃脘隐痛、饥不欲食、渴不多饮、舌红少津、苔少或见裂纹、脉细数，此乃脾胃阴虚、气阴两伤之证，治当从阴论治，常用麦冬、沙参、玉竹、花粉、石斛、山药等以养阴生津益胃，从而达到和脾胃之目的。

四、医案集萃

案1 调脾和胃，理气除痞治疗功能性腹胀

王某，男，54岁，2016年8月20日就诊。

主诉：脐周胀满不适2年余。

初诊：患者于2014年5月13日晚饭后于公园散步时突觉脐周胀满、胸闷，自觉腹如船撑，胀满难忍。随即就诊于某医院，行腹部CT、肝功能及心电图检查，均未见明显异常。查体见腹部膨隆，腹部无压痛、反跳痛。二便正常。予以莫沙必利口服治疗后缓解。后腹胀时反复，大便不成形。2014年11月10日全消化道钡剂检查提示：胃窦炎，胃黏膜脱垂。予以匹维溴铵片口服治疗2周后症状未见明显改善，再予酪酸梭菌二联活菌胶囊、莫沙必利片治疗后稍有缓解，但仍时有反复。此后患者为求中医治疗，辗转访诊于各地名医大家，多处以健脾除湿、行气除满、疏肝解郁等药治疗，然2年来，其腹胀未见明显减轻，反复发作，难以投入正常生活工作中，后至储浩然教授门诊治疗。刻下：脐周处胀满不适，食后方舒，腹中肠鸣辘辘，矢气不爽。无腹痛，无肠形，按之柔软，未触及肿块。神疲倦怠，面色暗淡，小便自调，大便一日一行，黏滞不爽，完谷不化，夜寐欠佳。舌淡红苔少，脉细弦。2015年4月20日肠镜提示：横结肠（肝曲）小息肉，直肠炎；2015年4月21日胃镜提示：浅表性胃炎；2015年11月18日消化系统彩超提示：胆囊息肉样病变，肝、胆、胰、脾未见异常。西医诊断：功能性腹胀；中医诊断：痞满之脾胃虚弱证。治法：调脾和胃，理气除痞。取穴：足三里、三阴交、天枢、百会、神庭、中脘、中注、外陵和腹结。刺灸法：除百会、神庭、中脘外均取双侧腧穴；百会、神庭平补平泻；足三里、三阴交用提插、捻转补法；天枢用呼吸平补平泻法；中脘、中注、外陵、腹结用赤凤迎源手法；足三里、三阴交施用手法后用温针灸，留针30分钟，行针2次。首次针灸治疗后患者自觉腹胀立大减，自述从未如此轻松，窃以为所患即愈。复诊10余次后，患者可适度工作。现其胀满程度渐弱，且范围渐小至神阙、右侧天枢穴局限范围内。根据病情变化后腹部局部配穴选用单侧，并先后调整配伍脾俞、胃俞、丰隆、公孙及章门等穴，余刺灸法同前。日前患者轻微胀满不适、发作频率低，完全正常工作，仍以针灸治疗控制病情。

按语：《素问·太阴阳明论》曰："饮食不节，起居不时者，阴受之……则满闭塞。"本案患者工作频繁出差在外，疲于奔波劳累不免饮食不节、不洁，久之脾胃虚弱，脾胃升降乏力，加之工作压力甚大，情志不遂，肝失疏泄，以致失司之气结于中焦，肠腑之气壅滞不行故而发为痞满。此后患者多方求诊，诊断未明，治疗不愈，不禁惆怅忧郁。加之方药多杂而无章，邪未去，正已伤。通过患者职业特点、生活习性结合病史诊断为痞满之脾胃虚弱肝郁证。患者初次寻求针灸治疗，储浩然教授认为，一当精简取穴，二当调神定志。基于此，拟定以"调脾和胃，理气除痞"为治法。选用百会、神庭以安其神；选用胃经下合穴足三里配伍脾经三阴交为主穴，施以补法健脾强胃。天枢属胃经，为大肠募穴，位于脐旁，处天地交合之际，为升清降浊之枢要，故选用双侧天枢为主穴以沟通上下，左右同施又防其升降有偏。后又加用脾胃之络穴公孙、丰隆相配以和脾胃升降。另增章门、脾俞、胃俞加中脘两两俞募相配以增调理脾胃之效。因患者胀满范围缩小，储浩然教授随证思和，腹部配穴调整为单侧，选取右侧肾经中注、四满及外陵。储浩然教授坚信针刺手法的重要性，远端及背部腧穴采用提插捻转补泻；腹部配穴交替施以呼吸补泻、平补平泻、赤凤迎源飞经走气之法。《金针赋》载："赤凤迎源……入针至地，提针至天，候针自摇，复进其元，上下左右，四围飞旋。"储浩然教授认为，用此法不必玄虚，指出此法针刺先深后浅，结合提插、捻转、指飞而成。考虑日久邪深堵闷较重，予用

3寸毫针，先将针进至地部得气后将针提至天部针体摆动，再至人部得气后以拇、食二指捏针柄，一捻一离，如展翅飞旋。此法行气守气、深浅交通，临床施用痞满大减。

案2　健脾化湿，升阳止泻治疗腹泻型肠易激综合征

杨某，女，49岁，2018年4月17日就诊。

主诉：腹痛腹泻1年余。

初诊：患者1年余前无明显诱因出现反复腹痛腹泻，痛则腹泻，泻后痛减，大便3～5次/日，质稀不成形，偶有黏液及未消化食物，无脓血便。外院胃镜提示：慢性非萎缩性胃炎；便常规、腹部CT及肠镜检查未见明显异常。给予蒙脱石散、匹维溴铵口服治疗后症状改善，但仍时有反复，多因受凉及进食生冷食物诱发，先后多次至多家医院就诊，症状仍时有反复，后为求针药治疗求诊至储浩然教授门诊。刻下：腹痛腹泻，偶有泻下完谷，脘腹胀满不舒，肢倦乏力，四肢不温，纳呆寐多。舌淡苔白腻，边有齿痕，脉细弱。西医诊断：腹泻型肠易激综合征；中医诊断：泄泻之寒湿困脾证。治法：健脾化湿，升阳止泻。方药：党参15g，炒白术15g，茯苓15g，白扁豆10g，生炒薏仁各20g，怀山药15g，莲子肉6g，升麻10g，防风10g，白芷10g，厚朴10g，砂仁6g，白豆蔻6g，甘草6g。10剂，每日1剂，水煎400ml，分早、晚两次温服。并予足三里、上巨虚、中脘、天枢针刺治疗，其中足三里、上巨虚行温针灸，针灸治疗隔日一次，每次40分钟。

二诊（2018年4月27日）：患者腹痛腹泻改善，大便2～3次/日，稍成形，脘腹满闷好转，仍有纳呆。舌淡，苔白，脉细弱。予原方去白芷、砂仁、白豆蔻，加炒谷芽、炒麦芽各20g，炒建曲10g。共14剂，服法同前。继予针灸治疗，隔日一次，2周后患者腹痛腹泻明显改善，大便1～2次/日，成形。因患者拒绝中药口服治疗，再予针灸治疗2周，诸症俱减。后患者曾因受凉致大便次数增多、不成形，2～3次/日。再至门诊就诊，仅予针灸治疗10次病愈。

按语：肠易激综合征（IBS）的发生发展与胃肠动力学异常、内脏感觉异常、脑肠轴调节紊乱、胃肠道激素水平改变及精神心理障碍等因素相关。由于肠易激综合征具有发病率和复发率高的特点，因此严重影响患者的生活质量。现代医学无治疗肠易激综合征的特效药物，多采取对症治疗等措施。肠易激综合征在中医学中属于"泄泻"、"便秘"、"腹痛"等范畴。储浩然教授认为，肠易激综合征的病因多样，多由外邪侵袭、情志不遂、饮食不洁（节）、脾胃虚弱等而发病，肠易激综合征的主要发病部位在肠腑，与肝、脾、胃、肾等脏腑关系密切。该患者四诊合参当以脾虚湿盛为主，兼见阳虚之证，故以参苓白术散加减，方中党参、白术、茯苓益气健脾，渗湿止泻，为君药。山药、莲子肉助君药健脾益气，并能止泻；白扁豆、薏苡仁助白术、茯苓以健脾渗湿，均为臣药。砂仁、白豆蔻醒脾和胃，行气化湿；升麻、防风、厚朴升阳止泻，共为佐药。甘草健脾和中，兼调和诸药，为佐使药。综观全方，补中气、升阳气、渗湿浊、行气滞，使脾气健运、湿邪得祛，以达益气健脾、升阳止泻之功效。再配以足三里、上巨虚、中脘、天枢针灸治疗，足三里属胃经，为健脾强胃之要穴，天枢位居中焦，可升清降浊，二穴温针灸治疗可温中健脾止泻。足三里和上巨虚分别是足阳明胃经及手阳明大肠经的下合穴，取"合治内腑"之意；天枢与中脘分别为大肠和胃之募穴，四穴"合募"相配以调和气机，和胃整肠，助传导功能恢复正常。

第三十三章　王捷虹

一、人物简介

王捷虹，教授、主任医师，陕西省名中医，陕西中医药大学附属医院消化科主任，硕士研究生导师，第三批全国优秀中医临床人才，陕西省"特支计划"区域发展人才。现任国家中医药管理局重点学科中医脾胃病学学科带头人，国家脾胃区域诊疗中心负责人，陕西省中医药管理局中医药防治消化道癌前病变重点研究室负责人。兼任中华中医药学会脾胃病分会专业委员会常务委员，世界中医药学会联合会消化病专业委员会常务理事，中国民族医药学会脾胃病分会副会长，世界中医药学会联合会肿瘤经方治疗研究专业委员会常委理事，中国中药协会消化病药物研究专业委员会常务委员，中国中西医结合学会消化系统疾病专业委员会脾胃学说应用与创新专家委员会副主任委员，全国卫生产业企业管理协会治未病分会理事，国家中医药考试命题专家，第四批全国老中医药专家学术经验优秀继承人，《陕西中医药大学学报》《现代中医药》评审专家，第三届咸阳市优秀科技工作者。已公开发表学术论文 80 余篇，主编及参编著作 4 部，主持省级、市级科研课题 11 项，参与国家自然科学基金项目 3 项，参与国家级横向科研课题 4 项，主持及参与完成省级、市级科研成果奖 8 项。

擅长中西医治疗慢性浅表性胃炎、慢性萎缩性胃炎、胃癌前病变、食管炎、消化性溃疡、胆囊炎、溃疡性结肠炎、功能性胃肠病、小肠疾病、消化道出血、非传染性肝硬化、胰腺炎、不全性肠梗阻、贫血、消化道肿瘤及中医胃痛、胃胀、泄泻、便秘、吐酸、虚劳、不寐等疾病的治疗及虚证调理；并善用经方，单纯运用中医药治疗各种内科疑难杂病。

二、学术思想

（一）升脾降胃，调胃通腑——运用脾胃升降理论治疗功能性胃肠疾病

脾胃升降理论是中医"气机升降学说"的重要组成部分。脾主运化、主升清，将精微物质上输心肺，布散周身；胃主受纳、腐熟，主通降，使糟粕秽浊向下排出，传导无滞。脾为阴土，喜燥恶湿，体阴而用阳；胃为阳土，喜润恶燥，体阳而用阴。二者燥湿相济，升降协调，形成升清降浊的一对矛盾体，既对立又统一，共同完成对水谷精微的运化与输布，使人体阴平阳秘，精神乃治。若脾胃失于健运，升降失司，其内连的五脏六腑、外涉的四肢九窍，都会发生各种疾病。故脾胃升降失常，是疾病发生的关键，即"内伤脾胃，百病由生"。

王教授秉承李东垣的脾胃升降理论，坚持"脾宜升则健，胃宜降则和"，在多种功能性胃肠疾病的诊疗中重视脾胃"脾升胃降"的功能特点，治疗时强调一个"动"字。在药物选择上，多用轻灵、平和、运动的药物，以达到调整脾运胃降、调整气机的目的。王教授认为，只有调理脾胃气机升降才能从根本上治疗多种功能性胃肠疾病。此思路在各种功能性胃肠疾病的诊治中，对病因病机、临床辨证、治疗原则、组方用药均有重要的指导作用。与此同时，王教授主张"师其法而不泥其病"，灵活运用脾胃升降理论，治疗多种疾病。如升脾降胃治疗慢性萎缩性胃炎之痞满，升发脾气治疗脑供血不足之眩晕，通降胃腑治疗排便障碍等疾病，均取得了满

意的疗效。王教授运用脾胃升降理论对功能性胃肠疾病的长期研究获得陕西省科学技术奖三等奖和咸阳市科学技术奖二等奖。

（二）善用中医外治法治疗脾胃病

脾胃系疾病是常见病、多发病，也是慢性难治病，病程迁延，缠绵难愈。长期服用西药副作用多，且远期疗效欠佳；长期服用中药因汤药口感差，煎煮不便，致患者坚持服药的依从性差。中医外治法历史悠久，副作用小，且方便易行。王教授针对这一现状，独辟蹊径，继承创新，提出用中医外治法治疗脾胃疾病，打破了中医内科治疗脾胃系疾病偏重于中药内服为主的传统模式。王教授依据患者体质及辨证，采用胡香祛寒药饼灸、温胃止痛贴、温中止泻贴等外用治疗，中药醒脾益胃、疏经活络沐足疗法，中药塌渍运脾宽中、行气通腑治疗，中药熏蒸温通中焦、行气活血治疗，获得了满意的临床疗效。这些外治法经皮给药，避免肝脏首过效应，降低了毒性和不良反应，且具有内病外治、多层次、多靶点、个体化、毒副作用小等特点，易为患者接受，值得临床学习及借鉴。

三、临床经验总结

（一）平调寒热，调和中焦——善用半夏泻心汤治疗消化系统疾病

半夏泻心汤源于汉代张仲景《伤寒杂病论》，集辛开苦降、寒热并用为一体，主治寒热错杂之痞满、呕吐、嘈杂吞酸等。方中黄芩、黄连苦寒降泻胃热，干姜、半夏辛温开结散寒。诸药合用有辛开苦降、和胃降逆之功。

王教授在临床上常用半夏泻心汤治疗各种消化系统疾病，主要利用其平调寒热、调和中焦的治疗思想。王教授根据多年临床经验，总结出除以寒热错杂为主症的脾胃疾病可用半夏泻心汤治疗外，以胃胀为主要证候特点，兼有舌苔黄腻等湿热之象，亦可应用半夏泻心汤进行治疗。其中辛温药与苦寒药的配合应用，目的在于调理脾胃升降功能，凡病机符合者，皆可灵活用之，充分体现了中医异病同治的思想。王教授认为，该方临证应用，贵在变通，如治胃脘痛、胀痛明显者，加川芎、延胡索、苏梗以行气止痛；刺痛、剧痛明显者，多考虑瘀血内阻，加刺猬皮、九香虫、没药以活血止痛；冷痛明显者，为寒邪内阻中焦，加高良姜、肉桂、甘松以温中止痛。

（二）养阴益胃，化瘀通络——善用益胃化瘀汤治疗慢性萎缩性胃炎

现代研究表明，慢性萎缩性胃炎的发生与幽门螺杆菌感染有密切关系。王教授认为，幽门螺杆菌感染临床表现类似湿热毒邪，湿热毒邪蕴结于胃，灼伤胃阴，滞脾碍胃，损伤脾气，胃络枯涩不畅，故致气阴两虚、气滞络瘀。气阴两虚兼气滞络瘀型是临床多见证型，甚至瘀而为积，出现异型增生。如《类证治裁》云："胃脘痛，初痛邪在经，久痛必入络"，"经主气，络主血也"。故针对气阴两虚、气滞络瘀之病机关键，王教授常用具有养阴益胃、化瘀通络功效之益胃化瘀汤，每获良效。同时她还强调，对阴虚兼瘀，散瘀不宜过猛，以免损伤胃黏膜，应用药性较为平和之活血化瘀药以求缓通胃络。慢性胃炎虚证治疗，胃阴的生复往往需要一个较长的滋补过程，胃阴不足又常变证丛生，所以，恒守滋养润补的同时，要注意治疗兼证，巩固疗效。

益胃化瘀汤是王教授传承沈舒文教授治疗慢性萎缩性胃炎的学术思想而创立的，方中君药太子参味甘、微苦，性微寒，归脾、肺经。主要功效为补益脾胃，益气生津；臣药麦冬养阴益胃、清心除烦，石斛甘凉滋润、生津养胃。三药合用，以滋养润泽的药物养胃阴润燥土，恢复

胃喜润降的生理特性。佐以半夏、砂仁和胃降逆，气降则津自布；佛手、没药疏肝行气，活血止痛；黄连清热化湿，可杀灭幽门螺杆菌。方中黄连配半夏、枳实，体现了寒热并用、辛开苦降、消痞散结的配伍组方思想。又加刺猬皮以化瘀止痛、收涩制酸，九香虫以化瘀通络止痛。全方合用具有滋阴养胃、健脾益气、行气散瘀止痛之效，且可杀灭幽门螺杆菌，治疗慢性萎缩性胃炎。王教授对慢性萎缩性胃炎及益胃化瘀汤的长期研究，获得咸阳市科学技术奖二等奖。

四、医案集萃

案1　益气健脾、理气通滞治疗慢性萎缩性胃炎

赵某，女，40岁，2015年5月7日就诊。

主诉：上腹部胀满不适5年，加重2个月。

初诊：患者5年前因饮食不当出现上腹部胀满不适，食后尤甚，伴隐痛，经多家医院中西药治疗，效果不显，病情反复。近2个月因饮食不慎，自觉胃脘胀满加重，胃脘隐痛，纳差，恶心、干呕，略觉四肢畏寒，身困乏力，偶有反酸，大便干，小便调。舌淡暗，苔腻，脉弦细。胃镜提示：慢性萎缩性胃炎伴糜烂。活检病理示：（胃窦）黏膜慢性炎，急性活动期，局部黏膜上皮及腺体轻度肠化。西医诊断：慢性萎缩性胃炎伴糜烂；中医诊断：胃痞之中虚气滞、湿浊瘀阻证。治法：益气健脾，理气通滞，化湿消瘀。方药：党参15g，生白术30g，茯苓15g，半夏15g，陈皮10g，砂仁（后下）6g，海螵蛸15g，紫苏梗12g，佛手12g，丹参15g，莪术15g，甘草6g。14剂，每日1剂，水煎400ml，分早、晚两次温服。嘱患者规律饮食，忌辛辣食物。配合中药塌渍以运脾宽中、行气通腑；每日1次，连续7次，休息3天；10天为1个疗程，连续治疗2个疗程。

二诊（2015年5月22日）：治疗后胃脘胀痛及恶心干呕减轻，反酸消失，大便调，口苦明显，胸中烦热。舌淡暗，苔腻微黄，脉弦细。原方去海螵蛸，加仙鹤草15g、黄连5g。14剂，服法同前。

三诊（2015年6月6日）：治疗后胃脘胀满明显减轻，口苦、烦热消失，口干明显，偶有胃脘隐痛，食欲渐增，二便调。舌淡红，苔薄腻，脉弦。二诊方去黄连，加麦冬10g、石斛10g、白芍10g。14剂，服法同前。其后诸症好转，胃脘胀痛基本消失，此后根据症状略有加减，连续治疗半年后随访，未觉其他明显不适，复查胃镜提示：慢性浅表性胃炎；病理提示：肠化消失，病情好转。

按语：患者饮食不适，脾胃虚弱，纳运不及，中焦气机不利，痰湿内生，气血运行受阻，日久胃络失养，胃黏膜萎缩。方中生白术、党参、茯苓、陈皮健脾升运；半夏、陈皮燥湿化痰；苏梗、佛手和降胃气；砂仁醒脾化湿；海螵蛸制酸止痛；丹参、莪术活血散瘀，消肠化生，防癌变，且莪术、党参、白术同用，消补兼施；甘草调和诸药。二诊气滞日久，郁而化热，治当清化湿热，故加仙鹤草、黄连，同时仙鹤草具有健胃补虚之功效。三诊阴伤明显，故加麦冬、石斛养阴益胃，白芍合甘草，酸甘化阴，缓急止痛。全方健脾升运，理气和胃，化痰湿，散瘀血，诸法合用，共奏益气健脾、理气通滞、化湿散瘀之功，故收佳效。

案2　平调寒热、调和中焦治疗胃角溃疡

袁某，女，45岁，2016年8月23日就诊。

主诉：反复口腔溃疡20余年。

初诊：患者20余年来无明显诱因反复出现口腔溃疡，平素服"维生素B₁、维生素B₂、

复合维生素 B"及中药等治疗，效不显。刻下：下唇可见一 0.3cm×0.2cm 大小的溃疡面，色白，周边色红，疼痛不适，不影响进食，伴胃脘部胀满不适，颜面稍浮肿，纳少，夜寐欠佳，大便偏干，一日一行，近来体重下降 4kg 左右。舌稍红，苔腻微黄，脉弦数。既往有胃炎、胃溃疡病史。2016 年 4 月 27 日胃镜提示：疣状胃炎，胃角溃疡。西医诊断：复发性口腔溃疡，胃角溃疡，疣状胃炎；中医诊断：口疮之寒热错杂证，胃痞之寒热错杂证。治法：平调寒热，调和中焦。方药：法半夏 10g，干姜 6g，黄芩 10g，黄连 5g，党参 10g，炙甘草 10g，川牛膝 15g，枇杷叶 15g，淡竹叶 15g，生石膏 10g，紫苏梗 10g，桂枝 8g，鸡内金 12g，炒神曲 15g，麦冬 10g，百合 15g。6 剂，每日 1 剂，水煎 400ml，分早、晚两次温服。嘱清淡饮食。

二诊（2016 年 8 月 31 日）：口腔溃疡较前好转，溃疡面缩小，食纳增，夜寐可，大便稍不成形。此次患者出现恶寒发热等外感表证，故原方减黄连至 4g、黄芩至 6g，去川牛膝、生石膏、鸡内金、炒神曲，加广藿香 10g、防风 6g、柴胡 10g、炒薏苡仁 15g。7 剂，服法同前。同时配以康复新液促进口腔黏膜愈合。

三诊（2016 年 9 月 7 日）：未见口腔溃疡，无特殊不适，见患者舌淡暗，边有齿痕，苔微黄腻，故改用六君子汤加减，以健脾化湿、顾护中焦。方药：党参 10g，炒白术 15g，茯苓 15g，炙甘草 6g，法半夏 10g，陈皮 10g，黄连 5g，吴茱萸 3g，砂仁（后下）6g，石菖蒲 10g，肉桂 4g，淡竹叶 10g，紫苏梗 10g。10 剂，服法同前。药后随访，未再复发。

按语：口疮，西医俗称口腔溃疡，是发生在口腔黏膜上的浅表性溃疡，大小呈米粒至黄豆大小，圆形或卵圆形，溃疡面中心凹、周边呈充血状，可因刺激性食物引发疼痛，反复发作，可自愈。半夏泻心汤为王教授临床治疗口腔溃疡的经验方，以半夏泻心汤为基础方，加大甘草用量，奏甘草泻心汤之功，清热除湿、扶正解毒。故仲景半夏泻心汤，每用之即见效。现代医学多认为其因生活习惯不佳，以食辛辣刺激、生冷不节（洁）之品，熬夜、饮酒等而诱发，亦与幽门螺杆菌感染密切相关。另现代研究表明，半夏泻心汤中黄连、黄芩等药对幽门螺杆菌有一定的杀除作用，幽门螺杆菌的根除与溃疡的愈合亦有较大关联。此患者病程长，迁延不愈，反复发作，久病多虚。虚证的基本病机是胃阴不足、心火上炎。王教授治疗口腔溃疡在寒热平调之基础方上，亦重视从心火、肝火而论，加用川牛膝引火热下行，枇杷叶、淡竹叶、生石膏、百合、麦冬以清心泻火除烦；方中合用左金丸（黄连、吴茱萸），黄连通过泻心火以达泻肝火，心、肝二火除则口腔溃疡自愈，夜寐佳，诸症皆平。全方共奏滋阴养胃清心火之功。

案 3　健脾化湿、理气和胃治疗疣状胃炎伴糜烂

夏某，男，64 岁，2016 年 11 月 1 日就诊。

主诉：上腹部隐痛 3 个月，加重 6 天。

初诊：患者 3 个月前无明显诱因出现上腹部隐痛，时轻时重。遂前往当地医院就诊，服用"雷贝拉唑、荆花胃康胶丸"等药物后，当时症状缓解。6 天前因饮食不当再次出现胃脘不适症状。刻下：胃脘部持续性隐痛，无胀满，无反酸烧心，困乏，无口干，晨起略有口苦，纳食可，眠可，二便可。舌红，苔薄白，脉滑。既往有高血压病史 1 年。胃镜提示：疣状胃炎伴糜烂，十二指肠多发溃疡。西医诊断：疣状胃炎伴糜烂，十二指肠多发溃疡；中医诊断：胃痛之气虚痰湿证。治法：健脾化湿，理气和胃。方药：党参 10g，生白术 20g，茯苓 15g，法半夏 10g，陈皮 10g，黄连 4g，吴茱萸 2g，醋延胡索 10g，当归 15g，莪术 10g，山慈菇 15g，川芎 10g，炙甘草 6g。7 剂，每日 1 剂，水煎 400ml，分早、晚两次温服。嘱患者清淡饮食。

二诊（2016 年 11 月 7 日）：药后偶感有上腹部隐痛，无胀满，无反酸烧心，偶有乏困，纳食可，眠可，小便可，大便质干，1 次/日，无排便困难，无黏液脓血。舌质红，苔黄，脉

滑。原方增加当归 5g，加枳实 15g、厚朴 10g、玄参 10g、杏仁 10g。7 剂，服法同前。

三诊（2016 年 11 月 14 日）：药后无上腹部疼痛、胀满，无反酸烧心，无恶心干呕。纳食可，眠可，二便正常。舌淡苔少，脉滑。二诊方去厚朴。3 剂，服法同前。

按语： 患者为中老年男性，素体亏虚，因饮食失宜，使其脾胃虚弱，纳运失司，痰湿内生，气机阻滞，血瘀形成，闭阻胃络，使其糜烂，发为该病。投以六君子汤加减，以健脾化湿、补中和胃。同时给予醋制延胡索可引药入肝，增强其行气止痛之功效；加以山慈菇清热化痰、散结消肿。二诊时患者大便偏干，考虑原方中温燥之药过于伤津，使大肠燥热，遂加当归、杏仁以润肠通便，同时加大当归剂量，增强其养血之功效；玄参凉血滋阴，枳实、厚朴助其行气，从而缓解便秘症状。三诊时便秘症状亦有缓解，因厚朴性味辛苦温燥，久用会伤津耗气，故继服上方，去厚朴。患者服用 3 剂后，自诉效果佳，故药证相符。

案 4　温中补虚、平调寒热、和胃制酸治疗反流性食管炎

师某，女，50 岁，2018 年 1 月 8 日就诊。

主诉：反酸、胸骨后烧灼感 2 个月余。

初诊：患者 2 个多月前无明显诱因出现反酸、胸骨后烧灼感，服用"复方谷氨酰胺颗粒、泮托拉唑、复方胰酶片"等药物，疗效不佳。刻下：反酸、胸骨后烧灼感，伴口苦，偶有恶心干呕，神疲乏力，怕冷畏寒，纳呆，夜寐可，大便溏薄，2 次/日，小便调。舌淡，苔白腻，脉细弱。胃镜提示：反流性食管炎（A 级），慢性浅表性胃炎。西医诊断：反流性食管炎（A 级）；中医诊断：吐酸之中虚气逆证。治法：温中补虚，平调寒热，和胃制酸。方药：黄连 4g，黄芩 8g，清半夏 10g，干姜 12g，党参 12g，炒白术 15g，炒谷芽 10g，桂枝 15g，吴茱萸 4g，盐补骨脂 15g，莲子肉 15g，海螵蛸 15g，煅瓦楞子 20g，丁香 9g，柿蒂 9g，炙甘草 6g。7 剂，每日 1 剂，水煎 400ml，分早、晚两次温服。嘱患者生活饮食注意事项。

二诊（2018 年 1 月 16 日）：药后患者反酸较前缓解，胸骨后烧灼感略减轻，神疲乏力、怕冷畏寒改善，无口苦，无恶心干呕，纳食改善，夜休可，大便 2 次/日，成形，未出现便溏，小便调。舌淡，苔白，脉细。初诊方去丁香、柿蒂，盐补骨脂、莲子肉减至 9g，加炙黄芪 15g、炒山药 10g。7 剂，服法同前。

三诊（2018 年 1 月 23 日）：药后患者无反酸，胸骨后烧灼感较前明显缓解，无口苦，无恶心干呕；神疲乏力改善明显，怕冷畏寒亦缓解；纳食可，夜休可，二便调。舌淡红，苔白，脉细。二诊方去煅瓦楞子。7 剂，服法同前。嘱不适随诊。

按语： 王教授认为，此患者为中年女性，素体亏虚，脾阳不振，运化无力，久则食积胃脘，郁而化热，浊气上逆，故见反酸、胸骨后烧灼感、口苦；因其胃气失和，不降反升，诸逆冲上，而见恶心干呕；中阳虚衰，后天脾土生化无源，不能濡养周身，可见神疲乏力，怕冷畏寒，脉象细弱；脾阳虚衰，湿邪内生，则见大便溏薄，舌苔白腻。故王教授以温中补虚、平调寒热、和胃制酸为法，方选半夏泻心汤加减，同时给予盐补骨脂、莲子肉，健脾温肾止泻。二诊时患者恶心干呕症状消失，故去丁香、柿蒂，虽去降逆止呕药，但余方亦在调理脾胃和降，且患者大便溏薄未再出现，故减少盐补骨脂、莲子肉用量，主要取其健脾温肾、培补先后天之功，再加炙黄芪、炒山药，以补脾气，使脾土旺，则诸病自消。三诊，患者诸症均减，反酸未再出现，故去煅瓦楞子，余方不变，以巩固疗效。

第三十四章　田旭东

一、人物简介

田旭东，男，汉族，1967 年生，中共党员，河南偃师人，甘肃省第三批名老中医学术经验继承人，先后师从全国名老中医王自立教授、甘肃省名老中医廖志峰教授。曾赴美国佛罗里达州坦帕总医院等访问学习。现为甘肃省名中医，甘肃省省级师带徒指导老师、甘肃中医药大学硕士研究生导师，甘肃省中医院质控处处长，脾胃病科、肝病科主任，消化内镜中心主任，甘肃省中西医结合学会消化病专业委员会主任委员，甘肃省老年医学会消化病分会候任主委，甘肃省中医药学会脾胃病分会专业委员会副主任委员，中华中医药学会脾胃病分会专业委员会常委，中国中西医结合学会消化内镜专业委员会常委、GERD 专家组副组长，中国中西医结合学会消化内镜专业委员会委员，甘肃省医学会消化内镜分会专业委员会委员。

田旭东教授聪颖慧敏，勤奋执着，熟读医学经典，医学功底扎实。在中西医结合消化系统疾病诊治领域已耕耘 30 余年。在长期的临床实践中，不但继承了导师的学术思想，且善于吸收各家流派之长，形成了自己的特长与专长，临床擅长运用中医理论及方法诊治肝胆病、脾胃病及相关疑难杂症，主要研究方向为中医药治疗功能性消化不良、胃食管反流病、慢性萎缩性胃炎、慢性萎缩性胃炎癌前病变、消化性溃疡、溃疡性结肠炎、消化道出血及肝纤维化、肝硬化等临床常见病、危重病，同时在消化内镜诊治领域也具有较高造诣。主持及参与科研课题 10 项，参与编写著作与教材 6 部，发表论文 20 余篇。

二、学术思想

（一）继承与发扬导师的学术思想

1. 继承并发扬廖志峰名老中医"和"的学术思想　现代中医的诸多治法均缘于《黄帝内经》。名老中医廖志峰认为，《黄帝内经》虽没有明确提出疾病的具体治疗方法，但就其整体思想和行文基调来看，无不充斥着"和"的基本思想，故廖老提出了"和"的学术思想。他认为，"和"应该有三层内涵：一是人与自然的和谐；二是人的心态平和与内在和谐；三是人对自身社会地位的认同和适应。由此，廖志峰名老中医认为，保持良好的"和"即是维持身体及心理健康的核心。

田教授师承廖志峰名老中医，在其长期的临床实践中，深深地体会到"和"的学术思想的重要性，因此，他认为"和"法立法的基本出发点应该立足于恢复人体原有的"和"的状态。在治疗上，他主张应时刻把"和"的思想置于重要位置，对于患病机体，应适度调节其阴阳平和状态，使疾病愈合，精气恢复；对于疾病初愈后的患者，其正气尚未恢复，身体依然虚弱，应在后期重视调养脾胃，使气血和顺，以促进正气的恢复，防止疾病复发。除此之外，还应特别注意人体自身心态的调节，情绪的波动与机体的健康状态紧密关联，应努力做到"恬淡虚无，真气从之，精神内守，病安从来"。

2. 论治肝病，继承并发扬名老中医王自立"治肝必柔肝，柔肝先养肝"学术思想　《临证指南医案》云："肝为风木之脏，因有相火内寄，体阴用阳，其性刚，主动主升，全赖肾水以涵之，血液以濡之，肺金清肃下降之令以平之，中宫敦阜之土气以培之，则刚劲之质得为柔和之体，遂其条达畅茂之性。"若内因七情暗耗，外为燥热诸邪所伤，致机体阴血津液亏虚，则肝血亦虚，肝体失养，肝气失制，肝火内炽，肝阳上亢，发为多种疾病。故王老认为，治疗肝病不可一味疏泄、清解、攻伐，否则肝之阴津受伐而病势反增，应以养肝为第一要务，提出"治肝必柔肝，柔肝先养肝"的肝病治疗大法。以肝血得养，肝体得柔，则肝气自疏，肝火不炽，肝阳自平。此亦即"养肝即是柔肝，柔肝便为疏肝"之意。田教授在遵从王老学术思想的同时，在临证之时常在辨证的基础上选用一贯煎以滋阴养血柔肝、逍遥散以解郁养血柔肝、沙参麦冬饮以生津润燥柔肝、参芪地黄汤以益气养阴柔肝、归芍六君子汤以健脾养血柔肝，并常在疏肝理气之剂中加入木瓜、五味子、山茱萸、乌梅、白芍等以养肝柔肝。

（二）中西医理论体系有别，不可混为一谈

田教授在研习大量经典医书后，认为西医在理论构建上重视逻辑，而中医则更偏重于直觉思维与形象思维，从这点来看，中医和西医理论体系有着本质的区别，这就导致它们对临床疗效有着不同的认识。中医强调患者的个体差异，以"证"来揭示疾病的本质，西医则强调疾病的共性，通过分析还原法来确定某种临床疾病总的治疗原则及具体治疗方案，在实际的临床工作中，田教授提倡对于某种疾病的诊断与治疗要理清思维，用西医的诊断技巧判断所患何种疾病，确定相应治疗原则，制定切实可行的治疗方案。除此之外，用中医的理论与方法去解释该病的发生、发展、变化，抓住当前的"证型"，进而选择最恰当的方药。中医与西医在临床实践中是互相补充的，但又相互独立，只有不断地去探索它们各自的优势，才能取得更好的疗效。田教授形象地将中医和西医分别比喻为金庸武侠小说中周伯通的左右手，只有做到"双手互搏"，才能发挥出最大的效果。

（三）情绪贯穿疾病始终

田教授通过临床实践发现情绪对于疾病的发生与发展意义重大，尤其是消化系统疾病，然而在医治患者的过程中，我们经常忽略这一点。中医理论体系认为，肝主疏泄，畅达全身气机，《格致余论·阳有余阴不足论》云："主闭藏者肾也，司疏泄者肝也。"脾胃为人体气机升降之枢纽，影响着五脏六腑之功能。《素问·阴阳应象大论》曰："人有五脏化五气，以生喜怒悲忧恐。"可见情志活动的产生是以气血津液为生理基础的。脾胃属土，为后天之本、气血生化之源，由脾胃所化生之气血津液，能为情志活动的正常表达提供物质基础。因此肝与脾胃在情志活动中起着重要的作用，同时也最容易受到情绪变化的影响。田教授发现，身处现代社会，焦虑、压抑、抑郁等不良情绪影响着每一个机体，长此以往必然会影响脏腑功能，脏腑功能受损后，会加重心理负担，酿生担忧、恐惧，使病情更加严重，因此在治疗疾病的过程中应始终关注患者的情绪，时常安慰开导患者，同时适度加入一些调理气机的药物，往往能起到事半功倍的效果。

三、临床经验总结

（一）治疗胃食管反流病经验总结

胃食管反流病是食管腔因过度接触或暴露于胃液致胃食管反流症和食管黏膜损伤的疾病。临床表现以胃灼热、反酸、吞咽疼痛多见。《丹溪心法》中云："素问言热，言其本也；东垣言寒，言其末也。"故田教授指出寒与热是该病病因的两个方面的不同体现，同时受体质、季节

及饮食的影响，患者病证的不同时期存在轻重等方面的不同。因此，在对该疾病进行研究时要根据患者的不同而有所偏倚，特别需要注意的是，脾胃病的治疗要与肝和脾相关联来分析和看待。气机升降失调为本病发病基础，胃气上逆是发病的关键，叶天士云："脾宜升则健，胃宜降则和。"脾胃升降相因，纳运相合，燥湿相继，共同完成水谷精微的运化与布散，清阳出上窍，浊阴归下窍。气机失常，胃气上逆则会有恶心、干呕、吞酸、纳差等症状。

田教授通过临床反复摸索发现，胃食管反流病的发生往往是因为患者身体素质不足，又不规律饮食，加之生活压力过大，导致机体超负荷运行，出现相应不适，而患者在症状轻微的时候未予重视，使其发展，导致脾胃气机失常，脾气不升，胃气不降，出现本症。和胃降逆是本病的主要治疗原则，在和胃降逆的基础上，根据寒热虚实进行药物增减，疗效显著，并且患者在后期经胃镜及病理复查，食管黏膜损伤程度明显改善。

（二）治疗功能性便秘经验总结

临床中可以引起便秘的原因有很多，但总体来看主要包括器质性和功能性两大类。对于器质性便秘通常需要解决其直接因素，比如肠道肿瘤、息肉引起的便秘，通过内镜或外科手术切除即可；肠梗阻、肠粘连引起的大便不通，灌肠或手术解除梗阻亦可治愈。相较于器质性原因，功能性便秘的原因不明确，且缺乏可解释的形态学或生化学异常，西医的治疗主要是泻药和促动力剂，但往往治标不治本，难以达到满意的效果。田教授在多年的临床实践中对于功能性便秘形成了自己独特的认识，他认为本病病位虽在大肠，但与肺、肝、脾密切相关，情志不畅为本病的主要诱发因素，其关键病机为肝失疏泄，气机郁滞，横逆犯脾，脾失健运，肠腑通利失司。故田教授从"肝脾相关"理论出发，基于"木郁发之"的原则，以逍遥散为基础方，重用白芍以增寒而泄下之功，另可根据症状及舌脉特点加用蜜枇杷叶、杏仁以宣降肺气、润肠通便，意寓提壶揭盖；加山药、炮姜制约白芍寒凉之弊。通过大量门诊及住院病例观察，均能取得较满意的效果。

（三）治疗消化性溃疡经验总结

消化性溃疡属于消化科常见的疾病，主要指发生于胃及十二指肠的慢性溃疡，其临床特点为慢性过程，周期性发作，中上腹节律性疼痛。消化性溃疡多发生于胃和十二指肠，亦可发生于与胃酸、胃蛋白酶接触的其他部位，如食管下段、胃肠吻合术的吻合口、空肠 Meckel 憩室等。胃溃疡多发于老年人，表现为餐后痛，十二指肠溃疡多发于年轻人，以夜间痛、空腹痛为主，季节温差大时发病率明显增加。田教授认为，本病病位虽在胃，但据中医学整体理论来看，人体是一个统一的整体，五脏六腑息息相关，本病尤与肝、脾关系密切，是以脾胃虚弱为本，气滞、寒凝、热郁、湿阻、血瘀为标的虚实夹杂之证。其基本病机不外乎"胃络失养，不荣则痛"、"胃气阻滞、不通则痛"，虚实两端。

治疗上，田教授将本病倾向于分为肝胃不和证、饮食停滞证、脾胃虚寒证、胃阴不足证、肝胃郁热证、胃络瘀阻证六个证型，分别选用柴胡疏肝散加减、保和丸加减、黄芪建中汤加减、叶氏养胃汤加减、半夏泻心汤加减、丹参饮合失笑散加减。田教授临证，注重肝脾的维护与调治，临证多用佛手、枳壳、陈皮、柴胡、白芍、白术、党参等柔肝理气、健脾益气之品，善用越鞠丸、逍遥散、半夏厚朴汤、归芍六君子汤、平胃散等理气解郁、燥湿运脾之剂。他认为，不论何病，均应该辨其证、抓其证、治其证，不应过多受疾病种类的困扰，脾胃病亦如此。消化性溃疡的患者症状表现繁多，有的以腹部胀满为主，这时就应加入枳壳、佛手、莱菔子等行气消胀之品；有的以反酸为主，加用浙贝母、海螵蛸以抑酸止痛；有的以胁痛为主，加用白芍以柔肝止痛；有的以胃脘部疼痛为主，加用川楝子、延胡索以缓解疼痛；有的以口苦为主，则可考虑小柴胡汤加减；患者睡眠不佳，则可稍加远志、龙骨、牡蛎以安神定志，同时龙骨、牡蛎有着良好的收敛作用，可促进溃疡创面的愈合。

四、医案集萃

（一）疏肝理气治疗胆汁反流性胃炎

蔡某，女，59岁，2015年9月10日就诊。

主诉：反复上腹部胀痛8年余，加重2周。

初诊：患者近8年常因生气后出现上腹部胀痛，伴反酸、嗳气、烧心，症状时好时坏，自行服用"多潘立酮"后，上述症状有所缓解。2周前因再次与家人争吵后上述症状加重。刻下：患者上腹部胀痛不适，伴反酸、烧心，平素易怒，易悲伤流泪，疲乏无力，偶有心慌，纳食欠佳，夜寐欠安，二便调。舌质淡，苔白，脉弦。胃镜提示：慢性萎缩性胃炎，胆汁反流性胃炎。西医诊断：慢性萎缩性胃炎伴胆汁反流；中医诊断：胃脘痛之肝气犯胃证。治法：疏肝和胃，理气止痛。方药（柴胡疏肝散加减）：柴胡15g，枳壳10g，芍药10g，黄连5g，川芎10g，香附10g，厚朴10g，陈皮10g，郁金10g，浙贝母15g，海螵蛸15g，甘草5g。共7剂，每日1剂，水煎400ml，分早、晚两次温服。嘱患者忌辛辣刺激饮食，调畅情志。

二诊（2015年9月17日）：患者诉上腹部胀痛较前减轻，反酸、烧心较前略缓解，仍嗳气，在原方基础上将厚朴加至15g，香附加至15g。7剂，服法同前。

三诊（2015年9月25日）：患者诉现无明显上腹部胀痛，偶有反酸、烧心，根据病情变化，在二诊方基础上加吴茱萸10g。7剂，服法同前。

按语：《素问·六元正纪大论》曰："木郁之发，民病胃脘当心而痛。"肝主疏泄，胃主通降。生理情况下，肝的疏泄助胃的通降，胃的通降可以防止肝疏泄太过。在气机方面，一升一降，升降相因。该患者虽表现为上腹部胀痛，但究其病因，由其情志不舒所致。肝主疏泄，调畅气机，肝的疏泄功能正常，则气机调畅，有助于食物的消化与吸收。患者病久气郁，情志不畅，肝气郁结，气郁化火，根据中医五行相生相克，木乘土，肝气横逆，乘犯于胃，使胃脘气机不畅而致疼痛。故而治疗追其本，首以疏肝解郁为基本大法，即从肝治胃。《临证指南医案》曰："肝为起病之源，胃为传病之所。"由此可见从肝论治胃脘痛是重要治法之一。首选经典方之柴胡疏肝散以疏肝解郁、理气止痛。该方出自明代张景岳所著《景岳全书》，书云："若外邪未解而兼气逆胁痛者，宜柴胡疏肝散主之……柴胡疏肝散，治胁肋疼痛，寒热往来。"肝喜条达，主疏泄而藏血，其经脉布胁肋，循少腹。因患者情志不遂，肝木失疏泄，而致肝气郁结；又气为血帅，气行则血行，气郁则血行不畅，肝经不利，故见胁肋疼痛，往来寒热。《黄帝内经》有云："木郁达之"。故方中以柴胡为君药，疏肝解郁；香附理气疏肝，川芎行气活血而止痛，共助柴胡疏解肝经之郁滞，且增行气止痛之功；陈皮理气行滞；枳壳行气宽中除胀；芍药、甘草养血柔肝，缓急止痛；甘草兼调和诸药。浙贝母苦寒，清热散结，《本草正》言："最降痰气，善开郁结，止疼痛，消胀满，清肝火"；海螵蛸咸、涩，归肝、肾经，能制酸止痛。二药合用，可用于治疗因胃酸过多而致的症状。吴茱萸辛、苦，热，归肝、脾、胃经。《本草纲目》云："开郁化滞，治吞酸"，与黄连相配伍，治疗肝胃不和之呕吐吞酸。诸药相合，共奏疏肝行气、活血止痛之功。使肝气条达、血脉通畅，营卫自和，痛止而寒热亦除。

（二）疏肝理气治疗便秘型肠易激综合征

患者，女，25 岁，2017 年 4 月 17 日就诊。

主诉：大便干结难解 2 年余，加重 1 周。

初诊：患者 2 年多以前因学业负担重，情志不舒而发便秘，大便干结，常 4～5 日一行，自服通便药（药物及剂量不详），服后大便通畅，但饱餐或生气后上述症状易反复发作。1 周前，患者生气后再次出现大便干结难解，伴腹胀、嗳气，时有两胁肋部胀满疼痛。刻下：大便干结，4 日一行，伴腹胀、嗳气，情绪烦躁，胸胁胀满，纳差，小便可，夜寐安。舌质红，苔白，脉弦。结肠镜检查，便常规、肝肾功能、甲状腺功能检测均未见明显异常。西医诊断：便秘型肠易激综合征；中医诊断：便秘之肝郁气滞证。治法：疏肝健脾，理气导滞，润肠通便。方药：柴胡 10g，当归 15g，炒白芍 20g，茯苓 10g，麸炒白术 30g，干姜 5g，蜜枇杷叶 20g，枳壳 15g，炒苦杏仁 10g，火麻仁 10g，炙甘草 5g，生姜 10g，大枣 10g。6 剂，每日 1 剂，水煎 400ml，分早、晚两次温服。嘱患者保持心情舒畅，避免油腻及辛辣食物，定时如厕。

二诊（2017 年 4 月 24 日）：服药后患者大便质稍软，2～3 日一行，腹胀、胸胁胀痛稍有减轻，胃口渐佳。舌红，苔白，脉细弦。故将当归加至 20g，柴胡改为 15g，加炒莱菔子 20g。14 剂，服法同前。

三诊（2017 年 5 月 8 日）：服药后症状明显缓解，情绪改善，大便每日一解。舌淡红，苔薄白，脉细。二诊方调理 1 周以巩固疗效，随访 2 个月未复发。

按语：该患者初因学习压力大、情志不畅而诱发本病，且在饱餐、生气后症状反复发作，由此可知患者为情志不舒、肝郁气滞、木失条达、疏泄无权、横逆犯脾胃，使脾失运化、胃失和降、大肠传导失司、通降功能失调、糟粕蓄之不去所致。方用柴胡疏肝解郁，条达肝气；当归养血和血、润肠通便；白芍养血敛阴、柔肝缓急；蜜枇杷叶、杏仁宣降肺气、润肠通便；伍以火麻仁滑肠通便；莱菔子、枳壳理气宽中、行滞消胀；白术、茯苓、甘草健脾益气，实土以御木乘；干姜降逆和中、辛散达郁；炙甘草、生姜、大枣顾护胃气。诸药合用，共奏疏肝健脾、理气导滞、润肠通便之功。

第三十五章　唐文富

一、人物简介

　　唐文富，主任医师，医学博士，四川南充人。1995 年 7 月毕业于成都中医药大学针灸推拿系，获针灸医学学士学位；1999 年 6 月毕业于华西医科大学（现名为四川大学华西医学中心）临床医学院，获中西医结合临床专业硕士学位并留校工作至今；2008 年获四川大学华西临床医学院医学博士学位。先后师从中西医结合急腹症专家蒋俊明教授、中医脾胃肿瘤疾病专家邹才华教授、国医大师郭子光教授、全国名中医张之文教授、中医妇科名家王成荣教授、方剂药物动力学研究奠基者黄熙教授。系"国医大师郭子光传承工作室"学术经验继承人。2009 年被破格遴选为四川大学博士生导师，并作为成都中医药大学兼职研究生导师，先后培养硕士、博士研究生 26 人。主要研究领域是中西医结合治疗急性胰腺炎的基础与临床、方剂药物动力学，享誉全国。系四川省名中医、四川省学术和技术带头人、四川省中医药管理局学术和技术带头人；四川大学博士生导师、博士后合作导师。先后担任《世界华人消化杂志》、*ECAM*、*World Journal of Gastroenterology* 等 3 个 SCI 源期刊编委。2017 年以四川省第一名的成绩入选国家中医药管理局"百千万"人才工程暨第四批全国中医临床优秀人才项目。系国家自然科学基金委员会同行评议专家。现任中国中西医结合实验医学委员会常委，中国民族医药学会脾胃病分会副会长兼胰腺炎专家委员会主任委员，中国中西医结合学会消化系统疾病专业委员会委员兼急性胰腺炎专家委员会主任委员，中国医疗保健国际交流促进会中西医结合消化病学分会常委兼胰腺疾病学组组长，中华中医药学会名医研究会副秘书长，世界中医药学会联合会消化病分会常务理事，中国中西医结合学会实验医学专业委员会常委，中国中西医结合学会基础理论专业委员会常务委员。牵头撰写《急性胰腺炎中西医结合诊疗共识意见》。作为专家团主席，组织华西医院急性胰腺炎 MDT 团队在全国巡讲，将华西特色的急性胰腺炎中西医结合治疗理念和方法向全国推广，造福四川省、西南乃至全国的医生和患者。

　　擅长治疗疾病：①重症急性胰腺炎、慢性胰腺炎、不全性肠梗阻、急慢性胆囊炎、胆石症等急腹症的中西医结合治疗；②食管炎、慢性胃炎、黄疸、消化性溃疡、慢性腹泻、消化不良、便秘等消化系统疾病的中西医结合治疗；③感冒发热、高血压、糖尿病、脂肪肝、肥胖、高脂血症、肿瘤、月经不调、痤疮、黄褐斑、失眠等疾病的平脉辨证中医药治疗；④亚健康与产后的平脉辨证中医调理。

二、学术思想

（一）重症急性胰腺炎中西医结合用经方的平脉辨证治疗体系

　　唐教授基于《伤寒杂病论》六经辨证思想和仲景脉学建立急性胰腺炎平脉辨证方法，辨八纲六经而使用经方的中西医结合治疗体系，大大提高了临床疗效；运用"阳明温病，下之不通"理论和开鬼门-洁净腑保护急性肺损伤-肾损伤的理念，创新性建立滴定式液体复苏策略以保护重症急性胰腺炎早期器官功能损伤，停止了使用多年的中心静脉置管输液方法，防止早期液体超负荷以保护器官功能；创新性地将"伤寒腹诊"思路与方法应用于急性胰腺炎继发的腹腔病变的辨识治疗，经方防治腹水、囊肿、坏死感染等，降低晚期并发症的发生率和病死率，运用中医经典协同解决急性胰腺炎"一早一晚"两个死亡高峰难题。中医脾胃受藏运化理论结合急性胰腺炎的临床特点，建立基于饥饿感的急性胰腺炎再进食策略，不再关注淀粉酶、脂肪酶水平，让患者"有吃有喝"，并大大缩短住院时间 2～3 天，节约了医疗费用，引领急性胰腺炎"再进食理念"的百年艰难变革；尝试规范急性胰腺炎中医药治疗，牵头执笔撰写中国中西医结合学会消化系统疾病专业委员会《急性胰腺炎中西医结合诊疗共识意见》，集中展示华西医院中西医结合治疗重症急性胰腺炎的特色和领先水平。所在科室每年收治急性胰腺炎患者 2000 余例，成为全球收治急性胰腺炎患者最多的单一科室，是国内中医药治疗危急重症的典范，成为华西医院的临床品牌、享誉世界。

（二）方剂组织药理学新理论

基于中药药动学-药效学过程，唐教授认为中药方剂成分在病变靶组织内的分布谱及浓度与效应相关，即中药方剂成分必须跨过血胰屏障达到胰腺组织内，并达到一定浓度才能发挥其保护胰腺组织、防治感染的效应。唐教授创新性地提出"方剂组织药理学新假说"。这有助于阐明病变靶组织内的中药方剂有效成分谱及其浓度与治疗效应之间的关系，基于病变靶组织分布的药效成分筛选、中药归经理论的验证等，但其关键环节是证实中药方剂成分在特殊疾病状态下能够靶向分布于病变靶组织。通过实验研究发现，熟大黄、大承气汤、六合丹、五苓散、越婢汤、升降散、导赤承气汤等中药方剂吸收进入胰腺组织内的成分，与其拮抗炎症、诱导凋亡的效应相关，从复方角度证实方剂组织药理学理论假说，开辟了中药方剂体内研究新思路。这一假说成为中药药理，尤其是药动学-药效成分筛选研究的理论指导工具，大大推动了中药药理研究向前发展。

（三）基于饥饿感的急性胰腺炎再进食策略

基于《黄帝内经》理论的"热病观"结合现代医学鼓励早期经口肠内营养，"能够利用肠道者，应尽早利用"的思想，唐教授提出基于饥饿感的急性胰腺炎再进食策略：不要求患者腹痛腹胀、压痛反跳痛等症状体征缓解，血清淀粉酶、脂肪酶等正常才开始进食；这大大缩短住院时间，彻底颠覆了传统进食观念，提出基于饥饿感的急性胰腺炎患者早期再进食策略，以促进脾胃功能的恢复、改善疾病后期营养的状态，减少后期肠道和肺部感染并发症的发生。而在饮食成分的选择上，根据《素问·评热病论》中"病热少愈，食肉则复，多食则遗"的观点，选择流质无脂饮食，逐渐过渡到低脂软食的再进食流程，有助于控制患者血糖、降低血脂、减少复发、缩短住院时间，并找到一个中医药疗效评价的新指标——再进食时间。

三、临床经验总结

1. 具有阳明腑实证特点的急性胰腺炎应该推迟通里攻下治疗 临床实践和动物实验研究发现，急性胰腺炎早期给药大承气汤会升高血清淀粉酶、加重病情，为我们应用大承气汤进行重症急性胰腺炎（SAP）时间生物治疗提供了病理生理和药动学依据。根据中医子午流注和现代时间生物学理论，结合《伤寒论》六经辨证和欲解时、"伤寒阳明下不厌迟、温病阳明下不嫌早"理论，初步证实急性胰腺炎的阳明腑实证可能为伤寒阳明病而应推迟通里攻下治疗，而不是一味强调早期中药口服通泻。

2. 肺与大肠相表里理论指导防治重症急性胰腺炎器官损伤与呼吸支持治疗 基于重症急

性胰腺炎出现胰腺坏死、出血、感染时，常累及心、肝、肠、肺、肾、胃、脑等器官出现肠道功能衰竭、急性肺损伤和 ARDS（急性呼吸窘迫综合征），导致多器官功能障碍综合征（MODS）。而肠道功能障碍是 MODS 的扳机点，与 ARDS 密切相关。唐教授在肺与大肠相表里理论指导下，运用大承气汤加减治疗能改善患者胃肠动力、降低腹内高压、缓解 ACS（急性冠状动脉综合征）而减少 ARDS；加用虎杖、瓜蒌皮，或使用宣白承气汤以宣降肺气而通腑气，改善肠蠕动、降低腹内压力；灵活运用了肺与大肠相表里理论指导 SAP 治疗，找到了中医基本理论与现代危急重症临床结合的最佳切入点。在此基础上，将肺与大肠相表里理论应用于电针、针药合用抑制 SAP 炎症反应、改善胃肠动力、降低腹内压而缓解腹腔室隔综合征、运用无创呼吸防治 ARDS 等临床实践和机制研究中。

3. 基于肺与大肠相表里的针药协同治疗急性胰腺炎　通过临床与实验研究发现，电针可调节急性胰腺炎的血管活性物质、改善胃肠黏膜血流、促进胃肠动力，进而减轻肺损伤。结合大承气汤 PK-PD（药动学-药效学）进展和"肺与大肠相表里"与俞募配穴的联系，进一步研究发现肺与大肠的俞募配穴电针调控大承气汤在 SAP 的 PK-PD 而产生针药协同增效作用，为临床针药合用提供了 PK-PD 依据。因此，唐教授常将电针、揿针等针灸治疗与中药内服外敷相结合，将中医针灸引入急腹症的现代救治体系。

4. 在脾胃病理论指导下的"肠道唤醒"——引领急性胰腺炎百年再进食新变革　基于肺与大肠相表里研究急性胰腺炎胃肠动力改变与肺损伤的关系，对疾病胃肠功能障碍认识的深入，认为急性胰腺炎应该尽早再进食，抛弃传统的"胰腺休息"概念，强化"肠道唤醒"而提出基于饥饿感的急性胰腺炎再进食策略，引领急性胰腺炎再进食理念的百年艰难变革，并为中药、针灸的疗效机制研究寻找到了一个新的评价标准——再进食时间。

5. 二肠同治防止急性胰腺炎心脏损伤　重症急性胰腺炎常并发严重心脏损伤而缺乏有效治疗。唐教授在中医脏腑理论和温病学"下之不通、其证有五"理论指导下，应用导赤承气汤以在通里攻下治疗阳明腑实证的同时，也行清利太阳小肠，以防止炎性心脏损伤。

6. 慢性粘连性肠梗阻的中医三期辨证论治的方案摸索　基于临床治疗急性胰腺炎、不全性肠梗阻等急腹症的经验和实践，探索建立慢性粘连性不全性肠梗阻急性期行气通腑、缓急止痛，缓解期健脾益气、活血化瘀，稳定期活血化瘀为主的三期辨证论治方案，取得较好临床疗效，并在四川省急腹症培训班上进行培训推广。

四、医案集萃

案 1　和解表里，温通上下，豁痰开窍治疗重症急性胰腺炎伴胰性脑病

罗某，女，63 岁，2018 年 1 月 18 日就诊。

主诉：上腹痛 50 天，伴神志不清 15 天。

初诊：患者 50 天前无明显诱因出现上腹部持续性胀痛，于当地诊所输液治疗未见缓解（具体药物不详），遂前往当地市中心医院就诊，完善相关检查诊断为"急性胰腺炎，结石性胆囊炎，肝内外胆管结石"，给予抗感染、补液等治疗后，患者腹痛减轻。于 1 个月前（2017 年 12 月 18 日）在全身麻醉下行胰腺周围脓肿引流+胆囊切除+胆总管切开取石+术中胆道碎石取石+T 管引流术，术后给予抗感染、抑酸、营养支持等治疗，患者一般情况好转。2018 年 1 月 3 日患者突发心慌、意识障碍，给予头孢哌酮钠舒巴坦钠抗感染，脂肪乳氨基酸葡萄糖注射液营养支持等治疗；患者病情危重，转入 ICU 继续治疗，予注射用亚胺培南西司他丁钠+阿米卡星抗感染、抑酸、肠内营养支持、维持内环境稳定等治疗，患者仍间断意识障碍，言语不清，

自言自语而嬉笑不休，咯吐少许白色黏稠痰。现为进一步治疗转入我院，急诊拟以"急性胰腺炎并腹腔脓肿引流术后"收入我科。患者自发病以来，精神较差，纳眠差，大小便失禁。既往健康状况良好，否认肝炎、结核或其他传染病病史，否认药物、食物过敏病史，3年前于当地医院行小腿钢板内固定术。入院查体：体温 36.8℃，脉搏 68 次/分，呼吸 20 次/分，血压 128/61mmHg。神志不清，言语不清，自言自语而嬉笑不休，偶尔能配合。重危病容，皮肤巩膜无黄染，全身浅表淋巴结未扪及肿大。颈静脉正常。心界不大，心律齐，各瓣膜区未闻及杂音。胸廓未见异常，双肺叩诊呈清音。双肺呼吸音清，未闻及干湿啰音及胸膜摩擦音。腹部敷料覆盖，未见明显渗血、渗液，可见 7 根腹腔冲洗引流管，全腹略软，全腹压痛，无反跳痛，腹部未触及包块。下肢无水肿。血气分析：酸碱度 7.517，氧分压 147.0mmHg，二氧化碳分压 30.8mmHg，钾 2.67mmol/L，氯 107.4mmol/L，葡萄糖 6.50mmol/L，氧饱和度 100.0%，钙离子 1.02mmol/L，阴离子间隙 6.3mmol/L；血常规：红细胞计数 $3.68×10^{12}$/L，血红蛋白 107g/L，血细胞比容 0.33，血小板计数 $467×10^9$/L，白细胞计数 $12.00×10^9$/L，中性分叶核粒细胞百分率 79.5%；腹腔引流液细菌涂片：查见较多 G 杆菌；血浆乳酸 2.7mmol/L；生化：白蛋白 34.3g/L，葡萄糖 6.51mmol/L，尿素 3.06mmol/L，乳酸脱氢酶 221U/L，钾 3.16mmol/L；C-反应蛋白 22.60mg/L，白细胞介素 622.34pg/ml，降钙素原 0.06ng/ml。当地医院 CT 提示重症急性胰腺炎、腹腔脓肿、脑白质脱髓鞘改变。望诊：重危病容，面色微红，言语不休，嬉笑不止，手足活动不停而需要束缚，大便 10 余日未解。舌诊：舌淡红略胖大，苔白略厚微腻。脉诊：双寸沉弱，右关脉细弦略滑，左关脉弦滑略大于右，双尺沉弱。此乃痰湿阻滞于里，胃气不降，浊气上逆而上蒙清窍致神识不清，言语不休；胃气不降，腑气不通而大便少。西医诊断：重症急性胰腺炎伴胰性脑病；中医诊断：癫狂之痰浊上蒙证。治法：和解表里，温通上下，豁痰开窍。方药（柴胡加龙骨牡蛎汤合温胆汤加减）：柴胡 20g，黄芩 10g，桂枝 15g，炒白术 15g，党参 20g，煅龙骨 15g，煅牡蛎 15g，干姜 10g，瓜蒌皮 15g，竹茹 15g，枳实 10g，陈皮 10g，石菖蒲 10g，细辛 3g，皂角刺 10g，茯苓 15g。3 剂，每剂熬药 300ml，每次 50ml，每天 6 次；或少量频服，警惕喝药时呛咳误吸。嘱咐患者家属加强患者护理和语言交流，加强翻身活动，暂不进食。

二诊（2018 年 1 月 22 日）：舌淡红略胖大，苔薄白微腻。患者服药当日下午逐渐安静，并在当晚 12 小时内不断泻下黑褐色稀溏黏稠大便 13 次，患者安静睡眠，言语停止，手足不再乱动。次日大便 3 次，稀溏，自言自语明显减少，手足舞动减少，间断能回答问题，但当晚未入睡。第三日仍间断入睡，言语减少，嬉笑较轻，手足仍间断晃动。目前，患者无明显腹胀，无发热、畏寒、黄疸、恶心、呕吐，自言自语或嬉笑，手足舞动，偶尔回答问题准确。饥饿感明显，已开始进食流质饮食。腹部敷料覆盖，未见明显渗血、渗液，可见 7 根引流管，全腹柔软，全腹轻压痛，无反跳痛，腹部未触及包块。双下肢无水肿。脉象：总体沉弱，双寸沉弱，双关细弦略滑，双尺弱。寸尺沉弱乃营卫气血亏虚，双关细弦而滑，乃少阳脉象兼痰阻中焦，是厥阴出少阳，治当和解少阳、温胆和胃，方用柴胡温胆汤加桂枝、赤芍、石菖蒲、山药。方药：醋柴胡 10g，黄芩 10g，桂枝 20g，赤芍 10g，党参 20g，大枣 15g，法半夏 30g，瓜蒌皮 15g，竹茹 15g，枳实 10g，陈皮 10g，石菖蒲 20g，山药 30g，茯苓 15g，炙甘草 10g。3 剂，服法同前，或少量频服，警惕进食或喝药时呛咳误吸。

三诊（2018 年 1 月 26 日）：患者服药进食顺利，大便每日一次，仍间断自言自语、偶尔嬉笑，手足舞动继续减少，间断回答问题准确。全腹柔软，无压痛及反跳痛，腹部未触及包块。双下肢无水肿。引流管拔除 4 根，其余引流管引流量少，色淡黄。舌淡红，苔薄白。脉象：总体沉弱，双寸略弱，左关细弦略滑，右关沉弱，双尺沉细略弦。左关细弦而滑为独脉，乃少阳脉象，治当和解少阳为主，兼以补益，方用逍遥散合桂枝加龙骨牡蛎汤加减。方药：当归 20g，桂枝 10g，赤芍 20g，柴胡 10g，炙白术 30g，茯苓 20g，薄荷 3g，山药 30g，炙甘草 10g，炮姜 15g，龙骨 30g，煅牡蛎（先煎）30g。3 剂，服法同前。饮食可以增加软食和低脂食物，如素菜、馒头等。

四诊（2018 年 1 月 30 日）：患者服药进食顺利，大便每日一次，仍间断自言自语，手足舞动继续减少，间断回答问题准确。全腹柔软，无压痛及反跳痛，腹部未触及包块。双下肢无水肿。剩余引流管 2 根，引流管引流量少，色淡黄。舌淡红，苔薄白。脉象：总体沉弱，双寸略弱，双关细弱，双尺沉细。治当补益，方用八珍汤合桂枝加龙骨牡蛎汤加减。方药：生地 15g，当归 20g，川芎 15g，桂枝 10g，赤芍 20g，党参 30g，炙白术 30g，茯苓 20g，山药 30g，炙甘草 10g，炮姜 15g，龙骨 15g，煅牡蛎（先煎）15g。3 剂，服法同前。饮食宜清淡有营养，可以少吃多餐，定期门诊随访。

按语：患者首诊时以柴胡加龙骨牡蛎汤合温胆汤加减，因舌质淡胖，久病正气亏虚，痰湿阻滞，去掉大黄，干姜换半夏，加以瓜蒌皮行气通腑，并用小陷胸汤以加强理气化痰的功效；加石菖蒲、细辛化湿豁痰开窍。方中暗含四君子汤加理中汤，经过加减调整，也可以理解为小柴胡汤合温胆汤、桂枝甘草龙牡汤，这也是后期治疗的主要方药。

重症急性胰腺炎并发胰性脑病是严重的胰外并发症，狭义的胰性脑病是指胰腺炎引起大脑白质脱髓鞘改变，进而出现的神经精神症状；广义的胰性脑病指急性胰腺炎期间出现的神经精神症状。本例患者重症急性胰腺炎合并感染，也有明显的大脑白质脱髓鞘改变，是典型的胰性脑病，经过治疗后病情逐渐改善。《伤寒论》龙牡系列方药常用于治疗神经精神类疾病，本例患者从柴胡加龙骨牡蛎汤逐渐过渡到温胆汤、桂枝加龙骨牡蛎汤，是经方应用于现代危急重症的真实再现，基于脉证进行辨证论治，取得较好疗效。但重症急性胰腺炎患者的大脑损害，导致胰性脑病等严重后遗症和并发症，恢复的时间长短不一，需要根据病情进行辨证论治以促进患者在急性胰腺炎恢复的同时，胰性脑病等严重并发症也随之康复。本例患者为以腹胀腹痛为主要表现的重症急性胰腺炎恢复期、慢性粘连性肠梗阻，但中医临床表现为厥阴病，经治疗后表现为少阳阳明病，选择常用的柴胡桂枝干姜汤、黄芩汤、葛根芩连汤等进行六经辨证治疗，疗效确切。

案 2　清解少阳阳明，和营补虚治疗重症急性胰腺炎合并慢性粘连性肠梗阻

魏某，男，63 岁，2017 年 10 月 26 日就诊。

主诉：反复腹痛腹胀 1 年余，再发加重 1 周。

初诊：患者 1 年前因腹痛就诊，诊断为重症急性胰腺炎，经治疗后缓解，后出现胰腺假性囊肿而行内引流术，术后恢复良好。但间断出现左侧胁肋下隐痛，微腹胀，偶尔可见肠型，呃气排便后缓解，纳稍差，二便正常，腰部困重不适，口微干。舌红，苔黄干略厚；左关左尺弦细而滑，右脉稍弱。此乃少阳阳明合病兼营血亏虚。西医诊断：重症急性胰腺炎合并慢性粘连性肠梗阻；中医诊断：腹痛之营血亏虚证。治法：清解少阳阳明，和营补虚。方药（小柴胡汤合小建中汤加减）：柴胡 15g，黄芩 15g，法半夏 20g，党参 15g，大枣 15g，甘草 10g，桂枝 15g，赤芍 30g，狗脊 15g，生白术 30g，枳实 10g，黄连 10g，饴糖（烊化，冲服）30g。14 剂，每日 1 剂，水煎 400ml，分早、晚两次温服。嘱患者注意冷暖，暂忌油腻煎炸及不易消化食物，饮食宜以清淡易消化为主，戒烟戒酒。

二诊（2017 年 11 月 9 日）：患者诉服药后稍乏力，饮食改善，进食稍多则左上腹胁肋下偶尔隐痛胀满，可见肠型，呃气后缓解，夜间口干欲饮，口苦，大便正常。舌淡红，苔两侧黄微干；左脉沉弱，右关细弦。左上腹胁肋下偶尔隐痛胀满，脉见弦而仍兼少阳病；苔黄腻微粗、

脉滑为阳明病见湿热阻滞，左脉细弱乃营血不足，纳差为太阴病，即是厥阴病，以柴胡桂枝干姜汤为基础，加四物汤。方药：柴胡15g，桂枝10g，干姜5g，黄芩10g，天花粉15g，煅牡蛎15g，炙甘草10g，生地30g，当归10g，赤芍15g，川芎10g，稻芽15g。14剂，服法同前。嘱患者饮食宜以清淡易消化为主。

三诊（2017年11月23日）：患者诉服药后进食稍多，但进食或饥饿时偶感腹痛胀满，可见肠型，腹部鸣响，呃气，大便黏腻，口干微苦。舌淡红，苔薄黄少不均；右脉细弱，左脉沉弱略弦。此乃营血亏虚、伴少阳湿热下注证。治以补虚和营，清利少阳。方以小建中汤合黄芩汤加减。方药：黄芩15g，大枣15g，甘草10g，桂枝15g，赤芍30g，饴糖（烊化，冲服）30g，苍术10g，薏苡仁30g，葛根45g。7剂，服法同前。嘱患者饮食宜以清淡易消化为主。

四诊（2018年12月1日）：患者诉服药后左上腹胀满隐痛缓解，偶尔见肠型，呃气少，大便黏稠减轻，无肛门灼热，四肢乏力，颈部不舒，右手拇指麻木。舌红，苔两侧略黄微厚腻；右脉细弱，右关细弦略滑，左脉沉弱，左关细滑略弦。双脉细弦略滑、大便黏稠乃少阳阳明湿热在下，以黄芩汤合四仙解乏汤加减。方药：黄芩15g，大枣15g，甘草10g，桂枝15g，赤芍30g，葛根30g，丹参30g，仙鹤草30g，仙茅15g，灵仙藤15g，淫羊藿15g。14剂，服法同前。嘱患者饮食宜以清淡易消化为主。

按语：患者因重症急性胰腺炎治疗后，并发假性囊肿而手术治疗，之后出现粘连性肠梗阻，反复腹胀、腹部隐痛不适，伴有肠型等临床表现，按传统脏腑辨证多从脾胃入手，认为是脾虚血瘀为主。而本例患者，我们从伤寒六经出发进行六经辨证，并结合平脉辨证方法进行辨证论治，从厥阴病入手，经过治疗后从半表半里阴证的厥阴病出阳，进展为半表半里阳证的少阳病，即由阴证变阳证而缓解。且本患者的少阳病是以少阳湿热下注为主，而不是我们常见的少阳病。由此可见，急性胰腺炎患者的中医药治疗不一定是早期的阳明腑实证而通里攻下、后期脾胃虚弱而健脾益气这一辨证模式，应该"随证治之"。

第三十六章　李学军

一、人物简介

李学军，男，1967 年 11 月生，安徽太湖人，安徽中医药大学第二附属医院脾胃科主任，消化内镜中心主任，主任医师，教授，博士研究生导师，全国中医临床优秀人才，江淮名医，安徽省名中医，第四批全国老中医药专家学术经验优秀继承人，安徽省名中医学术经验继承工作指导老师。国家中医药管理局重点专科脾胃病科学科带头人，安徽省卫健委重点专科脾胃病科学科带头人，安徽省中医药管理局重点专科脾胃病科学科带头人，安徽省中医重点专科协作组组长单位脾胃病项目负责人。兼任中国中西医结合学会消化系统疾病专业委员会第一届慢性便秘专家委员会副主任委员，中国中西医结合学会消化内镜专业委员会第一届炎症性肠病专家委员会副主任委员，世界中医药学会联合会消化病专业委员会常务理事，中华中医药学会脾胃病分会常务委员，首届中国研究型医院学会中西医整合脾胃消化病专业委员会常务委员，中国医疗保健国际交流促进会中西医结合消化病学分会常务委员，中国中西医结合学会消化内镜专业委员会委员，中国中西医结合学会消化系统疾病专业委员会委员，安徽省中医药学会消化内镜专业委员会主任委员，安徽省中医药学会脾胃病专业委员会副主任委员，安徽省医学会消化病学分会委员会委员，安徽医科大学消化病学系委员会委员，安徽省消化内科质量控制中心专家，安徽省消化内科质量控制中心幽门螺杆菌联盟成员，吴阶平医学基金会炎症性肠病联盟中医药专业委员会委员。

李学军教授主持及参加国家级、省级科研课题 22 项，在国家级、省级及 SCI 等刊物发表论文 60 余篇；主编专著 2 部，副主编及参编专著 7 部；申获专利 3 项；获安徽省科学技术三等奖 1 项，安徽省第七届自然科学优秀学术论文三等奖 3 项，安徽省中医药科学技术二等奖 1 项。

李学军教授师承国医大师徐经世教授、全国名中医马骏教授、全国名老中医学术经验继承工作指导老师魏福良教授。从医 30 余年来，一直从事中医内科临床工作，在中医内科临证中积累了丰富的经验，擅长运用中西药内服、外敷、灌肠、针灸、穴位埋线、大肠水疗等特色疗法治疗各种内科杂症，尤其是胃炎、消化性溃疡、胃食管反流病、功能性消化不良、缺血性肠病、幽门螺杆菌相关性疾病、胰腺炎、溃疡性结肠炎、肠功能紊乱、胆囊炎胆石症、脂肪肝、肝硬化、消化系统肿瘤等消化系统疾病。同时，李教授也擅长运用电子胃、肠镜诊查消化系统疾病，对于内镜下高频电切、氩气刀电凝、微波止血、支架扩张、营养管放置、EMR、ESD 等先进治疗技术也颇为熟练。

二、学术思想

（一）"脾胃培源法"治疗脾胃病

《黄帝内经》以脾为"中央土，以灌四傍"，以胃为"水谷之海，六腑之大原也"，提出"胃者，五脏之本也"、"人受气于谷，谷入于胃，以传于肺，五脏六腑皆以受气"，揭示出胃气乃是奉养生身的大源，为人体生命活动提供生生不息的物质基础，此也是后世"脾胃乃后天之本"

及"脾胃为气血生化之源"的理论渊源。

李教授认为，脾胃病发病多与饮食不节、劳倦太过、先天禀赋不足等有关，指出脾胃病病机多有脾胃虚弱，或劳倦内伤，中伤脾胃；或饮食自倍，肠胃乃伤；或久病不愈，延及脾胃；终致脾胃虚弱，阳气不足，胃纳呆钝，脾运失健，而发为病。又根据《黄帝内经》"劳者温之，损者益之"、东垣"以辛甘温之剂，补其中而升其阳"及其畅言的"内伤脾胃，百病由生"等理论，在汪机"调补气血、固本培源"的基础上，提出治疗当以"健脾益气、固土培源"，即"脾胃培源"为大法，用于指导临床慢性胃炎、功能性消化不良、溃疡性结肠炎、肠易激综合征等多种脾胃病的治疗。并据此创制了脾胃培源散、脾胃培源方、脾胃培源丸、脾胃培源灌肠方四张经验方，均制成院内制剂，内外治法相结合，广泛运用于临床，且临床疗效显著。脾胃培源丸更是作为院内治疗萎缩性胃炎经典制剂得到院方大力推广，目前"脾胃培源法"正通过体内及体外实验进一步探讨其作用机制，这将为中医药治疗脾胃病提供更加切实可信的依据。

（二）"调平归源法"治疗脾胃病

调平归源法是李教授针对脾胃病的病机特点，根据《黄帝内经》"饮入于胃，游溢精气，上输于脾，脾气散精，上归于肺，通调水道，下输膀胱，水精四布，五经并行，合于四时五脏阴阳，揆度以为常也"、"脾者土也，治中央……脾脏者，常著胃土之精也，土者，生万物而法天地，故上下至头足，不得主时也"、"出入废则神机化灭，升降息则气立孤危。故非出入，则无以生长壮老已；非升降，则无以生长化收藏。是以升降出入，无器不有"、"脾为之使，胃为之市"；《脾胃论》"万物之中，人一也。呼吸升降，效象天地，准绳阴阳"、"脾气不升……胃气下溜"、"升已而降，降已而升，如环无端，运化万物，其实一气也"；《临证指南医案》"纳食主胃，运化主脾，脾宜升为健，胃宜降为和"等学术观点，结合自身30年临床经验，而提出的治疗脾胃病之大法，旨在通过"调阴阳，调脏腑，调气血，调虚实，调寒热，调升降"，达到"以平为期"，最终取得"后天之本得固，气血生化有源"之疗效。广泛应用于临床，疗效彰显。

"平"即"阴平阳秘"、"以平为期"。《黄帝内经》中提到："阴平阳秘，精神乃治，阴阳离决，精气乃绝。""阴平阳秘"即阴阳双方取得平衡，指阴阳之间相互制约、相互排斥，从而达到阴阳相对平衡的一种状态。"阴平阳秘"中"平"、"秘"两者均有平衡的意思。"阴平阳秘"是机体的活动已经取得的一种最佳情况，因此从整个过程来看，阴阳之间的运动转化一直维持着平衡、稳固的状态。正常的机体常常是处于各方面相对均衡状态，其中包含阴阳、气血、脏腑、寒热等。然而想要达到平衡状态，须依赖于气的升降出入功能的正常。《黄帝内经》指出："生之本，本于阴阳。"这句话充分表明机体的生命活动取决于阴阳之间的运动。

《素问·至真要大论》云："谨察阴阳所在而调之，以平为期。""以平为期"这一观点与儒家"致中和"理论关系密切，《黄帝内经》中将"以平为期"与中医理论相结合后，不同的治疗方法，无论是哪种治则，均与"执其两端"有关，其最终目标只有一个，也就是"用中"、"致中和"，也就是所说的"以平为期"。李教授在这种理论基础指导下，且根据脾胃病不同病症的特点，针对不同类型之脾胃病，创立了调中散痞方、健脾消痞方、清胃降逆方、暖中固元方、愈溃宁血方等经验方，旨在调整机体阴阳、气血、脏腑、虚实、寒热、升降之平衡，以平为期。临证中，李教授运用调平归源法治疗呃逆、胃痛、胃痞、吐酸、泄泻等病证，效如桴鼓，体会颇深。

（三）宏观辨证与微观辨证相结合治疗胃病

传统意义上的中医辨证论治，包括八纲辨证、病因辨证、六经辨证、卫气营血辨证、三焦辨证、脏腑辨证、经络辨证、气血津液辨证。李教授认为，传统辨证为宏观辨证，而临床内镜下的表现为微观辨证，辨证论治应包括宏观辨证和微观辨证，微观辨证作为中医宏观辨证的延伸，可以弥补中医宏观辨证之不足。宏观辨证为主，微观辨证为辅，根据患者症状及体征不同而分为不同的证型，再结合内镜下的表现辨证分型加减用药。例如，若胃镜下黏膜充血水肿，苍白、灰白或红白相间，以白为主，黏膜变薄，黏膜下血管显露，丝状血管可见，呈树枝状或结节状改变，胃内分泌物减少，辨证为阳虚寒凝血瘀证，酌加黄芪、白芍、桂枝、干姜等以温阳散寒；若胃镜下黏膜红白相间，以红为主，或胃黏膜灰白，黏膜呈龟裂样改变，黏膜皱襞变细或消失，血管清晰可见，或血管结节状改变，胃黏膜分泌黏液量减少，蠕动缓慢，辨证为气阴两虚血瘀证，酌加生地、太子参、玉竹、石斛等以益气养阴；若胃镜下黏膜红白相间，以红为主，或有红斑、蓝色血管网，或见充血、水肿、浸润、新鲜出血，平坦、凹陷性糜烂，隆起型糜烂活动期，辨证为热盛血瘀证，酌加蒲公英、丹参、三七、地龙等以清热解毒、活血通络；若胃镜下黏膜表面颗粒样或结节状隆起，息肉样改变，或见糜烂性胃炎静止期，或伴肠化、不典型增生，辨证为痰瘀互结证，酌加白花蛇舌草、夏枯草、莪术、王不留行、石见穿、山慈菇等以化痰散结、清热破瘀。

李教授总结认为，若宏观辨证与微观辨证一致，则在辨证论治的基础上灵活化裁；若宏观辨证与微观辨证不一致，甚至相反、矛盾，则以宏观辨证为主，微观辨证为辅，如以微观辨证为主而对症治疗，会导致辨证不全，用药不当。举例而言，若慢性萎缩性胃炎患者见胃脘痞胀疼痛，恶心欲吐，口苦吐酸，头目眩晕，乏力嗜睡，宏观辨证属于湿热血瘀证，胃镜下表现为胃黏膜变薄，黏膜下血管显露，呈树枝状或结节状改变，微观辨证属于寒痰血瘀证，综合分析证型以湿热血瘀证为主，以寒痰血瘀证为辅，治疗当以清热利湿、化痰活血为主，佐以温通经脉。此时若一见胃镜下黏膜属寒痰血瘀证，便用温阳散寒、化痰活血之品，则湿热血瘀更重，而其黏膜之象，亦未得明显改善。因此在临床治疗上应注意分清主次，辨别虚实。

（四）主张"分量针刺法"治疗脾胃病

李教授提出"分量针刺法"治疗脾胃病，提倡多种针灸方法及补泻手法的有机结合，且采用不同针刺强度，将头针、项针、体针、腕踝针、耳针、刺络、梅花针、微针及艾灸、点灸、拔罐、TDP 等多种针灸方法广泛应用于临床。擅长运用点灸治疗慢性胃炎及功能性消化不良；通过临床科研得出中等刺激强度针刺治疗能显著改善不同证型功能性消化不良的临床症状，并能提高血清胃动素的水平，促进胃排空，是治疗功能性消化不良简便快捷、行之有效的治疗方法。

三、临床经验总结

（一）活血化瘀法治疗慢性萎缩性胃炎

李教授认为慢性萎缩性胃炎病情延久，常由感受外邪、毒邪，饮食不节，情志不畅所诱发，其病机以脾胃气阴两虚为本，夹杂诸邪，损伤胃络，瘀血贯穿于始终。平素嗜食辛辣之品，胃热炽盛，或气郁化火，耗气伤阴，胃阴不足，阳无以生，则脾阳亦衰，脾失健运，胃失受纳，生化乏源，导致血瘀；饮食不节，损伤脾胃，脾不统血，加之食阻气机，导致血瘀；情志不遂，肝失条达，肝木乘虚戕害脾土，气滞则血瘀；外感寒邪，或进食生冷，损伤脾阳，或素体阳虚，寒凝血瘀，或寒郁化热，热迫血行，寒热错杂致瘀；病程日久，中气不足，脾虚湿蕴，聚湿生痰，或从寒化，或从热化，皆可致瘀；胃阴不足，胃失受纳、传导，或脾胃不和，升降失司，胃络瘀阻；病程迁延，久病入络，脾胃失于濡养，气阴两亏，甚则阴阳两虚，中土衰败，易生诸邪。故将其证候分为肝胃不和血瘀证、食积血瘀证、寒热错杂血瘀证、湿热内蕴血瘀证、气阴两虚血瘀证。治法上以活血化瘀为主线，疏肝、和胃、消食、祛寒、利湿、清热、补气、补阴为辅。用药多以柴胡、香附、八月札、佛手、赤芍、郁金、三七、延胡索、莪术、刘寄奴、川芎等为主，随证加减其他药物。从现代医学角度而言，近年来诸多学者认为胃黏膜微循环障碍是导致慢性萎缩性胃炎的重要原因。研究发现，慢性萎缩性胃炎患者血液流变学指标明显高于常人，经活血化瘀药物治疗后，患者血液流变学指标明显下降，胃黏膜微循环微灌注明显改善，临床症状改善，胃黏膜萎缩减轻，这也为李教授应用活血化瘀法治疗慢性萎缩性胃炎提供了理论依据。

（二）初病调气、久病活血治疗胆汁反流性胃炎

李教授认为胆汁反流性胃炎的发生与情志郁结、饮食不节、劳倦内伤、脾胃素虚等密切相关，病机主要是脾虚气滞为本，肝胃郁热为标。脾胃的纳运，中焦气机升降与否，与肝之疏泄功能密切相关，肝与脾胃密切相连，肝喜条达，主疏泄，可调畅脾胃气机，使脾升清阳，胃降浊阴。情志不畅，郁怒伤肝，致肝气郁结，肝失疏泄，气机郁滞，故而胃脘或胁肋胀满、疼痛；久而化热，引动胆火内燔，致胆气外溢，不循常道，上逆于胃，进而引起呕吐酸苦，嗳气反胃。《素问·痹论》所述"饮食自倍，肠胃乃伤"，饮食失节，脾胃受损，水谷不化，导致脾胃升降功能失调，胃气上逆，则恶心呕吐，嘈杂反酸。《长沙药解》曰："胃气上逆，缘于中气之虚"，脾胃为后天之本，主运化、受纳水谷，素体脾胃虚弱，运化无权，又加劳倦内伤，易损耗脾胃精气，致脾胃升降失司，脾不得升清阳之功，胃不得降浊阴之职，胆汁反逆而为病。

李教授认为该病初在气，以胃脘胀满不适为主。即气机失调是基本病机，故初期应调畅气机升降，常用调气中药如青皮、陈皮、香橼皮、枳实、枳壳、旋覆花、紫苏梗等，以恢复气机升降。脾胃同属中焦，但脾气宜升，胃气宜降，一味使用苦降之调气药，虽降气和胃，但却不利于脾气升清，故李教授常兼顾脾气之升发，临证时常加用柴胡、升麻等。李教授根据多年的临床经验总结，认为该病日久，迁延不愈，脾胃气虚，气血推动无力，则血滞于胃而成瘀，且日久渐入血分，《临证指南医案》有言"初病在经，久病入络"，故常加活血化瘀药。考虑该病久病者又多伴虚证，而活血化瘀药多燥烈，易伤胃气，故在活血药中选用补血兼活血、效缓而不烈的当归，临床用之效果甚佳。与此同时，由于现代人的生活方式与古代不同，所以该病的病因、病机和临床表现也与古代不同，故李教授临诊时全面统筹，兼顾各方，用药不偏不倚，不可大补大泻、大热大寒，始终以顾护脾胃为第一要义。

（三）立足肝脾肾三脏治疗腹泻型肠易激综合征

依据腹泻型肠易激综合征的临床特点，中医一般将其归属于"泄泻"、"腹痛"等范畴。本病首载于《黄帝内经》，《黄帝内经》对本病的病因病机有较为全面的论述，指出风、寒、热、湿均可引起泄泻。《素问·太阴阳明论》云："饮食不节，起居不时者，阴受之……阴受之则入五脏……下为飧泄。"《素问·举痛论》言："怒则气逆，甚则呕血及飧泄。"明确提出饮食、起居、情志失宜，亦可引起泄泻。另久病体虚及先天禀赋不足，也是导致泄泻的重要因素。

李教授认为该病多病程延久，病位在肠，与脾、肝、肾关系密切，其中肾尤为重要。一方

面，肾阳之温煦，能推动和激发各脏腑的生理功能，若肾阳不足，失于温煦，则火不暖土，脾失健运，水谷不化；肝失疏泄，气机不畅，脾胃之气升降失常。另一方面，肾为胃之关，开窍于二阴，主司二便，若肾气不足，关门不利，则大便下泻。此外，肾主水，肾虚则水液不行，水液偏走于肠间，发为泄泻。这正与前贤论证的泄泻病机理论相符：一为脾虚不能制水；二为肾虚不能行水；三为命门火衰不能生土；四为少阳气虚无以发陈。故治疗上宜脾肝肾兼顾，重在顾肾，遂拟暖中固元方以健脾化湿、疏肝理气、温肾固涩。方药组成：党参、炒白术、茯苓、怀山药、薏苡仁、莲子肉、芡实、桂枝、炒白芍、炒防风、柴胡、陈皮、炮姜、补骨脂、肉豆蔻、吴茱萸、炙甘草。该方是由参苓白术散、痛泻要方及四神丸为基础方加减而成，其中源于《太平惠民和剂局方》的参苓白术散主要是从脾论治，平补脾胃之气，使脾得健运，湿得以化；源于《丹溪心法》的痛泻要方主要是从肝论治，泻肝木、调气机而止痛泻；源于《内科摘要》的四神丸主要是从肾论治，补益命门之火，固涩止泻。另加芡实以补脾肾而兼祛湿，炮姜温中散寒而止痛。临床应用时，常根据临床症状而随证加减，效果显著。

（四）健脾利湿、清热涩肠法治疗溃疡性结肠炎

李教授认为，溃疡性结肠炎多因脾运失职，小肠无以分清泌浊，大肠传导失司，湿浊蕴结，气血凝滞，肠络失和，血败肉腐而致。属本虚标实、湿热瘀滞之证。其基本病机为湿热蕴肠、气血瘀滞；脾虚健运失司为主要发病基础。《黄帝内经》载"脾为中央土，以灌四傍；胃为水谷之海，六腑之大原"，汪机有"调补气血、固本培源"，李东垣言"内伤脾胃，百病由生"。在此理论基础上，李教授对溃疡性结肠炎的治疗，汲取古法、融会贯通、参以己见，以"补益中土，培补后天"为指导原则，结合本病"脾虚失健、湿热蕴肠"的特点，以"健脾利湿、清热涩肠"为治法，在辨证论治内服方的基础上，再自拟健脾利湿、清热涩肠的脾胃培源灌肠方治疗该病。方药组成：黄芪、炒白术、茯苓、薏苡仁、白及、地锦草、败酱草、石榴皮、青黛、大黄炭。方中黄芪、白术皆为补脾胃之圣药，补益中气、健脾燥湿，且黄芪可托毒生肌，涩肠固脱。二者既可通过补脾胃、滋养营卫、健脾养血，又能助运化以后天补先天；茯苓、薏苡仁健脾燥湿止泻，清热排脓；白及收敛止血，消肿生肌，与石榴皮配伍可增强涩肠止泻、止血之效；地锦草、败酱草归大肠经，两者相配清热解毒，消痈排脓，祛瘀止血；加用青黛，增强清热解毒、凉血止血之功；大黄炭清热解毒、凉血止血、泻下通便，以导湿热外出之功效。综观全方，黄芪、炒白术、石榴皮属温性；茯苓、地锦草属平性；薏苡仁、败酱草为凉性；白及、青黛为寒性。全方益气健脾与清热利湿并用，扶正祛邪兼顾，清而不寒，补而不滞，彰显了标本兼顾，湿、热、瘀三者俱重。

四、医案集萃

案1　调平归源治疗膈肌痉挛

刘某，女，52岁，2008年3月20日就诊。

主诉：呃逆频发1个月余。

初诊：患者1个多月前与家人生气后，呃逆频作，喉间连连有声，稍进饮食，呃逆加重，且伴有两胁胀满，脘腹痞闷。曾至当地医院诊治服中西药物（具体不详），无明显改善，遂至李教授门诊就诊。刻下：呃声频频，胃脘堵闷，两胁胀满，纳谷不香，睡眠差，大便不畅，小便调，舌红苔薄白，脉弦细。西医诊断：膈肌痉挛；中医诊断：呃逆之肝郁气滞、胃失和降、气逆上冲证。治法：疏肝解郁，降逆和胃。方药（四逆散合旋覆代赭汤加减）：旋覆花9g，代

赭石 9g，姜半夏 9g，沉香曲 10g，广木香 10g，炒枳壳 10g，刀豆壳 10g，合欢皮 15g，槟榔 9g，竹茹 10g，谷麦芽各 30g，柴胡 10g，广郁金 10g，赤白芍各 15g，甘草 6g。10 剂，每日 1 剂，水煎 400ml，分早、晚两次温服。

二诊（2008 年 4 月 1 日）：患者服上方 10 剂，诸症明显减轻，呃逆未作，纳食增多，大便畅，舌质淡，苔薄白，脉弦缓。上方去竹茹、赤芍、谷芽，加白术 12g，茯苓 15g、太子参 10g。再服 10 剂后诸症消除，胃纳佳、夜寐安，二便调。

按语：《古今医统大全·咳逆门》曰："凡有忍气郁结积怒之人，并不得行其志者，多有咳逆之证。"该患者情志不畅致肝气郁结而发呃逆。《景岳全书·呃逆》云："然致呃之由，总由气逆。气逆于下，则直冲于上，无气则无呃，无阳亦无呃，此病呃之源，所以必由气也。"患者两胁胀满，脘腹痞闷，木壅克土，脾胃失健，胃失和降，呃逆频作，喉间连连有声，纳呆，稍进饮食，呃逆加重，辨证属实证，乃肝胃不和、气机逆乱、脾气不升、胃气不降所致，予四逆散合旋覆代赭汤加减，疏肝解郁，降逆和胃，宗"补虚泻实、调畅气机"之法，使疾病自除。情志不畅则伤肝，肝横逆犯脾胃，而出现肝胃不和、肝脾失调，本方中柴胡疏肝，代赭石降逆肝火，白芍柔肝，赤芍清肝，姜半夏和胃降逆，谷、麦芽一升一降疏肝和胃。诸药合用，使胆脾胃功能健旺。肝郁日久则生热化火，代赭石降逆肝火，赤芍清肝，竹茹清胃火。三药相互配合使热邪自消，寒热得调。本病病机关键为肝气郁滞，胃气上逆。旋覆花降气，木香解郁顺气，枳壳、沉香曲宽中行气降气，槟榔消积导滞，刀豆壳下气活血，郁金行气化瘀，赤芍化瘀养阴，理气和胃之剂配合活血化瘀之品，使气血运行通畅，呃逆自止。旋覆花降气，与柴胡合用一升一降，使脾胃升降功能正常。二诊患者呃逆渐平，去部分清凉药物，加四君子以健脾益气，平衡脏腑阴阳，巩固疗效。诸药合用，气血兼顾，虚实同调，寒热得平，升降有序，相得益彰，充分体现了李教授"调平归源"之思想。

案 2 疏肝清热、和胃降逆治疗胆汁反流性胃炎

刘某，男，57 岁，2015 年 8 月 16 日就诊。

主诉：上腹部胀满疼痛不适 1 年余，加重半个月。

初诊：患者平素性情急躁，1 年前与人争吵后出现上腹部胀满疼痛不适，未予以重视，后上述症状反复发作并加重，至当地医院门诊就诊，行胃镜检查提示：胆汁反流性胃炎。并予以药物治疗（具体药物不详），症状改善不明显。近半个月患者病情加重，遂至李教授门诊就诊。刻下：胃脘胀满，胸胁苦闷，口苦、口干，反酸、嗳气，进油腻则加重，饮食尚可，睡眠欠佳，舌质红，苔黄腻，脉弦滑。西医诊断：胆汁反流性胃炎；中医诊断：胃痞之肝胃郁热、胆热内蕴证。治法：疏肝清热，和胃降逆。方药（自拟清胃降逆方加减）：炒黄连 8g，炒吴茱萸 4g，柴胡 10g，炒枳实 10g，陈皮 10g，瓜蒌皮 10g，苏梗 10g，赤芍 15g，白芍 15g，姜半夏 10g，乌贼骨（先煎）20g，蒲公英 20g，旋覆花（包煎）10g，竹茹 10g，生白术 10g，太子参 10g，茯苓 15g，生薏苡仁 20g。7 剂，每日 1 剂，水煎 400ml，分早、晚两次温服。

二诊（2015 年 8 月 23 日）：药后诸症显减，感睡眠不佳，舌红苔薄黄，脉细滑。守上方加煅龙牡（先煎）各 30g，麦冬 15g，五味子 8g。共 14 剂，服法同前。

三诊（2015 年 9 月 10 日）：药后眠可，诸症悉除。舌质淡红，苔薄，脉细滑。效不更方，守二诊方 7 剂，巩固疗效。同时叮嘱患者调畅情志，忌烟酒及辛辣刺激性食物。半年后随访未复发。

按语：《景岳全书·痞满》云："怒气暴伤，肝气未平而痞。"说明肝气疏达，气机通畅，对保持脾胃功能正常十分重要。就本案例而言，患者平素性情急躁，久之伤肝，病前与人争吵，

肝气不疏，木郁土壅，故患者胃脘胀满，胸胁苦闷；肝气犯胃，胃失和降，故嗳气；肝气郁久化热化火，胆火上逆，见口苦、反酸；热扰心神，故而见睡眠欠佳。清胃降逆方为李教授原创方，方中炒黄连清热泻火，火热清则胃气降而气自和，与炒吴茱萸相伍，寒热平调，使得气机条达，胃气和降；柴胡、炒枳实疏肝理气止痛；瓜蒌皮、苏梗理气宣肺；赤芍清泻肝火，白芍养血柔肝；姜半夏、陈皮，可理气化痰，健脾燥湿；乌贼骨制酸止痛；蒲公英清热利湿；旋覆花、竹茹降逆止呕，可治胃气上逆之嗳气吐酸；生白术、太子参、茯苓、生薏米既运脾利湿，又防寒凉之品伤及脾胃。诸药合用，切中病机。二诊患者病情明显好转，睡眠不佳，有阴伤之象，予生龙牡、麦冬、五味子育阴潜阳，养阴安神。三诊患者诸症悉除，继续效不更方，同时指出，除药物治疗外，还应注重饮食、生活习惯等方面的调摄，以达疗效的巩固。

案3 止血、消瘀、宁血、补血法治疗消化道出血

张某，男，54岁，2009年5月15日就诊。

主诉：反复黑粪2个月余。

初诊：患者2个多月前无明显诱因下出现黑粪，反复出现，多次查大便隐血（++），当地县级医院治疗无效，半个月前来省立某三甲医院消化科住院查治，胃镜和肠镜检查无特殊发现，院内会诊一次，一直予输液及口服药物治疗，无明显好转，今日仍解黑粪一次。患者心急如焚，为寻求中医药治疗来找李教授求治。刻下：解黑色大便，1~2次/日，稀溏不畅，腹不胀痛，肠鸣不明显，口干苦有异味，面色萎黄，体倦乏力，舌质红，苔黄腻，脉滑数。西医诊断：消化道出血待查；中医诊断：便血之湿热内蕴证。治法：清热化湿，凉血化瘀。方药（地榆散合十灰散加减）：炒槐花10g，地榆炭10g，炒黄芩10g，炒黄连6g，白及15g，乌贼骨20g，茜草炭10g，仙鹤草10g，三七块8g，炒侧柏叶10g，白茅根30g，玄参15g，牡丹皮10g，白术15g，煅瓦楞子15g，茯苓10g，焦栀子10g，砂蔻仁各3g，生甘草5g。7剂，每日1剂，水煎400ml，分早、晚两次温服。

二诊（2009年5月25日）：患者一诊带药7剂于第二天出院，4天后电话回示大便已转黄，当地医院复查大便常规无特殊发现。刻下：患者大便一日一次，黄色软便，腹不胀痛，口稍干不苦，体倦，面色无华，舌质红，苔薄黄，脉细数。原方去黄芩、玄参，加当归6g、炙黄芪30g，服法同前，续服14剂巩固疗效。后患者未来复诊，随访健康安好。

按语：患者反复便血治疗2月余，胃肠镜未发现出血灶，虽然小肠未查，然消化道出血患者中确有部分原因不明者。《素问·百病始生》曰："阳络伤则血外溢，血外溢则衄血；阴络伤则血内溢，血内溢则后血。"此时中医辨证论治彰显，《景岳全书·血证》云："血本阴精，不宜动也，而动则为病。血主营气，不宜损也，而损则为病。盖动者多由于火，火盛则逼血妄行；损者多由于气，气伤则血无以存。"患者湿邪蕴结肠道，故大便稀溏，久则化热致肠道脉络受损，以致便血黑粪；肠道传化失常则排便不畅；口干苦有异味，舌质红，苔黄腻，脉滑数为内有湿热之象；失血日久，气血必虚，故面色萎黄，体倦乏力。然气血亏虚是标虚，湿热内蕴是本实，故当务之急应以清化湿热、凉血止血为第一要务，兼顾健脾益气。地榆、茜草、槐角凉血止血；栀子、黄芩、黄连清热燥湿、泻火解毒；茯苓、白术健脾益气、淡渗利湿。合十灰散凉血止血兼能化瘀，止血而无凝滞留瘀之弊。4剂后便血停止，病情渐复。二诊考虑患者气虚难于统摄，血虚难于濡养，遂去苦寒之黄芩、玄参，加当归补血汤以补气生血，重用黄芪，寓"有形之血不能速生，无形之气应当急固，有形之血生于无形之气"之意。全方构思精妙，虚实同理，攻补兼施，标本兼治，效如桴鼓，深合唐容川《血证论》所述的"止血、消瘀、宁血、补血"通治血证之大法。

参 考 文 献

白家温，杜雪方，常虹. 2007. 李乾构治疗慢性胃病学术思想及经验 [J]. 江西中医药, (7): 8-9.

常虹，闫波. 2013. 李乾构治疗脾胃病常用药对举隅 [J]. 中国民间疗法, 21 (10): 11-12.

陈海燕，金晨曦，吴琼，等. 2018. 赵文霞诊治幽门螺杆菌相关性胃炎经验 [J]. 中医学报, 33 (7): 1265-1268.

陈凯佳. 2006. 邓铁涛五脏相关理论研究的方法和思路探析 [J]. 中医研究, 19 (4): 46-48.

陈秒旬，周波，陈瑞芳. 2018. 邓铁涛从五脏相关论治高血压病经验 [J]. 湖南中医杂志, 34 (7): 27-29.

陈明. 2005. 李乾构治疗唇风经验 [J]. 北京中医, 24 (3): 149-150.

陈寿菲. 2007. 杨春波治疗脾胃病湿热证验案 2 则 [J]. 福建中医药, 38 (5): 12-13.

陈维，孙丽霞. 2014. 单兆伟教授治疗胆汁反流性胃炎经验 [J]. 中医药通报, 13 (1): 29-30.

戴高中，沙玲，单兆伟. 2012. 单兆伟教授脾胃病学术思想初探 [J]. 中华中医药杂志, 27 (7): 1850-1852.

邓铁涛. 1995. 邓铁涛医集 [M]. 北京: 人民卫生出版社: 24-26.

邓铁涛. 2010. 跟名师学临床系列丛书 [M]. 北京: 中国医药科技出版社: 150.

邓中光. 2000. 邓铁涛教授临证中脾胃学说的运用（一）[J]. 新中医, 32 (2): 13-15.

邓中光. 2000. 邓铁涛教授临证中脾胃学说的应用（二）[J]. 新中医, 32 (3): 11-12.

丁旭，沈洪. 2019. 沈洪古方新用治疗脾胃病验案 3 则 [J]. 江苏中医药, 51 (1): 55-57.

凡巧云，单红梅，宇明慧，等. 2010. 徐经世从脾论治消化系统肿瘤经验 [J]. 辽宁中医杂志, 37 (3): 411-412.

费景兰，郭敏，顾亚娇，等. 2017. 基于肝病实脾理论研究夜间加餐对肝硬化失代偿期患者营养状态的影响[J]. 中西医结合肝病杂志, 27 (3): 144-145, 148.

高原. 2016. 牛兴东学术思想与经验总结及健脾理肠汤加灌肠治疗溃疡性结肠炎临床研究 [D]. 北京: 北京中医药大学.

顾亚娇，赵文霞. 2013. 穴位埋线对非酒精性脂肪性肝病患者血脂影响观察 40 例 [J]. 中国中医药现代远程教育, 11 (19): 82-83.

郭珊珊，郝旭曼，李念，等. 2019. 刘启泉"病下辨证"治疗胃食管反流病经验 [J]. 辽宁中医杂志, 46 (12): 2518-2520.

韩捷，顾亚娇. 2012. 脐火疗法治疗阴黄（乙肝肝硬化）15 例 [J]. 中国针灸, 32 (6): 490.

韩偎偎. 2007. 李乾构教授健脾润肠法治疗老年习惯性便秘经验 [J]. 中医研究, 20 (1): 44-45.

胡静怡，杜斌，单兆伟. 2017. 单兆伟治疗慢性萎缩性胃炎经验 [J]. 中华中医药杂志, 32 (9): 4047-4049.

吉跃进，臧帅，李红晓，等. 2018. 徐景藩运用和、疏、补、消四法治疗胃心同病经验 [J]. 中医杂志, 59 (17): 1453-1456.

季顺欣，陈欢雪. 2010. 周学文教授以痈论治消化性溃疡学术渊源 [J]. 中华中医药学刊, 5 (4): 1001-1002.

金政，张文博，王创畅，等. 2018. 国医大师邓铁涛教授"益气升火"法治疗心系疾病经验 [J]. 中华中医药杂志, 33 (11): 4961-4963.

冷竹松. 2013. 浅谈邓铁涛教授的学术思想 [J]. 内蒙古中医药, 32 (20): 123.

李丛丛，赵继亭，迟莉丽. 2018. 迟莉丽教授治疗慢性泄泻经验总结 [J]. 现代中医药, 38 (2): 9-10, 13.

李富民，王垂杰. 2019. 王垂杰治疗胃食管反流病经验总结 [J]. 中医药临床杂志, 31 (8): 1449-1453.

李慧灵.2010. 邓铁涛教授"痰瘀相关"学说临床体验 [J]. 辽宁中医药大学学报, 12 (11): 65-67.

李继英.1998. 徐景藩诊治脾胃病之经验 [J]. 中国中医基础医学杂志, 4 (6): 49.

李敬华, 胡建华, 张丽颖, 等.2012. 唐旭东通降法治疗胃食管反流病经验 [J]. 中医杂志, 53 (20): 1779-1780.

李娜, 李维康, 刘凯娟, 等.2019. 刘启泉教授从肝脾分阶段论治溃疡性结肠炎经验 [J]. 现代中西医结合杂志, 28 (15): 1689-1691.

李秀源, 单兆伟.2013. 单兆伟教授治疗胆汁反流性胃炎的学术思想探析 [J]. 光明中医, 28 (11): 2261-2262.

李艳, 张国梁, 李崇慧, 等.2012. 徐经世治疗肿瘤术后诸症经验 [J]. 安徽中医学院学报, 31 (5): 29-30.

李毅, 胡玉乐, 王捷虹.2019. 王捷虹教授治疗中虚气逆型反流性食管炎的经验 [J]. 现代中医药, 39 (4): 1-2, 17.

林靖, 沈洪.2019. 沈洪从肝脾论治功能性消化不良经验探微 [J]. 中医药临床杂志, 2019 (11): 2054-2056.

刘赓, 唐旭东.2009. 唐旭东辨证治疗慢性萎缩性胃炎经验体会 [J]. 辽宁中医杂志, 2009, 36 (5): 734-736.

刘启鸿, 黄文彬.2018. 柯晓主任运用旋覆代赭汤加味治疗反流性食管炎经验 [J]. 福建中医药, 49 (3): 60-61.

刘小斌.2006. 邓铁涛教授"五脏相关"学术源流探讨 [J]. 广州中医药大学学报, 23 (5): 424-427.

刘小斌, 刘友章.2002. 邓铁涛教授五脏相关学说略介 [J]. 上海中医药杂志, 36 (7): 36-37.

刘又前, 沈洪.2019. 沈洪教授治疗慢性萎缩性胃炎癌前病变经验 [J]. 中医药导报, 25 (3): 97-98, 106.

陆玲玲, 单兆伟, 何镔.2019. 单兆伟教授诊治慢性便秘的经验初探 [J]. 现代消化及介入诊疗, 24 (10): 1209-1211.

罗迪, 刘凤斌.2013. 邓铁涛教授辨治脾胃病特色探讨 [J]. 时珍国医国药, 24 (9): 2293-2294.

骆殊, 沈洪, 陆为民, 等.2007. 单兆伟治疗慢性腹泻的临证经验拾零 [J]. 北京中医, (9): 566-568.

马素平.2015. 赵文霞肝硬化学术思想与益气活血利水法治疗肝硬化腹水临床研究 [D]. 济南: 山东中医药大学.

马素平, 程欢迎, 顾亚娇, 等.2016. 中西医结合治疗脾肾阳虚型肝硬化腹水 28 例 [J]. 中医研究, 29 (10): 12-15.

梅洋, 李天望.2017. 李天望治疗大肠湿热型溃疡性结肠炎临证经验 [J]. 中西医结合研究, 9 (3): 157-158.

孟令一, 路洁, 赵静, 等.2017. 路志正教授从脾胃辨治眩晕经验撷英 [J]. 上海中医药大学学报, 31 (1): 1-3.

牛兴东.1988. 调脾胃升降治呃逆呕吐 [J]. 内蒙古中医药, 1988 (3): 19-20.

牛兴东, 肖成, 魏玉霞, 等.2015. 从脏腑论治功能性便秘 [J]. 内蒙古中医药, 34 (7): 60-62.

牛兴东, 徐敏和, 牛克梅.2005. 中西医结合治疗急性重症胆总管结石 4 例 [J]. 中国中西医结合消化杂志, 13 (6): 405-406.

潘玥, 陆为民, 蔡佳卉.2019. 徐景藩运用降、和、消三法治疗反流性食管炎 [J]. 山东中医药大学学报, 43 (5): 486-489.

齐晓霞, 鲍建国.2013. 国医大师徐景藩诊治脾胃病案赏析 [J]. 内蒙古中医药, 32 (3): 74-75.

沈洪.2012. 国医大师徐景藩教授治疗脾胃病经验撷萃 [C]. 中华中医药学会脾胃病分会. 中华中医药学会脾胃病分会第二十四次全国脾胃病学术交流会论文汇编: 624-627.

石瑞舫, 路志正.2014. 路志正教授以温法治疗脾胃病经验介绍 [J]. 新中医, 46 (11): 28-31.

石绍顺, 陈民, 张立.2010. 周学文教授诊治胆汁反流性胃炎的经验简介 [J]. 新中医, 42 (11): 134-136.

单兆伟.1992. 徐景藩教授治学精神简介 [J]. 江苏中医, (4): 1-2.

时乐, 李孝次, 张梅勇, 等.2019. 单兆伟治口臭验案 1 则 [J]. 中国民间疗法, 27 (9): 96.

宋熠林, 郭宇, 苏晓兰, 等.2016. 魏玮教授治疗溃疡性结肠炎的经验 [J]. 世界中西医结合杂志, 11 (5): 622-625.

苏和.2012. 牛兴东学术思想及治疗慢性萎缩性胃炎经验总结 [D]. 北京: 北京中医药大学.

谭育玲, 王捷虹.2017. 王捷虹主任医师治疗气虚痰湿型疣状胃炎临床经验 [J]. 亚太传统医药, 13 (18): 110-111.

唐旭东，马祥雪.2018. 传承董建华"通降论"学术思想，创建脾胃病辨证新八纲［J］. 中国中西医结合消化杂志，26（11）：893-896.

唐旭东.1995. 董建华"通降论"学术思想整理［J］. 北京中医药大学学报，1995，18（2）：45-48.

陶永，张国梁，侯浩彬，等.2008. 徐经世"内科杂证从郁论治"初探［J］. 中医药临床杂志，20（5）：433-434.

陶永，卓思源，王化猛，等.2008. 徐经世教授治疗脾胃病验案举隅［J］. 中医药通报，7（6）：51-52.

田恩铭.2013. 周学文教授治疗消化性溃疡的临床经验［D］. 沈阳：辽宁中医药大学.

汪元，徐经世，李永攀.2016. 徐经世临证活用痛泻要方经验举隅［J］. 光明中医，31（2）：192-194.

王化猛，陶永，张国梁，等.2008. 徐经世治学思想及学术思想探微［J］. 安徽中医学院学报，27（6）：27-30.

王丽华，单兆伟.2015. 单兆伟慢性萎缩性胃炎诊疗经验浅探［J］. 辽宁中医杂志，42（6）：1194-1195.

王帅，朱培一，肖旸，等.2018. 李乾构教授辨治脾胃病医案证法方药的分析［J］. 中国中西医结合消化杂志，26（10）：871-873.

王微，王春燕，王凤云，等.2013. 唐旭东应用痛泻要方改善IBS-D"痛"、"泻"症状的临床经验汇要［J］. 辽宁中医杂志，40（8）：1537-1538.

魏辉.2005. 邓铁涛运用温胆汤治疗心脏病的经验探析［J］. 上海中医药杂志，39（2）：6-7.

吴宽裕，刘宏，乐云丰.2007. 杨春波老中医诊治脾胃湿热证的特点［J］. 福建中医学院学报，17（5）：11-13.

吴义春.2013. 从"动"中撷取李乾构教授的处方经验［C］. 中华中医药学会脾胃病分会. 中华中医药学会脾胃病分会第二十五届全国脾胃病学术交流会论文汇编：532-534.

肖成，牛兴东.2015. 牛兴东教授"调气化水法"治疗肠易激综合征的经验［J］. 内蒙古中医药，34（6）：41-42.

肖成.2016. 牛兴东教授学术思想总结和腹泻型肠易激综合征（脾胃虚弱型）临床研究［D］. 北京：北京中医药大学.

徐丹华，章茂森.2011. 精研覃思中西汇参功擅脾胃继承创新——国医大师徐景藩教授治学之路［J］. 中医学报，26（1）：37-40.

徐丹华.2006. 徐景藩教授治脾胃病临证经验［J］. 南京中医药大学学报，22（3）：186-187.

徐丹华.2007. 徐景藩教授治疗脾胃系疾病10法［J］. 南京中医药大学学报，23（6）：344-347.

徐经世，郑勇飞，张国梁，等.2012. "肝胆郁热，脾胃虚寒"病机理论发微［J］. 中医药临床杂志，24（9）：820-823.

杨惠卿，房玲，路志正.2019. 国医大师路志正验案三则［J］. 世界中西医结合杂志，14（10）：1380-1383.

杨巧芳.2011. 牛兴东主任医师运用调气活血解毒法治疗慢性萎缩性胃炎经验［J］. 辽宁中医药大学学报，13（12）：129-131.

叶倩云，刘凤斌.2018. 国医大师邓铁涛学术思想探微［J］. 中医学报，33（4）：574-576.

佚名.1999. 徐景藩教授［J］. 南京中医药大学学报，（3）：68.

佚名.2015. 沉痛悼念徐景藩国医大师［J］. 江苏中医药，47（4）：85.

佚名.2018. 李乾构教授简介［C］. 全国名老中医药专家经方临证学验传承研修班，全国名老中医药专家脾胃病临证学验传承研修班，全国名老中医药专家温病临证学验传承研修班，京津冀豫国医名师专病专科薪火传承工程启动仪式论文选集：24.

张汾燕.2017. 功能性便秘中医证治规律研究及唐旭东教授治疗功能性便秘经验总结［D］. 北京：中国中医科学院.

张国梁，陶永，王化猛，等.2011. 徐经世先生成才经验——倡脾胃肝胆之新意，守出入平衡善治郁［J］. 中医药临床杂志，23（8）：659-663.

张建非，魏玮，苏晓兰.2017. 魏玮教授辛开苦降法治疗功能性便秘经验总结［J］. 中国社区医师，33（24）：87-89.

张莉. 2016. 徐经世学术思想和临床经验总结［D］. 合肥：安徽中医药大学.

张良宇，陆为民. 2018. 徐景藩治疗溃疡性结肠炎经验［J］. 中医杂志，59（23）：1993-1995.

张琳，邓晋妹，朱培一. 2011. 李乾构辨治慢性胃炎经验［J］. 中国中医药信息杂志，18（12）：87.

张琳，朱培一. 2011. 李乾构老师辨证论治脾胃病经验［J］. 中国中西医结合消化杂志，19（4）：255-256.

张声生. 2006. 溃疡性结肠炎：中医药治疗溃疡性结肠炎的思路和体会［J］. 江苏中医药，27（1）：9-10.

张廷，陆为民. 2018. 国医大师徐景藩教授治疗胃病经验拾零［J］. 河北中医药学报，33（2）：44-46，64.

赵春江，杨翔，韩知言，等. 2017. 关于中药五味理论若干问题的思考［J］. 河北中医，39（3）：452-454，472.

赵克学. 2015. 国医大师徐景藩以升降论辨治脾胃病经验及其运用［J］. 中国中医药信息杂志，22（10）：112-113.

赵文霞. 2006. 溃疡性结肠炎［J］. 江苏中医药，27（1）：11-12.

赵益业，林晓忠，张敏州，等. 2007. 邓铁涛教授以心脾相关学说诊治冠心病经验介绍［J］. 新中医，39（4）：5-6.

郑洪. 2002. 邓铁涛教授治疗硬皮病验案 2 则［J］. 新中医，34（5）：10.

郑勇飞，张国梁，徐经世. 2013. 徐经世治疗胃脘痛证治五法［J］. 江苏中医药，45（9）：27-29.

郑勇飞，张莉，李永攀，等. 2012. 徐经世"肝胆郁热，脾胃虚寒"学术经验举要［J］. 中医药临床杂志，24（8）：699-701.

中华医学消化病学会胃肠动力学组，中华医学会外科学会结直肠肛门外科学组. 2013. 中国慢性便秘诊治指南（2013，武汉）［J］. 胃肠病学，18（10）：605-612.

周强，王玉贤，卢小芳，等. 2017. 张声生中医理脾十法概述［J］. 北京中医药，36（5）：442-444.

周强，张声生. 2015. 论调肝十五法［J］. 中医杂志，56（19）：1648-1650.

周滔，张声生. 2009. "治未病"思想与脾胃病的防治［J］. 环球中医药，11（4）：265-268.

周滔，张声生. 2013. 张声生教授运用调肝理脾法治疗疑难脾胃病的临床经验［J］. 中华中医药杂志，28（1）：131-133.

周天羽，宫照东，陈民. 2015. 周学文辨治溃疡性结肠炎临证经验［J］. 辽宁中医杂志，42（4）：710-712.

朱培一，汪红兵，刘宝利，等. 2011. 李乾构教授脾胃病辨证经验介绍［J］. 新中医，43（8）：179-181.

朱培一. 2011. 李乾构学术思想与临床经验总结及健脾理气汤治疗上腹疼痛综合征的研究［D］. 北京：北京中医药大学.

朱培一. 2018. 李乾构教授学术思想与临床经验特色模块讲座［C］. 全国名老中医药专家经方临证学验传承研修班，全国名老中医药专家脾胃病临证学验传承研修班，全国名老中医药专家温病临证学验传承研修班，京津冀豫国医名师专病专科薪火传承工程启动仪式论文选集：128-138，33.

朱熔. 2013. 试论余泽云教授从气论治郁症的思路与特色［C］. 中华中医药学会脾胃病分会. 中华中医药学会脾胃病分会第二十五届全国脾胃病学术交流会论文汇编：535.

朱振红，唐旭东. 2013. 唐旭东教授慢性胃炎从肝论治经验举隅［J］. 世界中医药，8（6）：647-648.

Nguyen Thi Minh Thu，Nguyen Tuan Anh，刘凤斌. 2014. 刘凤斌教授治疗溃疡性结肠炎经验［J］. 新中医，46（6）：24-26.

Gribble F M，Reimann F. 2016. Enteroendocrine cells： chemosensors in the intestinal epithelium［J］. Annual Review of Physiology，78（1）：105439.

Mearin F，Lacy B E，Chang L，et al. 2016. Bowel disorders［J］. Gastroenterology，150：1393-1407.